保膝与软骨修复手术技术

Cartilage Repair and Joint Preservation of the Knee

保膝与软骨修复手术技术

Cartilage Repair and Joint Preservation of the Knee

（第2版）

原　著　Tom Minas

主　译

王　斌（浙江大学医学院附属第一医院）

邢　丹（北京大学人民医院）

译　者（按姓名汉语拼音排序）

蔡友治（浙江大学医学院附属第一医院）

陈　俊（复旦大学附属华山医院）

付维力（四川大学华西医院）

高福强（中日友好医院）

何　帆（苏州大学）

何河北（广东省第二人民医院）

侯云飞（北京大学人民医院）

黄洪杰（北京大学第三医院）

雷鹏飞（浙江大学医学院附属第一医院）

李　川（中国人民解放军联勤保障部队第九二〇医院）

齐岩松（内蒙古自治区人民医院）

秦江辉（南京大学医学院附属鼓楼医院）

王少杰（厦门大学附属中山医院）

徐　炜（上海交通大学医学院附属同仁医院）

徐一宏（海军军医大学第一附属医院）

周　驰（广州中医药大学第一附属医院）

北京大学医学出版社

BAOXI YU RUANGU XIUFU SHOUSHU JISHU (DI 2 BAN)

图书在版编目（CIP）数据

　　保膝与软骨修复手术技术：第 2 版 /（美）汤姆·米纳斯（Tom Minas）原著；王斌, 邢丹主译. – 北京：北京大学医学出版社, 2024.3
　　书名原文：Cartilage Repair and Joint Preservation of the Knee, Second Edition
　　ISBN 978-7-5659-3043-0

　　Ⅰ.①保…　Ⅱ.①汤…②王…③邢…　Ⅲ.①膝关节 —关节软骨—骨损伤—修复术　Ⅳ.①R684

　　中国国家版本馆CIP 数据核字(2023) 第 228677 号

北京市版权局著作权合同登记号：图字：01-2024-0798

ELSEVIER

Elsevier (Singapore) Pte Ltd.
3 Killiney Road, #08-01 Winsland House I, Singapore 239519
Tel: (65) 6349-0200; Fax: (65) 6733-1817

保膝与软骨修复手术技术（第 2 版）

主　　译：王　斌　邢　丹
出版发行：北京大学医学出版社
地　　址：（100191）北京市海淀区学院路 38 号　北京大学医学部院内
电　　话：发行部 010-82802230；图书邮购 010-82802495
网　　址：http://www.pumpress.com.cn
E – mail：booksale@bjmu.edu.cn
印　　刷：北京信彩瑞禾印刷厂
经　　销：新华书店
责任编辑：冯智勇　　责任校对：靳新强　　责任印制：李　啸
开　　本：889 mm × 1194 mm　1/16　印张：17.75　字数：580 千字
版　　次：2024 年 3 月第 1 版　2024 年 3 月第 1 次印刷
书　　号：ISBN 978-7-5659-3043-0
定　　价：195.00 元

版权所有，违者必究
（凡属质量问题请与本社发行部联系退换）

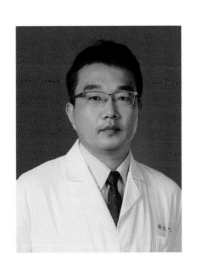

王 斌

浙江大学医学院附属第一医院副主任医师，研究员，浙江大学博士生导师，临床百人计划研究员，南京大学博士后，北京大学骨科学博士。专注肩、膝、踝、肘、髋关节运动损伤及退变疾病的保守及微创关节镜治疗，每年主刀各类关节镜微创手术 300 余台。受聘担任多项学术职务。以第一作者及通讯作者发表学术论文 40 余篇，其中 SCI 收录 30 余篇，发表在 *JAMA Network Open*、*Chemical Engineering Journal*、*Bioactive Materials* 等国际知名杂志。担任《中华关节外科杂志（电子版）》编委，《中华骨科杂志》等国内外杂志审稿人。参编多部论著，主持多项国家级及省级课题，拥有丰富的临床和科研经验，多次在国内外学术会议上发言交流。

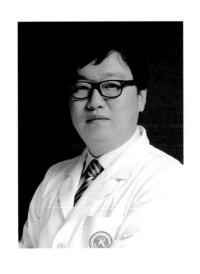

邢 丹

北京大学人民医院骨关节科副主任医师，医学博士，副教授，研究生导师。长期从事骨关节炎基础以及干细胞临床转化研究，擅长关节外科及运动医学疑难病症的诊断和外科治疗。担任中国医师协会骨科医师分会基础学组委员、中国研究型医院学会冲击波医学专业委员会骨与软骨再生学组副主任委员等。先后主持国家自然科学基金 2 项，北京市自然科学基金 2 项，局级、校级及院级课题 4 项。参与编译书籍 8 部，申请并授权国家专利 10 项。在 *BMJ*、*JAMA Network*、*Bioactive Materials* 等国际知名期刊发表 SCI 论文 50 余篇。

原著者名单

Luca Andriolo, MD
Clinica Ortopedica e Traumatologica 2
Applied and Translational Research (ATR) Center
IRCCS Istituto Ortopedico
Rizzoli Orthopaedic Institute
Bologna, Italy

Angelo Boffa, MD
Clinica Ortopedica e Traumatologica 2
IRCCS Istituto Ortopedico
Rizzoli Orthopaedic Institute
Bologna, Italy

Alessandro DiMartino, MD
Clinica Ortopedica e Traumatologica 2
Applied and Translational Research (ATR) Center
IRCCS Istituto Ortopedico
Rizzoli Orthopaedic Institute
Bologna, Italy

Giuseppe Filardo, MD, Ph
Applied and Translational Research (ATR) Center
Rizzoli Orthopaedic Institute
Bologna, Italy
Orthopaedic and Traumatology Unit, Ospedale Regionale
    di Lugano, EOC
USI-Università della Svizzera Italiana, Facoltà di Scienze
    Biomediche
Lugano, Switzerland

Lisa A. Fortier, DVM, PhD
James Law Professor of Large Animal Surgery
Clinical Sciences
Cornell University College of Veterinary Medicine
Ithaca, New York

Andreas H. Gomoll, MD
Associate Professor of Orthopedic Surgery
Hospital for Special Surgery
New York, New York

John G. Kennedy, MD, FRCS
Department of Orthopedic Surgery
New York University Langone
New York, New York

Brendan Maloney, BS
Research Assistant, Clinical Sciences
Cornell University
Ithaca, New York

Tom Minas, MD, MS
Professor Emeritus, Orthopedics
Harvard Medical School
Cambridge, Massachusetts
Director, Cartilage Repair Center
Paley Orthopedic & Spine Institute
West Palm Beach, Florida

Bridgette Nixon, BS
Research Assistant, Clinical Sciences
Cornell University
Ithaca, New York

Takahiro Ogura, MD
Sports Medicine and Joint Center
Funabashi Orthopaedic Hospital
Chiba, Japan

Cartilage Repair and Joint Preservation of the Knee 是由 Tom Minas 教授主编，并组织国际软骨再生领域的知名专家共同编写的一本学术专著，旨在为读者提供关于软骨再生临床治疗领域的最新知识和研究进展。我们非常荣幸地担任本书的主译，并有机会向您介绍这本重要的著作。

随着人口老龄化趋势的加剧，软骨疾病的发病率不断上升，给患者和医疗保健系统带来了巨大的挑战。软骨再生临床治疗作为一种创新的治疗方法，为那些因创伤、退行性疾病或先天性异常而受损的软骨的治疗提供了新的希望。本书的目的是通过系统性的介绍，向读者展示软骨再生临床治疗的基础研究进展、基本理论知识、手术技术原理以及临床应用效果。

在本书中，作者详细介绍了软骨再生的不同方法和技术，包括自体软骨移植、截骨术、富血小板血浆（PRP）治疗和干细胞治疗等。这些方法各有优缺点，书中详细探讨了它们的适用范围、效果评估以及可能的不良反应和手术风险等。通过对特定病例中的适用性和效果评估的展示，向读者呈现了不同技术的临床结局。本书中涉及的新技术和方法为软骨再生临床治疗领域带来了新的可能性和机遇，为患者提供了更加个体化和高效的治疗方案。总之，通过对软骨再生相关技术和进展的全面介绍，本书能够帮助读者更好地了解软骨再生临床治疗的现状和前景。

作为主译，我们深感责任重大。我们尽力将原著的精神和内容准确地传达给读者。同时，我们也希望通过此次翻译工作，促进国内外学术界关于软骨再生临床治疗的交流与合作，为广大患者提供更好的治疗选择。本书的编写离不开原著作者和出版社的支持与合作，我们要向他们表示最诚挚的感谢。我们相信本书将为您提供宝贵的知识和启示，为软骨再生临床治疗领域的发展贡献一份力量。

最后，我们还要向所有参与本书翻译和出版的人员致以崇高的敬意。他们的努力和奉献使得本书得以顺利问世，为临床医生和研究人员提供了一份宝贵的参考资料。

祝愿您在阅读本书时获得丰富的收获！

王斌

致　谢

　　值此本书第 2 版出版之际，我要特别致谢瑞典哥德堡的 Lars Peterson 博士。众所周知，对于关节软骨损伤的年轻人来说，之所以可以实现保膝治疗，完全来源于他对科研的远见以及对软骨细胞培养工作的坚持。正是上述工作和努力才实现了软骨的修复。Lars Peterson 在 1982 年将一个科学假设转化为临床前动物模型，之后于 1987 年将该科学假设应用于临床研究。34 年后的今天，他的大多数患者仍然拥有满意的临床疗效。

　　Lars Peterson 博士是骨科领域的先驱。我要感谢他和他的同事们，包括 Anders Lindahl 博士和 Matts Brittberg 博士。我很荣幸成为他们团队中的一员。多年来，Lars Peterson 博士一直是我们的导师，也是我们的好朋友，我们一起努力在世界各地推广软骨修复技术。对我来说，与他一起工作无比荣幸。

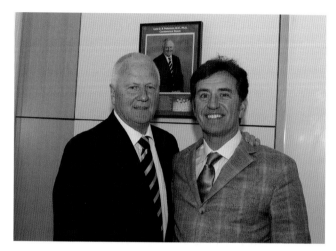

Lars Peterson 博士和作者 Tom Minas 博士 2009 年于马萨诸塞州剑桥市 Lars Peterson 图书馆

　　此外，还要感谢本书第 1 版的所有读者。正是他们的鼓励，促使我更新了本书的内容，进而主编了第 2 版。

　　当然，还要感谢我的孩子 Krista 和 Lucas。当年我撰写本书第 1 版时，有 3 年时间，几乎每个周六我都无法陪伴他们。而他们一直都在鼓励我，这已经成为我生活中的亮点。

　　让我自豪的是，他们俩现在已考上大学。这次当我告诉他们我会出版本书的第 2 版时，他们仍然在鼓励我。谢谢你们，我的孩子们！

　　最后，我还要感谢我的父母，Mary 和 Angelo Minas。感谢他们在我一生中给予的无条件的爱和支持。他们对事业和家庭的奉献精神一直是我学习的榜样。

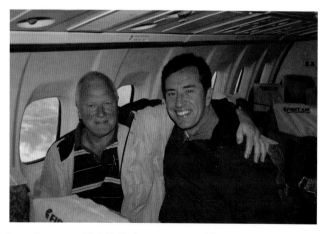

Lars Peterson 博士和作者 Tom Minas 博士 2005 年在前往加拿大西北地区大奴湖（Great Slave Lake）的途中

原著前言

当我在哈佛医学院附属医院——布列根和妇女医院（Brigham and Women's Hospital）工作时（1988—2018 年），我的住院医师和研究员们常常建议我为他们撰写一部关于软骨修复领域新进展的书，因而便有了本书的第 1 版。从那以后，无论是对于住院医师、研究员，还是对经验丰富的外科医师而言，这本书都大有裨益。而这样的情况也是我最想要看到的，我希望从事相关专业的人员都能够从本书中获益并享受其中的乐趣。

26 年前，我在美国开展了首例骨膜自体软骨细胞移植术。而在此之前，我与 Lars Peterson 博士就此合作开发了将内固定、截骨矫形、韧带和半月板的修复、移植与自体软骨细胞移植术结合的治疗方式。此外，为了保障在实施保膝治疗的过程中能够获得良好的临床疗效，我总结了可能影响预后的相关因素，并将其统称为"背景因素"（易感因素）。

从那时起，我便开展了一项精心设计的前瞻性研究，最终通过了同行评议并获得了广大学者的认可。这一研究结果十分令人满意并且经得起考验。本书的第 2 版则是回顾性研究了自体软骨细胞移植术的发展过程，其中主要包括骨膜自体软骨细胞移植术（p-ACI）、胶原自体软骨细胞移植术（c-ACI）以及后来的基质自体软骨细胞移植术（MACI）。此外，本书还增添了两个章节以补充说明生物制剂治疗的可行性，如富血小板血浆（PRP）、骨髓抽吸浓缩液（BMAC）以及干细胞移植等治疗方式在治疗软骨损伤和早期骨关节炎中的研究进展。

我十分感谢能够在职业生涯中遇见许多人并接受他们的帮助，其中有 James Waddell 博士和 Robin Sullivan 博士（已故），是他们鼓励我成为一名骨科医师。Martin Tile 博士，在我对于内固定的选择原则和探索过程中亦师亦友地给予了很大的帮助。Robert Salter 博士（已故，多伦多大学）一直鼓励我投身于关节保留和软骨修复的临床研究中。Clement Sledge 博士（波士顿大学）则是在我进行软骨修复的基础研究领域给予了很多的指导意见。

Thomas Thornhill 博士，作为我的老主任、导师和一生的挚友，1999 年帮助我在布列根和妇女医院成立了美国第一所软骨修复研究中心（Cartilage Repair Center, CRC）。Richard Scott 博士教会了我关于膝关节手术的技巧并在本书的撰写中也提供了帮助。Julie Glowacki 博士和 Shuichi Mizuno 博士帮助我更好地学习并进行了关于软骨细胞生物学基础领域的研究。

CRC 的发展离不开团队的精诚合作，正是有了强大的团队后期保障，CRC 才能为更多的患者提供优质的临床诊疗以及进行更深层次的相关研究。我与 Carl Winalski 博士共同研发了一项无创磁共振扫描技术，为评估软骨损伤提供了有力的帮助。Tim Bryant 在 1993 年到 2018 年间是我的工作伙伴，正是由于他的专业精神、毅力和善良，在他的指导下，我们团队制订了详细的患者随访计划，从而为获取详细和全面的临床结果打下了良好的基础。Andreas Gomoll 博士在学术论文撰写方面为我提供了很大的帮助。Takahiro Ogura 博士（日本，东京）作为一名临床研究员与我共事 3 年，我同他一起发表了多篇学术论文。

在本书第 2 版的撰写过程中，我特别感谢 Lisa Fortier 博士在生物医学领域给予的帮助，同样也十分感谢 Giuseppe Filiberto 博士在软骨损伤和早期骨关节炎患者的生物治疗临床结果方面提供的文献检索帮助。

在布列根和妇女医院工作了近 30 年后，我现就职于佛罗里达州西棕榈滩的 Paley 研究所继续从事软骨修复、关节保留以及关节置换方面的工作。我与助手 Liana Leja 继续从事临床研究与分析，而她为此付出的辛苦是无法衡量的。最后，我对医学插图师 Dan Nichols 在本书第 1、2 版中的工作表示感谢，与他在一起工作总是感到十分轻松和愉快。当我完成一份草图交给他后，Dan Nichols 总是能够反馈以精美修饰后的图片来更好地展示我想要表达的内容，同时也大大提高了本书的整体质量。

如果在致谢过程中不小心遗漏了哪位朋友，烦请接受这无心之失，万分抱歉。

我总结：在幸运女神的眷顾下才让我这一路走来遇到了如此之多的良师益友，正是因为有了跟你们的合作以及你们的无私帮助，我才能撰写出这样一部令人满意的著作，在此真心表达我对你们的祝福！

Tom Minas, MD, MS
Professor Emeritus
Harvard Medical School
Cambridge, Massachusetts
Director, Cartilage Repair Center
Paley Orthopedic & Spine Institute
West Palm Beach, Florida

目　录

第 1 章

软骨损伤与骨关节炎：关节软骨损伤的危害

引言

关节软骨损伤包括一系列疾病表现，从单一的、局灶性软骨缺损到晚期的退行性疾病和晚期骨关节炎（osteoarthritis, OA）。由于多种致病因素和可能的遗传倾向导致局部软骨的早期分解和磨损，长此以往会导致后续的骨关节炎进展。

除了可能导致关节软骨损伤的代谢性、炎症性和发育性疾病外，遗传因素也可能参与早期软骨磨损和早期 OA 的发生、发展。这些疾病包括：戈谢病（又称高雪病）、血友病、血色沉着病、褐黄病、Ehlers-Danlos 综合征、Paget 病、肢端肥大症、缺血性坏死、神经性关节病以及关节发育不良。

报告创伤性和隐匿性症状发作的患者比例大致相等。体育活动是与软骨病变有关的最常见的诱因。创伤性事件和进展性致病因素（如剥脱性骨软骨炎）在年轻人中多发。一些大型研究发现，5%~11% 的年轻患者（<40 岁）以及超过 60% 的老年患者发生软骨病变的损伤级别较高（Outerbridge 评分 Ⅲ~Ⅳ级）。最容易发生病变的部位是股骨内侧髁（高达 32%）和髌骨，且多数是在半月板切除术或前交叉韧带重建术中偶然发现。值得注意的是，尽管发病率相对较高，上述缺损大多是自然进展的、无症状的。目前认为关节软骨没有自发修复的潜力，且随着时间推移会有加剧倾向。尽管尚不完全了解疾病的自然进程，但参与软骨修复研究的学者们认为，寻找导致上述损伤形成的潜在因素是十分必要的，诸如：胫股关节或髌股关节的力线对位不良和过度负荷、关节松弛、挛缩、半月板损伤，同时也需要考虑个体对 OA 的遗传易感性，为此我们已开始通过遗传学、基因组学和表观遗传学的研究进行相关分析。

跑步及其他体育活动对骨关节炎的影响

长跑与骨关节炎进展的相关性是一个非常值得关注的问题。一些研究表明，休闲性质的长跑与膝骨关节炎的进展无关。然而一些危险因素，诸如肥胖、肌无力或既往关节损伤等会使膝关节更容易受到影响，特别是在体育活动或竞技体育中。与休闲活动相比，参加专业性更强的体育活动与下肢骨关节炎的风险增加有关。这通常是由于上述活动中往往包括涉及膝关节扭转和冲击的运动，如足球、举重和短跑。若忽视已有的软骨损伤，继续参与有大量膝关节扭转冲击的运动（如足球）已被证明会加重关节软骨损伤，有可能出现大面积软骨剥脱。有研究表明，若发现关节损伤 > 1 cm²，但仍从事体育活动，经过 14 年随访发现，有超过一半的患者会发展成 OA。即使已通过微骨折技术或自体软骨细胞移植术（autologous chondrocyte implantation, ACI）进行了关节软骨修复，但仍有高达 1/3 的患者会在术后 5 年左右出现 OA。这种情况多是由于力线不正以及对最初损伤严重程度的误判而导致的关节软骨损伤。如果能够详细评估和纠正力线，即使单独使用 ACI 手术治疗的患者术后也未必出现上述现象。

前交叉韧带损伤

另一个与运动直接相关的因素是前交叉韧带（anterior cruciate ligament, ACL）损伤及继发性膝骨关节炎。据报道，在 ACL 损伤的患者中，OA 的发病率高达 60%~90%。

这种创伤的严重程度通常与 ACL 撕裂时发生胫股关节半脱位导致的骨挫伤有关。事实上，在对挫伤处的表面关节软骨行活检时发现，关节软骨的浅层和中间层区域除了蛋白多糖的丢失外，还伴有高达 50% 的软骨细胞凋亡。说明该区域的软骨受到严重损伤，后期可发生关节软骨损伤和分层，以及进一步发展为 OA。研究表明，80% 以上 ACL 损伤患者的膝关节均会出现骨挫伤。

随着时间的推移，那些未经治疗的慢性 ACL 损伤患者，膝关节出现软骨损伤的风险会增加。

在对 ACL 损伤患者的长期随访中发现，ACL 的损伤和膝骨关节炎的发生、发展密切相关。据推测，膝关节正常力学的破坏和持续的关节不稳定连同对关节表面产生的剪切力，也容易导致作为二级稳定结构的半月板的损伤。半月板的应力缓冲作用丧失后，会加重后续的 OA 进展。

ACL 的手术修复是为了恢复膝关节的正常生物力学。然而，与非手术治疗相比，ACL 修复术并不会降低膝骨关节炎的发生率。这一点也间接证实：最初的创伤与骨挫伤会造成覆盖在其上的软骨损伤，最终导致 OA 的发生。此外，手术也无法完全恢复正常的关节生物力学。步态分析研究揭示了与未损伤的对侧膝关节相比，ACL 重建侧的膝关节运动学发生了改变。Titchenal 等也证明在 26 例行 ACL 重建的膝关节中，其内侧间室的运动范围更大。由此可以推测：尽管已经进行了手术治疗，但关节负荷模式的改变仍然会加重膝骨关节炎的进展。

Neuman 等报道了 ACL 损伤后发生膝骨关节炎的主要危险因素，即是否行半月板切除术。这一观点印证了半月板具有维持膝关节负荷以及保护软骨的作用。

一般来说，ACL 受伤人群中与 OA 进展相关的致病因素主要包括生物、结构、机械和神经肌肉因素。但需要进一步的研究来确定该人群中早期 OA 发展的确切机制。

后交叉韧带损伤

与 ACL 相比，后交叉韧带（posterior cruciate ligament, PCL）很少受伤，甚至部分患者 PCL 损伤后并没有明显的膝关节症状。当出现症状时，一般表现为疼痛和功能障碍，而非像 ACL 受损的膝关节那样出现关节不稳定。通常股骨内侧髁比股骨外侧髁更容易受伤。由于肢体的内翻容易导致膝关节内侧疼痛，为了防止内侧关节损伤进一步加重，建议进行 PCL 重建术。然而，胫骨外翻截骨结合矢状面的屈曲角度增加可减少胫骨后移，其可减轻下肢负荷并增加膝关节的稳定性。临床上仍需仔细评估关节稳定性、力线以及软骨损伤，并给出最适当的治疗方案。

半月板损伤

半月板的主要作用是承载负荷以及吸收冲击力。半月板的缺失已被证明会导致受损间室 OA 的发生，其特征性的影像学表现为：股骨髁变平、周围骨赘形成和胫骨表面硬化。

有研究表明，膝关节内侧间室在行半月板完全切除术后 10~15 年会出现上述退变。然而，外侧间室则可能在半月板完全切除术后 2~5 年内就会发生退变。

我们由此认为膝关节不同间室对于半月板缺失的敏感度是不同的。内侧间室承载了 60% 的应力，而外侧间室约为 40%。同时由于股骨内侧关节面凸起，而胫骨内侧关节面凹陷，导致膝关节内侧间室对位是一致的。除了半月板外，宽大的内侧副韧带也稳定了内侧间室，使股骨相对于胫骨呈滚动运动，而没有平移和剪切运动。同时，由于膝关节的内侧相对稳定，外侧的活动度会更大一些，因此又被称为"内侧轴移"。由于半月板前角的附着点不同且经常从胫骨前缘滑落，对应股骨髁关节面减少，导致内侧半月板无法覆盖整个股骨内侧髁。内侧半月板前角的作用不及半月板后角，还因为内侧半月板后角在膝关节屈曲时持续受力。内侧间室关节表面除对位吻合外，相较外侧间室更坚实和更硬。在正常力线的情况下，这样的结构可以提供额外的稳定性、一致性且具有更强的保护作用，这在一定程度上可以延缓关节磨损的进展。然而，内翻力线通常会导致膝关节内侧间室在 OA 中更迅速退变。由此，笔者认为膝关节内侧间室退变程度与力线的关系更加紧密。

膝关节外侧间室则完全不同。胫骨外侧平台表面是凸起的，关节表面比内侧间室软。位于膝关节后方的外侧副韧带很薄，对外侧间室本身基本不提供稳定作用。而外侧半月板大多呈圆形，用以填充胫股关节与股骨关节对位不吻合所致的缺陷。外侧半月板的缺失使得外侧间室更加不协调，股骨髁在较软的外侧胫骨平台关节上平移和剪切力的点负荷增加，临床上更容易出现发展较快的关节磨损。由此，笔者认为膝关节外侧间室的稳定依赖于半月板的完整性，而内侧间室则更依赖于力线。

力线：胫股关节力线与髌股关节力线

在关节软骨损伤和 OA 进展中，力线的作用不能被低估。Sharma 通过一项为期 18 个月的研究发现，胫股关节力线对位不良会加快膝骨关节炎的进展，当力线内翻达到 2° 时，膝关节内侧间室 OA 进展的风险是正常力线的 4 倍，而当力线外翻达到 2° 时，膝关节外侧间室 OA 进展的风险则高达 5 倍。其他研究表明，力线不良会导致关节软骨应力异常，进而引起其发生退行性改变。截骨矫形术能够恢复胫股关节的正常应力，从而阻止相关疾病的进展，同时为软骨修复提供最佳重建环境。

髌骨外侧移位、低位髌骨和髌下脂肪垫纤维化都会导致整个髌股关节的受力异常。单纯的髌骨外侧关节面骨关节炎改变可能与髌骨外侧脱位相关，而髌骨关节整体损伤则在低位髌骨和髌骨挛缩中更为常见。可通过对软组织进行松解、胫骨结节移位、股内侧斜肌（vastus medialis oblique, VMO）前移和滑车成形来延缓疾病进展或可成功实现软骨修复。

软骨缺损面积

通过对已有的病例进行分析，发现有超过半数的关节软骨缺损是由外伤引起的，而其余病例大多是隐匿性发病，没有明确的诱发因素。如前所述，关节软骨病变多为双侧关节面均受累，且这一过程是由多因素共同调控的。当考虑对此类缺损进行修复时，软骨缺损的面积会影响修复方案的制订。对于一个已经存

在的软骨缺损，其自然病史是未知的。然而，已知的是如果不进行积极干预，即使 $1 cm^2$ 大小的缺损也可能会不断加重，最终导致疾病的发生、发展。当所有其他影响因素都相同的情况下，在治疗过程中软骨缺损的面积大小则显得尤为重要。若负重经过软骨缺损处时（图 1.1），缺损处可以承受应力，则其可以保护缺损处软骨下骨免受刺激从而减轻疼痛。若是无症状的软骨缺损，并且可以随着时间的推移动态观察病情以明确疾病的进展情况，那么此时不必过早予以治疗干预；或者仅仅给予纤维软骨修复治疗，将力量分散到整个缺损处，以保护和稳定现有的负重结构。当软骨缺损较大时，此时可能没有完整的结构参与负重，缺损处的软骨下骨就会相互磨损关节面，导致双侧关节面均发生退行性改变。此时修复材料需要具备耐磨性、持久性、黏弹性，就像透明关节软骨一样持久、耐磨。后续章节将会做详细介绍。

BMI 对骨关节炎的影响

肥胖是膝关节 OA 发生、发展的高危因素，已有研究证明减重可以降低罹患 OA 的风险。体重指数（body mass index, BMI）经常被用于衡量是否肥胖。然而这些指标并不能准确地反映身体的各组成成分（例如肌肉和脂肪），仅仅给出了一个总重量或体重与身高比值的指标。Wang 等研究了脂肪重量（fat mass, FM）、脂肪弥散（fat-free mass, FFM）之间的关系以及它们对胫骨侧软骨含量的影响。其研究显示，FFM 的增加与胫骨侧软骨体积呈正相关。此外，FM 的增加与胫骨侧关节软骨缺损的风险呈正相关，并且这些缺损已被证明是软骨缺失的前兆。

除生物力学因素外，近期的文献表明软骨成分的改变也可能导致与肥胖相关的 OA 以及相关疾病的进展。OA 在肥胖患者的非负重关节（如手腕和手）中出现支持了这一观点。当使用 T1rho 成像技术研究跑步机行走对软骨的影响时，Collins 等发现在 BMI 较高的受试者中，胫股关节软骨的蛋白聚糖含量较低。以前的一项研究也提出过类似的发现。Anandacoomarasamy 等使用延迟钆增强的软骨磁共振成像（dGEMRIC）来评估蛋白聚糖的含量，发现受试者在接受减重计划后蛋白多糖含量提高，软骨厚度损失减少。其他研究也表明，机体内某些与代谢相关的因子会随着肥胖的出现而发生改变，从而活化与 OA 相关的炎症细胞因子。众所周知，炎症细胞因子

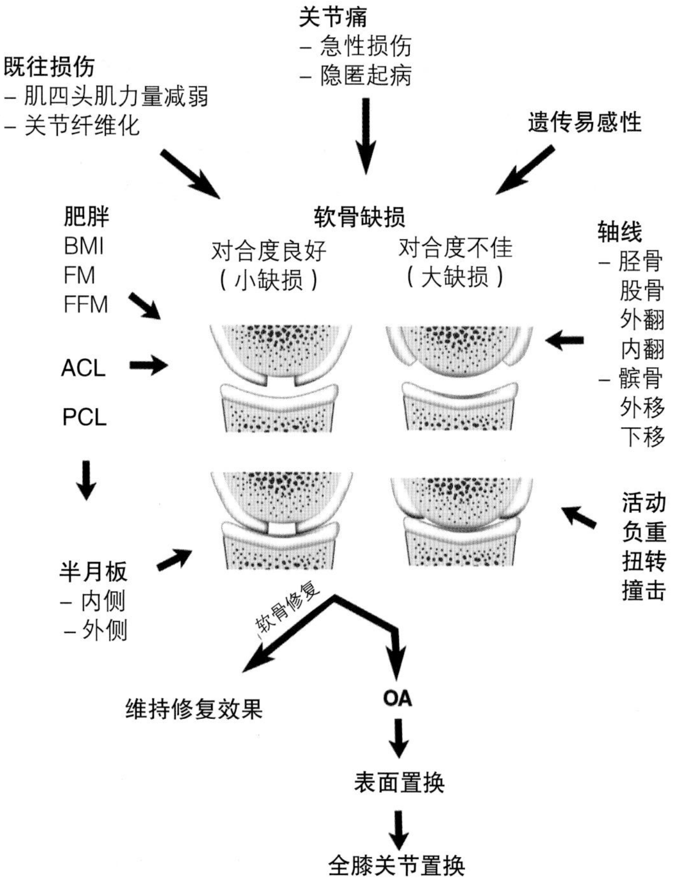

关节痛
- 急性损伤
- 隐匿起病

既往损伤
- 肌四头肌力量减弱
- 关节纤维化

遗传易感性

肥胖
BMI
FM
FFM

ACL

PCL

软骨缺损
对合度良好
（小缺损）
对合度不佳
（大缺损）

轴线
- 胫骨
  股骨
  外翻
  内翻
- 髌骨
  外移
  下移

活动
负重
扭转
撞击

半月板
- 内侧
- 外侧

软骨修复

维持修复效果

OA

表面置换

全膝关节置换

• 图 1.1 多因素影响骨关节炎中软骨损伤的进展。若上述因素得以控制，软骨修复可能会有效地阻止疾病的进展。当评估和处理软骨缺损时，这些因素通常被称为"背景因素"。ACL- 前交叉韧带；FFM- 脂肪弥散；FM- 脂肪重量；OA- 骨关节炎；PCL- 后交叉韧带

活性的增强引起软骨细胞基质的分解，从而导致关节软骨发生退行性改变。虽然确切机制仍不清楚，但脂肪相关炎症反应与机械负荷相结合可能在肥胖相关的OA中起作用，未来仍需要相关研究来证实这种关系。

骨关节炎的患病率

膝关节 OA 的发生、发展给整个社会造成了沉重的负担。然而由于现有的诊断标准不同，很难准确估计疾病的发病率和患病率。因此，根据影像学表现、临床症状或两者综合诊断的方法来估计 OA 的发病率存在着一定差异。虽然影像学方法对于纵向研究能够更准确地表征，但关于对患者疼痛和残疾的报告更好地描述了其对社会和医疗保健系统的影响。

Framingham 骨关节炎研究可能是最著名的 OA 患病率的相关研究。这项研究结合了患者对标准化问卷的回答、影像学证据以及医生评估。该研究表明年龄的增长和 OA 患病率呈明显的线性关系。影像学研究显示，大于 70 岁人群中 OA 的患病率为 11.5%，而大于 80 岁人群中 OA 的患病率为 19.4%。然而并不是所有具备影像学表现的患者都有疼痛的报道，出现

疼痛的患者比例从没有影像学证据的患者中的 7.6%，上升到有影像学 3 级或 4 级证据的患者中的 40%。即便合并最严重的影像学表现，也只有不到 50% 的患者会报告 OA 的症状。每年大约有 25% 的 55 岁以上的成年人会有持续至少 1 个月的膝关节疼痛，在这个群体中约有一半的患者有 OA 的影像学证据，然而通过更为严格的诊断标准，即包括症状和影像学表现，患病率通常被估计小于 15%，其实这个数字普遍被认为是严重低估了。

最近公布的国家健康访谈调查结果显示，在美国有近 1400 万人（占美国年龄 ≥ 25 岁的总人口的 6.9%）同时患有膝关节影像学 OA 和症状性 OA。值得注意的是，在这一人群中超过 300 万的人属于少数族裔。

骨关节炎的遗传学

随着 DNA 测序和表观遗传学研究的不断发展，进一步加深了我们对 OA 的病理生理机制的理解。英国生物样本库（UK Biobank）基因型数据显示，已确定的 OA 相关基因位点的数量从 19 个跃升到 90 个（图 1.2）。最近公布的几项大型全基因组关联研究的结果

则利用 UK Biobank 的数据确定了与 OA 易感性相关的基因变体。到目前为止，最大的 OA 遗传研究评估了英国超过 45 万个人的基因组，发现了 52 个新的 OA 相关基因的遗传变异位点，包括 24 个任意关节部位 OA 的基因位点，15 个髋关节 OA 相关的基因位点，7 个膝关节 OA 相关的基因位点，以及 6 个髋关节和（或）膝关节 OA 相关的基因位点。

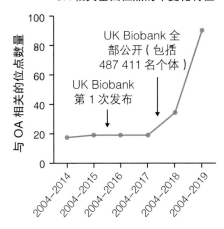

OA 相关基因位点的年变化特征

• 图 1.2　2014—2019 年 OA 相关位点数量［From Reynard LN, Barter MJ. Osteoarthritis year in review 2019: genetics, genomics and epigenetics. *Osteoarthr Cartil*. 2020; 28(3): 275-284.］

进一步的分析显示，有部分基因与 OA 的病因存在关系。这些特定基因的主要功能在于编码结构性的骨和（或）软骨蛋白，或者是在骨/软骨发育中发挥重要作用。此外，这项研究强调了目前针对 OA 治疗的 10 个基因（图 1.3 和表 1.1）。值得注意的是，在 10 个基因中只有 1 个（GDF5）被发现与 OA 易感性有遗传关系。

人们对与 OA 相关的表观遗传修饰也越来越感兴趣，此外近期发表的研究多关注于全基因组甲基化、翻译后组蛋白修饰和非编码 RNA 等方面。

从骨、软骨和软骨细胞形态到胶原蛋白和细胞外基质，有超过 60 个生物过程与 OA 有关，仍有更多方面需要研究，需要进一步的工作来确定 OA 的遗传因素，并确定治疗靶点的新途径。

当前与未来全膝关节置换的数量对比

随着人口老龄化进程加速，预计初次和翻修的全膝关节置换术的数量将增加 600% 以上。2005—2030 年期间，初次全膝关节置换术的需求预计将增长 673%，从 2005 年的每年 45 万例增加到 2030 年的每年 348.1 万例。全膝关节翻修术的总数预计将从 2005 年的 38 300 例上升到 2030 年的 268 200 例，增

表 1.1	目前 OA 相关基因靶向治疗		
基因名	**OA 染色体：变异风险等位基因**	**相关 OA 表型**	**靶向药物**
TGFB1	19: rs75621460-A	膝骨关节炎 髋骨关节炎 骨关节炎	INVOSSA: 已注册
FGF18	5: rs3884606-G	膝骨关节炎 髋骨关节炎	NAS-902330: 临床研发
GDF5	20: rs143384-A	膝骨关节炎	HMR-4052: 临床研发
CTSK	1: rs10888395-C	髋骨关节炎 骨关节炎	CTSK Inhibitor: 临床研发
IL11	19: rs4252548-T	髋骨关节炎	Oprelvekin: 批准上市
MLXP	12: rs11059094-T	髋骨关节炎	LCL-161: 临床研发
DPEP1	16: rs1126464-G	骨关节炎	西司他丁: 批准上市
CRHR1	17: rs62063281-?	髋骨关节炎	NBI-74788: 临床研发
MAPT	17: rs62063281- G	髋骨关节炎	Flortaucipir F18 : 临床研发
TNFSF15	9: rs919642-T，rs1330349-C	膝骨关节炎 髋骨关节炎 骨关节炎	PF-06480605 : 临床研发

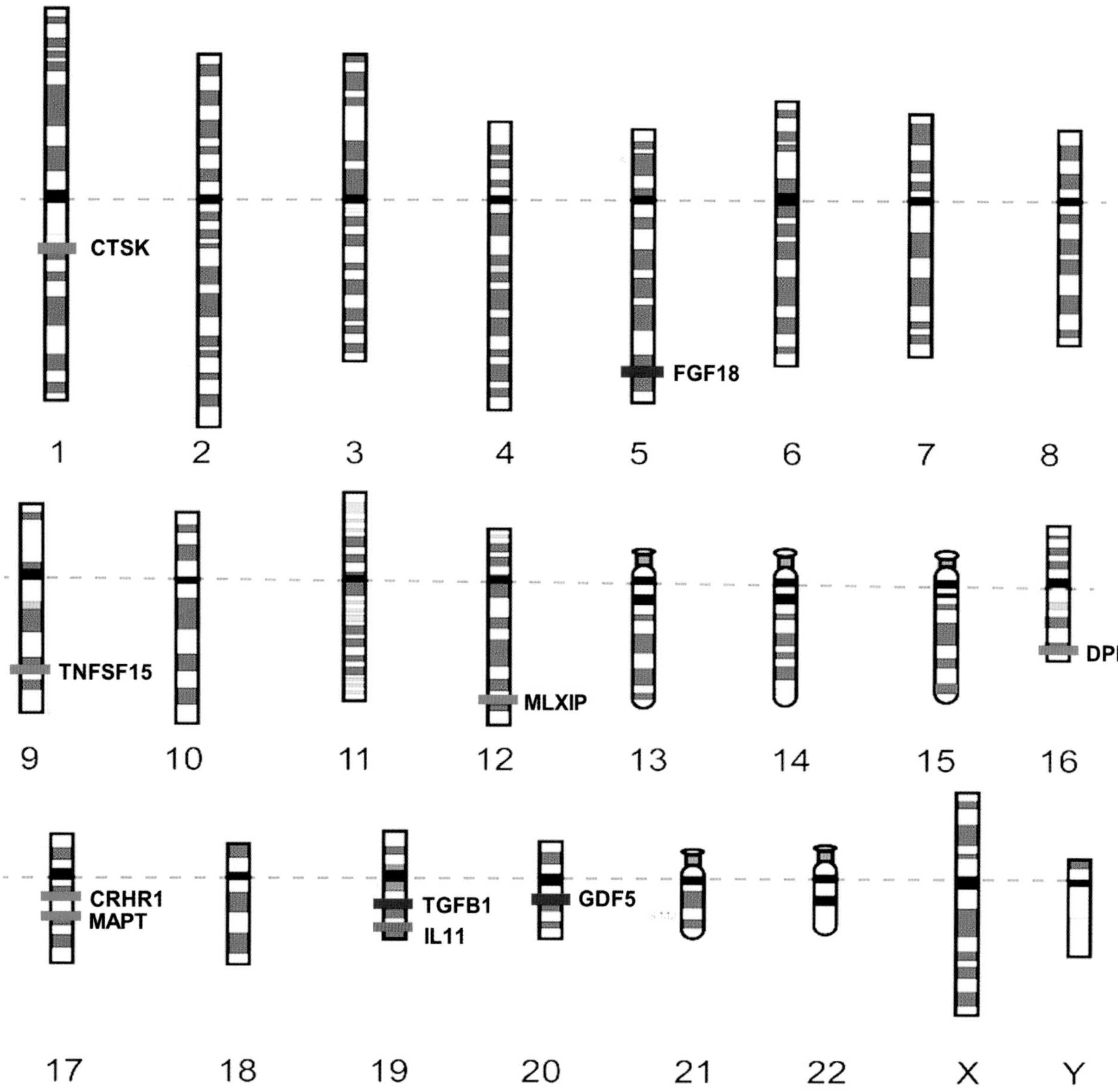

• 图 1.3 目前 OA 相关基因靶向治疗。颜色表示可能的作用机制：红色：激动剂/上调剂；蓝色：抑制剂；绿色：未知；橙色：↑ IL11 信号通路［Adapted from Tachmazidou I, Hatzikotoulas K, Southam L, et al. Identification of new therapeutic targets for osteoarthritis through genome-wide analyses of UK Biobank data. *Nat Genet*. 2019; 51(2): 230–236.］

长 601%。如果与髋关节置换术的相应数量相比，上述数量的变动更大。预计初次和翻修的全髋关节置换术的数量将分别增加 174% 和 137%。预计目前骨外科医生的数量将无法适应如此巨大的手术量增长。

经济负担

在 2013 年，OA 被认为是美国第二花费巨大的疾病。关节炎引起的疾病成本估计为 165 亿美元，约占国内生产总值的 1%，占总住院费用的 4.3%。这一数字非常重要，特别是考虑到与其他关节的 OA 相比，膝关节和髋关节 OA 对患者的致残和医疗保健费用的影响巨大。重要的是，不仅要考虑与 OA 相关的直接成本，还要考虑间接成本。美国疾病预防控制中心报告称，2013 年有 1640 亿美元的工资损失，主要是由于罹患 OA 的成年人工作时间大大减少。此外，还有非正式护理人员（例如家属）的工资损失也是原因之一。研究报告指出，OA 患者的疾病负担巨大。

结论

症状性软骨缺损通过临床治疗十分困难。在处理膝关节损伤时，受损的关节面至关重要。尽管对运动员的相关损伤采取了很好的重建措施，但其结束职业生涯的原因往往是关节软骨损伤。在处理上述损伤时，必须评估关节软骨在损伤之前和受伤之时的相关潜在因素。

早先的运动员们经常会出现关节退行性改变。虽然他们现在已经退休，但他们也希望保持健康和积极的生活方式。为了做到这一点，我们必须继续努力保护关节，并在必要时选择全膝关节置换术。膝关节OA造成了巨大的社会和经济负担。由于生物技术和影像学的进步，保护关节以保持较高的生活质量已经成为现实。本书将通过探讨OA相关影响因素、软骨修复和真正的再生医学来关注保膝的可能性。

参考文献

1. Aroen A, Loken S, Heir S, et al. Articular cartilage lesions in 993 consecutive knee arthroscopies. *Am J Sports Med.* 2004;32(1):211–215.
2. Curl WW, Krome J, Gordon ES, et al. Cartilage injuries: a review of 31,516 knee arthroscopies. *Arthroscopy.* 1997;13(4):456–460.
3. Hjelle K, Solheim E, Strand T, et al. Articular cartilage defects in 1,000 knee arthroscopies. *Arthroscopy.* 2002;18:730–734.
4. Piasecki DP, Spindler KP, Warren TA, Andrish JT, Parker RD. Intraarticular injuries associated with anterior cruciate ligament tear: findings at ligament reconstruction in high school and recreational athletes. An analysis of sex-based differences. *Am J Sports Med.* 2003;31(4):601–605.
5. Chakravarty EF, Hubert HB, Lingala VB, Zatarain E, Fries JF. Long distance running and knee osteoarthritis. A prospective study. *Am J Prev Med.* 2008;35(2):133–138.
6. Cheng Y, Macera CA, Davis DR, et al. Physical activity and self-reported, physician-diagnosed osteoarthritis: is physical activity a risk factor? *J Clin Epidemiol.* 2000;53(3):315–322.
7. Hannan MT, Felson DT, Anderson JJ, Naimark A. Habitual physical activity is not associated with knee osteoarthritis: the Framingham Study. *J Rheumatol.* 1993;20(4):704–709.
8. Panush RS, Schmidt C, Caldwell JR, et al. Is running associated with degenerative joint disease? *Jama.* 1986;255(9):1152–1154.
9. Felson DT. An update on the pathogenesis and epidemiology of osteoarthritis. *Radiol Clin North Am.* 2004;42(1):1–9. v.
10. Kujala UM, Kaprio J, Sarna S. Osteoarthritis of weight bearing joints of lower limbs in former elite male athletes. *Br Med J.* 1994;308(6923):231–234.
11. Kujala UM, Kettunen J, Paananen H, et al. Knee osteoarthritis in former runners, soccer players, weight lifters, and shooters. *Arthritis Rheum.* 1995;38(4):539–546.
12. Teitz CC, Kilcoyne RF. Premature osteoarthrosis in professional dancers. *Clin J Sport Med.* 1998;8(4):255–259.
13. Lindberg H, Roos H, Gardsell I. Prevalence of coxarthrosis in former soccer players. *Acta Orthop Scand.* 1993;64:165–167.
14. Levy AS, Lohnes J, Sculley S, et al. Chondral delamination of the knee in soccer players. *Am J Sports Med.* 1996;24:634–639.
15. Messner K, Maletius W. The long-term prognosis for severe damage to weight-bearing cartilage in the knee: a 14-year clinical and radiographic follow-up in 28 young athletes. *Acta Orthop Scand.* 1996;67(2):165–168.
16. Knutsen G, Engebretsen L, Ludvigsen TC, et al. A randomized trial comparing autologous chondrocyte implantation with microfracture. Findings at 5 years. *J Bone Joint Surg Am.* 2007;89:2105–2112.
17. Peterson L, Brittberg M, Kiviranta I, et al. Autologous chondrocyte transplantation. Biomechanics and long-term durability. *Am J Sports Med.* 2002;30(1):2–12.
18. Minas T. Autologous chondrocyte implantation for focal chondral defects of the knee. *Clin Orthop Relat Res.* 2001;391 Suppl:S349–S361.
19. Meunier A, Odensten M, Good L. Long-term results after primary repair or non-surgical treatment of anterior cruciate ligament rupture: a randomized study with a 15-year follow-up. *Scand J Med Sci Sports.* 2007;17(3):230–237.
20. Rosen M, Jackson D, Berger P. Occult osseous lesions documented by MRI associated with anterior cruciate ligament rupture. *Arthroscopy.* 1991;7:45–51.
21. Spindler K, Schils JP, Bergfield J, et al. Prospective study of osseous articular, and meniscal lesions in recent anterior cruciate ligame tears by magnetic resonance imaging and arthroscopy. *Am J Sports Med.* 1993;21:551–557.
22. Johnson D, Urban W, Carbon D, et al. Articular cartilage changes seen with magnetic resonance imaging: Detected bone bruises associated with acute anterior cruciate ligament rupture. *Am J Sports Med.* 1998;26:409–414.
23. Gillquist J, Messner K. Anterior cruciate ligament reconstruction and the long-term incidence of gonarthrosis. *Sports Med Arthrosc.* 1999;27:143–156.
24. Roos H, Adalberth T, Dahlberg L, Lohmander LS. Osteoarthritis of the knee after injury to the anterior cruciate ligament or meniscus: the influence of time and age. *Osteoarthritis Cartilage.* 1995;3:261–267.
25. Kessler MA, Behrend H, Henz S, Stutz G, Rukavina A, Kuster MS. Function, osteoarthritis and activity after ACL-rupture: 11 years follow-up results of conservative versus reconstructive treatment. *Knee Surg Sports Traumatol Arthrosc.* 2008;16(5):442–448.
26. Titchenal MR, Chu CR, Erhart-Hledik JC, Andriacchi TP. Early changes in knee center of rotation during walking after anterior cruciate ligament reconstruction correlate with later changes in patient-reported outcomes. *Am J Sports Med.* 2017;45(4):915–921.
27. Neuman P, Englund M, Kostogiannis I, Friden T, Roos H, Dahlberg LE. Prevalence of tibiofemoral osteoarthritis 15 years after nonoperative treatment of anterior cruciate ligament injury: a prospective cohort study. *Am J Sports Med.* 2008;36(9):1717–1725.
28. Wang LJ, Zeng N, Yan ZP, Li JT, Ni GX. Post-traumatic osteoarthritis following ACL injury. *Arthritis Res Ther.* 2020;22(1):57.
29. Geissler V, Whipple T. Intraarticular abnormalities in association with posterior cruciate ligament injuries. *Am J Sports Med.* 1993;21:846–849.
30. Torg J, Barton T, Pavlov H. Natural history of the posterior cruciate ligament-deficient knee. *Clin Orthop Relat Res.* 1989;246:208–216.

31. Fairbank T. Knee joint changes after meniscectomy. *J Bone Joint Surg Br*. 1948;30:664–670.

32. Tapper E, Hoover N. Late results after meniscectomy. *J Bone Joint Surg Am*. 1969;51:517–526.

33. Johnson R, Kettelkamp D, Clark W, et al. Factors affecting late results after meniscectomy. *J Bone Joint Surg Am*. 1974;56:719–729.

34. Sharma L, Song J, Felson DT, Cahue S, Shamiyeh E, Dunlop DD, et al. The role of knee alignment in disease progression and functional decline in knee osteoarthritis. *JAMA*. 2001;286(2):188–195.

35. Tetsworth K, Paley D. Malalignment and degenerative arthropathy. *Orthop Clin North Am*. 1994;25:367–377.

36. Wu D, Burr D, Boyd R, et al. Bone and cartilage changes following experimental varus or valgus tibial angulation. *J Orthop Res*. 1990;8:572–585.

37. Felson DT, Anderson JJ, Naimark A, Walker AM, Meenan RF. Obesity and knee osteoarthritis. The Framingham Study. *Ann Intern Med*. 1988;109(1):18–24.

38. Felson DT, Zhang Y, Anthony JM, Naimark A, Anderson JJ. Weight loss reduces the risk for symptomatic knee osteoarthritis in women. The Framingham Study. *Ann Intern Med*. 1992;116(7):535–539.

39. Wang Y, Wluka AE, English DR, et al. Body composition and knee cartilage properties in healthy, community-based adults. *Ann Rheum Dis*. 2007;66(9):1244–1248.

40. Cicuttini F, Ding C, Wluka A, Davis S, Ebeling PR, Jones G. Association of cartilage defects with loss of knee cartilage in healthy, middle-age adults: a prospective study. *Arthritis Rheum*. 2005;52(7):2033–2039.

41. Ding C, Cicuttini F, Scott F, Boon C, Jones G. Association of prevalent and incident knee cartilage defects with loss of tibial and patellar cartilage: a longitudinal study. *Arthritis Rheum*. 2005;52(12):3918–3927.

42. Grotle M, Hagen KB, Natvig B, Dahl FA, Kvien TK. Obesity and osteoarthritis in knee, hip and/or hand: an epidemiological study in the general population with 10 years follow-up. *BMC Musculoskelet Disord*. 2008;9:132.

43. Oliveria SA, Felson DT, Cirillo PA, Reed JI, Walker AM. Body weight, body mass index, and incident symptomatic osteoarthritis of the hand, hip, and knee. *Epidemiology*. 1999;10(2):161–166.

44. Collins AT, Kulvaranon ML, Cutcliffe HC, et al. Obesity alters the in vivo mechanical response and biochemical properties of cartilage as measured by MRI. *Arthritis Res Ther*. 2018;20(1):232.

45. Anandacoomarasamy A, Leibman S, Smith G, et al. Weight loss in obese people has structure-modifying effects on medial but not on lateral knee articular cartilage. *Ann Rheum Dis*. 2012;71(1):26–32.

46. Aygun AD, Gungor S, Ustundag B, Gurgoze MK, Sen Y. Proinflammatory cytokines and leptin are increased in serum of prepubertal obese children. *Mediators Inflamm*. 2005;2005(3):180–183.

47. Wellen KE, Hotamisligil GS. Inflammation, stress, and diabetes. *J Clin Invest*. 2005;115(5):1111–1119.

48. Felson DT, Naimark A, Anderson J, Kazis L, Castelli W, Meenan RF. The prevalence of knee osteoarthritis in the elderly. The Framingham Osteoarthritis Study. *Arthritis Rheum*. 1987;30(8):914–918.

49. D'Ambrosia RD. Epidemiology of osteoarthritis. *Orthopedics*. 2005;28(2 Suppl):s201–s205.

50. Vina ER, Kwoh CK. Epidemiology of osteoarthritis: literature update. *Curr Opin Rheumatol*. 2018;30(2):160–167.

51. Tachmazidou I, Hatzikotoulas K, Southam L, et al. Identification of new therapeutic targets for osteoarthritis through genome-wide analyses of UK Biobank data. *Nat Genet*. 2019;51(2):230–236.

52. Zhao L, Wang Q, Zhang C, Huang C. Genome-wide DNA methylation analysis of articular chondrocytes identifies TRAF1, CTGF, and CX3CL1 genes as hypomethylated in osteoarthritis. *Clin Rheumatol*. 2017;36(10):2335–2342.

53. Wang X, Tang D, Shen P, et al. Analysis of DNA methylation in chondrocytes in rats with knee osteoarthritis. *BMC Musculoskelet Disord*. 2017;18(1):377.

54. Wang W, Yu Y, Hao J, et al. Genome-wide DNA methylation profiling of articular cartilage reveals significant epigenetic alterations in Kashin-Beck disease and osteoarthritis. *Osteoarthritis Cartilage*. 2017;25(12):2127–2133.

55. Monteagudo S, Cornelis FMF, Aznar-Lopez C, et al. DOT1L safeguards cartilage homeostasis and protects against osteoarthritis. *Nat Commun*. 2017;8:15889.

56. Kung LHW, Ravi V, Rowley L, Bell KM, Little CM, Bateman JF. Comprehensive expression analysis of microRNAs and mRNAs in synovial tissue from a mouse model of early post-traumatic osteoarthritis. *Sci Rep*. 2017;7(1):17701.

57. Si HB, Zeng Y, Liu SY, et al. Intra-articular injection of microRNA-140 (miRNA-140) alleviates osteoarthritis (OA) progression by modulating extracellular matrix (ECM) homeostasis in rats. *Osteoarthritis Cartilage*. 2017;25(10):1698–1707.

58. Kurtz S, Ong K, Lau E, Mowat F, Halpern M, et al. Projections of primary and revision hip and knee arthroplasty in the United States from 2005 to 2030. *J Bone Joint Surg Am*. 2007;89(4):780–785.

59. Iorio R, Robb WJ, Healy WL, et al. Orthopaedic surgeon workforce and volume assessment for total hip and knee replacement in the United States: preparing for an epidemic. *J Bone Joint Surg Am*. 2008;90(7):1598–1605.

60. *Arthritis Cost Statistics*. 2020 February 27, 2020 [cited 2020 September 21, 2020]; Available from: https://www.cdc.gov/arthritis/data_statistics/cost.htm.

61. Surgeons AAoO, ed. *Burden of Musculoskeletal Diseases in the United States: Prevalence, Societal and Economic Cost*. 1st Ed. American Academy of Orthopaedic Surgeons; 2008.

62. Gabriel SE, Crowson CS, Campion ME, O'Fallon WM. Direct medical costs unique to people with arthritis. *J Rheumatol*. 1997;24(4):719–725.

63. Lapsley HM, March LM, Tribe KL, Cross MJ, Brooks PM. Living with osteoarthritis: patient expenditures, health status, and social impact. *Arthritis Rheum*. 2001;45(3):301–306.

第2章

软骨修复与再生

软骨结构与功能

软骨细胞的合成／分解代谢作用

软骨细胞是在骨骼胚胎发生过程中由间充质细胞簇中分化出来的高度特化的细胞。软骨细胞合成分泌细胞外基质成分，主要是蛋白聚糖和Ⅱ型胶原蛋白。大多数未成熟的软骨是暂时的，在骨骺发育过程中被骨取代，而最接近滑膜腔的区域通常是成熟的永久性关节软骨。在生长和发育过程中，未成熟的软骨在表层和深层都经历细胞增殖。然而，随着骨骼逐渐成熟，这种增殖将仅发生在深层区域。骨骼发育成熟后的细胞增殖则更为少见。关节软骨的细胞含量较低，仅占人体组织体积的不到10%。据估计，新生儿软骨的细胞密度为每立方毫米10^5个细胞，是成人软骨的1/10。软骨浅层的细胞密度高于深层。实验动物的细胞密度则更大。例如，成年兔的细胞密度比人类软骨高近10倍，而小鼠的细胞密度则高出25倍。细胞形态一般由表面区域的扁平和盘状变化至深层区域的卵圆形。卵圆形细胞具有增大的高尔基体，这是细胞主动分泌蛋白质并延伸至相邻细胞外基质的特征。

软骨细胞通常是长寿细胞，它们不会像在其他组织更新中那样被新细胞取代。然而，当基质的完整性受到损害，如发生骨关节炎时，细胞分裂的能力就会显现出来。软骨纤维化与表层细胞的坏死和深层细胞成簇状堆积相关。代谢研究表明，被缺少蛋白聚糖的基质包围的细胞簇中硫酸盐含量升高。如果将其视为一种修复尝试，则簇中细胞的基质合成是活跃的，但不能在远离细胞簇的地方进行基质替换。因此，纤维化软骨中蛋白多糖的总含量较低。

软骨细胞嵌入无血管基质中，营养物质和废物必须在其中扩散。软骨的氧张力约为在其他软组织毛细血管之间测量的1/3。就单个细胞而言，软骨细胞摄氧量是肾脏细胞的1/50，但软骨细胞和肾细胞的糖酵解速率相当。因此，软骨细胞参与无氧代谢过程。

软骨细胞是具有合成代谢和分解代谢活性的动态细胞，可以介导基质的合成和降解。其中蛋白多糖的代谢已被广泛研究。与其他细胞一样，蛋白质成分在细胞质粗面内质网中合成，多糖的硫酸化发生在高尔基体中。使用^{35}S-硫酸盐的放射性示踪同位素进行的离体研究表明，中间和深层细胞将其掺入糖胺聚糖中，然后移动到基质中。Ⅱ型胶原蛋白作为单独的前胶原链被合成和分泌，其末端有延伸，转化为胶原蛋白，并组织成具有少量Ⅸ型和Ⅺ型胶原蛋白的胶原纤维。与骨的致密、厚实、高度定向的胶原纤维相比，软骨的胶原纤维很薄并且交联成开放的网状结构，其中含有数量不等的非胶原大分子物质，特别是核心蛋白聚糖。Ⅱ型胶原蛋白在人体中的半衰期超过200年。因此，天然胶原纤维的主要成分在正常情况下似乎无需更新或修复。在受压时，胶原纤维网络在张力作用下包裹着糖胺聚糖。很难想象如何在不损害组织机械完整性的情况下翻转该网络，或者如何修补变性病灶。有证据显示骨关节炎有纤维网络受损。骨关节炎极大地影响了软骨的机械性能。骨关节炎样本在稀盐溶液中的过度膨胀被认为是纤维网络对多糖吸收水的抵抗力丧失的证据。尽管纤维网络似乎没有明显更替，但其包裹的蛋白聚糖在局部细胞因子的刺激下加速更替。软骨细胞负责维持包裹它们的基质环境，从而确保组织的机械特性。它们受到刚性细胞外基质的保护，免受渗透和机械损伤，这种细胞外基质被称为软骨单位。基质的维持涉及由软骨细胞产生的蛋白酶和自由基降解。基质金属蛋白酶和软骨聚集蛋白聚糖酶催化正常和患病软骨中软骨基质的更新。由于软骨中的许多基质成分是该组织特有的，因此研究者对开发和验证血浆或滑液中软骨基质降解产物作为代谢标志物的测定非常感兴趣。

在现代观点中，骨关节炎被认为是由通常平衡良好的动态合成代谢和分解代谢活动之间的不平衡引起的，而软骨细胞则可能同时介导了这两个重要的过程。这与骨组织形成对比，例如，其中合成代谢活动归因于成骨细胞，而分解代谢或溶骨活动归因于破骨细胞。尽管通常两种细胞类型之间的相互作用在重塑过程中会保持骨骼质量恒定，但会随着衰老、骨质疏松症和感染而发生失衡。软骨的情况是不同的。有证据表明，骨关节炎的早期阶段通过生物合成过程的上调来平衡。滑液中包含Ⅱ型前胶原蛋白加工过程中的副产物，称为软骨钙素或C-前肽，其水平在创伤性和原发性骨关节炎中升高。

以往研究认为由于软骨缺乏移植抗原且基质具有保护作用，其被认为具有免疫优势。因此异位进行同种异体移植被认为具有耐久性。但现在逐渐认识到，软骨细胞其实存在移植抗原，且基质的成分中也具有弱抗原性。在健康完整的软骨中，由于基质中蛋白聚糖的空间位阻，这些决定因素可能与抗体隔离。因此，保持基质完整性似乎对于防止细胞暴露和组织排斥至关重要。

炎症性关节病的异质性可引起免疫调节紊乱。在类风湿关节炎中，滑膜内层是疾病过程中首先出现病理改变的部位。滑膜内层细胞的增殖以及淋巴细胞和活化的巨噬细胞的浸润引起血管翳。血管翳可以侵入并破坏关节软骨的完整性。血管翳的产物，主要包括白细胞介素-1（interleukin-1，IL-1）和肿瘤坏死因子-α，它们充当了软骨溶解和骨溶解的细胞因子介质。这些因子触发级联反应，释放IL-6、IL-8、IL-17、环氧合酶-2和一氧化氮，这些因子都是药物治疗的目标。体外模型有助于描述这些免疫调节细胞因子改变软骨细胞基因表达从而加速软骨分解的机制。

关节软骨的生物力学特性

关节软骨是一种低细胞、黏弹性组织，排列在滑膜关节上，提供低摩擦环境。软骨关节为关节运动提供的摩擦系数小于冰与冰接触的摩擦系数的1/5。关节软骨的机械性能取决于其组成和结构。亲水性蛋白聚糖和胶原蛋白通常占组织质量的30%，其余成分是水。软骨基质被视为一种双相材料，其中液相在固相机械变形时流动。蛋白多糖将水分子约束在组织内，这样的液相形态促使软骨形成了现有的孔隙结构。在含水量较高的组织中具有较高的黏弹性。它的弹性模量在缓慢的加载速率下很低，但在生理速率下要高2个数量级。

表面软骨层或"皮肤"可抵抗压缩载荷或渗透作用。径向和钙化区中垂直排列的胶原纤维具有抗剪切作用。在通过力线向关节软骨施加压力时，软骨内所含的水会在压力下渗出。当压力消失时水又被重吸回到蛋白聚糖中。位于表面的蛋白质硫酸素也起到抗黏附的作用。浅表区的细丝与水结合，因此关节表面的这种连接也可发生在水和浅表区的细丝。因此，关节连接面之间的润滑层主要是水。关节软骨中带负电荷的蛋白聚糖在负重期间释放水。随着损伤或退化，蛋白聚糖和水的损失会导致机械性能和关节功能受损。

软骨损伤患病率

软骨损伤的真实发病率及其自然史尚不清楚。有研究者提出，在工作相关或运动损伤后，5%~10%的急性膝关节出血与急性软骨损伤有关。在一项纳入31 516例膝关节镜检查的回顾性研究中，软骨损伤的患病率为63%。然而，在40岁以下的患者中，孤立的软骨缺损很少见，仅占患者总数的 5%。临床和实验证据均表明，随着时间的推移，局灶性软骨损伤会扩大并发展为骨关节炎。

运动损伤期间关节软骨的机械性损伤可能继发于前交叉韧带断裂引起的剪切力。在韧带断裂时发生的剪切性骨软骨骨折已被注意到。关节表面的钝性损伤可能导致关节软骨细胞的损伤和死亡。如果关节软骨细胞不能继续合成和重塑其基质大分子，细胞周围基质最终会退化。这可能解释了前交叉韧带损伤时骨关节炎的高发病率。急性软骨损伤的发生率约为 2%，但远期发生率可能接近 20%。

Repo 和 Finlay 的一项研究表明，对关节软骨细胞施加超过 25 MPa 的钝性力可持续导致关节软骨细胞死亡。因此，关节软骨细胞似乎有一个可承受钝性创伤的阈值。这可能是了解损伤后关节软骨退化的一个重要因素，并且可能是最新修复技术（如骨软骨移植）中的一个重要因素。将骨软骨移植物引入受体部位所需的巨大嵌塞力可能导致骨软骨移植物的软骨帽受伤和细胞死亡，从而导致长期结果失败。

磁共振成像结果显示，在工作和体育活动期间受到钝挫伤后，出现了骨挫伤。关节镜下软骨活检研究显示，表层软骨细胞死亡和基质脱水。软骨细胞死亡被认为是直接由超过该阈值的钝性创伤引起的。

骨关节炎本身的自然病程尚不清楚。瑞典的一项纵向研究指出，早期评估超过 50% 关节间隙变窄（Ahlbäck 2~4 级）的患者，在 20 年以上的随访过程中其膝骨关节炎的影像学进展十分明显。然而，只有 60% 在早期评估时为 Ahlbäck 0 级（外周骨赘和正常关节间隙）或 1 级（＜50% 关节间隙变窄）的患者会出现影像学上的进展。由此可见，并非所有影像学上的骨关节炎都会进展。

在美国，每年膝关节置换手术量超过 45 万例。骨关节炎所带来的残疾和经济困难是巨大的。如果软骨损伤发生在年轻时，社会经济生产力和娱乐活动尤其受到影响。问题的根源在于关节软骨独特的结构、功能和修复机制。

软骨损伤与修复

关节软骨缺乏神经支配。软骨覆盖并保护神经丰富的软骨下骨免受刺激。一旦关节软骨受损，对软骨下骨的直接接触会导致疼痛。如果没有出现愈合反应，除了暴露的软骨下骨外，受损的软骨将承担负荷。这种情况会导致缺损处应力过载和破裂，缺损逐渐扩大。相应的关节将暴露于裸露的骨骼表面，从而导致其软骨表面发生侵蚀性退化，由此产生的关节骨磨骨被定义为骨关节炎。可能会出现直接刺激软骨下骨或通过附着的软骨瓣刺激骨骼的症状。来自软骨的分解产物连同释放的酶可能会导致关节积液、关节肿胀或滑膜炎等，进而导致疼痛。随着软骨下骨变硬，导致髓腔继发性静脉充血，可出现深部疼痛。

软骨修复在短期内有利于缓解症状，从长期来看，有利于防止关节的进行性破坏和骨关节炎的发展。因此，软骨修复的目标是产生一种能够填充缺损的组织，与相邻的关节软骨和软骨下骨整合，且具有相同的黏弹性机械性能，并随着时间的推移保持其基质不破裂。也就是说，目标是用接近再生的修复组织来恢复骨软骨功能单元。

临床和实验证据表明，涉及关节软骨表面并局限于软骨层的损伤很少恢复。软骨几乎没有内在的愈合能力。成熟关节软骨中的软骨细胞很少分裂，并且它们的密度随着年龄的增长而下降。相反，延伸到软骨下骨髓的病变可能实现临床愈合。因此，软骨再生或修复的细胞必须来自下方的骨髓、邻近的滑膜组织或为外源性来源。

缺乏血液供应和无内源性细胞导致软骨无法修复。出血、纤维蛋白凝块形成以及细胞和生长因子的动员等典型的伤口愈合反应均不存在。唯一的自发修复反应可能发生在浅表关节软骨病变的边缘，通过致密的软骨下骨和软骨基质从骨髓细胞中分离出来。

软骨修复依赖于来自骨髓细胞的动员，这些细胞包括多能细胞、成骨细胞、成软骨细胞、成纤维细胞和造血祖细胞。因此，新生的修复组织可能会根据增殖的主要细胞系及其受局部生长因子、细胞因子和局部机械环境的调节而变化。

全层软骨缺损的临床修复

新生组织在临床上是可变的，这取决于所使用的临床技术以及内在和局部因素。修复组织可以是纤维组织、移行组织、纤维软骨、透明软骨、关节软骨、骨或这些组织的混合物。纤维组织由纤维细胞和 I 型胶原纤维基质组成。移行组织由可产生蛋白多糖的卵形细胞和纤维基质组成。基质产生蛋白多糖，可被番红 O 染色。纤维软骨由具有 I 型胶原纤维基质的圆形软骨细胞组成。透明软骨由 II 型胶原蛋白和蛋白聚糖基质中的软骨细胞组成，在光学显微镜下具有透明的毛玻璃外观。细胞和基质组织可能不同于正常的关节软骨。关节软骨本质是一种具有关节软骨细胞的再生组织，排列在正常关节软骨中常见的栅栏柱内，具有正常关节软骨基质的标志物，包括 II 型胶原蛋白、蛋白多糖等。所有这些成分的混合物可用于单一病灶修复。主要的修复组织类型将决定远期结果。如果修复组织的大部分是透明软骨或关节软骨，则 II 型胶原蛋白框架和蛋白聚糖的黏弹性特性将提供持久的修复，并且通常具有优异的临床效果。纤维软骨和纤维修复由 I 型胶原蛋白组成，其强度通常不如 II 型胶原蛋白，并且通常含有短链蛋白聚糖。纤维软骨和纤维修复不能保持高负电荷密度，硬度较低且易分解（图 2.1）。

临床上可能影响修复组织质量的因素包括损伤的严重程度、年龄、缺损的大小、韧带稳定性、关节轴向力线以及半月板的存在与否。Nehrer 及其同事进行的一项研究（表 2.1），分析了钻孔、修整成形和微骨折三种骨髓刺激技术组织修复失败的情况。修复组织主要由纤维组织和纤维软骨组织组成。组织柔软且退化。尽管填补了缺损，但其机械黏弹性很差。新生组织在治疗后 2.5 年临床失效，平均缺损尺寸大于 $3\ cm^2$。软骨膜移植治疗的软骨缺损在术后早期具有良好的临床效果。然而，在术后 4~5 年，新生组织发生了软骨内骨化。软骨膜软骨细胞具有肥大软骨细胞的特征，尤其是表达矿化前体 X 型胶原蛋白（图 2.2）。尽管这些移植物具有高比例的透明软骨，但它们也含有骨成分。

自体软骨细胞移植由于移植物生长过程中的外力作用可引起早期（植入后 <6 个月）失败。在修复的早期阶段，大部分新生组织本质上是纤维组织或移行组织。成熟的自体软骨细胞移植物（植入后 >2 年）可获得良好的临床结果，透明软骨修复具有牢固的黏弹性（图 2.3）。

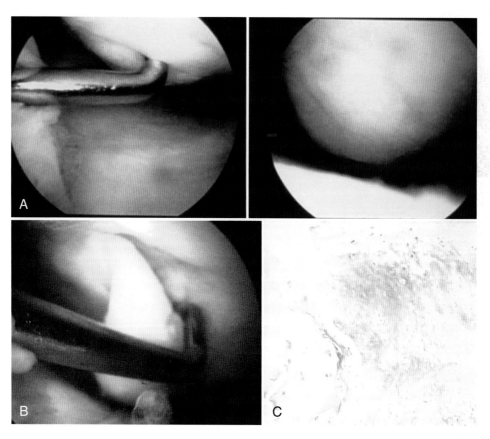

• **图 2.1** （A）钻孔后仍有症状的纤维软骨修复。新生组织来自固有关节软骨。缺损完全填充，可见白色修复组织。然而，它的力学性能不足且柔软，导致症状的出现。（B）钻孔后有症状的纤维软骨瓣。不良的整合和机械性能导致不良的临床结果。（C）用番红 O 对修复的纤维软骨蛋白多糖染色。纤维和纤维软骨修复组织的交替层具有多孔外观和退化表面。标本来自关节镜半月板成形术失败导致的填充缺损和组织修复，如（A）所示

表2.1 关节软骨修复术失败后取材组织的评估：组织学和免疫组织化学比较分析

	治疗分组			P 值
	关节镜下半月板成形术 （n=12）	软骨膜肋软骨移植术 （n=4）	自体软骨细胞移植术 （n=6）	P＜0.05 （ANOVA）
随访时间（月）	21 ± 4	31 ± 8	3 ± 1	—
组织类型（%）				
关节软骨	2 ± 1	3 ± 2	0	不显著
透明软骨	30 ± 10	47 ± 7	2 ± 1	显著
纤维软骨	28 ± 7	15 ± 4	6 ± 2	不显著
移行组织	18 ± 2	12 ± 3	31 ± 7	不显著
纤维组织	22 ± 9	4 ± 2	61 ± 9	显著
骨	0	19 ± 6	0	显著

表中列出了治疗后不同随访时间软骨修复技术（关节镜下半月板成形术、软骨膜肋软骨移植术和自体软骨细胞移植术）失败的组织类型及数量

摘自 Nehrer S, Spector M, Minas T. Histologic analysis of failed cartilage repair procedures. *Clin Orthop Relat Res*. 1999; 365: 149-162.

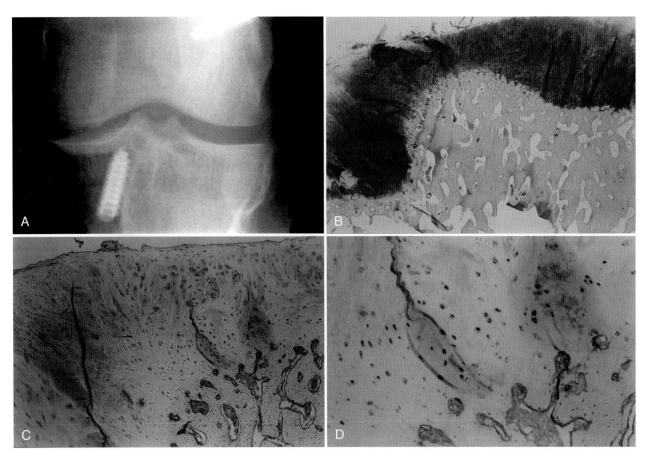

• 图2.2 （A）股骨内侧髁自体软骨膜移植物骨化的X线表现。软骨修复3年后出现骨化，早期临床效果良好。自体软骨细胞移植术获得了成功的临床结果。获取失败的软骨膜移植标本以进行组织学分析。（B）经番红O染色获取的自体软骨移植物软骨内骨化标本的低倍显微镜照片。红染表明蛋白多糖丰富。然而，新生骨边缘的推进（蓝染）最终会使整个软骨移植物骨化，而失去稳定的潮线。（C）对X型胶原蛋白抗体染色（棕色）的低倍显微镜照片，经历软骨骨化的肥大软骨细胞表达X型胶原蛋白。（D）对肥大软骨细胞X型胶原蛋白抗体染色的高倍显微镜照片。这是临床上自体软骨膜移植失败的常见原因

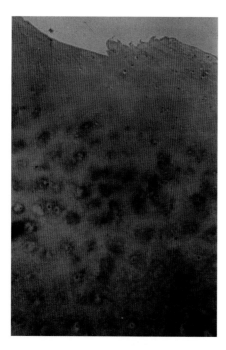

• 图 2.3　人自体软骨细胞移植后活检标本的番红 O 染色高倍镜显微照片。可见基质呈均匀毛玻璃外观，并可见丰富的软骨细胞形成

如果软骨损伤累及软骨下骨，在急性情况下可以通过骨髓刺激术进行内源性修复。然而，受伤后适当的康复至关重要（表 2.2）。如果存在临界大小的软骨下骨受累，特别是在剥脱性骨软骨炎或病变较深时，这将导致囊性变而非实现修复。一项对成年山羊直径大于 8 mm 且深度大于 8 mm 的实验性骨软骨缺损的研究表明，缺损呈囊性扩大而非修复。因此，骨软骨缺损的修复更为复杂。需要使用自体组织进行分期重建。其他选择包括同种异体骨软骨重建或自体组织工程解决方案（图 2.4）。

实验模型与有效性

选择合适的动物模型来评估软骨修复的机制和结果一直存在问题。理想的动物模型是骨骼成熟、解剖和形态与人类相似。研究需要纳入多个对照组进而评估治疗效果。通过这种方式，可以评估一种治疗方法的相对价值，但对转化应用价值有限。然而，动物模

表 2.2	自体软骨细胞植入术后康复的临床建议方案		
	时间		
阶段	增殖期	移行期	重塑及成熟期
组织学	伴有缺陷的梭形细胞迅速增殖。主要是 I 型胶原，有分泌 II 型胶原的软骨细胞早期集落	基质形成，主要由软骨细胞产生 II 型胶原蛋白和蛋白多糖，软骨与软骨下骨整合不良	基质重构，II 型胶原结构和数量的重组，与骨和邻近的宿主软骨整合，伴有软骨含水量的增加
黏弹性：关节镜下表现	白色柔软组织填充	坚固如果冻状，探针触碰呈波状运动，尚未完全坚固并与下方骨整合	自体软骨细胞移植后的 4~6 个月，可观察到坚硬的而不是"波状"软骨。移植物比宿主软骨更白，可能显示骨膜肥大（20%）。移植后 9~18 个月，移植物硬度与宿主软骨相当
活动水平	术后 6 小时后开始为期 6 周的 CPM，6~8 小时 / 天，触地负重等速肌力和 ROM 训练	结束 CPM 主动 ROM 12 周前逐渐由部分负重转至完全负重 肌肉功能性训练，固定自行车、跑步机	术后 4~5 个月如无疼痛、肿胀则不再使用助行设备 长距离步行，负重步行 术后 9~12 个月进行不含扭力的跑步 术后 14~18 个月可进行扭转运动

摘自 Minas T，Peterson LL. Autologous chondrocyte transplantation. *Oper Tech Sports Med*. 2000;8:144-157

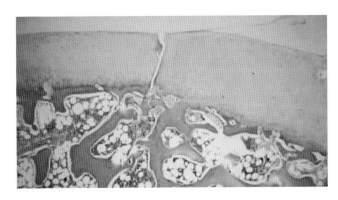

• **图2.4**　犬骨软骨移植物和天然软骨边缘交界处活检标本的低倍显微镜照片。可见软骨连接处的连续性裂缝，没有整合，关节软骨厚度不一，连接处潮线不同。软骨下骨表现出良好的骨重塑（图源自 Laszlo Hangody, MD, Budapest, Hungary）

型有时不切实际，因为双侧同时治疗对于修复模型而言可能在伦理或生理上并不合理。证实软骨修复和预防骨关节炎所需的实验时间较长，因此成本较高。

已经在兔模型中研究了在连续被动运动的影响下使用骨膜治疗全层软骨缺损的效果。实验表明，骨膜能够在持续被动运动的刺激下形成新的软骨，修复组织的质量类似于透明软骨。

这个模型尚未实现临床转化。目前尚不清楚是由于兔自身能够产生异常强烈的愈合反应，还是实验方法中的技术差异导致在患者中出现不可预测的结果。

自体软骨细胞移植技术一直存在争议。许多争议显然是由于两种不同动物模型得到了相互矛盾的结果。瑞典模型基于兔髌骨软骨缺损模型表明，植入的体外标记的软骨细胞主要负责修复组织，以填补软骨缺损。修复组织优于单独的骨膜技术。

与空白缺损、骨膜、骨膜+自体软骨细胞、碳纤维垫+自体软骨细胞相比，兔模型修复组织的质量和数量始终较高。研究人员对双侧髌骨软骨缺损的兔模型进行了类似的研究，这与在人体股骨髁上最常见的缺损情况不同。

在犬的股骨沟模型中，有研究比较了空白缺损、骨膜和骨膜+自体软骨细胞的治疗结果。结果显示，在术后早期（<6个月）疗效相似，但在远期（12~18个月）骨关节炎的进展较为一致，未观察到治疗方式的差异。在12个月时观察到兔和狗之间存在明显的物种差异（图2.5~图2.12）。

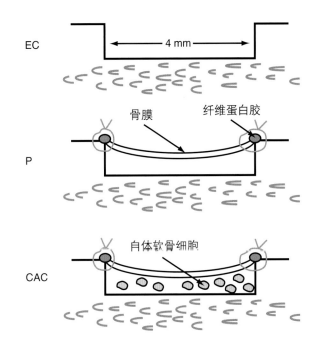

• **图2.5**　犬类实验示意图，用于评估使用培养的自体关节软骨细胞（cultured articular chondrocytes, CAC）移植与单独的骨膜表面置换（periosteal resurfacing, P）与空白对照（empty control, EC）对4 mm缺损的治疗效果。使用可吸收缝合线将骨膜缝合到天然关节边缘，骨膜的形成朝向骨表面。然后用自体纤维蛋白胶封边。用外固定装置保护10天，然后在耐受情况下允许负重。在股骨髁或滑车处每个膝关节建立两处软骨缺损（见图2.6）

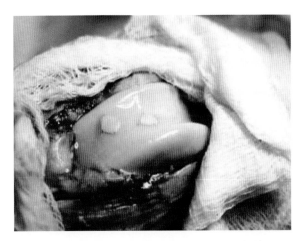

• **图2.6**　在犬模型中，自体软骨细胞植入股骨滑车沟后，缝合软骨缺损的骨膜，实现缺损填充的大体外观。软骨缺损直径为4 mm

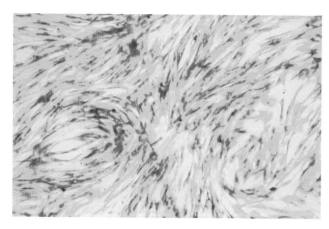

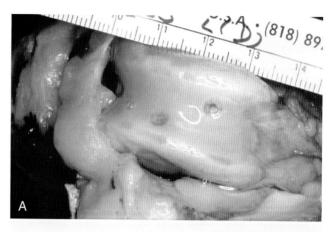

• 图 2.7 高倍显微镜下 β- 内乳糖苷酶标记的报告基因（蓝色）在软骨细胞单层培养时接近汇合。报告基因可以随着时间的推移跟踪植入的软骨细胞。在体内 3 个月后，标记不再有效

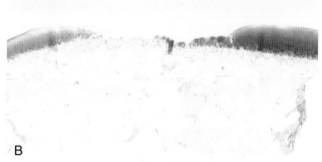

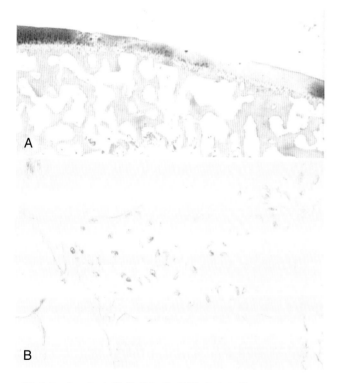

• 图 2.9 （A）治疗后 6 个月犬软骨缺损的大体外观。边缘处可见少量修复组织。（B）治疗后 6 个月犬软骨缺损低倍镜下组织切片苏木精 - 伊红染色作为对照。可见除边缘外，没有修复组织填充

转化研究

可能没有一个完美的动物模型具有与人类相似的修复特性。然而，新技术和治疗方案可以在动物模型和对照组中进行评估，以这种方式，可以评估修复的功效。一般来说，从体外到小动物，再到人体临床试验之前的大型动物验证，是理想的科学研究方法。科学方法的假设来源于临床问题或现有技术的失败。从临床问题出发，通过基础科学提出假设的方法是转化研究的基础。软骨修复是一个较为困难的临床问题和领域。转化研究的概念特别适用于软骨修复领域。

• 图 2.8 （A）自体软骨细胞移植治疗犬模型缺损 3 个月时的苏木精 - 伊红染色组织切片低倍镜观。尽管修复组织似乎主要由软骨细胞组成，且该缺损似乎已被填充，但着色特征较差。（B）A 图中染色较差的区域的高倍显微照片，表明植入后 3 个月软骨细胞的 β- 内乳糖苷酶报告基因标记的持续存在。这张图片显示植入的软骨细胞负责修复组织，而不是局部细胞修复

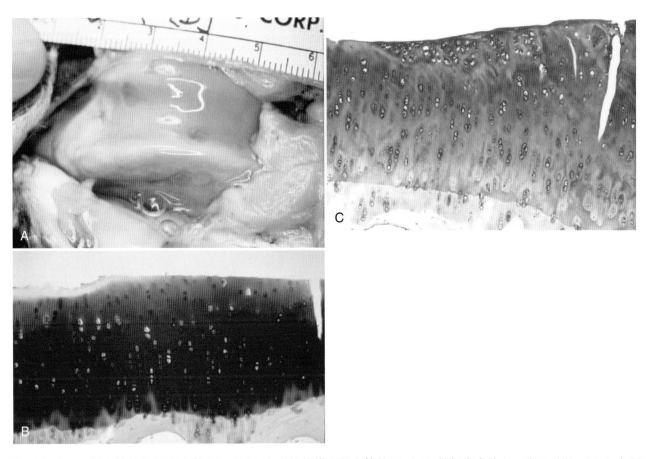

• 图 2.10 （A）用自体软骨细胞治疗 6 个月后犬空白缺损模型的大体外观。可见缺损完全填充，表面平滑。（B）中所示的活检组织的番红 O 染色高倍显微镜照片。可见透明软骨修复组织，蛋白多糖染色深，软骨细胞排列呈栅栏状，软骨下骨整合良好，形成潮线。然而，软骨融合处最右侧可见裂隙。这是自体软骨细胞移植治疗后早期常见的发现。（C）相同标本用 II 型胶原抗体染色（棕色），染色密度均匀

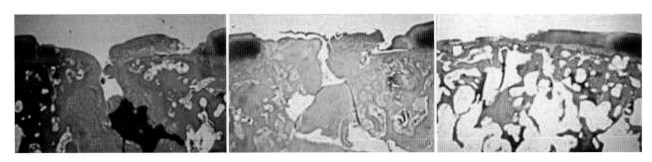

• 图 2.11 植入后 12 个月的犬空白缺损（左）、仅骨膜（中）和自体软骨细胞植入（右）的低倍显微镜照片。最差的情况是，在空白对照和单独骨膜组的空缺损中软骨下骨塌陷并形成纤维组织。自体软骨细胞植入治疗组同样有修复不良的组织分层，但软骨下骨是完整的。三种治疗方法之间的差异无法由组织学家独立观察来分级

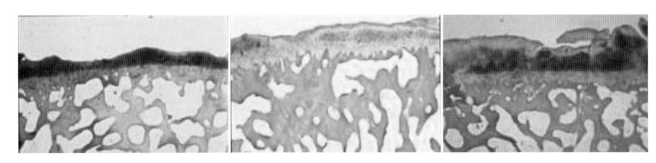

• **图2.12**   图2.11同一样本的低倍显微镜照片。在理想的情况下，所有三个治疗组的修复组织无法被划分为不同的等级。治疗效果无明显差异。在12个月后，犬软骨修复模型表现出自发修复或退化，达到类似的治疗终点。然而，治疗6个月前的自体软骨细胞植入显示出优异的修复效果

研究前沿

组织工程

由于软骨组织的细胞具有同质性和无血管性，且是一种相对简单的组织，已成为体外组织工程研究的一个模型。但其相关研究进展缓慢，主要因几个方面受到阻碍。成人软骨细胞的增殖能力有限，同时具有分解代谢和合成代谢功能。必须优化和控制这些代谢特征，以使组织工程产物持久。组织工程的目的是促进生物修复或再生。概念性方法包括植入不连续或缺失部分的惰性替代物、药物或基质以刺激组织再生，自体细胞或组织移植，以及用于植入的组织或组织等效物的体外生产。为组织工程设计构建体时的三个考虑因素是：①如果使用联合细胞，应当考虑细胞来源；②载体或支架的性质；③基因、生化和生物力学因素或佐剂的使用。

有趣的是，在恒定静水压力灌注与间歇灌注的影响下培养的软骨细胞表现出软骨基质生成增加（图2.13）。笔者的实验室进行了实验工作，以评估动物模型中软骨修复的体内效果（Minas 等，Autologous Cartilage Repair in Rabbits with Chondrocytes in 3D Collagen Sponges Precultured with Hydrostatic Pressure，未发表）。

我们研究的目的是对比在静水压力作用下植入自体培养软骨细胞的胶原海绵作为组织工程构建物、骨膜瓣下自体培养软骨细胞植入的金标准、空白缺损对照组、空白胶原海绵、没有细胞的骨膜。治疗分组的信息见表2.3。

研究使用了7个月大的新西兰雄性白兔。做髌旁内侧切口后，髌骨向外侧脱位，用圆形不锈钢打孔器在髌骨中心形成直径3 mm的缺损。使用 beaver 刀片获取软骨组织，并使用刮匙形成宿主软骨的锋利边缘。缺损呈圆柱形并延伸至潮线之上。术毕闭合膝关节。

软骨细胞的分离

收集软骨碎片并进行消化。将分离的软骨细胞接种到T-25培养瓶中，培养6天。用胰蛋白酶收集软骨细胞，使用 25 μl 培养基重悬30万个细胞后将细胞悬液注入胶原海绵中。使用 0.7 MPa、0.015 Hz、0.3 ml/min 的压力/灌注培养系统培养7天（图2.13A）。

表2.3   实验分组说明

组别	左膝	右膝
1	骨膜＋自体软骨细胞	骨膜
2	骨膜＋自体软骨细胞	空白缺损
3	组织工程软骨	骨膜＋自体软骨细胞
4	组织工程软骨	空白胶原海绵
5	组织工程异体软骨	骨膜＋异体自体软骨细胞

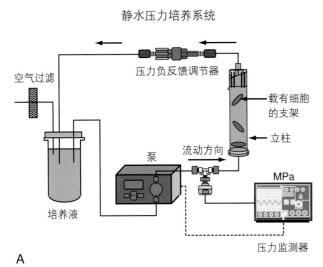

静水压力培养系统

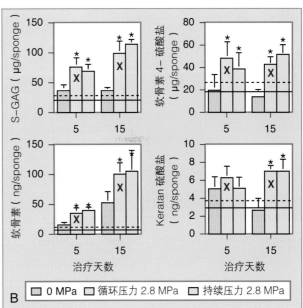

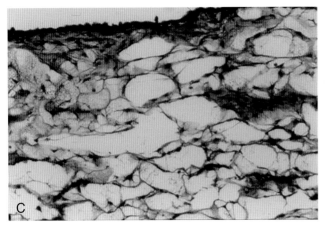

• 图 2.13　（A）用于文中描述的静水压力培养系统的图示，以生产在新西兰兔模型中评估的组织工程软骨植入物。（B）显示在关节软骨中发现的蛋白多糖大分子在压力灌注下随时间增加的图表，与间歇灌注或无压力灌注相比，持续灌注更优。（C）自体兔软骨细胞在 0.7 MPa 恒压灌注（放大倍数 ×50）影响下的 I 型胶原海绵显微照片。可见细胞在整个海绵中的分布，在灌注开始后 7 天产生早期基质（图 A 摘自 Mizuno S, Ushida T, Tateishi T, Glowacki J. Effects of physical stimulation on chondrogenesis in vitro. Mat Sci Eng C. 1998; 6: 301-306. 图 B 摘自 Mizuno S, Tateishi T, Ushida T, Glowacki J. Hydrostatic fluid pressure enhances matrix synthesis and accumulation by bovine chondrocytes in three-dimensional culture. J Cell Physiol. 2002; 193: 319-327. ）

组织工程软骨的植入

第二次手术在体外单层培养和加压 / 灌注培养 2 周后进行。使用圆形不锈钢冲头在股骨承重髁中形成穿过关节软骨的全层缺损（直径 3 mm 并超过潮线）。产生的病灶是深部缺损，延伸穿过所有软骨层进入钙化区。其被称为全层病变，以将其与骨软骨骨板区分开来。

在无菌条件下，使用 4 mm 的冲头修整自体软骨并直接缝合到缺损处。逐层闭合膝关节。

各治疗组的兔子（见表 2.3 ）在 4 周和 12 周处死。收集缺损周围的组织进行组织学分析。

组织学评估

由 3 位不了解动物分组的评估者将这些组织学标本评分，分为差、一般、好或优秀。

结果

带软骨细胞的海绵在静水压力下培养 5 天，比没有静水压力培养的海绵积累了更多的着色基质。

在大体观察中，一些空白缺损组和无细胞胶原海绵组的标本缺损区域被部分填充，但胶原海绵 + 细胞组的评分始终高于其他治疗组。

组织学上，大多数空白对照组修复不良（图 2.14 ）。胶原蛋白海绵 + 细胞的修复效果优于单纯胶原蛋白海绵。胶原海绵 + 细胞组与自体软骨细胞植入组治疗效果相似。

我们的结论是，组织工程软骨的组织学修复优于或类似于自体软骨细胞植入，并优于空白缺损、骨膜或空白海绵对照组。但部分空白海绵组可见修复组织迁移至海绵内，实现了部分修复。

从一个实验性的转化研究开始，这项工作得以继

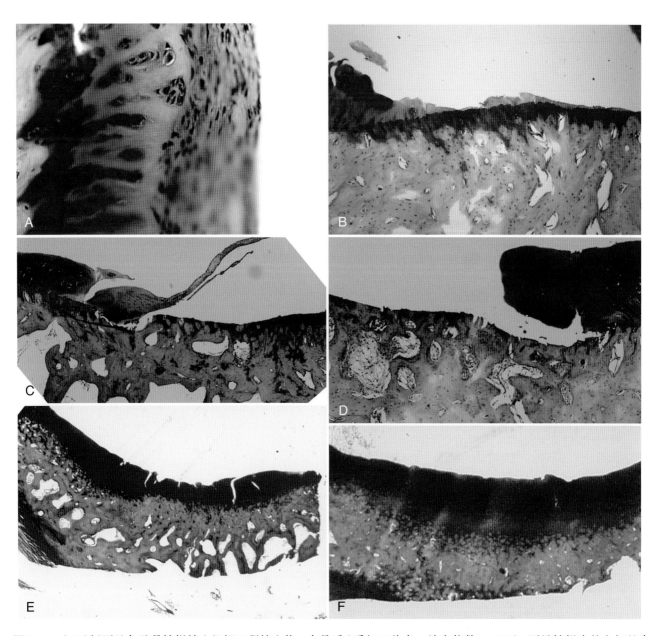

• 图 2.14 （A）新西兰兔髌骨缺损植入组织工程植入物 1 个月后（番红 O 染色，放大倍数 ×100），可见缺损内的良好整合、填充和细胞增殖。（B）3 个月后的髌骨空白缺损（放大倍数 ×25），可见除边缘外，缺损处完全没有修复组织。（C）用空白海绵修复髌骨缺损 3 个月后，填充不良，仅看到边缘修复。（D）仅用骨膜修复髌骨缺损 3 个月后，除缺损边缘外，未见组织修复。（E）在骨膜贴片下植入自体软骨细胞修复髌骨缺损 3 个月后，缺损处可见极好的细胞反应和软骨下骨整合。缺损边缘出现了一些小裂缝。（F）在植入恒定静水压力灌注的影响下产生的组织工程软骨植入物后，可见良好的填充、整合、蛋白多糖染色、细胞增殖和排列

续，并且成为了临床实验的基础（参见第 16 章中的 NeoCart 系统）。

力学刺激对人关节软骨细胞（hACs）的影响

　　近年来，已经开发了多种使用机械力刺激细胞的培养技术，以改变软骨细胞结构并改善临床效果。使用工程策略，循环静水压力（hydrostatic pressure，HP）对软骨细胞的合成代谢产生影响。先前的研究表明，与单次 HP 负载相比，间歇性 HP 负载（1~10 MPa，0.5~1 Hz，每天 4 小时，持续 4 天）增加了 bAC 或人关节软骨细胞（human articular chondrocytes，hACs）单层培养物的 Col-2 和 Agg 表达。笔者的研究进一步优化细胞外基质的合成和积累，使用我们经过充分验证的培养系统，研究了循环静水压

力 - 大气压力（HP-AP）方案，重点研究了 HP-AP（先用 HP 然后用 AP 加载，如图 2.15 示）对接种在 3D 胶原凝胶 / 海绵支架内的 hACs 的合成代谢（Aggrecan，Col-2）、分解代谢（MMP-13）和软骨保护（TIMP-2）作用的影响，以改善软骨细胞结构内 ECM 的积累。

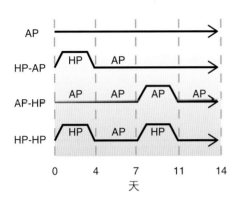

• 图 2.15　应用 HP 和 AP 的加载方案。AP，大气压力；HP，静水压力

研究数据表明在第 14 天，HP-AP 上调了 hACs 的合成代谢功能，并下调其分解代谢功能（图 2.16）。此外，在 HP-AP 和 Rep HP-AP 中，Col-2 大量积累（图 2.17），在 HP-AP 中，硫酸糖胺聚糖（S-GAG）的积累显著增加（图 2.18）。这些特征表明，HP-AP 可能有利于在植入前在体外设计成熟的软骨细胞构建体。

此外，由于任何类型的组织工程化软骨细胞功能体在植入后都暴露于由负重和关节载荷引起的压应力，因此评估了压应力 ［包括 HP 和偏应力（deviatoric stress，DS）］的影响。在理论上它们是相互独立的，但实际上在关节软骨中是共存的。结果显示，HP 单独、DS 单独以及 HP 和 DS 联合，均改变了琼脂糖水凝胶中 hACs 的增殖能力和 ECM 代谢（图 2.19）。HP 将有助于刺激细胞结构内软骨 ECMs 的产生，而 DS 可能对 ECMs 具有分解代谢的作用（图 2.19）。了解 HP 和 DS 在软骨细胞代谢和增殖中的潜在机制将拓宽治疗策略，包括骨关节炎的干细胞治疗（图 2.20）。

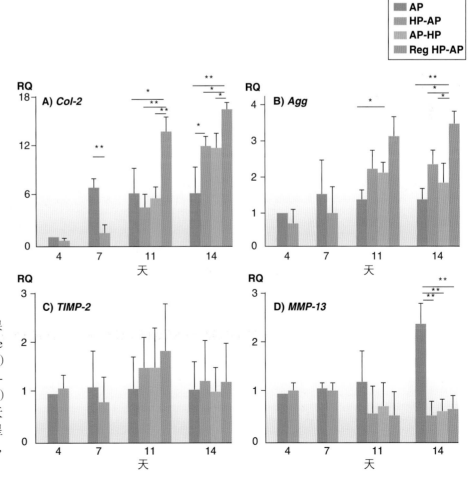

• 图 2.16　软骨细胞表型、软骨保护和退化标志物的相对值（relative quantity, RQ）。（A）Col-2、（B）Agg、（C）TIMP-2、（D）MMP-13 在每个时间点与大气压力（AP）下各基因表达的比较（以第 4 天 AP 下作为对照，值为 1.0）。星号表示组间差异显著（*$P < 0.05$，**$P < 0.01$）

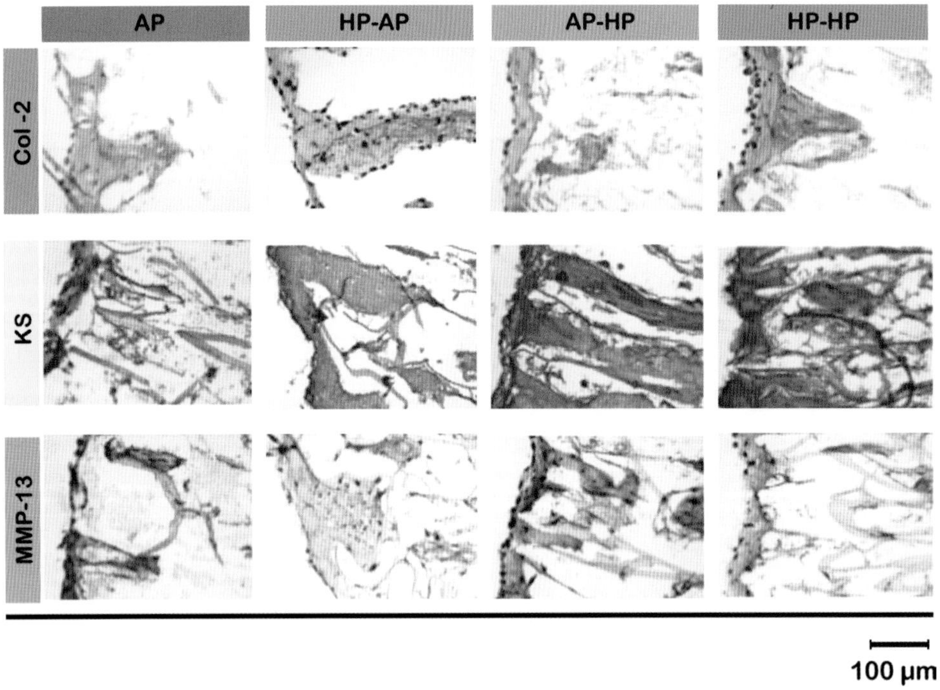

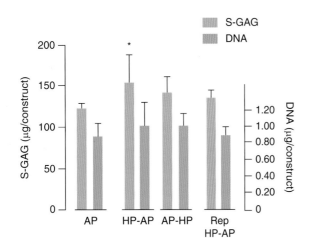

<table>
<tr><th></th><th>AP</th><th>HP-AP</th><th>AP-HP</th><th>HP-HP</th></tr>
<tr><td>Col-2</td><td></td><td></td><td></td><td></td></tr>
<tr><td>KS</td><td></td><td></td><td></td><td></td></tr>
<tr><td>MMP-13</td><td></td><td></td><td></td><td></td></tr>
</table>

100 μm

• 图 2.17　第 14 天胶原海绵内 hACs 的免疫组织学图片。与 AP-HP 和 AP 相比，在 HP-AP 和 Rep HP-AP 构建体中观察到 Col-2 的明显富集。AP，大气压力；Col-2，Ⅱ型胶原蛋白；HP，静水压力；KS，硫酸角质素；MMP-13，基质金属蛋白酶 -13

• 图 2.18　第 14 天硫酸化糖胺聚糖（S-GAG）和 DNA 的积累。*$P < 0.05$。误差线表示 SD。AP，大气压力（无 HP）；HP，静水压力（0.5 MPa，0.5 Hz）

细胞治疗

软骨组织工程的主要成分之一是细胞。一般来说，软骨细胞、干细胞、转基因细胞和成纤维细胞已经在软骨组织工程中进行了测试。然而，软骨细胞和干细胞是软骨再生和组织工程中主要的成软骨细胞。

在长期随访中，自体软骨细胞植入已被证明是一种有前途的治疗方法。间充质干细胞（mesenchymal stem cells, MSCs）是一种多能细胞，从脂肪组织、骨髓、滑膜、肌肉和骨膜中分离，可以分化成各种细胞，包括成骨细胞、脂肪细胞、软骨细胞以及神经元和肌原细胞。

最近，人类诱导多能干细胞（human induced pluripotent stem cells, hiPSCs）的应用已被报道。通过重编程转录因子（SCX2、Oct4、Myc 和 Klf4）从体细胞中获得 hiPSC。其他类型的细胞包括胚胎干细胞（embryonic stem cells, ESCs）。尽管它们在软骨组织工程中已经初步应用，但这些细胞的提取受到伦理和政治问题的影响。此外，未分化的 ESC 可导致肿瘤，增加体内发生畸胎瘤的风险，这是限制细胞使用另外一个重要因素。

基因治疗

生物活性蛋白难以得到有效应用，但基因转染的方法正在发展，以提供它们在转移位点的持续合成。基因转染技术的进步已转化为临床应用。将基因体内和离体转染到关节软骨细胞中的原理已得到证明。有效的转染需要载体、材料或方法来促进目的基因的摄取和表达。原则上，不同的方法可能导致基因产物的瞬时或更持久的表达。对于软骨细胞，一些有用的基因包括胰岛素样生长因子 -1、转化生长因子 -α 和 IL-1 受体拮抗剂。尽管出现了有希望的临床前数据，但遗传方法的概念需要通过进一步的临床研究来证明。

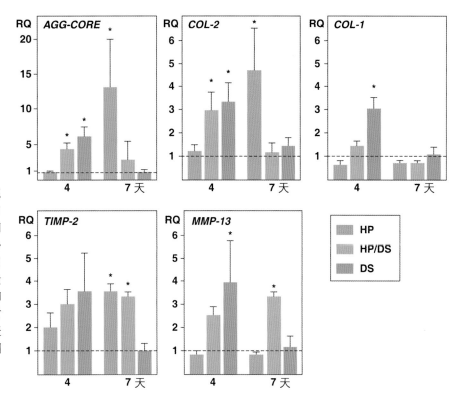

• 图 2.19　人关节软骨细胞对单独静水压力（HP）、联合 HP 和偏应力（deviatoric stress，DS）和单独 DS 响应的基因表达谱。聚集蛋白聚糖核心蛋白（AGG-CORE）、Ⅱ 型胶原蛋白（COL-2）、Ⅰ 型胶原蛋白（COL-1）、金属蛋白酶 - Ⅱ 组织抑制剂（TIMP-2）和基质金属蛋白酶 -13（MMP-13）的相对值（RQ），每个时间点无压力控制的表达归一化为 1.0。星号表示与无压力相比 $P < 0.05$。平均值 ± 标准差（$n = 3$）

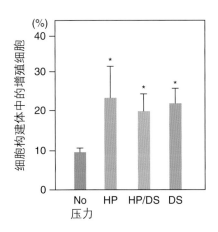

• 图 2.20　细胞构建体中的增殖细胞在第 7 天抗增殖细胞核抗原（proliferating cell nuclear antigen，PCNA）抗体染色，与 HP、HP/DS 和 DS 一起孵育，以百分比表示（*$P < 0.05$）。HP，静水压力；DS，偏应力

材料

由于需要将细胞保留在所需部位，因此简单细胞悬浮液的递送在肌肉骨骼应用中的价值有限。孤立的软骨细胞缺乏对病变部位的黏附，悬浮液可能会产生纤维软骨或小软骨病灶。流体载体或三维支架可用于细胞的递送和保留。流行的天然水凝胶如海藻酸盐、纤维蛋白、变性胶原凝胶、透明质酸和混合物可用于容纳和固定细胞悬浮液。除了作为细胞载体的重要功能外，三维支架还可用于确立新组织的空间结构，并有可能促进再生组织的成熟和功能。候选支架包括天然高分子材料，例如胶原晶格、合成聚合物、生物可降解聚合物和具有吸附蛋白质或固定官能团的聚合物。

生物可吸收材料的关键要求是：①降解速率必须与预期用途兼容；②降解产物必须是无毒的。在合成材料中，聚乙醇酸、聚乳酸及其共聚物的研究最为广泛。

未来发展方向

尽管新技术不断诞生，但软骨损伤的治疗仍然具有挑战性。不同方法的组合，包括有效分化的软骨细胞、先进的支架技术和转基因技术，可能会大大改善关节软骨再生治疗。软骨修复的最终目标是延缓 OA 的进展并避免进行关节置换术。除了治疗局灶性软骨缺损外，还需要考虑膝关节的生物学环境。为了达到这个最终目标，关节稳态是成功修复软骨和延缓 OA 进展的关键。因此，作为一种补充，目前临床研究正在探讨 PRP、骨髓抽吸物和干细胞与外科软骨修复程

序的联合使用，这可能会改善膝关节的生物学环境并得到满意的结果。未来还需要精心设计、随机、双盲、长期的研究来确定这一领域的最佳治疗方法。

参考文献

1. Stockwell RA, Meachim G. The chondrocytes. In: Freeman MAR, ed. *Adult Articular Cartilage*. Kent: Pitman Medical; 1979; 69–144.

2. Mankin HJ, Mos VW, Buckwalter JA, Iannotti JP, Ratcliffe A. Articular cartilage structure, composition and function. In: Buckwalter JA, Einhorn TA, Simon SR, eds. *Orthopaedic Basic Science*. Rosemont, IL: American Academy of Orthopaedic Surgeons; 2000.

3. Seibel MJ, Robbins SP, Bilezikian JP, eds. *Dynamics of Bone and Cartilage Metabolism*. San Diego: Academic Press; 1999.

4. Mow VC, Ratcliffe A. Structure and function of articular cartilage and meniscus. In: Mow VC, Hayes WC, eds. *Basic Orthopaedic Biomechanics*. Philadelphia: Lippincott-Raven Publishers; 1997.

5. Noyes FR, Bassett RW, et al. Arthroscopy in acute traumatic hemarthrosis of the knee: incidence of anterior cruciate tears and other injuries. *J Bone Joint Surg Am*. 1980;62:687–695.

6. Curl W, Krome J, et al. Cartilage injuries: a review of 31,516 knee arthroscopies. *Arthroscopy*. 1997;13:456–460.

7. Messner K, Maletius W. The long-term prognosis for severe damage to weight-bearing cartilage in the knee. A 14-year clinical and radiographic follow-up in 28 young athletes. *Acta Orthop Scand*. 1996;67:165–168.

8. Minas T, Nehrer S. Current concepts in the treatment of cartilage defects. *Orthopedics*. 1997;20:525–538.

9. Repo RU, Finlay J. Survival of articular cartilage after controlled impact. *J Bone Joint Surg Am*. 1977;59:1068–1076.

10. Johnson DL, Urban WP, Caborn NNM, Carlson C, Van Arthros W. February 25, 1996. *Articular cartilage pathology associated with MRI detected "bone bruises" after ACL rupture*. American Academy of Orthopaedic Surgeons Society for Sports Medicine Specialty Day: Atlanta, February 25, 1996.

11. Sahlström A, Johnell O, Redlund-Johnell I. The natural course of arthrosis of the knee. *Clin Orthop Relat Res*. 1997;40:152–157.

12. Dzioba RB. The classification and treatment of acute articular cartilage lesions. *Arthroscopy*. 1988;4:72–80.

13. Breinan H, Minas T, Hsu HP, et al. Effect of cultured articular chondrocytes on repair of chondral defects in a canine model. *J Bone Joint Surg Am*. 1997;79:1439–1451.

14. Nehrer S, Spector M, Minas T. Histologic analysis of failed cartilage repair procedures. *Clin Orthop Relat Res*. 1999;365:149–162.

15. Friedman MJ, Berasi CC, Fox JM, et al. Preliminary results with abrasion arthroplasty in the osteoarthritic knee. *Clin Orthop Relat Res*. 1984;182:200–205.

16. Jackson DW, Lalor PA, Aberman HM, Simon TM. Spontaneous repair of full-thickness defects of articular cartilage in a goat model: a preliminary study. *J Bone Joint Surg Am*. 2001;83: 53–64.

17. O'Driscoll SW, Salter R. The induction of neochondrogenesis in free intra-articular periosteal autografts under the influence of continuous passive motion. *J Bone Joint Surg Am*. 1984;66:1248–1257.

18. Angermann P, Riegels-Nielsen P, Pedersen H. Osteochondritis dissecans of the femoral condyle treated with periosteal transplantation. *Poor outcome in 14 patients followed for 6–9 years*. *Acta Orthop Scand*. 1998;69:595–597.

19. Madsen BL, Noer HH, Carstensen JP, Normark F. Longterm results of periosteal transplantation in osteochondritis dissecans of the knee. *Orthopedics*. 2000;23:223–226.

20. Brittberg M, Lindahl A, Nilsson A, Ohlsson C, et al. Treatment of full-thickness cartilage defects in the human knee with cultured autologous chondrocytes. *N Engl J Med*. 1984;331:889–895.

21. Messner K, Gillquist J. Cartilage repair: a critical review. *Acta Orthop Scand*. 1996;67:523–529.

22. Brittberg M. A critical analysis of cartilage repair. *Acta Orthop Scand*. 1999;88:186–191.

23. Jackson DW, Simon T. Current concepts. Chondrocyte transplantation. *Arthroscopy*. 1996;12:732–738.

24. Grande DA, Pitman ML, et al. The repair of experimentally produced defects in the rabbit articular cartilage by autologous chondrocyte transplantation. *J Orthop Res*. 1989;7: 208–218.

25. Brittberg M, Nilsson A, Lindahl A, et al. Rabbit articular cartilage defects treated with autologous cultured chondrocyte. *Clin Orthop Relat Res*. 1995;326:270–283.

26. Breinan H, Minas T, Barone L, et al. Histological evaluation of the course of healing of canine articular cartilage defects treated with cultured chondrocytes. *Tissue Eng*. 1998;4:101–114..

27. Glowacki J. In vitro engineering of cartilage. *J Rehabil Res Dev*. 2000;37:171–177.

28. Li Y, Zhou J, Yang X, Jiang Y, Gui J. Intermittent hydrostatic pressure maintains and enhances the chondrogenic differentiation of cartilage progenitor cells cultivated in alginate beads. *Dev Growth Differ*. 2016;58:180–193.

29. Zhu G, Mayer-Wagner S, Schroder C, Woiczinski M, Blum H, Lavagi I, et al. Comparing effects of perfusion and hydrostatic pressure on gene profiles of human chondrocyte. *J Biotechnol*. 2015;210:59–65.

30. Ikenoue T, Trindade MC, Lee MS, Lin EY, Schurman DJ, Goodman SB, et al. Mechanoregulation of human articular chondrocyteaggrecan and type II collagen expression by intermittent hydrostatic pressure in vitro. *J Orthop Res*. 2003;21:110–116.

31. Smith RL, Lin J, Trindade MC, Shida J, Kajiyama G, Vu T, et al. Time-dependent effects of intermittent hydrostatic pressure on articular chondrocyte type II collagen and aggrecan mRNA expression. *J Rehabil Res Dev*. 2000;37:153–161.

32. Mizuno S. Novel cell culture model using pure hydrostatic pressure and a semipermeable membrane pouch. *Cell Transplant*. 2011;20:767–774.

33. Watanabe S, Inagaki S, Kinouchi I, Takai H, Masuda Y, Mizuno S. Hydrostatic pressure/perfusion culture system designed and validated for engineering tissue. *J Biosci Bioeng*. 2005;100:105–111.

34. Ogura T, Tsuchiya A, Minas T, Mizuno S. Optimization of extracellular matrix synthesis and accumulation by human articular chondrocytes in 3-dimensional construct with repetitive hydrostatic pressure. *Cartilage*. 2018;9:192–201.

35. Ogura T, Minas T, Tsuchiya A, Mizuno S. Effects of hydrostatic pressure and deviatoric stress on human articular chondrocytes for designing neo-cartilage construct. *J Tissue Eng Regen Med*. 2019;13:1143–1152.

第3章

影像学评价是保膝决策的根本

引言

通过常规的放射学检查进行影像学评估可以为识别软骨磨损提供大量信息。我们中心进行了一系列标准的膝关节 X 线拍摄，包括距离为 54 英寸、前后轴向对齐的前后位（anteroposterior, AP）X 线片（带有 X 线放大倍率标记），双侧负重前后位片，站立、屈膝 45° 后前位（posteroanterior, PA）片（Rosenberg 视图），以及仰卧位、屈膝 45° 髌骨轴位片。需要注意的是，膝关节非负重正位片不能准确评估关节间隙，故不能作为保留关节手术的参考。

一般而言，前来就诊的软骨损伤患者通常接受过高分辨 MRI 扫描和关节镜检查，但是他们从未接受过负重位 X 线检查，来证实是否已经存在骨磨骨。简单的 X 线片可以告诉我们，由于骨磨骨，这些患者不再适合软骨修复，而更适合进行截骨术或单髁置换术。

骨关节炎的影像学表现

晚期三间室骨关节炎极为罕见，除非是伴有胫股半脱位的晚期单间室疾病。Ahlbäck 在 1968 年发表的报告中，回顾分析了瑞典斯德哥尔摩地区约 1200 名患者的 1800 个膝关节负重位 X 线片，其中 281 名患者的 370 个膝关节存在关节间隙狭窄。拍摄角度采用的是前后位（AP）投影，而非后前位（PA），以及屈膝 20° 髌骨轴位和非负重侧位。下面的维恩图描述了关节的磨损模式（图 3.1）。

在 80% 的膝骨关节炎患者中，关节的主要磨损部位位于内侧间室和髌股关节。然而由于胫股外侧间室的磨损通常偏向后方，如果加上负重后前位（PA）X 线摄影，这些数据可能会略有变化。但无论如何，维恩图都表明单间室和双间室磨损比三间室磨损更为常见。因此，就骨关节炎的年轻患者群体而言，全膝关节置换术可能是一种过于激进的解决方案。应考虑软骨修复（必要时联合截骨矫形术），当出现骨磨骨改变时，可能更适合行单间室或双间室表面置换术，以尽可能延长关节使用时间。

内侧间室骨关节炎

早期内侧间室骨关节炎的膝关节负重前后位 X 线片通常会显示关节间隙变窄（图 3.2）。对于内侧 OA，通常负重后前位（PA）X 线片可能显示出后方关节间隙的增加，除非存在前交叉韧带（ACL）损伤导致的胫骨前移，才会出现后方磨损（图 3.3）。

骨关节炎分类

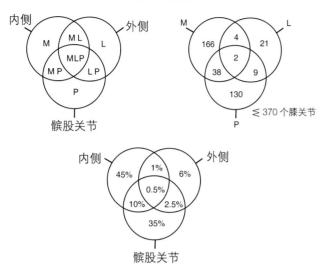

• 图 3.1 维恩图显示了膝关节内侧和髌股关节中骨关节炎关节间隙变窄的比例较高。Ahlbäck 在这项经典研究的基础上，提出了骨关节炎分类，指出在 19 世纪 60 年代在瑞典斯德哥尔摩地区进行的 370 个膝关节检查中，三间室关节炎极为罕见

外侧间室骨关节炎

外侧间室骨关节炎改变通常发生在外侧胫骨平台的中部到后部，这与是否存在外翻畸形、是否为半月板切除术后或有无 ACL 损伤有关。在负重前后位 X 线检查中，早期可能会发现关节间隙变窄并伴有周围

骨赘形成。然而，站立位的 45° Rosenberg 前后位 X 线片通常能够显示关节间隙变窄，因此该摄片方式也应包括在检查的计划之内（图 3.4）。

髌股关节发育不良和退行性髌股关节炎

正如 40~60 岁的髋关节发育不良患者，由于髋关节的异常应力接触继发早期骨关节炎一样，髌股关节也存在类似的情况。自 1970 年以来，在欧洲尤其是法国一直在讨论滑车发育不良的影响。然而在过去的十年里，这个问题才刚刚在美国开始得到重视。Dejour 已经做了大量工作来证实、记录了滑车发育不良患者中存在的影像学异常表现（图 3.5）。髌股关节滑车发育不良可能表现为滑车沟扁平，或滑车高凸——这将在第 12 章进一步讨论。发育不良患者的特征在侧位 X 线片上主要表现为缺乏"交叉征"，这是因为发育不良的滑车沟不能在侧位片上显示出双倾角。这些患者经常表现为青少年时期髌骨脱位或膝前痛，或两者兼有。这种症状可能会持续到青壮年，并且在 40 岁或 50 岁时出现单独的髌股关节骨关节炎。

关节软骨的磁共振成像

临床上怀疑关节软骨缺损的患者可以通过磁共振成像或关节镜手术来明确诊断。尽管关节镜检查是评

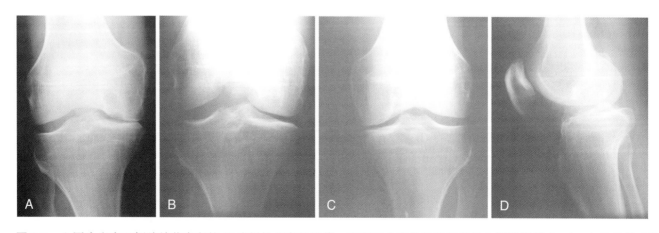

• 图 3.2 上图为患有双侧膝关节内翻的 40 岁男性患者的影像。表现出典型的骨关节炎前内侧磨损模式。（A）负重前后位 X 线片显示完全伸展时关节间隙变窄。（B）站立位屈膝 45° 的后前位片（PA）X 线片显示后内侧关节间隙保留。他儿童时期患有股骨内侧髁剥脱性骨软骨炎。（C）同一患者的左膝：左侧的前后位 X 线片也表现出关节间隙变窄；（D）右侧的侧位 X 线片显示平台前部磨损

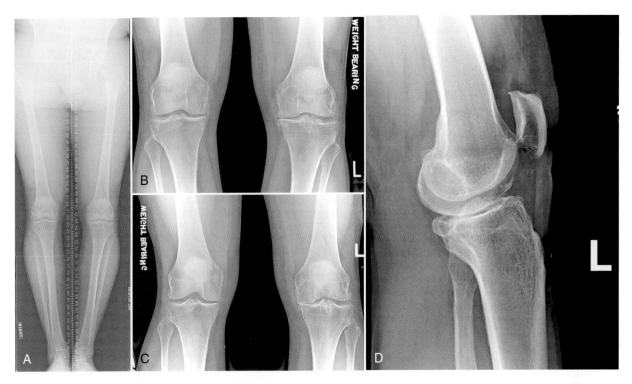

• 图3.3　前交叉韧带损伤对一位40岁男性患者的远期影响。X线片（A）显示下肢内翻畸形。（B）正位X线片显示内侧间隙消失，周围骨赘形成，其他关节间隙存在。然而，（C）站立位的后前位（PA）X线片显示后内侧关节间隙完全消失。这是由于前交叉韧带（ACL）损伤引起胫骨向前半脱位，导致胫骨后方磨损，这是典型的慢性前交叉韧带损伤引起的膝骨关节炎的表现。（D）侧位X线片显示胫骨的非典型"穹顶征"或杯状征

估关节表面病变的金标准，但MR目前仍被认为是最佳的无创诊断方法。我们发现，1.5T磁体序列具有更薄切片厚度和更长采集时间优势，能为我们提供更加出色的关节表面成像。这个序列的标准已罗列在表3.1和表3.2中。

建立与成像关节表面垂直的切片序列对于评估准确的关节软骨全层厚度非常重要（图3.6），否则可能会出现软骨体积缺损伪影的情况。

有文献报道，在关节软骨病变方面，MR检查的敏感度在50%~96%。目前常用的软骨成像序列中，压脂像的T1加权梯度回波序列（例如，扰相梯度回波序列）及中等加权快速自旋回波序列（fast spin echo，FSE），已经成为最常用的序列。不仅如此，我们还可以通过在FSE序列中添加压脂像，或者使用脂肪选择性预饱和脉冲或短反转时间反转恢复序列（short tau inversion recovery，STIR），来提高软骨下骨髓水肿信号的敏感性。而软骨下骨髓局灶性水肿信号可能提示存在软骨缺损，事实上，这种信号可能比软骨缺损本身更容易被检测到（图3.7）。

MRI关节造影检查图像可为软骨缺损的评估提供补充对比。包括关节腔内直接注射稀释的钆造影剂的直接造影法（直接MRA）及关节运动后静脉注射造影剂的间接造影法（Ⅳ或间接MRA）（图3.8）。

目前已有研究证实直接MRA可用于评估骨软骨损伤后软骨的稳定性。近期许多研究也表明，间接MRA技术，也称为延迟钆增强MR软骨成像（delayed gadolinium-enhanced MR imaging of cartilage，dGEMRIC）可以进一步确定体内关节软骨的相对蛋白多糖浓度（图3.9）。这项特殊的技术，不仅可以跟踪软骨病变的进展或改善情况，还可以通过无创的方法，通过评估糖胺聚糖合成的进程来进一步评估软骨修复的成功率（图3.10）。

尽管MR成像对检测软骨缺损非常敏感，但在准确测定关节软骨病变的深度（等级）和大小方面仍存在局限性。这是因为MRI检测缺损、精确分辨缺损分级和缺损大小的敏感性，依赖于所采集的图像数据。目前大多数诊断困难的原因，主要还是由于关节表面的曲面和相对较大的MR成像体及像素尺寸导致

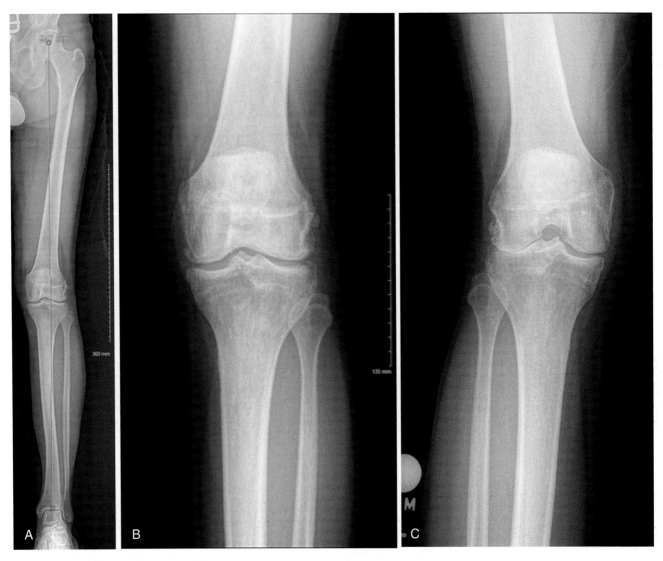

• **图 3.4**　一位患有外侧膝关节疼痛的 67 岁患者，（A）下肢全长正位（AP）X 线片显示下肢轴线轻度外翻。（B）负重正位 X 线片检查显示关节间隙完好。（C）Rosenberg 视图显示了在标准正位 X 线片检查中可能会遗漏的骨性接触的表现

的伪影。因此，我们需要尽可能获得更高分辨率的图像来改善这种情况。根据我们的经验，MR 成像往往会低估软骨病变的大小和深度，显著的病变在 MR 成像上却表现得非常细微，并且有可能仅在一个层面上准确地看到病变（图 3.11）。

　　尽管存在这些局限性，但 MR 成像对关节软骨缺损的敏感性不仅对诊断软骨病变很有价值，而且对制订治疗方案的决策大有帮助，尤其是对膝关节的诊疗。例如，由于严重的内侧间室软骨磨损导致膝关节内翻，若考虑行外翻胫骨高位截骨术或单髁关节置换术时，评估关节间室中关节软骨的状态非常重要。如果其他部位——如外侧关节间室和髌股关节间室有明

显的软骨损伤，截骨术或单髁置换术可能无法缓解症状，因为机械轴的变化会增加这些病变软骨的负荷。过去在手术之前，软骨的整体评估是通过关节镜进行的。但这种关节镜检查不是手术所必需的，而且增加了费用和潜在并发症风险。然而，术前 MR 能够准确评估所有间室关节软骨的状态，提醒外科医生注意关节其他部位是否存在软骨异常，有助于确定仅针对膝关节特定病变间室行重建手术的可行性。此外，这种评估可以帮助医生更好地为患者制订最佳治疗方案，而不是联合诊断性关节镜检查和单髁置换或全关节置换这种治疗方式。目前我们通过使用 MR 对膝关节软骨进行整体评估，当在其他间室中发现软骨病变时，

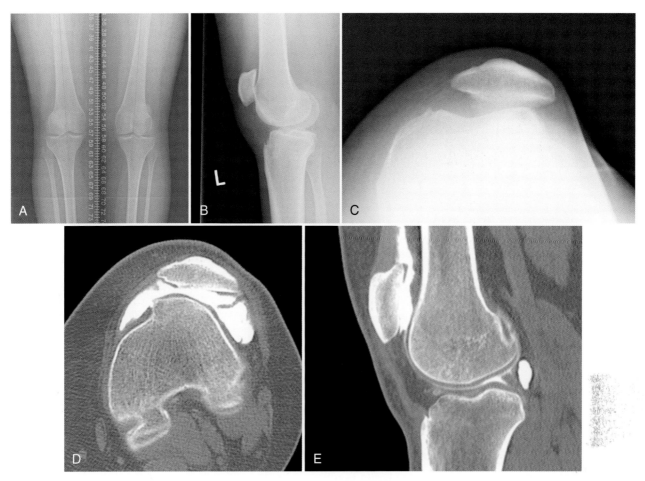

• **图 3.5**　一位患有严重的膝关节疼痛和髌骨反复脱位的 19 岁年轻女性的双下肢全长 X 线片。左膝部症状更明显，左下肢轴线处于膝正中至轻微内翻位（A）。侧位 X 线片显示当髌骨与滑车沟接触时，近端滑车缺乏 Dejour[4] 分型中的"交叉征"，并且滑车在其入口处呈桶形或凸形（B）。髌骨轴位 X 线片显示髌骨倾斜伴半脱位；然而，只有在进行关节 CT 造影时，滑车发育不良和髌骨关节软骨丢失才清楚地显示出来。关节 CT 造影是我们首选的评估髌股关节发育程度以及关节表面损伤的检查方法（C）。CT 横截面图像清楚地显示了滑车的发育不良，近端外侧面明显凸出，并且髌骨中央和外侧面的软骨有缺损（D）。矢状位 CT 显示滑车关节面完好，但是在关节面的下 2/3 处，髌骨的软骨完全缺失（中部）（E）。值得注意的是螺旋 CT 图像可以很好地显示胫股软骨和半月板。然而，单纯的关节 CT 造影不能显示软骨下微小的变化，例如骨髓水肿（BME）或关节液代谢。这可能表明软骨的软化和早期退变，需要通过 MRI 扫描才能更好地显示。因此，有时需要进行两项检查才能全面了解情况

将不再对患者进行单间室治疗。

　　同样类似的方法也用于膝关节同种异体半月板移植的术前评估。而且 MR 成像在评估重建手术后关节软骨组织的修复状态方面也很有价值。它可以评估多种修复术后修复部位表面的均一性和相容性，并判断软骨修复后可能会发生的诸多并发症。目前，MR 成像在关节软骨病变和重建手术术前评估方面的应用已较为成熟，也许术前将不必行侵入性关节镜检查。

MRI 成功预测 ACI 骨髓水肿

　　MRI 压脂像上的骨髓水肿（bone marrow edema，BME）代表骨软骨单位的异常，从轻度炎症到骨囊肿形成和塌陷。其程度可分为 Ⅰ～Ⅳ 级：Ⅰ 级为正常，Ⅱ 级为轻度，Ⅲ 级为中度，Ⅳ 级为重度（图 3.12）。

| 表 3.1 | 非静脉膝关节增强造影的 ACI 标准成像方案 |

平面	序列	重复时间 （ms）	回波时间 （ms）	反转时间 （ms）	回波链 长度	层面 （厚/间距，mm）	矩阵	饱和压 脂序列
冠状面	T1 加权成像序列	500~800	20	-	-	3.5/0.5	512×256	否
冠状面	快速反转恢复自旋 回波序列	2000~3000	8	160	8	4/1	256×192	否
矢状面	快速自旋回波序列	3000~4000	25	-	8	3.5/0.5	512×256	是
矢状面	快速自旋回波序列	3000~4000	38	-	8	3.5/0.5	512×256	否
轴状面	快速自旋回波序列	3000~4000	25 和 130	-	12	4/1	256×256	否
斜位 [a]	快速自旋回波序列	3000~4000	25	-	8	3.5/0.5	512×256	是

[a] 斜位扫描方向与 ACI 部位垂直（如滑车下部 ACI，选择平行于髁间切迹顶部的斜冠状面）。
注意：所有的扫描都在 14~16 cm 的视场范围内进行。视场和矩阵大小根据患者的体积和磁共振成像系统的信噪比进行调整。ACI: 自体软骨细胞植入；ETL，回波链长度；FSE，快速自旋回波序列；IRFSE，快速反转恢复自旋回波序列；T1W，T1 加权成像序列。
摘自 AlparslanL, Minas T, Winalski CS. Magnetic resonance imaging of autologous chondrocyte implantation.Semin Ultrasound CT MR. 2001; 22(4): 341-351.

| 表 3.2 | 静脉（间接）膝关节造影 ACI 成像方案 |

平面	序列	重复时间 （ms）	回波时间 （ms）	反转时 间（ms）	回波链 长度	层面（厚/ 间距 mm）	矩阵	饱和压 脂序列
冠状面	T1 加权成像序列	500~800	20	-	-	3.5/0.5	512×256	否
冠状面	快速反转恢复自旋回波序列	2000~3000	8	160	8	4/1	256×192	否
矢状面	快速自旋回波序列	3000~4000	25	-	8	3.5/0.5	512×256	是
矢状面	快速自旋回波序列	3000~4000	38	-	8	3.5/0.5	512×256	否
轴状面	快速自旋回波序列	3000~4000	25 和 130	-	12	4/1	256×256	否
矢状面	T1 加权成像序列	500~800	14	-	-	3.5/0.5	512×256	是
斜位 [a]	快速自旋回波序列	500~800	14	-	-	3.5/0.5	512×256	是

[a] 斜位扫描方向与 ACI 部位垂直（例如，滑车下部的 ACI，斜冠状面平行于髁间切迹的顶部；或髌骨 ACI，选择真轴位成像平面）。
注意：所有的扫描都在 14~16 cm 的视场范围内进行。视场和矩阵大小是根据患者的大小和磁共振成像系统的信噪比进行调整的。成像前，给予 0.1 mmol/kg 的钆 -DTPA 静脉注射，然后患者需要在康复方案允许的范围内进行 15 分钟的运动锻炼，通常是步行，以促使关节液得以均匀增强。MRI 可以在运动后的任意时间开始。由于关节液增强持续时间可维持 1 小时以上，因此成像开始可在运动后延迟长达 45 分钟而不会出现严重的关节液增强丢失。ACI: 自体软骨细胞植入；ETL，回波链长度；FSE，快速自旋回波序列；IRFSE，快速反转恢复自旋回波序列；T1W，T1 加权成像序列
摘自 AlparslanL, Minas T, Winalski CS. Magnetic resonance imaging of autologous chondrocyte implantation.Semin Ultrasound CT MR. 2001; 22(4): 341-351.

在一项配对病例对照研究中，评估了自体软骨细胞植入术（autologous chondrocyte implantation, ACI）治疗关节软骨缺损的术前骨髓水肿情况，结果显示，除非先前实施了微骨折术，否则Ⅳ级骨髓水肿对 ACI 的预后或生存率几乎没有影响（对照组图 3.13）。微骨折后，如果在存在Ⅳ级 BME 时进行治疗，失败率显著增加：5 年失败率为 83.7%，而对照组 5 年失败率为 21.4%（图 3.14）。因此，如果术前存在Ⅳ级 BME，MR 对于预测微骨折后 ACI 移植预后是有价值的。这意味着骨软骨单位的失活，应该通过与自体骨

移植或同种异体骨软骨移植相结合的 ACI 夹层技术将其全部替换。

总之，全面了解现有的关于内外侧胫股关节疾病、髌股关节发育不良和前交叉韧带（ACL）损伤的影像学磨损表现，有助于确定患者的疾病分型并作出精细的诊断。

除详细询问病史、全面的体格检查、高质量膝关节 X 线以及下肢全长 X 线影像外，外科医生还必须对患者的临床表现具备相关的诊断意识。使用标准的 1.5T 磁体或者目前的 3.0T 磁体进行高分辨率 MRI 扫

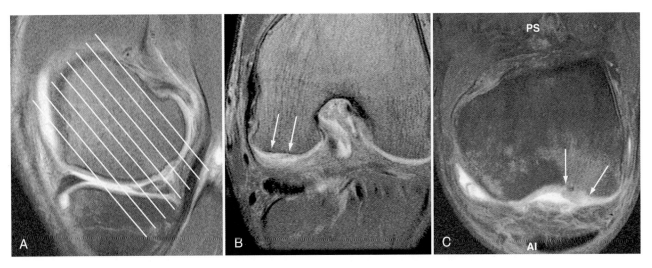

- **图 3.6**　斜向扫描示例（箭头）所示为股骨后内侧髁 ACI 植入物（B）和外侧滑车表面 ACI 植入物（C）。扫描必须与植入物位置相垂直（A），以确保捕获适合的图像。这要求骨科医生和摄片的肌肉骨骼系统放射科医生之间具备良好协作，以最大限度地从图像中评估获取信息（图片由 Carl Winalski 医生提供）

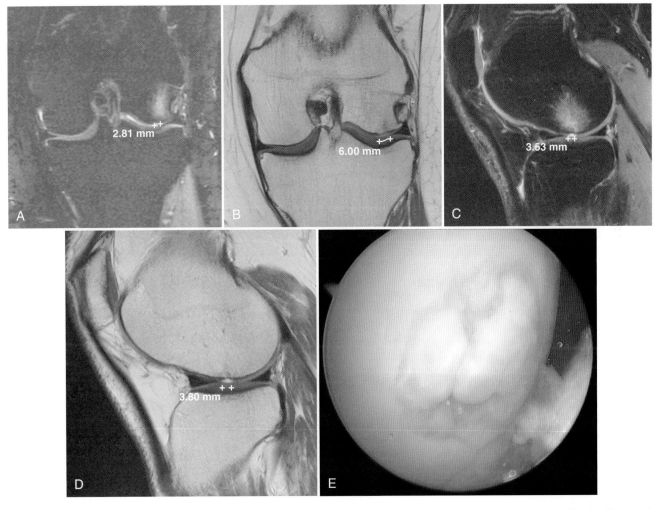

- **图 3.7**　MRI 冠状位压脂像（A）和冠状位图像上的骨髓水肿提示了股骨外侧髁微骨折术 2 年后继发关节软骨损伤。否则，仅在质子密度图像上（B）可能会发生漏诊。同一患者的 MRI 矢状位压脂像（C）和非压脂像（D）显示了骨髓水肿，提示关节软骨的缺损。（E）MRI 所示为微骨折术后 2 年软骨缺损的关节镜外观。该患者的修复组织里形成了大量的内生骨赘，其上覆盖有一层薄薄的纤维膜

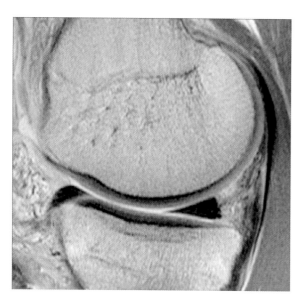

• **图 3.8**　关节表面静脉增强 MR 造影显示，在股骨内侧髁的矢状位图像上，软骨和关节间隙之间具有良好界面（图片由 Carl Winalski 医生提供）

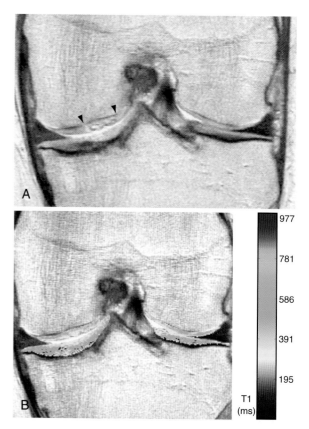

• **图 3.10**　（A）非 dGEMRIC（延迟钆增强 MR 软骨成像）图像中箭头表示股骨内侧髁（medial femoral condyle，MFC）上的 ACI。患者情况良好，无临床症状。（B）在 dGEMRIC 量表上，数值越高（蓝绿色），表示蛋白多糖含量越高；数值越低（黄红色），表示蛋白多糖含量越低。如图所示，蛋白多糖含量最高的位置通常位于关节软骨的深层和中层。黄色代表在 MFC 上 ACI 修复的骨膜纤维表面，或是天然关节软骨的纤维层（图片由 Carl Winalski 医生提供）

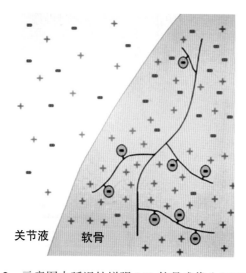

关节液　软骨

• **图 3.9**　示意图中延迟钆增强 MR 软骨成像（dGEMRIC）的成像原理是在关节软骨中发现带负电荷的蛋白聚糖分子。使用钆 -DTPA 关节内造影剂，并使其随时间凝固和平衡，关节软骨中的钆 -DTPA 分布将与关节软骨的蛋白多糖含量成反比。因此，异常区域显示较低的 T1 信号，所以 T1 图可用于量化关节软骨中的异常区域

描，设置适当的序列、切片方向、图像采集时间和潜在的图像对比度，可对膝关节表面软骨进行高质量的评估。增强 CT 扫描可以补充和完善 MRI 扫描获得的图像，以辅助诊断是否同时伴有关节游离体、髌骨和滑车发育不良等问题，以及辨别由于用来限制假体伪影的高质量软件而导致的与膝关节单髁置换相关的关节、半月板或韧带损伤。

我们发现，基于目前高质量的 MRI 和 CT 成像，已经很少需要关节镜检查来诊断和治疗关节软骨损伤。然而，高质量成像的关键是团队内拥有一名既了解骨科医生的需求，又能为所需图像设置合适参数的专业肌肉骨骼系统放射科医生。

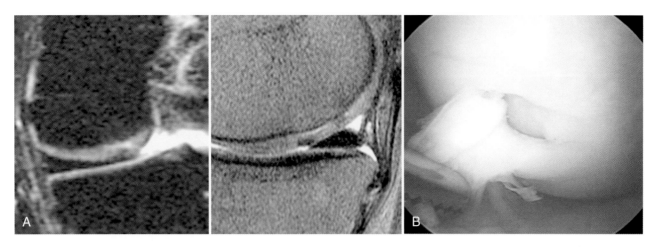

- **图 3.11**　（A）在快速自旋回波 MRI 图像中，压脂和非压脂像显示关节软骨下的细微液体信号，在关节镜检查时确诊为软骨撕裂。（B）关节镜检查时发现 MRI 扫描中见到的关节软骨损伤（由 Carl Winalski 医生提供）

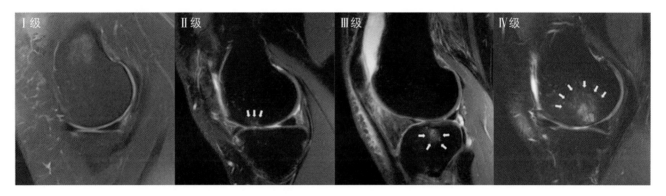

- **图 3.12**　骨髓水肿［摘自 Henderson IJP, Tuy P, Connell D, Oakes B, Hettwer WH. Prospective clinical study of autologous chondrocyte implantation and correlation with MRI at three and 12 months. J Bone Joint Surg Br. 2003; 85(7): 1060-1066.］

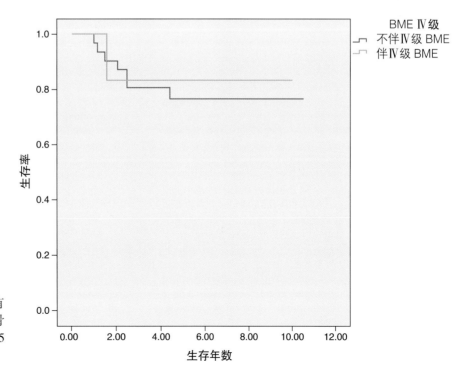

- **图 3.13**　对照组为伴有与不伴有 Ⅳ 级骨髓水肿（BME）的自体软骨细胞植入的生存率。Ⅳ 级 BME 的 5 年失败率为 21.4%

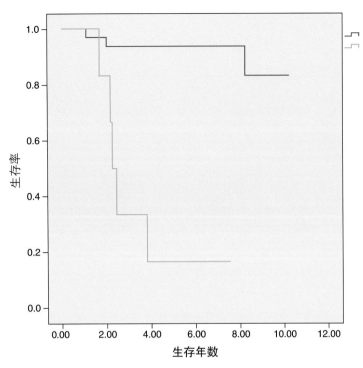

BME IV级
不伴IV级 BME
伴IV级 BME

生存率

生存年数

• **图 3.14** 病例组为微骨折后伴有与不伴有 IV 级骨髓水肿（BME）的自体软骨细胞植入的生存率。IV 级 BME 的 5 年生存率为 83.7%

参考文献

1. Rosenberg T, Paulos L, Parker RD, et al. The forty-five-degree posteroanterior flexion weight bearing radiograph of the knee. *J Bone Joint Surg Am.* 1988;70(10):1479–1483.

2. Ahlback S. Osteoarthrosis of the knee: a radiographic investigation. *Acta Radiologica.* 1968;Suppl 277:7–72.

3. Harmon MK, Marcovich GD, Banks SA, Hodge W. Wear patterns on tibial plateaus from varus and valgus osteoarthritic knees. *Clin Orthop Relat Res.* 1998;352:149–158.

4. Dejour H, Walch G, Nove-Josserand L, Guier C. Factors of patellar instability: an anatomic radiographic study. *Knee Surg Sports Traumatol Arthrosc.* 1994;2:19–26.

5. Recht M, Bobic V, Burstein D. Magnetic resonance imaging of articular cartilage. *Clin Orthop.* 2001;391:S379–S396.

6. Alparslan L, Minas T, Winalski CS. Magnetic resonance imaging of autologous chondrocyte implantation. *Semin Ultrasound CT MR.* 2001;22(4):341–351.

7. Winalski CS, Minas T. Evaluation of chondral injuries by magnetic resonance imaging: repair assessments. *Op Tech Sports Med.* 2000;8(2):108–119.

8. Potter HG, Linklater JM, Allen AA, Hannafin JA, Haas SM. Magnetic resonance imaging of articular cartilage in the knee. An evaluation with use of fast-spin-echo imaging. *J Bone Joint Surg Am.* 1998;80(9):1276–1284.

9. Recht MP, Kramer J, Marcelis S, et al. Abnormalities of articular cartilage in the knee: analysis of available MR techniques. *Radiology.* 1993;187(2):473–478.

10. Disler DG, Peters TL, Muscoreil SJ, et al. Fat-suppressed spoiled GRASS imaging of knee hyaline cartilage: technique optimization and comparison with conventional MR imaging. *AJR.* 1994;163(4):887–892.

11. Rubin DA, Harner CD, Costello JM. Treatable chondral injuries in the knee: frequency of associated focal subchondral edema. *AJR.* 2000;174(4):1099–1106.

12. Winalski CS, Aliabadi P, Wright RJ, Shortkroff S, Sledge CB, Weissman BN. Enhancement of joint fluid with intravenously administered gadopentetate dimeglumine: technique, rationale, and implications. *Radiology.* 1993;187(1):179–185.

13. Kramer J, Recht MP, Imhof H, Stiglbauer R, Engel A. Postcontrast MR arthrography in assessment of cartilage lesions. *J Comput Assist Tomogr.* 1994;18(2):218–224.

14. Kramer J, Stiglbauer R, Engel A, Prayer L, Imhof H. MR contrast arthrography (MRA) in osteochondrosis dissecans. *J Comput Assist Tomogr.* 1992;16(2):254–260.

15. Bashir A, Gray M, Boutin RD, Burstein D. Glycosaminoglycan in articular cartilage: in vivo assessment with delayed Gd(DTPA) (2-)-enhanced MR imaging. *Radiology.* 1997;205(2):551–558.

16. Gillis A, Bashir A, McKeon B, Scheller A, Gray ML, Burstein D, et al. Magnetic resonance imaging of relative glycosaminoglycan distribution in patients with autologous chondrocyte transplants. *Invest Radiol.* 2001;36(12):743–748.

17. Azer N, Winalski CS, Minas T. MR imaging for surgical planning and postoperative assessment in early osteoarthritis. *Arthritis Imaging.* 2004;42(1):43–60.

18. Potter HG, Rodeo SA, Wickiewicz TL, Warren RF. MR imaging of meniscal allografts: correlation with clinical and arthroscopic outcomes. *Radiology.* 1996;198(2):509–514.

19. Alparslan L, Winalski CS, Boutin RD, Minas T. Postoperative magnetic resonance imaging of articular cartilage repair. *Semin Musculoskelet Radiol.* 2001;5(4):345–363.

20. Gold GE, Bergman AG, Pauly JM. Magnetic resonance imaging of knee cartilage repair. *Top Magn Reson Imaging.* 1998;9(6):377–392.

21. Henderson I, Tuy B, Connell D, Oakes B, Hettwer W. Prospective clinical study of autologous chondrocyte implantation and correlation with MRI at three and 12 months. *J Bone Joint Surg Br.* 2003;85(7):1060–1066.

22. Merkely G, Ogura T, Bryant T, Minas T. Severe bone marrow edema among patients who underwent prior marrow stimulation technique is a significant predictor of graft failure after autologous chondrocyte implantation. *Am J Sports Med.* 2019;47(8):1874–1884.

第4章

患者评估、软骨缺损与临床依据：汇总分析

保留关节

病史

为了建立良好的医患关系，患者的愿望、需求和期望必须与可能的疗效相平衡。骨科医生必须通过优秀的判断力，借鉴现有最优的医疗证据、自身经验和技能来匹配这些目标。有时，这种匹配无法实现，那么就应该将患者转诊给相关的专家。

患者就诊时，常表现为疼痛和功能受限，且往往很焦虑，并出于各种原因就诊。然而，明确疾病的病理机制与手术方案未必是患者的就诊目的。

"你今天来见我的目的是什么？"这样一种问询通常有助于引导医生向患者提出问题、提供治疗方案。

此时，患者可能会回答。

"我的膝盖疼痛，我想知道这是什么病，是否可以通过物理方法来治疗？"

"我有膝关节痛和骨关节炎的家族史，我想避免膝关节置换手术。"

"我已被转诊到 X 医生处，正计划进行特定的膝关节重建手术。"

"我没有疼痛感，但我被送到这里是因为我有软骨缺损。"

另外，患者也可能根据自己的意向自行转诊。这在互联网时代变得越来越普遍。在当今社会尤其如此。患者往往消息灵通，希望掌控自己的事情。

"患者权利"这幅漫画（图 4.1）说明了这一点。

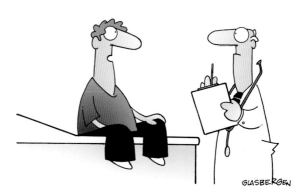

"我已经在网上给自己完成了诊断，来这儿只是要再验证下。"

• 图 4.1　患者权利 (Copyright Randy Glasbergen, 2005)

图 4.2 介绍的 5E 模式是一种与患者建立健康关系的实用工具。软骨修复和关节保留是年轻患者骨科治疗中相对新的课题。既没有治疗后的大宗病例报道，也没有长期随访的结果。互联网的信息常常不可靠，缺乏同行评议，可能是市场驱动行为的结果。因此，骨科医生要了解现有的医疗证据，并作为医疗教育者、患者的代理人和诊疗医生向患者介绍该证据。

患者特征

医生对治疗方案的推荐很可能取决于患者的特征。一个充满活力、心态乐观并有强大社会力量支持的患者，几乎在任何外科手术后均有良好的临床疗效。在使用 SF-36 问卷回顾性研究了我们的临床结果数据后，发现患者的精神活力和来自社会的支持对其

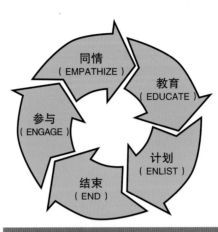

与患者建立关系！

步骤 1：参与（ENGAGE）
- 直立 / 坐直并保持身体放松
- 与患者眼神交流
- 将注意力集中在患者身上
- 以适当的语速和音量说话
- 说话清晰，发音标准

确保患者感到被理解、被倾听、被接受！

步骤 2：同情（EMPATHIZE）
- 想象自己置身于患者的处境中，尽力理解其感受
- 勿附加个人的判断、情感
- 显露同情的动作（提供纸巾、点头表示你在倾听、进行无过失的道歉）

向患者提供信息并回答问题 / 解决关注点！

步骤 3：教育（EDUCATE）
- 明确问题，将其与情感内容分开并尝试理解其感受
- 持续确保自己是否与患者时刻保持共鸣
- 告知患者自己的医疗能力及边界（使用积极的语言）

与患者共同决定治疗计划！

步骤 4：计划（ENLIST）
- 与患者讨论他们的情况
- 解释可行的治疗方案
- 让患者选择他们认为最好的
- 支持医患对话并赋予患者权力
- 达成一致的诊疗方案

确保与患者建立了积极的医患联系！

步骤 5：结束（END）
- 总结关键点及医患双方形成的共识
- 回顾下一步计划（确保遵守医患承诺）
- 询问患者是否还有疑问
- 以私人身份结束医患对话，并予以礼貌的告别

● 图 4.2 与患者建立健康关系的实用工具——5Es

躯体疼痛缓解、幸福感提升起到了很大的作用（论文发表在 2002 年第 4 届国际软骨修复学会上）。我们还发现，日常运动活跃的和急性损伤发生在 1 年以内的患者，手术后的临床表现会更佳。

有学者认为，如果患者的身体状况变差，损伤就会变成慢性，发生软骨下骨增厚和边缘扩大，这样的患者需要更好的康复治疗。此外，肥胖也是医生在诊疗中需要考量的一个因素。在美国，肥胖已接近流行病的比例，大约 30% 的人口被认为是肥胖。已有截骨术文献表明，超过正常值 1.32 倍的体重会对截骨术的疗效和生存率产生不利影响。

肥胖也被证明与骨关节炎发病率的增加有关，这可能与软骨缺损的扩大有关，或者由于作用在软骨再生组织上的应力对软骨修复属于不利因素。事实上，在生物修复手术之前进行减肥相关咨询，可以根据减肥后症状的缓解而避免手术。对于体重指数（BMI）>40 kg/m^2 或 Ⅲ 级肥胖的患者，可能需要进行胃切除手术。美国的一些保险公司不给予 BMI>30 kg/m^2 的患者进行软骨修复，而对其他保险公司来说，BMI 值的分界线是 35 kg/m^2。因此，进一步研究体重与软骨损伤进展的相关性是十分必要的。

然而，对于正在服用抗抑郁或抗焦虑药物的患者，或有成瘾性行为的患者，如饮酒、吸烟和非术后情况下使用麻醉剂，则往往会出现术后治疗难度增大。上述影响因素必须在术前予以明确，并进行个体化处理。在与患有抑郁症或焦虑症的患者讨论病情时，术前咨询、积极地使用药物来改善患者术后幸福感和依从性是很重要的。不建议为因软骨缺损或骨关节炎而近期使用麻醉剂镇痛的患者进行手术，麻醉药物需在术前逐渐戒除，以便获得良好的手术效果。吸烟对骨愈合、脊椎融合、长骨骨折、创伤以及软骨愈合过程中的蛋白多糖形成均有不利影响。因此，吸烟患者在完成戒烟计划前，不建议进行生物修复。如果患者不愿意或无法遵循该方案，并且处于假体重建的过渡年龄，建议进行单间室、双间室或全膝关节置换术。

膝关节损伤

正如第一章中提到的，针对软骨损伤进展为关节炎性改变的预示性特征，全面评估软骨损伤的基础性因素对软骨的生物学保护措施的成功至关重要。术前须行放射学检查，以明确肢体相对于膝关节的轴性成角。在伸直与屈曲状态下进行负重 X 线检查，以评估关节间隙变窄或完全消失（这是排除软骨修复可能性的良好筛选工具，建议单独进行截骨或关节置换术）。

仔细的查体可以明确患者以下体格特征：步态模式、膝关节关节应力的内外翻方向、肌肉萎缩、胫股关节活动范围、膝关节积液，髌股关节状态包括股四头肌角度的状态、从伸直到屈曲有无 J 征、髌骨内外侧近端和远端的活动度和可能的髌股关节挛缩、髌股关节或胫股关节弹响、侧副韧带和交叉韧带的不稳定性等。体格检查对确定疼痛是否在内侧胫股关节、外侧胫股关节、髌股关节或上述部位都存在均有重要提示作用。

如此根据患者的病史、X 线检查和体格检查可作出初步诊断。此时进行 MRI 检查非常有助于在无关节镜检查的情况下作出准确的诊断。

如果怀疑有软骨损伤，则需要进行高分辨率的 MRI 检查。在 1.5 T 或 3.0 T 磁共振仪上使用专用的膝关节线圈，通过切割厚度 1 mm 的垂直扫描和较长的采集时间可获得良好的图片分辨率。关节内染料增强（间接 Ⅳ 型钆剂关节造影或直接关节内造影）可将影像信息最大化，但对于较新的 MRI 扫描仪很少应用。通过这种方式可评估下肢对线成角正常的软骨间隙，明确软骨单个或多个软骨缺损，确定软骨缺损灶下方的骨髓水肿或囊肿，评估半月板的体积、病理状态以及前交叉韧带（ACL）和后交叉韧带（PCL）的保留状况。同时，也可发现 Hoffa 脂肪垫挛缩、关节内粘连、游离体、滑膜炎和积液等。

如果患者是从另一个骨科医生转诊而来，既往的关节镜检查照片、手术记录可能对准确做出诊断、制定治疗计划非常有价值。在这个阶段，通常会做出诊断。经过详细的病史询问、体格检查、下肢对线和 X 线检查及高分辨率 MRI 检查，若发现可疑的致伤因素、软骨损伤时，唯一能证实结果的是关节镜检查。

临界软骨损伤面积

如果软骨缺损很小或活动量不足难以引起疾病的进展，那么由软骨损伤引起的症状会很轻微。既往研究发现，2 cm^2 的软骨病变可以在出现症状后 4 年内不影响膝关节的退行性改变。最近的研究表明，在 36 例膝关节损伤患者中，与对照组相比，ACL 损伤且伴有 2 cm^2 软骨缺损的稳定性膝关节在 15 年后的临床结局没有显著性差异，该结论支持了小于 2 cm^2 的软骨损伤对膝骨关节炎的进展影响较小，同时这可能代表了严重软骨损伤面积的临界值。基于这些研究，在早期的估算中学者们常将 2 cm² 认定为小面积软骨缺损。

临界大小的缺损被认为是能够阻挡软骨下骨受到刺激的软骨缺损面积，其可减少软骨下神经刺激的症状，并降低软骨下骨在相对关节软骨上的研磨作用，从而防止病变进展。然而，较大不稳定性软骨缺损会损伤其相对应的关节面，形成渐进性的关节间隙软骨缺损，导致患者相关的症状持续存在，并在缺损边缘过度受力的基础上使缺损迅速扩大，图 4.3 展示了笔者在一篇早期文章中阐述的这一原理。

对于相对较小的无症状缺损，可以关节镜清理不稳定的边缘，或者用纤维软骨或透明软骨行组织修复。然而，较大的不稳定软骨缺损需要一个与正常透明软骨具有相同或相近黏弹性、机械性能的修复组织（图 4.4）。针对这种情况可能产生透明样软骨的进程将是本章其余部分的主题（图 4.5）。

关节软骨损伤发生率

在向患者提出建议时，明确引起症状的缺损非常重要。关节软骨损伤涵盖了一系列可引起症状的疾

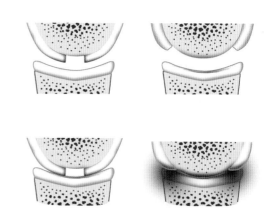

• 图 4.3　左侧较小的关节软骨缺损防止了对侧关节面的进一步损伤，缺损的肩部支撑着软骨下骨结构。然而，右侧的缺损使肩部过度负荷，导致支撑面过早磨损，并在对侧胫骨的关节表面上出现磨损病变。在这种情况下可能出现持续的症状及退行性变，此时可使用通过稳定缺损的修复组织来达到治疗目的。如需满足患者剧烈性、持久性的运动要求，则有必要将其用在更大的软骨缺损中。通过刺激透明软骨中黏弹性这一力学特性来进行受损组织的修复

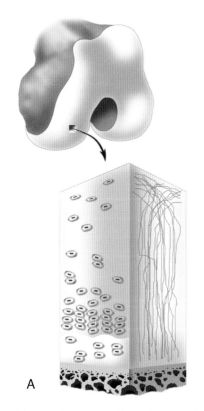

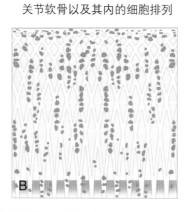

关节软骨以及其内的细胞排列

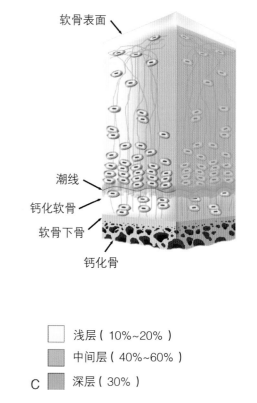

软骨表面

潮线
钙化软骨
软骨下骨
钙化骨

浅层（10%~20%）
中间层（40%~60%）
深层（30%）

A   B   C

• 图 4.4　（A）关节软骨可以被视为具有黏弹性能的机械组织，它通过连接软骨下骨使力量经由骨软骨单位向下传递。目前的治疗方向是：通过软骨修复恢复骨软骨单位。（B）Ⅱ型胶原是关节软骨特有的一种垂直排列的胶原蛋白，位于关节软骨潮线水平，与关节表面平行，可形成规则排列的支架，与骨组织紧密结合后形成关节软骨骨架（Benninghoff 弓形结构）。右侧显示其具有的特征性的深层、中间层和浅层软骨细胞。（C）软骨层的示意图

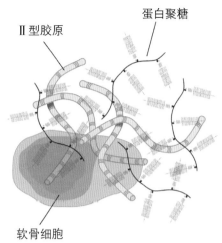

基质构成

Ⅱ型胶原

蛋白聚糖

软骨细胞

• **图 4.5** 由关节软骨细胞产生的蛋白聚糖带有高度负电荷，可吸引和结合正电荷的水分子，形成富有黏弹性的独特机械组织。软骨修复的目标是：通过透明样的软骨修复组织，使原部位能够承受巨大的机械压缩、扭曲及剪切力病，包括单一的、局灶性的软骨缺损到更严重的退行性疾病。局部软骨缺损是由各种病因引起的。软骨缺损患者创伤性症状和隐匿性症状在发病率上大约各占一半，运动损伤是软骨损伤诊断相关的最常见诱发事件。创伤性事件和发育性病因如剥脱性骨软骨炎（OCD）在年轻群体中占多数。一些大样本研究发现，5%~11% 的年轻患者（40 岁以下）和 60% 的老年患者有较严重的软骨病变（图 4.6；Outerbridge 3 级和 4 级）。这类软骨缺损最常见的位置是股骨内髁（高达 32%）和髌骨，大多数是在半月板切除或前交叉韧带重建时发现，且多为偶然发现，患者均无任何症状。

无症状缺损

患者可能存在相对无症状的已知软骨缺损灶，那么问题就变成这种病灶是否会随着时间推移而进展。在这种情况下，笔者曾建议患者改变活动方式以避免过多的局部挤压和扭转运动，并进行骑自行车、游泳、椭圆训练器和上半身力量训练，上述训练活动可交叉进行。之后，每年进行高分辨率 MRI 扫描，以确定缺损是否扩大（图 4.7）。若无扩大，每年继续进行负重 X 线检查，以确定有无关节间隙损失或相关症状的出现，包括活动相关的关节积液。即使不会疼痛也表明关节对相关症状产生了退变性反应。若疾病有进展，且患者担心失去软骨修复和保留关节的机会，需进行诊疗方案的讨论。讨论的基础是缺损大小、患

病因素、手术与非手术干预的治疗方案以及假体使用的可能性。

症状性缺损的治疗

软骨修复是骨科手术的最新发展领域，其技术也在不断发展。虽然没有公认的治疗标准，也没有通过对新兴技术的前瞻性临床对照试验来验证，但基于现有的医学证据，并通过将患者的疾病特征与治疗效果、诊疗风险相匹配，推荐了基于临床经验的治疗方法。为更好地了解该手术疗效，需进行高质量的临床疗效研究，从而方便医生制定适宜的诊疗方案。

在治疗有症状的软骨缺损时，对患者术后各种相关事项进行分析讨论和知情同意是必需的。然而，若治疗失败可能会使患者病情加重。考虑到避免同时造成软骨意外损伤，使用轻柔软骨成形术治疗软骨损伤是一种不会加重软骨病变的治疗方法；若手术失败，仍有多种可选择的诊疗方案。

对现有技术和相关数据进行总结后，可指导骨科医生在治疗膝关节软骨损伤时选择适宜的诊疗方案。然而，最终的实际治疗方案需要结合医生的个人术式偏好、治疗技术的可行性、相关医疗费用及基本医疗保险等全面考量。

治疗方案

直至 20 世纪 90 年代，在软骨缺损的治疗方案中，骨科医生仅局限于延缓软骨疼痛，或试图通过激发起源于软骨下骨的修复效应产生新生纤维软骨以填充缺损灶的方案。自 20 世纪 40 年代以来，简单的关节镜下灌洗及病灶清理术已被用于减少游离体、软骨瓣导致的临床症状，是一种常见的一线治疗方法，特别是对于偶发的软骨缺损效果显著。关节镜清理术已证明可改善患者临床症状。Hubard 指出，对于股骨髁的 4 级软骨缺损，相较于关节灌洗治疗，关节清理术的治疗效果更佳。超过 50% 的患者术后 1 年 Lysholm 评分提高至 28 分，术后 5 年 Lysholm 评分提高至 21 分，均未行软骨缺损修复术。该研究未测量软骨缺损大小，也未进行影像学随访及术后关节镜检查。

Levy 指出，在对 15 名年轻足球运动员急性微小软骨损伤病灶（平均 42 mm²）进行清理后，所有球员均在术后 10.8 周返回足球场，就相关临床评分而言，6 名优秀，9 名良好。然而，有 1 名球员在术后 1 年随访时出现软骨大范围的持续分层现象。

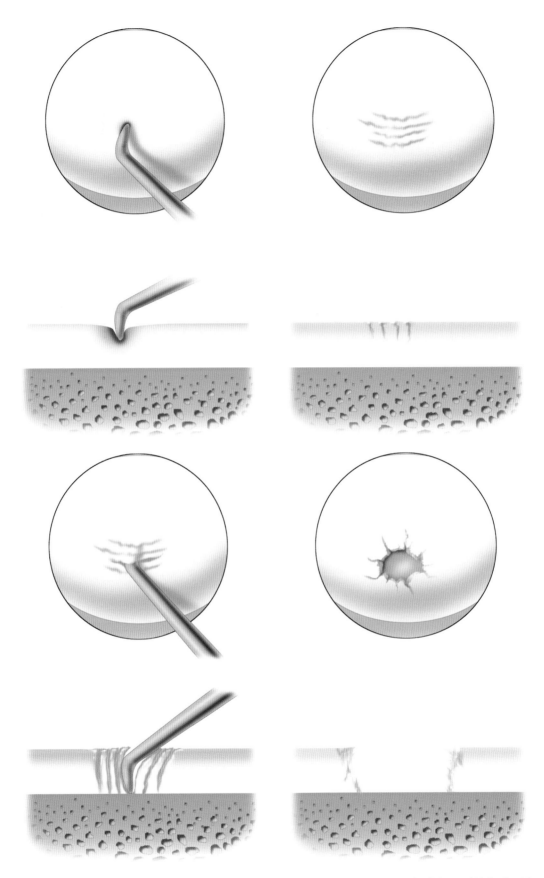

• **图 4.6**　改良的 Outerbridge 分级法。1 级：关节软骨完整，表面软化。2 级：表面有裂纹，裂纹深度不超过关节软骨厚度的 50%。3 级：裂纹达到软骨下骨结构。4 级：骨组织暴露，软骨组织彻底破坏（Outerbridge RE. The etiology of chondromalacia patellae. J Bone Joint Surg Br. 1961; 43-B: 752-757.）

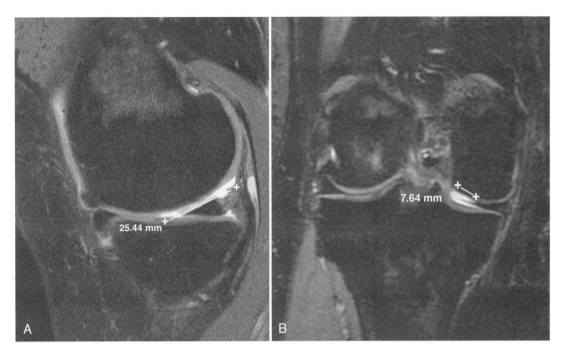

• 图 4.7 一名 32 岁女性患有无症状性内侧股骨髁 Outerbridge 4 级软骨缺损。经高分辨率 MRI 扫描，注入 20 ml 静脉钆造影剂。对该患者进行 3 年的随访，同时进行长期的 MRI 扫描，以评估关节软骨退化及病情进展。（A）对比增强的脂肪抑制矢状图像显示缺损长 25 mm。（B）在冠状面图像中，缺损宽 8 mm。该患者身材纤瘦，伴有膝外翻，可进行非手术随访。如果患者出现临床症状，如产生关节积液、软骨缺损扩大等，需考虑行软骨修复

在一项评估全国橄榄球联盟（NFL）运动员重返赛场（RTP）的研究中，有 52 名患者（54 次手术）在 10 年内接受了单病灶的软骨成形术。其中，67%（36 人）能够在关节镜手术后平均 8.2 个月恢复比赛。在平均 5.9 年的随访中，24% 的球员仍活跃在赛场，而接受微骨折手术的球员，其重返赛场的可能性比未接受该治疗的患者要低 4.4 倍（95%CI 1.3~15.5）。

未经治疗的软骨损伤疾病发展史尚不清楚，尽管很多学者认为，即使是小于 1 cm² 的微小病灶也可能促使病情缓慢进展，其中，超过 50% 的患者在 14 年的随访中出现了骨关节炎。

骨髓刺激技术（marrow stimulation techniques, MST），如钻孔术、关节镜灌洗术和微骨折术等，试图通过对受损软骨进行彻底清创，去除潮线"钙化"区，使软骨下骨穿孔，以增强修复组织的整合能力，从而诱导修复反应。由此产生的血凝块和其中包含的原始间充质细胞可能分化为纤维软骨性的修复组织来填充缺损灶。与透明软骨不同，这种纤维软骨主要由 I 型胶原组成，机械稳定性和耐久性较差。此外，多分化潜能的骨髓来源细胞也可形成骨，这是 MST 失败的另一种机制，此项结论正逐渐得到认可。

自体软骨细胞植入术（autologous chondrocyte implantation, ACI）等软骨修复技术可将软骨细胞引入软骨缺损区，形成更接近富含 II 型胶原透明软骨的修复组织。最初的 ACI 技术是 20 余年前开发的，自 1995 年以来已在美国治疗了 30 266 名患者（Vericel database, Vericel, Cambridge, MA-formerly Genzyme Tissue Repair）。ACI 适用于治疗中等大小的软骨缺损伴或不伴轻微的骨缺损，最初被 FDA 批准应用于股骨髁（内侧、外侧或滑车），但也成功应用于髌股缺损的治疗。目前 ACI 术分为两阶段：首先是关节镜下的软骨活检，其次是通过关节切开进行分阶段再植入。为降低因覆盖缺损的骨膜补片增生肥厚而导致的再手术率，新一代 ACI-c（胶原覆盖）技术应运而生。这是通过用胶原蛋白膜替代骨膜来实现的，该胶原蛋白膜通常由猪 I / III 型胶原蛋白双层膜组成。最新一代的 ACI，称为 MACI（基质诱导的自体软骨细胞植入），在植入前将软骨细胞直接培养在上述胶原膜 2~3 天，之后在关节镜下或通过小切口开放式方法用纤维蛋白胶或有限缝合的方式植入。MACI 自 2017 年 12 月在美国获得 FDA 批准上市，2019 年在美国共实施了 2270 例 MACI 手术（Vericel 数据库）。

软骨替代技术包括骨软骨自体移植和同种异体移植，如骨软骨同种异体移植系统（osteochondral allograft transfer system, OATS）（Arthrex, Naples, FL）、马赛克成形术（Smith & Nephew, Andover, MA）和 mega OATS 同种异体移植技术。OATS 用于处理微小至中等大小软骨缺损（1~4 cm²），患者常伴有骨质丢失。该术需从膝关节较小的边缘非负重区采集骨软骨圆形柱，并将其植入事先准备好的缺损中。骨软骨移植术受到供区软骨量的限制，需在不侵犯负重关节面的情况下获取软骨，也就是"取之于民，用之于民"，其主要优势在于自体来源，避免了疾病传播；同时，在术中可即刻应用获取的自体骨组织；此外，该术式的单次操作也降低了治疗成本。

用新鲜的骨软骨移植物治疗软骨缺损已引起了极大的关注，因为它具有恢复甚至可重建广泛受损区域软骨和骨的生长潜力。异体骨软骨移植主要用于治疗由剥脱性骨软骨炎、骨坏死和创伤性骨软骨骨折引起的面积大、厚度深的骨软骨损伤，也可用于治疗组织边缘的非包容性软骨缺损及骨缺损。此外，骨软骨异体移植是其他软骨修复手术失败后的挽救方案。与自体移植相比，其主要优点是通过从供体骨的相应位置获取移植物，使其与受体关节面的弧度非常接近，能够提供大面积的移植物，避免供体部位并发症的发生。然而，同种异体移植的主要不足是无法恢复软骨下骨塌陷，同时，存在疾病传播的风险（估计每 160 万人中就有 1 人感染 HIV）。

临床证据

以下是对已发表软骨修复技术文献报告的回顾，其内容包括适应证、缺损面积、关节内位置、手术疗效、研究证据等级等。研究结果总结详见表 4.1、表 4.2 和表 4.3。

微骨折术

多数研究显示 60%~80% 的微骨折术患者会有良好的临床疗效。一些研究尝试根据患者自身特征及软骨缺损特点来明确微骨折术的适应证。在一项早期研究中，Steadman 发现有 67% 的患者可恢复运动或重体力劳动，20% 的患者治疗后病情维持不变，13% 的患者病情加重。Kreuz 和 Erggelet 证明微骨折术能改善 40 岁以下软骨缺损患者的病情。其中，与预后

相关的评分有所提高。同时，MRI 检查发现缺损区存在有效的填充。然而在 18 个月和 36 个月的随访中，所有老年患者及年轻髌股关节损伤患者的评分均呈恶化趋势。在另一项研究中，同一作者报告了临床结局与软骨缺损位置的关系，发现在股骨髁病变的治疗效果最好，而髌骨病变的治疗效果最差。此外，有学者认为当 BMI < 30 kg/m²、发病到治疗时间间隔较短、缺损面积较小的情况下，微骨折术的治疗效果会更好。

自体软骨细胞植入术

一些长期的病例系列报道了 70%~90% 的患者在膝关节 ACI 后取得了良好甚至优异的治疗效果，其疗效取决于患病位置（髌骨和股骨髁）及所属的研究。在一项前瞻性随机对照试验中，Bentley 比较了 ACI-c 和马赛克成形术，结果显示 ACI 患者组优良率为 88%（Cincinnati 评分），马赛克成形术患者优良率仅为 69%。5 个髌骨马赛克成形术均失败。然而，在 Horas 的一项类似研究中，马赛克成形术的治疗效果明显优于 ACI 术。自体组织均来自于一组患者，且所有 ACI 治疗的软骨缺损中均有纤维组织覆盖。然而，这项研究受到使用非标准细胞培养设备的限制。

Gooding 等在一项前瞻性随机对照试验中比较了 ACI-p 和 ACI-c 的治疗效果，发现两种治疗结果无统计学差异，但骨膜覆盖治疗组因症状性移植物肥大的再手术率为 36%，而胶原膜覆盖治疗组的再手术率为 0%。近期，Bartlett 等通过一项前瞻性随机对照研究比较了 ACI-c 和 MACI 的治疗效果差异，结果显示两组间差异无统计学意义，而年龄小于 35 岁和术前出现症状时间小于 50 个月的患者病情得到了显著改善。Knutsen 比较了 ACI 和微骨折术治疗，发现两组间差异无统计学意义。研究显示微骨折治疗组患者的 SF-36 评分得到了更好的改善，这可能是由于 ACI 更强的侵入性操作所致。此外，在年轻（小于 30 岁）和运动更活跃（Tegner > 4）的患者中治疗效果更佳。相较于小病灶治疗，大于 4 cm² 软骨缺损病灶在微骨折术后的治疗效果更差，而 ACI 治疗后无此现象。

因移植物肥大导致机械症状（"弹响"和"喀嚓声"等）的发生率可达 25%~30%，通常发生在患者术后 7~9 个月。可通过关节镜清理肥大组织达到治疗效果。而 ACI-c 和 MACI 等新技术可使症状性移植物肥大的发生率显著降低至 10% 以下。

表 4.1　软骨修复技术已发表的研究汇总

研究	设计/证据等级	随访时间/病例数量	患者特征	患者年龄/缺损面积	分组情况	结果
Kreuz 2006	前瞻性研究/2级	3年/70例	微骨折治疗3级和4级软骨缺损	30~39岁/平均2.2 cm²	根据年龄分组	所有组均显著改善；较年轻的患者病情好转更多。老年患者和年轻患者的髌股病变在18~36个月之间退化
Kreuz 2006	前瞻性研究/2级	3年/70例	微骨折治疗3级和4级软骨缺损	40岁/平均2.2 cm²	根据缺损部位分组	所有组都有显著改善，大多数在股骨髁组；效果退化在18~36个月之间
Mithoefer2005	病例报道研究/4级	41个月/48例	微骨折治疗3级和4级软骨缺损	41岁/平均2.8 cm²	N/A	术后24个月内有显著改善，然后恶化。磁共振成像示填充不良与不良结果相关，没有任何改善，体重指数>30 kg/m²与不良填充和结果相关
Blevins1998	病例报道研究/4级	3.7年/140例	微骨折治疗3级和4级软骨缺损	26~38岁/平均2.2 cm²	根据患者活动水平分组	两组都有显著改善。在关节镜检查中，没有任何改善变化分级中，8%为高级别运动员，35%为休闲运动员
Bartlett2005	随机对照试验/1级	1年/91例	3级和4级软骨缺损	34岁/平均6 cm²	根据ACI技术分组：ACI-c/MACI	两组无统计学显著差异。年龄小于35岁的患者结局较好但症状改善持续不到50个月。ACI-c组中移植物肥大的再手术率为9%，MACI组为6%
Gooding2005	随机对照试验/1级	2年/68例	3级和4级软骨缺损	31岁/平均4.5 cm²	根据ACI技术分组：ACI-c/ACI-p	在74%的ACI-c和67%的ACI-p中取得良好恢复（辛辛那提评分）；61%的髌病变使用ACI-p治疗的是髌骨，而接受ACI-c治疗的患者仅有20%；移植物肥大的再手术率ACI-p组为36%，ACI-c组为0
Bentley2003	随机对照试验/1级	19个月/100例	3级和4级软骨缺损	31岁/平均4.7 cm²	根据软骨修复技术分组：ACI-c/马赛克成形术	在88%的ACI和69%的马赛克成形术中取得良好恢复（辛辛那提评分）；5例髌股变成形术均失败。ACI患者无移植物肥大（使用胶原膜）
Knutsen2004	随机对照试验/1级	2年/80例	3级和4级软骨缺损	33岁/5 cm²	根据软骨修复技术分组：ACI/微骨折	除微骨折组SF-36较好外，2年随访时各组其他数据无统计学差异；30岁以下及更活跃的患者（Tegner>4）治疗效果更佳，大于4 cm²的缺损治疗效果相对较差，微骨折相对好，与ACI相似的效果
Gudas2005	随机对照试验/1级	37个月/57例	3级和4级软骨缺损	24岁/平均2.8 cm²	根据软骨修复技术分组：微骨折/OATS	接受OATS的96%的患者和接受微骨折治疗的52%的患者表现较好恢复。接受OATS的93%的患者和接受微骨折治疗的52%的患者能够重返运动。微骨折治疗大于2 cm²的病变效果欠佳并会在术后12个月后恶化。二者对于两组中小于30岁患者的治疗效果都较好
Gross2005	病例报道/4级	10年/127例	股骨和胫骨的骨软骨缺损	27岁（股骨）/43岁（胫骨）	N/A	5年随访时生存率为95%，10年为80%~85%，15年为65%~74%
Gortz2007	病例报道研究/4级	4.5年/43例	股骨软骨缺损	35岁/平均5.9 cm²	N/A	88%的患者有良好和优秀的结果

表 4.2 本书第 1 版出版以来（2010—2020 年）更新的高质量研究

研究	设计/证据等级	随访时间/病例数量	患者特征	患者年龄/缺损面积	分组情况	结果
Brittberg 2018	随机对照试验/1级	5年/128例	3级和4级软骨、股骨髁以及滑车缺损	34~38岁/平均5.0 cm²	根据软骨修复技术分组：微骨折/MACI	与微骨折治疗相比，使用MACI治疗3 cm²或更大的软骨缺损的患者进行临床和统计学分析发现5年后显著改善
Volz 2017	随机对照试验/1级	5年/34例	3级和4级软骨缺损	37岁/平均3.6 cm²	根据软骨修复技术分组：微骨折/AMIC胶合/AMIC缝合组	所有分组在术后2年内临床结果均有所改善；2年后微骨折组所有的得分增加下降，AMIC组所有功能评分改善持续了5年
Knutsen 2016	随机对照试验/1级	15年/80例	3级和4级软骨以及股骨缺损	32.3岁/平均4.8 cm²	根据软骨修复技术分组：微骨折/ACI	所有临床评分显著改善。各组间未观察到显著差异，在15年的评估中，ACI的失败率为42.5%，微骨折组占32.5%（$P=0.356$）
Clave 2016	随机对照试验/1级	2年/55例	3级和4级软骨以及股骨缺损	28.8岁/平均3.4 cm²	根据软骨修复技术分组：马赛克成形术/MACI联合CARTIPATCH	马赛克成形术患者的IKDC评分显著更好。两组之间的IKDC评分总体差异为12.6分，当缺损面积≥3.5 cm²时的差异为20.2分
Shive 2015	随机对照试验/1级	5年/80例	3级和4级软骨以及股骨缺损	36.1岁/平均2.25 cm²	根据软骨修复技术分组：微骨折/微骨折联合BSTCarGel	BST-CarGel治疗的患者显示缺损方面的显著改善持续超过5年。两组患者的临床结果显著改善，但未见明显差异
Bentley 2012	随机对照试验/1级	10年/100例	3级和4级软骨缺损	31.3岁/平均4.4 cm²	根据软骨修复技术分组：ACI/马赛克成形术	ACI组功能结果显著改善更好，ACI组患者移植失败率为17%，马赛克成形术组失败率为55%（$P<0.001$）。
Crawford 2012	随机对照试验/1级	2年/30例	3级软骨以及股骨缺损	40岁/平均2.7 cm²	根据软骨修复技术分组：微骨折/Neocart	NeoCart组临床结果改善明显。术后6、12和24个月，具有显著更大的净分数改善，NeoCart治疗患者在6个月和12个月时有明显疗效（$P=0.0125$）。
Niethammer 2018	前瞻性研究/2级	2年/91例	使用NOVOCART 3D治疗3级和4级软骨缺损	34.5岁/平均5.55 cm²	根据移植物形态分组：肥大移植物/非肥大移植物	4年内两组在T2加权弛豫时间上无显著差异，IKDC得分也没有差异
Minas 2018	病例对照研究/3级	7.8年/41例	继发于OCD和AVN的深部软骨软骨缺损	31.5岁/平均7.0 cm²	根据软骨修复技术分组：ACI/ACI+ABG	ACI联合ABG治疗的患者在临床、功能恢复以及满意度评估方面有明显改善，超过90%的患者报道为良好或优秀

表4.2 本书第1版出版以来（2010—2020年）更新的高质量研究

（续表）

研究	设计/证据等级	随访时间/病例数量	患者特征	患者年龄/缺损面积	分组情况	结果
Ebert 2017	回顾性研究/3级	2年/194例	使用MACI治疗3级和4级软骨缺损	37.8岁/平均3.0 cm²	根据缺损部位分组：胫股关节和髌股关节	所有患者的临床结果均取得明显改善，PF组患者具有更低的基线水平，但是PF组在随访过程中改善中更明显，最终两组达到相同水平
Niethammer 2017	病例对照研究/3级	3年/40例	使用NOVOCART 3D治疗3级和4级软骨缺损	16~36.7岁/平均5.2 cm²	根据患者年龄分组	所有患者在回顾性时间段内临床结果均得到改善。IKDC和VAS评分在青少年和儿童（<20岁）中比成人更好
Ogura 2019	病例报道研究/4级	7.8年/15例	使用局灶性和三明治ACI治疗深部软骨缺损	31岁/平均6.0 cm²	N/A	所有患者的临床和功能评分显著改善且具有临床意义，患者满意率为93%。术后3年有83%的患者实现完全或接近完全的缺损填充
Lopez-Alcorocho 2018	病例报道研究/4级	2年/50例	使用高密度ACI治疗3级和4级软骨缺损	35岁/平均3.7 cm²	N/A	统计显示在术后12个月和24个月时IKDC平均得分显著增加，疼痛和肿胀明显改善
Siebold 2018	病例报道研究/4级	3年/30例	使用ACT 3D治疗3级和4级软骨缺损	35.5岁/平均6.0 cm²	N/A	所有患者的临床结果评分显著增加以及MOCART分数的提高
Anderson 2017	病例报道研究/4级	5年/29例	使用第一代ACI治疗3级和4级软骨骨髓缺损	41岁/平均2.08 cm²	Neocart修复	在术后3~12个月观察到修复组织的显著改善，MOCART评分与IKDC和KOOS疼痛评分具有相关性。所有主要临床结果评分从基线到目标水平显著改善
Ogura 2017	病例报道研究/4级	20年/23例	使用第一代ACI治疗3级和4级软骨缺损	35.4岁/平均5.6 cm²	N/A	所有进行移植的患者（15个膝关节）在临床结果，WOMAC亚评分以及SF-36方面表现出明显的改善，术后10~20年的生存率为63%
Minas 2014	病例报道研究/4级	10年/210例	使用第一代ACI治疗3级和4级软骨缺损	36岁/平均4.9 cm²	N/A	术后10年，ACI-p的生存率为71%，同时有75%的患者功能改善。所有的临床结果在末次随访均明显改善

表4.3	治疗建议与证据等级
证据等级	**建议**
B	在较小的软骨缺损（<2~4 cm^2）中微骨折疗法显示出了较好的结果
B	针对股骨髁软骨病变微骨折疗法显示出了最佳治疗效果
B	在年轻的患者身上（<30~40 岁）采用微骨折疗法有着较好的结果
C	BMI<30 kg/m^2 的患者使用微骨折疗法有着较好结果
I	ACI，微骨折或马赛克成形术效果优于其他各种疗法
B	软骨修复前的症状持续时间更短，结果更好
A	在 ACI 中使用胶原膜代替骨膜贴片治疗可降低由于补片肥大化所造成的翻修率
A	ACI-c 和 MACI 有着类似的结果
B	骨软骨缺损可接受同种异体骨软骨移植

A：良好的证据（具有一致发现的 I 级研究）支持或反对推荐干预措施。B：合理的证据（具有一致发现的 II 级或 III 级研究）支持或反对推荐干预措施。B：低质量证据（具有一致发现的 IV 级或 V 级研究）支持或反对推荐干预措施。I：没有足够的或相互矛盾的证据不允许推荐或反对干预措施。ACI：自体软骨细胞移植；MACI：基质诱导的自体软骨细胞移植。

骨软骨自体移植术

在接受自体骨软骨移植治疗的患者中，有约 90% 股骨髁病变、80% 胫骨软骨缺损和 70% 滑车病变的患者可获得良好的治疗效果。该技术对关节镜操作要求较高，开放手术的可重复性更高。对髌骨缺损的治疗仍存有争议，一些病例报告称该部位的治疗几乎普遍失败。Gudas 在一组运动员中比较了 OATS 和微骨折术的治疗效果，结果显示 96% 接受 OATS 治疗的患者取得了良好甚至优异的疗效，而同样的临床疗效在微骨折术的患者中仅占 52%。OATS 治疗后，93% 的患者可重返运动场，而微骨折治疗后重返赛场的患者仅为 52%。研究表明：微骨折术在大于 2 cm^2 的软骨缺损病灶的疗效存在显著差异，术后 12 个月的检查结果可出现进一步恶化。然而，两种治疗方法在 30 岁以下患者都显示出较优的治疗效果。

骨软骨异体移植术

Gross 报道了大宗采用新鲜异体骨软骨治疗创伤性为主的股骨远端、胫骨近端软骨缺损的系列病例。其中，生存分析显示 95% 的患者术后 5 年的移植物完整且功能良好（HSS 评分 >70 分），10 年时降至 80%~85%，15 年时降至 65%~74%。Gortz 通过对 43 例接受新鲜股骨远端骨软骨异体移植患者的研究发现，当平均随访 4.5 年时，88% 的患者可获得良好或优异的治疗效果。

不确定性方面

研究设计和适应证

有症状的软骨缺损在临床上相对少见。因此，骨科医生须有大型三级转诊医疗机构的临床实践，以此来发展在该领域的临床专长。为比较软骨缺损这类临床少见问题的多种治疗方法，在治疗结果上须有较大差异才能进行具有足够统计功效的研究。同时，在开展这方面研究时必须建立疗效的时间终点，因为任何纤维软骨修复在术后的前 3 年均可有症状缓解，而之后组织修复的程度、临床疗效会逐步降低。由此，不仅有必要进行充分的研究，而且须设置适当的随访时间来确定修复的耐久性及退行性病变的预防效果。因此，有必要进行多中心的前瞻性随机研究以入组足够多的病例。

一些学者进行了不同修复技术的比较研究，如微骨折术、马赛克成形术和 ACI 等，其结果出现相互矛盾的现象。这类研究往往受到本身设计方案的影响，如 ACI 作为基于细胞的疗法，须依赖复杂的细胞培养过程。该过程需根据 USFDA（美国食品和药品管理局）、GLP（良好实验室规范）和 GMP（良好生产规范）进行表型验证、细胞活力评估和无菌操作的验证，以确保植入无菌、安全、表型稳定的细胞；然而，并非所有学者都利用了标准化和经批准的实验设施。

ACI 术和各种骨软骨移植技术的手术技巧、学习曲线至关重要，这类手术具有挑战性。有研究报道由手术量不多的医师来操作，可能会影响临床治疗效果。微骨折术另一个让人关注的方面是易于在膝关节的大多数部位进行操作，这可能会使采用 ACI 或马赛克成形术的研究产生比较偏倚。因为，为了获得良好的临床结局，外科技术的完善是必须的。

此外，不是每一位软骨缺损患者都适用所有的治疗方案，需根据确切的软骨缺损面积、位置进行手术选择。因此，即使是设计良好的前瞻性随机对照试验，如果用来比较治疗手段的软骨缺损灶差异较大，也可能产生不一致或矛盾的结果。

为了制定治疗指南，首先必须对每种治疗方案进行单独研究，以确定其对哪种类型的软骨缺损最为有效。然后从这些表现良好的前瞻性临床队列中确定手术成功率和临床结局。因此，需明确患者特征、缺损位置和面积。每种类型的缺损都会有一个或几个相关的治疗方案。因此，我们能够进行设计良好、统计合理、符合伦理的比较研究。这类研究是真正的 I 级循证医学研究，有助于指导医生对患者的治疗，并为循证治疗方案的选择提供证据。只有这样，我们才能够通过实验设计来比较同一类型软骨缺损不同治疗方案的临床疗效。

Engebretsen 最近评估了软骨修复研究的质量，并对这一主题发表了评论："在主要期刊中增加对方法选择的关注，用证据级别来标注原始文章，这一点非常值得赞赏。"此外，我们需要强调的是，随机对照试验可能因为存在严重的设计缺陷（包括不使用独立的审查员、不进行严格的统计学分析、不使用充分随机化的研究程序、没有考虑到未纳入研究的合格对象等）而被评为 II 级证据。此外，我们还想提醒读者们注意，几个表现良好的病案报道系列（IV 级证据）在 CMS 中的评分较高。

总体而言，这些研究涉及多个优质研究方法，比如：独立研究者、足够数量的患者、详细描述的康复方案、规范化的疗效评价指标，但主要不足之处是缺乏对照组进行比较。因此，我们建议读者不要完全否定标有 IV 级证据的文献报道，但在解释结果时要结合自己对论文方法学质量的评估（例如使用 CMS 这样的评分系统）。我们同意他们的建议，即应建立良好的纳入、排除标准，使用有效的软骨损伤结局指标，并由独立的调查员进行结局评估，最好由患者单独完成。

背景资料

因为评估背景资料的可重复性在外科医生之间存在差异，这些治疗方案与软骨治疗同期进行还是先于软骨治疗进行也存在差异。相关致病因素异常的差异也进一步增加了研究的不确定性。到目前为止，上述相关差异机制尚未明确。软骨修复的初步结果不理想，原因在于未能诊断并纠正周围骨骼异常和韧带异常。例如，在单独应用 ACI 治疗髌骨缺损的早期研究中，只有 1/3 的患者获得了良好及优异的结果。然而，之后的研究发现了髌骨异常运动轨迹是一种重要的病变指标，同时使用矫正截骨术使得 71% 的患者获得了良好或优异的结果。而 Detersen 早期研究的不良结果则被改善到 79% 的优良率，从而通过同时进行髌骨轨迹纠正，推翻了早期研究方法。这些研究强调了对患者进行彻底评估的重要性，明确了正确识别及治疗相关异常因素可确保软骨修复的远期疗效。

指南

目前暂无建立在比较试验基础上的协会指南［如国际软骨修复学会（ICRS），美国骨科医师学会（AAOS），北美关节镜学会（AANA），国际关节镜、膝关节外科和运动医学学会（ISAKOS）等］等来治疗关节软骨缺损。笔者曾发表的基于最新证据的治疗策略流程在图 4.8 和图 4.9 中展示。随后章节描述了笔者个人的治疗偏好。

建议

目前暂不推荐治疗无症状的软骨缺损，因为有可能会使患者的病情恶化。现有研究报告的优秀结果不超过 90%，同时对于具体病体来说，软骨缺损的自然史及进展仍然未知。在这种情况下，建议对患者进行详细的纵向随访，每年进行临床评估，通过体格检查观察是否存在逐渐出现的关节摩擦感与积液。还需要进行高分辨率 MRI 扫描以测量缺损面积有无进展，并通过直立位、前后位 X 线片来评估整体软骨间隙。建议患者控制体重并避免可造成冲击负荷的运动。如果患者出现症状或缺损有扩大，则建议在患者知情同意后进行手术，根据以下的指南选择最适当的治疗。

软骨缺损的基础危险因素是通过临床查体及全长立位影像学进行评估的。对于 >2 cm^2 的缺损灶，若存在 >2° 的机械轴内外翻畸形，患者通过截骨将其纠正至中立位但不做过度矫正，若存在髌骨轨迹不

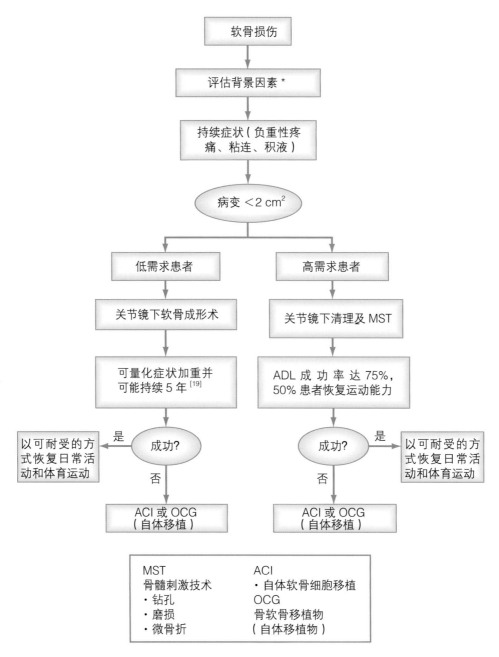

• 图 4.8　在评估背景资料后，根据患者活动水平，当缺损较小（＜2 cm²）时，对有症状的股骨髁软骨缺损患者进行治疗方案的修改、更新

良，则可通过胫骨结节前内移截骨来纠正。

对于病变位于负重股骨髁、滑车的直径小于 10 mm 的单个全层软骨缺损，可采用骨软骨自体移植术（OATS 或马赛克成形术）进行修复。有时可能在膝关节使用两个骨软骨柱来修复直径为 15 mm 的病变。这种技术具有单次手术、移植成熟透明软骨至缺损区、术后恢复快等优点。供体部位的单柱损伤是可接受的。供体部位通常由合成的 PLA/PGA 共聚物（OBI TruFit plugs, Smith & Nephew）填充，但现

在暂不使用该方法。目前，通常使用体外移植碎片填充供体部位，使用 OATS 凿子将其填充到供体部位。术后通过引流防止血肿及关节纤维化。不可使用该技术处理髌骨及胫骨平台的缺损，因为供体部位（平均 2 mm）和髌骨（平均 5～7 mm）的软骨厚度不匹配可导致组织吸收。骨软骨自体移植可通过关节镜进行手术，但必须精确匹配——即与表面平齐并垂直放置；因此，在关节镜下操作时，可考虑行小关节切口进行准确放置。

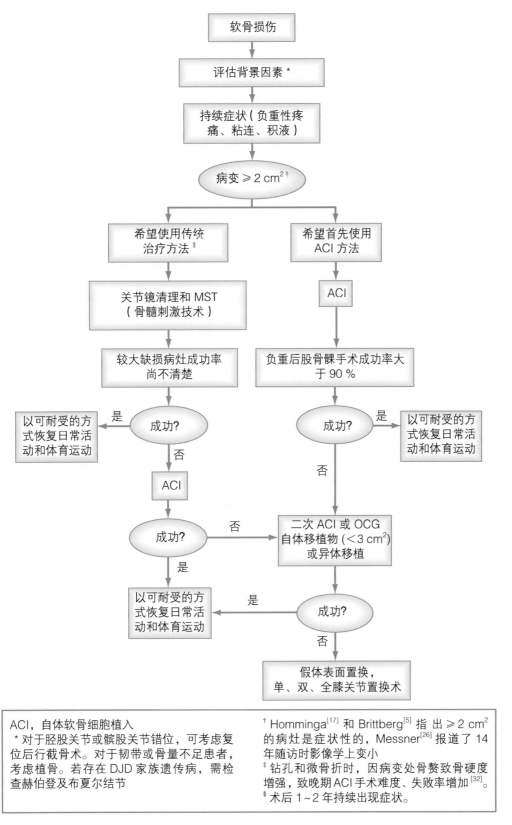

• **图 4.9** 在评估背景资料后，根据患者活动水平，当缺损较大（≥2 cm²）时，对有症状的股骨髁软骨缺损患者进行治疗方案的修改、更新

对于承受重量的股骨髁、胫骨而言，其缺损面积在 1~2 cm² 适用于微创修补技术。例如微骨折，其远期结果可接受，但在髁突及髌骨上的效果会随时间而恶化。术后恢复和重返运动所需时间比自体骨软骨移植长，且成功率低。但是，微骨折在膝关节各部位都较易操作。需要长期随访，因其耐久性难以预测，术后 2.5~5 年常再次出现相应症状。

笔者在诊疗中并未使用微骨折治疗，而是根据缺损面积、患者特征及基础危险因素选择软骨成形术、OATS、ACI 或异体移植等技术。笔者发现微骨折处理后，耐久性差，且会在病灶内出现骨赘，并伴有不完全性疼痛缓解。对于面积较小的缺损而言，软骨成形术可以较好地缓解症状，不会像微骨折治疗那样使患者症状进一步加重，如果症状复发，可以采用修复技术，而不会像骨髓刺激那样对软骨下骨造成伤害，后者会对 ACI 产生不良后果。

笔者更倾向于使用自体软骨细胞移植及目前流行的 MACI 术来治疗 ≥ 2 cm² 的缺损，因为其具有良好且可预测的长期效果。深度大于 6 mm 或 8 mm 的相关骨性缺损必须通过骨软骨修复措施来治疗。多年来，笔者进行了分阶段的治疗，先进行骨移植，在 9~12 个月后进行 ACI。目前，ACI "三明治" 技术已获得出色效果，单阶段骨和软骨修复成为笔者首选，或者使用单阶段骨软骨异体移植（mega-OATS）。

笔者更倾向于使用异体骨移植来修复周边较大的非包容性缺损，或因纤维组织修复导致 ACI 失败的病灶。相反，如果在 ACI 之前有骨移植史，或曾使用自体骨移植的 "三明治" ACI 治疗，则此类骨缺损并非 ACI 的禁忌。ACI 的长期效果优于异体骨移植，因此对于年轻患者，推荐 ACI 合并自体骨移植术。

当前，软骨修复领域正在不断发展。越来越多的前瞻性队列分析正在研究多种修复技术的效果与不足。虽然这些研究并非均属于最高级别证据等级，但其可提供治疗的成功与失败率。同时，由此可产生更加完善的试验设计、统计合理以及符合伦理要求的随机对照试验，从而得出最优修复方案。

届时，我们能够提出的是一个基于循证依据的治疗策略，从而根据患者的自身与病损特点，施行效费比优良和安全的治疗。

参考文献

1. Ware Jr. JE, Sherbourne CD. The MOS 36-item short-form health survey (SF-36). I. Conceptual framework and item selection. *Med Care*. 1992;30(6):473–483.
2. Peterson L, Minas T, Brittberg M, Nilsson A, Sjogren-Jansson E, Lindahl A. Two- to 9-year outcome after autologous chondrocyte transplantation of the knee. *Clin Orthop Relat Res*. 2000;374:212–234.
3. Mithofer K, Peterson L, Mandelbaum BR, Minas T. Articular cartilage repair in soccer players with autologous chondrocyte transplantation: functional out-come and return to competition. *Am J Sports Med*. 2005;33(11):1639–1646.
4. Mithofer K, Minas T, Peterson L, Yeon H, Micheli LJ. Functional outcome of knee articular cartilage repair in adolescent athletes. *Am J Sports Med*. 2005;33(8):1147–1153.
5. Coventry MB, Ilstrup DM, Wallrichs SL. Proximal tibial osteotomy. A critical long-term study of eighty-seven cases. *J Bone Joint Surg Am*. 1993;75(2):196–201.
6. Winalski C, Aliabadi P, Wright R. Enhancement of joint fluid with intravenously administered gadopentetate dimeglumine: technique, rationale, and implications. *Radiology*. 1993;187:179–185.
7. Homminga GN, Bulstra SK, Bouwmeester PSM, et al. Perichondral grafting for cartilage lesions of the knee. *J Bone and Joint Surg [Br]*. 1990;72:1003–1007.
8. Brittberg M, Lindahl A, Nilsson A, Ohlsson C, Isaksson O, Peterson L. Treatment of deep cartilage defects in the knee with autologous chondrocyte transplantation. *N Engl J Med*. 1994;331(14):889–895.
9. Widuchowski W, Koczy B, Szyluk K. Untreated asymptomatic deep cartilage lesions associated with anterior cruciate ligament injury. *Am J Sports Med*. 2009;37(4):688–692.
10. Minas T. *Treatment of chondral defects in the knee*. Orthopedic Special Edition: Summer/Fall; 1997:69–74.
11. Minas T. The role of cartilage repair techniques, including chondrocyte transplantation, in focal chondral knee damage. *Instr Course Lect*. 1999;48:629–643.
12. Minas T, Nehrer S. Current concepts in the treatment of articular cartilage defects. *Orthopedics*. 1997;20(6):525–538.
13. Aroen A, Loken S, Heir S, et al. Articular cartilage lesions in 993 consecutive knee arthroscopies. *Am J Sports Med*. 2004;32(1):211–215.
14. Curl WW, Krome J, Gordon ES, Rushing J, Smith BP, Poehling GG. Cartilage injuries: a review of 31,516 knee arthroscopies. *Arthroscopy*. 1997;13(4):456–460.
15. Hjelle K, Solheim E, Strand T, Muri R, Brittberg M. Articular cartilage defects in 1,000 knee arthroscopies. *Arthroscopy*. 2002;18(7):730–734.
16. Piasecki DP, Spindler KP, Warren TA, Andrish JT, Parker RD. Intraarticular injuries associated with anterior cruciate ligament tear: findings at ligament reconstruction in high school and recreational athletes. An analysis of sex-based differences. *Am J Sports Med*. 2003;31(4):601–605.
17. Dzioba RB. The classification and treatment of acute articular cartilage lesions. *Arthroscopy*. 1988;4(2):72–80.
18. Hubbard MJ. Articular debridement versus washout for degeneration of the medial femoral condyle. A five-year study. *J Bone Joint Surg Br*. 1996;78(2):217–219.
19. Levy AS, Lohnes J, Sculley S, et al. Chondral delamination of the

knee in soccer players. *Am J Sports Med.* 1996;24:634–639.

20. Scillia AJ, Aune KT, Andrachuk JS, et al. Return to play after chondroplasty of the knee in National Football League athletes. *Am J Sports Med.* 2015;43(3):663–668.

21. Messner K, Maletius W. The long-term prognosis for severe damage to weight-bearing cartilage in the knee: a 14-year clinical and radiographic follow-up in 28 young athletes. *Acta Orthop Scand.* 1996;67(2):165–168.

22. Nehrer S, Spector M, Minas T. Histologic analysis of tissue after failed cartilage repair procedures. *Clin Orthop Relat Res.* 1999;365:149–162.

23. Minas T, Gomoll AH, Rosenberger R, Royce RO, Bryant T. Increased failure rate of autologous chondrocyte implantation after previous treatment with marrow stimulation techniques. *Am J Sports Med.* 2009;37(5):902–908.

24. Garretson 3rd RB, Katolik LI, Vernma N, Beck PR, Bach BR, Cole BJ. Contact pressure at osteochondral donor sites in the patellofemoral joint. *Am J Sports Med.* 2004;32(4):967–974.

25. Gitelis S, Cole BJ. The use of allografts in orthopaedic surgery. *Instr Course Lect.* 2002;51:507–520.

26. Minas T, Gomoll AH *What is the best treatment for chondral defects in the knee?* In: Wright JG, ed. Evidence-based Orthopaedics: The Best Answers to Clinical Questions. Philadelphia, PA: Saunders/Elsevier; 2009:640–647.

27. Steadman J, Rodkey W, Singleton S, Briggs K. Microfracture technique for full-thickness chondral defects: technique and clinical results. *Oper Tech Orthop.* 1997;7(4):300–304.

28. Kreuz PC, Erggelet C, Steinwachs MR, et al. Is microfracture of chondral defects in the knee associated with different results in patients aged 40 years or younger? *Arthroscopy.* 2006;22(11):1180–1186.

29. Kreuz PC, Steinwachs MR, Erggelet C, et al. Results after microfracture of full-thickness chondral defects in different compartments in the knee. *Osteoarthr Cartil.* 2006;14(11):1119–1125.

30. Kreuz PC, Williams RJ 3rd, Warren RF, et al. The microfracture technique for the treatment of articular cartilage lesions in the knee. A prospective cohort study. *J Bone Joint Surg Am.* 2005;87(9):1911–1920.

31. Steadman JR, Briggs KK, Rodrigo JJ, Kocher MS, Gill TJ, Rodkey WG. Outcomes of microfracture for traumatic chondral defects of the knee: average 11-year follow-up. *Arthroscopy.* 2003;19(5):477–484.

32. Blevins FT, Steadman JR, Rodrigo JJ, Silliman J. Treatment of articular cartilage defects in athletes: an analysis of functional outcome and lesion appearance. *Orthopedics.* 1998;21(7):761–767, discussion 767–768.

33. Bentley G, Biant LC, Carrington RW, et al. A prospective, randomised comparison of autologous chondrocyte implantation versus mosaicplasty for osteochondral defects in the knee. *J Bone Joint Surg Br.* 2003;85(2):223–230.

34. Horas U, Pelinkovic D, Herr G, Aigner T, Schnettler R. Autologous chondrocyte implantation and osteochondral cylinder transplantation in cartilage repair of the knee joint. A prospective, comparative trial. *J Bone Joint Surg Am.* 2003;85-A(2):185–192.

35. Gooding CR, Bartlett W, Bentley G, Skinner JA, Carrington R, Flanagan A. A prospective, randomised study comparing two techniques of autologous chondrocyte implantation for osteochondral defects in the knee: periosteum covered versus type I/III collagen covered. *Knee.* 2006;13(3):203–210.

36. Bartlett W, Skinner JA, Gooding CR, et al. Autologous chondrocyte implantation versus matrix-induced autologous chondrocyte implantation for osteochondral defects of the knee: a prospective, randomised study. *J Bone Joint Surg Br.* 2005;87(5):640–645.

37. Knutsen G, Engebretsen L, Ludvigsen TC, et al. Autologous chondrocyte implantation compared with microfracture in the knee. A randomized trial. *J Bone Joint Surg Am.* 2004;86-A(3):455–464.

38. Micheli LJ, Browne JE, Erggelet C, et al. Autologous chondrocyte implantation of the knee: multicenter experience and minimum 3-year follow-up. *Clin J Sport Med.* 2001;11(4):223–228.

39. Hangody L, Fules P. Autologous osteochondral mosaicplasty for the treatment of full-thickness defects of weight-bearing joints: ten years of experimental and clinical experience. *J Bone Joint Surg Am.* 2003;85-A Suppl 2:25–32.

40. Gudas R, Kalesinskas RJ, Kimtys V, et al. A prospective randomized clinical study of mosaic osteochondral autologous transplantation versus microfracture for the treatment of osteochondral defects in the knee joint in young athletes. *Arthroscopy.* 2005;21(9):1066–1075.

41. Gross AE, Shasha N, Aubin P. Long-term followup of the use of fresh osteochondral allografts for posttraumatic knee defects. *Clin Orthop Relat Res.* 2005;435:79–87.

42. Gortz S, Bugbee WD. Allografts in articular cartilage repair. *Instr Course Lect.* 2007;56:469–481.

43. Jakobsen RB, Engebretsen L. *An analysis of the quality of cartilage repair studies - an update, in ISAKOS Current Concepts Winter 2007.* ISAKOS; 2007.

44. Jakobsen RB, Engebretsen L, Slauterbeck JR. An analysis of the quality of cartilage repair studies. *J Bone Joint Surg Am.* 2005;87(10):2232–2239.

45. Minas T, Bryant T. The role of autologous chondrocyte implantation in the patellofemoral joint. *Clin Orthop Relat Res.* 2005;436:30–39.

46. Minas T, Ogura T, Headrick J, Bryant T. Autologous chondrocyte implantation "sandwich" technique compared with autologous bone grafting for deep osteo-chondral lesions in the knee. *Am J Sports Med.* 2018;46(2):322–332.

47. Ogura T, Merkely G, Bryant T, Winalski CS, Minas T. Autologous chondrocyte implantation "segmental-sandwich" technique for deep osteochondral defects in the knee: clinical outcomes and correlation with magnetic resonance imaging findings. *Orthop J Sports Med.* 2019;7(5): 2325967119847173.

48. Brittberg M, Recker D, Ilgenfritz J, Saris DBG, Group SES. Matrix-applied characterized autologous cultured chondrocytes versus microfracture: five-year follow-up of a prospective randomized trial. *Am J Sports Med.* 2018;46(6):1343–1351.

49. Volz M, Schaumburger J, Frick H, Grifka J, Anders S. A randomized controlled trial demonstrating sustained benefit of autologous matrix-induced chondrogenesis over microfracture at five years. *Int Orthop.* 2017;41(4):797–804.

50. Knutsen G, Drogset JO, Engebretsen L, et al. A randomized multicenter trial comparing autologous chondrocyte implantation with microfracture: long-term follow-up at 14 to 15 years. *J Bone Joint Surg Am.* 2016;98(16):1332–1339.

51. Clave A, Potel JF, Servien E, Neyret P, Dubrana F, Stindel E. Third-generation autologous chondrocyte implantation versus mosaicplasty for knee cartilage injury: 2-year randomized trial. *J Orthop Res.* 2016;34(4):658–665.

52. Shive MS, Stanish WD, McCormack R, et al. BST-CarGel(R) treatment maintains cartilage repair superiority over microfracture at 5 years in a multicenter randomized controlled trial. *Cartilage.* 2015;6(2):62–72.

53. Bentley G, Biant LC, Vijayan S, Macmull S, Skinner JA, Carrington RW. Minimum ten-year results of a prospective randomised study of autologous chondrocyte implantation versus mosaicplasty for symptomatic articular cartilage lesions of the knee. *J Bone Joint Surg Br.* 2012;94(4):504–509.

54. Crawford DC, DeBerardino TM, Williams 3rd RJ. NeoCart, an autologous cartilage tissue implant, compared with microfracture for treatment of distal femoral cartilage lesions: an FDA phase-II prospective, randomized clinical trial after two years. *J Bone Joint Surg Am.* 2012;94(11):979–989.

55. Niethammer TR, Loitzsch A, Horng A, et al. Graft hypertrophy after third-generation autologous chondrocyte implantation has no correlation with reduced cartilage quality: matched-pair analysis using T2-weighted mapping. *Am J Sports Med.* 2018;46(10):2414–2421.

56. Ebert JR, Schneider A, Fallon M, Wood DJ, Janes GC. A comparison of 2-year outcomes in patients undergoing tibiofemoral or patellofemoral matrix-induced autologous chondrocyte implantation. *Am J Sports Med.* 2017;45(14):3243–3253.

57. Niethammer TR, Holzgruber M, Gulecyuz MF, Weber P, Pietschmann MF, Muller PE. Matrix based autologous chondrocyte implantation in children and adolescents: a match paired analysis in a follow-up over three years post-operation. *Int Orthop.* 2017;41(2):343–350.

58. Lopez-Alcorocho JM, Aboli L, Guillen Viciente I, et al. Cartilage defect treatment using high-density autologous chondrocyte implantation: two-year follow-up. *Cartilage.* 2018;9(4):363–369.

59. Siebold R, Suezer F, Schmitt B, Trattnig S, Essig M. Good clinical and MRI outcome after arthroscopic autologous chondrocyte implantation for cartilage repair in the knee. *Knee Surg Sports Traumatol Arthrosc.* 2018;26(3):831–839.

60. Anderson DE, Williams RJ 3rd, DeBerardino TM, et al. Magnetic resonance imaging characterization and clinical outcomes after neocart surgical therapy as a primary reparative treatment for knee cartilage injuries. *Am J Sports Med.* 2017;45(4):875–883.

61. Ogura T, Mosier BA, Bryant T, Minas T. A 20-year follow-up after first-generation autologous chondrocyte implantation. *Am J Sports Med.* 2017;45(12):2751–2761.

62. Minas T, Von Keudell A, Bryant T, Gomoll AH. The John Insall Award: A minimum 10-year outcome study of autologous chondrocyte implantation. *Clin Orthop Relat Res.* 2014;472(1):41–51.

第5章

生物制剂在软骨修复和早期骨关节炎领域的临床前证据

引言

　　许多生物制剂已经在体外和临床前动物模型中进行了验证，并显示出进行软骨修复或治疗骨关节炎（osteoarthritis，OA）的重要前景。虽然越来越多的临床前和临床证据表明某些生物制剂可用于关节疾病的治疗，但每种生物制剂的数据都应根据药物的应用部位和应用方式进行权衡或调整。在实验室中，将生物制剂作用于从天然基质环境中分离的软骨细胞以评价其效果的情况较为多见。类似地，在软骨修复或OA动物模型中，评价结果更多只关注关节软骨表面的修复情况。尽管软骨细胞和软骨的稳态非常重要，但需要注意，这些生物制剂除了对软骨细胞有显著影响外，还会对整个关节产生影响，包括滑膜、半月板以及任何暴露的软骨下骨和关节内的韧带。此外，只有当关节具有机械稳定性和对线理想时，这些生物制剂介导的软骨形成或软骨保护作用才可发挥作用。

　　生物制剂通常指基于生长因子的治疗剂和（或）含有间充质干细胞（mesenchymal stromal cells，MSCs）的干细胞疗法。尽管最近我们对MSCs产生的外泌体在局部发挥的免疫反应、抗炎和再生作用有所认识，但这些作用的确切分子机制尚待阐明。同理，我们几乎不可能完全明确自体生物制剂中全部生长因子的精确机制。因为这些生物制剂是包含生长因子、促炎和抗炎细胞因子以及趋化因子的混合物。这些因子对局部细胞发挥直接和间接的作用，从而实现组织修复。因此，这种生物活性因子混合物会对关节相关疾病产生多方面影响。

　　通过将生物制剂与生物力学相结合，以及对疾病发生、发展阶段和患者生理原因的理解，我们可以为患者提供更好的综合性干预措施。当前的研究会帮助患者制订个性化的治疗方案，包括针对特定疾病阶段的最佳剂量和干预时机。

富血小板血浆

　　富血小板血浆（platelet-rich plasma，PRP）是自体血浆，含有比初始血样更多的血小板。生长因子如血小板衍生生长因子（platelet-derived growth factor，PDGF）、转化生长因子-β（transforming growth factor-β，TGF-β）、血管内皮生长因子（vascular endothelial growth factor，VEGF）以及血小板α颗粒内的其他生长因子通常被认为与PRP的合成代谢和修复作用有关。PRP内白细胞（淋巴细胞、粒细胞和单核细胞）也很丰富，通常与PRP的分解代谢或促炎作用有关。考虑到PRP内还含有红细胞和1500多种蛋白质，这种"生长因子=好，白细胞=坏"的范式过于简单。尽管如此，PRP的分类方法仍然参考血小板和白细胞的浓度。

市场上有许多生产 PRP 的商业设备以及若干种 PRP 分类系统,从而导致 PRP 缺乏标准化的分类和治疗方案。从广义上讲,PRP 制剂可分为富白细胞 PRP(leukocyte-rich-PRP, LR-PRP)、贫白细胞 PRP(leukocyte-poor-PRP, LP-PRP)以及富含血小板的纤维蛋白(platelet-rich fibrin, PRF)。为了回答针对每种骨骼肌肉系统疾病所需 PRP(LP 或 LR)的剂量、时间点和类型等重要且普遍的临床问题,基础、临床前以及临床研究领域的研究者分析并报告研究中所使用的 PRP 含量至关重要。PRP 含量可以通过机器自动计数,也可以使用准确且便捷的人工涂片计数完成。

一旦给药,PRP 内的细胞和可溶性成分,包括生长因子、趋化因子和细胞因子,将对局部组织、细胞产生直接和间接的影响。尽管注射的目的可能是治疗局部软骨缺损或促进前交叉韧带修复,但应该注意的是,任何注射都将对关节内所有组织产生影响,包括滑膜、软骨、半月板、软骨下骨以及关节周围或关节内的结构。PRP 的生长因子将直接影响局部成纤维细胞、内皮细胞和软骨细胞,促进细胞增殖、血管生成、Ⅰ型和Ⅱ型胶原合成、细胞外基质形成、细胞迁移等,并可招募包括 MSCs 和巨噬细胞在内的细胞(图 5.1)。这些作用有助于减轻炎症和疼痛、恢复关节内稳态。

生长因子相关信号通路有正反馈和负反馈两种机制,这两种机制对于其活性的调节均至关重要。有关骨骼肌肉系统的体外研究表明,PRP 也存在负反馈回路,对基质合成存在平台期效应,一旦超过平台期,进一步增加血小板浓度也不能产生额外的益处。PRP 的最佳对数剂量 - 反应曲线尚不清楚,但关节腔内多次注射 PRP 很有可能无法对关节内稳态产生持续性的益处。

富含白细胞的 PRP 常归为一类,其存在与体外

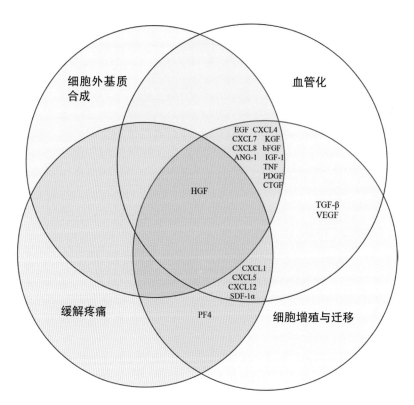

• **图 5.1** 用于软骨修复或骨关节炎治疗的生物制剂中的生物活性因子对靶器官具有叠加的治疗作用。生物活性因子包括:表皮生长因子(epidermal growth factor, EGF)、趋化因子配体(chemokine ligand, CXCL)、角质细胞生长因子(keratinocyte growth factor, KGF)、碱性成纤维细胞生长因子(basic fibroblast growth factor, bFGF)、血管生成素 1(angiopoietin 1, ANG-1)、胰岛素样生长因子(insulin-like growth factor, IGF-1)、肿瘤坏死因子(tumor necrosis factor, TNF)、血小板衍生生长因子(platelet-derived growth factor, PDGF)、结缔组织生长因子(connective tissue growth factor, CTGF)、肝细胞生长因子(hepatocyte growth factor, HGF)、转化生长因子 β(transforming growth factor beta, TGF-β)、血管内皮生长因子(vascular endothelial growth factor, VEGF)、基质衍生因子 1α(stromal derived factor 1α, SDF-1α)、血小板因子 4(platelet factor 4, PF4)

和体内的结果呈负相关。然而，大量证据表明，正是中性粒细胞赋予了 PRP 促炎和参与分解代谢的特征。有研究显示，中性粒细胞的浓度与分解代谢细胞因子 IL-1 和 MMP-9 相关。相反，单核细胞在 PRP 中似乎更有益。外周血单核细胞根据其表型和功能特点分为 3 个亚群，这些细胞的异质性和表型可塑性对若干种疾病都有影响。尽管尚未研究单核细胞亚群与 PRP 的关系，但富单核细胞的 PRP 可以使用两个系统来制备：Arthrex Angel 制备系统（Arthrex Inc., Naples, FL）和 EmCyte PurePRP 制备系统（EmCyte Corp., Fort Myers, FL）。在这两个制备系统中，白细胞中的单核细胞被富集，而中性粒细胞的浓度相对降低。未来基础和临床研究将进一步指导制备系统的研发，使其能够根据不同供体和患者特点生产个性化 PRP。

我们需要明确与 PRP 治疗相关的患者和供体因素。了解这些因素可能与定义或标准化 PRP 进而实现预期治疗效果的目的同等重要。患者对治疗的反应表现与患者本身的供者因素和自身疾病状态有关（表 5.1）。最近，通过对供者生理学特征的研究，已经确定了几个与 PRP 质量有关的变量，这些变量与目标疾病状态无关。据报道，PRP 中生长因子的浓度受到阿司匹林、萘普生、抗血小板药物、糖尿病、年龄以及女性（相对于男性）的影响。年龄增加与 PRP 中促炎因子 IL-1β 和 TNF-α 的升高有关。另一项研究则表明，年龄（而非性别）与 PRP 中的生长因子浓度呈负相关。相反，在一次高强度运动后，PRP 中血小板和 TGF-β 的浓度可以增加，而红细胞和白细胞的浓度均不受影响。还有一些其他尚未确定的供者因素，同样能够改变 PRP 的生物学效应。有研究报道，老年膝

骨关节炎患者来源的 PRP 会抑制软骨细胞的基质合成，并可在体外促进巨噬细胞炎症反应，而与炎症介质 IL-1β 和 TNF-α 或者生长因子 IGF-1 或 TGF-β1 的浓度无关。这项研究表明，来自 OA 患者的自体 PRP 可能会加重疾病进程。但应注意的是，本研究中的 OA 患者为晚期 OA，并且 PRP 是在膝关节置换时制备的，这可能无法反映大多数的临床情境。

尽管有足够多的证据表明，PRP 是治疗 OA 的有效方法，但为了提高 PRP 恢复关节内稳态的能力，基础和临床前研究仍需要继续深入。而不应该只研究 PRP 内的细胞因子和常见生长因子。需要进一步细化供者相关因素，包括单核细胞亚型以及其他反映患者生理状况的因素，以便在应用前明确 PRP 生物制剂的质量。

间充质干细胞

间充质干细胞（MSCs）广泛存在于成人的骨髓、脂肪、外周血等组织以及羊水、羊膜等新生儿组织中。大量基础和临床研究已经对扩增培养的 MSCs 以及原位的 MSCs，如微粉化脂肪组织和骨髓抽吸浓缩物，进行了广泛研究以用于自体和异体组织修复。最初认为 MSCs 的益处是其先分化为功能细胞，然后通过移植使受损组织再生。虽然 MSCs 在体外可以分化为各种细胞类型，包括软骨细胞，但其软骨形成能力尚未在体内得到验证。因此，研究人员将注意力转向了 MSCs 的旁分泌作用，以了解其作用机制。自 20 世纪 70 年代以来，研究人员就已经在实验室中观察到了造血干细胞的这种旁分泌作用，目前已被认为是 MSCs 的作用机制。MSCs 通过分泌免疫调节相关细胞因子和趋化因子（统称为分泌组）发挥旁分泌修复作用。外泌体通过促进单核细胞 / 巨噬细胞、树突状细胞、T 细胞、B 细胞和自然杀伤细胞的功能变化，最终发挥免疫调节、内源性 MSCs 招募和血管生成的作用（图 5.2A）。例如，MSCs 分泌的白介素 1 受体拮抗蛋白（IL-1RA，IRAP）是 MSCs 外泌体的一部分，其能够促进巨噬细胞向 M2 型极化，从而具有抗炎和组织修复作用（图 5.2B）。另一种 MSCs 介导的免疫调节机制是通过 M1 单核细胞吞噬 MSCs，从而促进细胞分化为 M2 型单核细胞（图 5.2C）。尽管这是对巨噬细胞极化过程的过度简化，但 M1/M2 单核细胞比例以及单核细胞和巨噬细胞的活化状态在许多疾病中发挥作用，并且与 OA 疾病的严重程度密切

表 5.1	影响富血小板血浆特征的供体变量	
供体变量	对 PRP 质量的影响（+，-，ND）	参考文献
年龄	-	Taniguchi, O'Donnell, Tian
性别	无影响	Taniguchi, Anz
	-	Xiong
运动	+	Baria
阿司匹林、萘普生、抗血小板药物	-	Jayaram, Mannava, Tian
终末期骨关节炎	-	O'Donnell
糖尿病	-	Tian

相关。激活或预激细胞可增强 MSCs 的旁分泌功能。MSCs 在体内受到局部干细胞原位的信号刺激后能够发生自然激活，也可以通过体外激活细胞，从而优化形成用于治疗特定疾病的 MSCs 外泌体。

在临床研究中，以骨髓和脂肪组织为来源的 MSCs 因其易获得性而成为最常用的 MSCs 治疗工具。其在促进局灶性软骨缺损修复和改变 OA 关节内稳态方面取得了良好的效果。当 MSCs 外泌体能够做到商业化并用于临床治疗时，它将具有独特的优势，即作为一种现成的产品，既可以发挥 MSCs 的旁分泌作用，又不会受目前 PRP 和骨髓抽吸浓缩液（bone marrow aspirate concentrate, BMC）局限性的影响。

作为药剂的外泌体或间充质干细胞的细胞外囊泡

MSCs 的旁分泌作用是由其分泌的物质所介导的，统称为外泌体。外泌体由许多趋化因子、细胞因子、生长因子和细胞外囊泡（extracellular vesicles, EV）组成（图 5.2B）。MSCs 的细胞外囊泡（mesenchymal stromal cell-extracellular vesicles, MSC-EV）内的物质被认为赋予了 MSCs 旁分泌和免疫调节作用。MSC-EV 可以促进 M1 型巨噬细胞极化成具有修复作用的 M2 表型。不管是分离的 MSC-EV 还是骨髓或脂肪来源 MSCs 的未分离外泌体，在体外和啮齿类动物的 OA 模型中都被证明有效。尽管外泌体或 MSC-EV 相关产品还没有获得监管部门的批准，但与所讨论的其他生物制剂相比，这种生物制剂可以实现批量生产，且不会受到患者或供者混杂因素的影响。

微粉化脂肪组织

微粉化脂肪组织（micronized adipose tissue, MAT）或脂肪微粒是一种生物制剂，可将 MSCs 保留在其天然原位中，并已用于治疗包括软骨缺损和 OA 在内的多种骨骼肌肉损伤。自体吸脂材料在去除血液和脂肪残留物的同时被机械分解成细胞团。产品中保留了几种细胞类型，包括 MSCs、内皮细胞和外周细胞。与 MSCs 类似，这些细胞分泌许多生物活性因子，有利

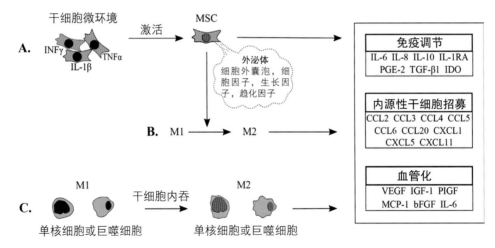

• 图 5.2 所涉及的三种间充质干细胞介导的作用机制，最终导致免疫调节、内源性干细胞招募和血管生成。（A）MSCs 在其驻留的组织原位中被激活并产生含有细胞外囊泡、生长因子、趋化因子和细胞因子的外泌体。（B）外泌体促进促炎性 M1 型单核细胞 / 巨噬细胞极化为修复性 M2 型巨噬细胞 / 单核细胞。（C）吞噬性 M1 型单核细胞或巨噬细胞吞噬 MSCs 并极化为修复性 M2 型单核细胞 / 巨噬细胞。MSCs- 分泌组中的生物活性因子：干扰素 γ（interferon gamma, INFγ）、白细胞介素 1β（interleukin-1 beta, IL-1β）、肿瘤坏死因子 α（tumor necrosis actor alpha, TNFα）、间充质干细胞（mesenchymal stromal cell, MSCs）、细胞外囊泡（extracellular vesicles, EV）、白细胞介素 6（interleukin-6, IL-6）、前列腺素 E2（prostaglandin E2, PGE-2）、白细胞介素 1 受体拮抗蛋白（interleukin-1 receptor antagonist protein, IL-1RA）、吲哚胺 2, 3- 双加氧酶（indoleamine 2, 3-dioxygenase, IDO）、趋化因子配体（chemokine ligand, CCL）、血管内皮生长因子（vascular endothelial growth factor, VEGF）、胰岛素样生长因子（insulin-like growth factor, IGF-1）、胎盘生长因子（placental growth factor, PIGF）、单核细胞趋化蛋白 1（monocyte chemoattractant protein-1, MCP-1）、碱性成纤维细胞生长因子（basic fibroblast growth factor, bFGF）

于血管生成、免疫调节、炎症抑制以及组织修复。在大鼠软骨缺损模型中，MAT 治疗组的 ICRS 组织学评分结果与盐水治疗组相比没有差异。这表明 MAT 可能更适合治疗 OA，而不是软骨修复。尽管目前没有对 MAT 进行研究，但它可能与其他基于 MSCs 的自体生物制剂类似。解决供者相关因素，如年龄、体重指数和心血管疾病，仍是 MAT 疗法获得成功的挑战。

骨髓抽吸浓缩液

骨髓抽吸浓缩液（bone marrow aspirate concentrate, BMC）已用于软骨修复的辅助剂和 OA 的关节内注射剂。与其他生物制剂相比，BMC 含有 MSCs 以及大量与 PRP 类似但不同于 PRP 的生物活性因子，包括生长因子、趋化因子和细胞因子。值得注意的是，BMC 中的 IL-1RA 浓度明显高于其他生物制剂。体外以及临床前和临床研究证实，IL-1RA 可以通过竞争性结合或抑制促炎细胞因子 IL-1 来改变 OA 的疾病过程。此外，如前所述，MSCs 分泌的 IL-1RA 能够促进巨噬细胞从 M1 型转变为修复性 M2 型（图 5.2B），从而使得 BMC 在机制上较其他生物制剂更为独特。

MSCs 在 BMC 中的浓度很低，因此很难准确量化。只有一篇文献提到使用流式细胞仪通过细胞表面标记物对 MSCs 进行了鉴定。据报道，有一种针对 CD45 低表达而 CD27 高表达细胞的更简化的流式细胞术方案，可作为 MSCs 的定量方案。在实验室更容易开展集落形成单位（colony-forming unit, CFU）试验，并且这项实验已经被用作 BMC 中 MSCs 的替代标记，但在 BMC 中 CFU 和 MSCs 之间没有明显的相关性。尽管 BMC 内 MSCs 数量经常被认为是 BMC 在骨科生物制剂中的一个问题，但是目前还没有研究表明，用于软骨修复或 OA 治疗的 MSCs 的最佳剂量。人们已经认识到 MSCs 具有免疫调节功能，且 MSCs 外泌体和 BMC 均可以招募 MSCs。BMC 中 MSCs 的某些数据可能并不会对结果产生主要影响。相对于关注软骨修复的质量，我们更应该关注供体与供体之间以及不同部位之间来源 BMC 的差异。

羊膜及其他新生儿组织衍生产品

在骨骼肌肉系统中，许多与新生儿相关的组织被广泛使用，包括来自羊水、羊膜、脐带及其复合组织的产品。与其他生物制剂类似，它们含有数百种有益的蛋白质，但在低浓度下几乎不含生长因子。此外，迄今为止，尚未在所研究的产品中发现干细胞。在体外研究中，研究者使用经 IL-1β 刺激的软骨和滑膜证实，羊水具有与皮质类固醇类似的抗炎作用。在大鼠 OA 模型中，研究者探究了羊膜悬液同种异体移植物的疗效。羊膜制剂治疗后，关节中 IL-10 浓度升高、疼痛减轻，但关节的组织学特征没有发生变化。一项研究使用大鼠 OA 模型证实，羊膜 / 绒毛膜制剂可以延缓 OA 的进展。这些研究表明，羊膜悬液可能有助于降低 OA 发病率，但无法改变疾病进程。

结论

毫无疑问，基础研究证据表明，生物制剂在局灶性软骨缺损和早期 OA 方面有积极作用。在临床研究中，无法将基础研究证据线性地转化为高质量的临床证据。但是，越来越多的临床研究支持使用生物制剂。更为重要的是，这些临床研究认为这些生物制剂具有较高的安全性。

由于干细胞诊所能够为关节疾病提供治疗并获得经济利益，因此骨科医生应该向患者提供循证医学建议。目前，这种证据既存在于基础研究中，也存在于临床研究中。产业界、转化科学家以及临床实践者之间的合作，对于使用合适的生物制剂推广临床应用，并指导未来临床实践指南的制定至关重要。当然，对于这个不断扩张的行业也需要监管。未来如果可以获得更好疗效的软骨生物制剂将是令人兴奋的结局。

参考文献

1. Filardo G, Previtali D, Napoli F, Candrian C, Zaffagnini S, Grassi A. PRP injections for the treatment of knee osteoarthritis: a meta-analysis of randomized controlled trials [published online June 19, 2020]. *Cartilage*. 2020. doi:10.1177/1947603520931170.
2. Dai WL, Zhou AG, Zhang H, Zhang J. Efficacy of platelet-rich plasma in the treatment of knee osteoarthritis: a meta-analysis of randomized controlled trials. *Arthroscopy*. 2017;33(3):659–670.
3. Sundman EA, Cole BJ, Karas V, et al. The anti-inflammatory and matrix restorative mechanisms of platelet-rich plasma in osteoarthritis. *Am J Sports Med*. 2014;42(1)
4. Boswell SG, Cole BJ, Sundman EA, Karas V, Fortier LA. Platelet-rich plasma: a milieu of bioactive factors. *Arthroscopy*. 2012;28(3):429–439.
5. Kon E, Di Matteo B, Delgado D, et al. Platelet-rich plasma for the treatment of knee osteoarthritis: an expert opinion and proposal for a novel classification and coding system. *Expert Opin Biol Ther*. 2020;20(12):1447–1460.

6. Rossi LA, Murray IR, Chu CR, Muschler GF, Rodeo SA, Piuzzi NS. Classification systems for platelet-rich plasma. *Bone Joint J.* 2019;101-B(8):891–896.

7. Dohan Ehrenfest DM, Rasmusson L, Albrektsson T. Classification of platelet concentrates: from pure platelet-rich plasma (P-PRP) to leucocyte- and platelet-rich fibrin (L-PRF). *Trends Biotechnol.* 2009;27(3):158–167.

8. Wilson BH, Cole BJ, Goodale MB, Fortier LA. Short-term storage of platelet-rich plasma at room temperature does not affect growth factor or catabolic cytokine concentration. *Am J Orthop (Belle Mead NJ).* 2018;47(4). doi:10.12788/ajo.2018.0022.

9. Everts P, Onishi K, Jayaram P, Lana JF, Mautner K. Platelet-rich plasma: new performance understandings and therapeutic considerations in 2020. *Int J Mol Sci.* 2020;21(20):1–36.

10. Holmes HL, Wilson B, Goerger JP, et al. Facilitated recruitment of mesenchymal stromal cells by bone marrow concentrate and platelet rich plasma [published online March 22, 2018]. *PLoS One.* 2018;13(3). doi:10.1371/journal.pone.0194567.

11. Blair P, Flaumenhaft R. Platelet α-granules: basic biology and clinical correlates. *Blood Rev.* 2009;23(4):177–189.

12. Nishio H, Saita Y, Kobayashi Y, et al. Platelet-rich plasma promotes recruitment of macrophages in the process of tendon healing. *Regen Ther.* 2020;14:262–270.

13. Miyazono K. Positive and negative regulation of TGF-β signaling. *J Cell Sci.* 2000;113(7):1101–1109.

14. Coleman SJ, Bruce C, Chioni AM, Kocher HM, Grose RP. The ins and outs of fibroblast growth factor receptor signalling. *Clin Sci.* 2014;127(4):217–231.

15. Karaman S, Leppänen VM, Alitalo K. Vascular endothelial growth factor signaling in development and disease. [published online July 20, 2018]. *Development.* 2018;145(14). doi:10.1242/dev.151019.

16. Boswell SG, Schnabel LV, Mohammed HO, Sundman EA, Minas T, Fortier LA. Increasing platelet concentrations in leukocyte-reduced platelet-rich plasma decrease collagen gene synthesis in tendons. *Am J Sports Med.* 2014;42(1):42–49.

17. McCarrel T, Fortier L. Temporal growth factor release from platelet-rich plasma, trehalose lyophilized platelets, and bone marrow aspirate and their effect on tendon and ligament gene expression. *J Orthop Res.* 2009;27(8):1033–1042.

18. Pifer MA, Maerz T, Baker KC, Anderson K. Matrix metalloproteinase content and activity in low-platelet, low-leukocyte and high-platelet, high-leukocyte platelet rich plasma (PRP) and the biologic response to PRP by human ligament fibroblasts. *Am J Sports Med.* 2014;42(5):1211–1218.

19. Assirelli E, Filardo G, Mariani E, et al. Effect of two different preparations of platelet-rich plasma on synoviocytes. *Knee Surg Sports Traumatol Arthrosc.* 2015;23(9):2690–2703.

20. Dragoo JL, Braun HJ, Durham JL, et al. Comparison of the acute inflammatory response of two commercial platelet-rich plasma systems in healthy rabbit tendons. *Am J Sports Med.* 2012;40(6):1274–1281.

21. Sundman EA, Cole BJ, Fortier LA. Growth factor and catabolic cytokine concentrations are influenced by the cellular composition of platelet-rich plasma. *Am J Sports Med.* 2011;39(10):2135–2140.

22. Oudelaar BW, Peerbooms JC, Huis In 't Veld R, Vochteloo AJH. Concentrations of blood components in commercial platelet-rich plasma separation systems: a review of the literature. *Am J Sports Med.* 2019;47(2):479–487.

23. Yoshida R, Murray MM. Peripheral blood mononuclear cells enhance the anabolic effects of platelet-rich plasma on anterior cruciate ligament fibroblasts. *J Orthop Res.* 2013;31(1):29–34.

24. Lana JF, Huber SC, Purita J, et al. Leukocyte-rich PRP versus leukocyte-poor PRP - the role of monocyte/macrophage function in the healing cascade. *J Clin Orthop Trauma.* 2019;10(Suppl 1):S7–S12.

25. Kapellos TS, Bonaguro L, Gemünd I, et al. Human monocyte subsets and phenotypes in major chronic inflammatory diseases. *Front Immunol.* 2019;10(Aug):2035. doi:10.3389/fimmu.2019.02035.

26. Wong KL, Yeap WH, Tai JJY, Ong SM, Dang TM, Wong SC. The three human monocyte subsets: implications for health and disease. *Immunol Res.* 2012;53(1-3):41–57.

27. Jayaram P, Yeh P, Patel SJ, et al. Effects of aspirin on growth factor release from freshly isolated leukocyte-rich platelet-rich plasma in healthy men: a prospective fixed-sequence controlled laboratory study. *Am J Sports Med.* 2019;47(5):1223–1229.

28. Taniguchi Y, Yoshioka T, Sugaya H, et al. Growth factor levels in leukocyte-poor platelet-rich plasma and correlations with donor age, gender, and platelets in the Japanese population. *J Exp Orthop.* 2019;6(1). doi:10.1186/s40634-019-0175-7.

29. Mannava S, Whitney KE, Kennedy MI, et al. The influence of naproxen on biological factors in leukocyte-rich platelet-rich plasma: a prospective comparative study. *Arthroscopy.* 2019;35(1):201–210.

30. O'Donnell C, Migliore E, Grandi FC, et al. Platelet-rich plasma (prp) from older males with knee osteoarthritis depresses chondrocyte metabolism and upregulates inflammation. *J Orthop Res.* 2019;37(8):1760–1770.

31. Tian J, Lei XX, Xuan L, Tang JB, Cheng B. The effects of aging, diabetes mellitus, and antiplatelet drugs on growth factors and anti-aging proteins in platelet-rich plasma. *Platelets.* 2019;30(6):773–792.

32. Baria MR, Miller MM, Borchers J, et al. High intensity interval exercise increases platelet and transforming growth factor-β yield in platelet-rich plasma. *PM R.* 2020;12(12):1244–1250.

33. Anz AW, Parsa RS, Romero-Creel MF, et al. Exercise-mobilized platelet-rich plasma: short-term exercise increases stem cell and platelet concentrations in platelet-rich plasma. *Arthroscopy.* 2019;35(1):192–200.

34. Fortier LA, Lintz M. Basic science of resident stem cells. *Oper Tech Sports Med.* 2020;28(4):150776.

35. Dexter TM, Wright EG, Krizsa F, Lajtha L. Regulation of haemopoietic stem cell proliferation in long term bone marrow cultures. *Biomedicine.* 1977;27(9-10):344–349.

36. Luz-Crawford P, Djouad F, Toupet K, et al. Mesenchymal stem cell-derived interleukin 1 receptor antagonist promotes macrophage polarization and inhibits B cell differentiation. *Stem Cells.* 2016;34(2):483–492.

37. Cassano JM, Schnabel LV, Goodale MB, Fortier LA. Inflammatory licensed equine MSCs are chondroprotective and exhibit enhanced immunomodulation in an inflammatory environment. *Stem Cell Res Ther.* 2018;9(1):82.

38. Cassano JM, Schnabel LV, Goodale MB, Fortier LA. The immunomodulatory function of equine MSCs is enhanced by priming through an inflammatory microenvironment or TLR3 ligand. *Vet Immunol Immunopathol.* 2018:195.

39. Kadle RL, Abdou SA, Villarreal-Ponce AP, et al. Micro-environmental cues enhance mesenchymal stem cell-mediated immunomodulation and regulatory T-cell expansion [published online March 7, 2018]. Camussi G, ed. *PLoS One.* 2018;13(3):e0193178. doi:10.1371/journal.pone.0193178.

40. Nooshabadi VT, Mardpour S, Yousefi-Ahmadipour A, et al. The extracellular vesicles-derived from mesenchymal stromal cells: a new therapeutic option in regenerative medicine. *J Cell Biochem*. 2018;119(10):8048–8073.

41. Wang J, Xia J, Huang R, et al. Mesenchymal stem cell-derived extracellular vesicles alter disease outcomes via endorsement of macrophage polarization. *Stem Cell Res Ther*. 2020;11(1):424.

42. Khatab S, van Osch GJVM, Kops N, et al. Mesenchymal stem cell secretome reduces pain and prevents cartilage damage in a murine osteoarthritis model. *Eur Cell Mater*. 2018;36:218–230.

43. Wang J, Cen P, Chen J, et al. Role of mesenchymal stem cells, their derived factors, and extracellular vesicles in liver failure. *Stem Cell Res Ther*. 2017;8(1):137.

44. Giannasi C, Niada S, Magagnotti C, Ragni E, Andolfo A, Brini AT, Comparison of two ASC-derived therapeutics in an in vitro OA model: secretome versus extracellular vesicles. *Stem Cell Res Ther*. 2020;11(1):521.

45. Ijsselsteijn ME, van der Breggen R, Sarasqueta AF, Koning F, de Miranda NFCC. A 40-marker panel for high dimensional characterization of cancer immune microenvironments by imaging mass cytometry. *Front Immunol*. 2019;10(Oct):2534 .doi:10.3389/fimmu.2019.02534.

46. Shimozono Y, Fortier LA, Brown D, Kennedy JG. Adipose-based therapies for knee pain—fat or fiction. *J Knee Surg*. 2019;32(1):55–64.

47. Schroeder A, Rubin JP, Kokai L, Sowa G, Chen J, Onishi K. Use of adipose-derived orthobiologics for musculoskeletal injuries: a narrative review. *PM R*. 2020;12(8):805–816.

48. Bianchi F, Maioli M, Leonardi E, et al. A new nonenzymatic method and device to obtain a fat tissue derivative highly enriched in pericyte-like elements by mild mechanical forces from human lipoaspirates. *Cell Transplant*. 2013;22(11):2063–2077.

49. Crisan M, Corselli M, Chen WCW, Péault B. Perivascular cells for regenerative medicine. *J Cell Mol Med*. 2012;16(12):2851–2860.

50. Ceserani V, Ferri A, Berenzi A, et al. Angiogenic and anti-inflammatory properties of micro-fragmented fat tissue and its derived mesenchymal stromal cells. *Vasc Cell*. 2016;8(1):3.

51. Polancec D, Zenic L, Hudetz D, et al. Immunophenotyping of a stromal vascular fraction from microfragmented lipoaspirate used in osteoarthritis cartilage treatment and its lipoaspirate counterpart. *Genes (Basel)*. 2019;10(6):474.

52. Xu P, Yang X. The efficacy and safety of mesenchymal stem cell transplantation for spinal cord injury patients: a meta-analysis and systematic review. *Cell Transplant*. 2019;28(1):36–46.

53. Mastrolia I, Foppiani EM, Murgia A, et al. Challenges in clinical development of mesenchymal stromal/stem cells: concise review. *Stem Cells Transl Med*. 2019;8(11):1135–1148.

54. Kim GB, Seo MS, Park WT, Lee GW. Bone marrow aspirate concentrate: its uses in osteoarthritis. *Int J Mol Sci*. 2020;21(9):3224.

55. Chahla J, Dean CS, Moatshe G, Pascual-Garrido C, Serra Cruz R, LaPrade RF. Concentrated bone marrow aspirate for the treatment of chondral injuries and osteoarthritis of the knee: a systematic review of outcomes. *Orthop J Sports Med*. 2016;4(1). doi:10.1177/2325967115625481.

56. Cassano JM, Kennedy JG, Ross KA, Fraser EJ, Goodale MB, Fortier LA. Bone marrow concentrate and platelet-rich plasma differ in cell distribution and interleukin 1 receptor antagonist protein concentration. *Knee Surg Sports Traumatol Arthrosc*. 2018;26(1):333–342.

57. Ziegler CG, Van Sloun R, Gonzalez S, et al. Characterization of growth factors, cytokines, and chemokines in bone marrow concentrate and platelet-rich plasma: a prospective analysis. *Am J Sports Med*. 2019;47(9):2174–2187.

58. Dinarello CA. The IL-1 family of cytokines and receptors in rheumatic diseases. *Nat Rev Rheumatol*. 2019;15(10):612–632.

59. Wells K, Klein M, Hurwitz N, et al. Cellular and clinical analyses of autologous bone marrow aspirate injectate for knee osteoarthritis: a pilot study. *PM R*. 2021;13(4):387–396.

60. El-Jawhari JJ, Cuthbert R, McGonagle D, Jones E, Giannoudis PV. The CD45^{low} CD271^{high} cell prevalence in bone marrow samples may provide a useful measurement of the bone marrow quality for cartilage and bone regenerative therapy. *J Bone Joint Surg Am*. 2017;99(15):1305–1313.

61. Schäfer R, Debaun MR, Fleck E, et al. Quantitation of progenitor cell populations and growth factors after bone marrow aspirate concentration. *J Transl Med*. 2019;17(1):115.

62. Dragoo JL, Guzman RA. Evaluation of the consistency and composition of commercially available bone marrow aspirate concentrate systems. *Orthop J Sports Med*. 2020;8(1):232596 7119893634. doi:10.1177/2325967119893634.

63. Gaul F, Bugbee WD, Hoenecke HR, D'Lima DD. A review of commercially available point-of-care devices to concentrate bone marrow for the treatment of osteoarthritis and focal cartilage lesions. *Cartilage*. 2019;10(4):387–394.

64. Siegel G, Kluba T, Hermanutz-Klein U, Bieback K, Northoff H, Schäfer R. Phenotype, donor age and gender affect function of human bone marrow-derived mesenchymal stromal cells. *BMC Med*. 2013;11(1):146.

65. Panero AJ, Hirahara AM, Andersen WJ, Rothenberg J, Fierro F. Are amniotic fluid products stem cell therapies? A study of amniotic fluid preparations for mesenchymal stem cells with bone marrow comparison. *Am J Sport Med*. 2019;47(5):1230–1235.

66. Becktell L, Matuska AM, Hon S, et al. Proteomic analysis and cell viability of nine amnion, chorion, umbilical cord, and amniotic fluid–derived products. *Cartilage*. December 2020; 1947603520976767. doi:10.1177/1947603520976767.

67. O'Brien D, Kia C, Beebe R, et al. Evaluating the effects of platelet-rich plasma and amniotic viscous fluid on inflammatory markers in a human coculture model for osteoarthritis. *Arthroscopy*. 2019;35(8):2421–2433.

68. Kimmerling KA, Gomoll AH, Farr J, Mowry KC. Amniotic suspension allograft modulates inflammation in a rat pain model of osteoarthritis. *J Orthop Res*. 2020;38(5):1141–1149.

69. Xiong G, Lingampalli N, Koltsov JCB, et al. Men and women differ in the biochemical composition of platelet-rich plasma. *Am J Sports Med*. 2018;46(2):409–419.

第6章

富血小板血浆、骨髓抽吸浓缩液、干细胞及其他生物制剂实现组织修复的机制：临床研究结果

引言

生物治疗已成为一类治疗关节软骨缺损和早期骨关节炎（OA）的潜在方法。这些生物治疗手段可以减轻症状、恢复关节功能，并推迟最终接受关节置换的时间。在当前临床实践工作中，已有部分生物制剂得到了应用，例如富血小板血浆（PRP）和间充质干细胞（MSCs）。这些生物治疗手段在通过关节腔注射治疗膝OA等退行性骨关节病方面获得了较大成功。此外，由于生物制剂具有促进软骨再生的潜力，进而它们也被视为一种软骨修复技术，最终有利于提高临床治疗效果及再生软骨的质量。

富血小板血浆（PRP）

PRP可以提高某些自愈能力较差组织的愈合能力，典型的例子是促进软骨愈合。PRP的关注度很高，主要因为血小板中储存着大量细胞因子、生长因子和生物活性分子。而这些因子在维持关节软骨稳态、促进软骨愈合以及免疫调节中起着重要作用。目前，PRP已经得到了广泛应用，其优势在于：① PRP

具有较高的安全性；② PRP的医疗成本较低；③制备技术简单。因此，在治疗某些骨科疾病方面（软骨退变和OA），PRP实现了较为满意的治疗效果。

到目前为止，已发表的研究主要关注的是关节腔注射PRP的有效性。众所周知，关节腔注射方式是治疗膝骨关节炎的一种微创干预方法。关节腔注射PRP可以改善功能、缓解疼痛长达12个月。此外，还有研究显示，关节腔注射PRP后临床症状改善可达24个月，然而这种效果会随着时间的推移逐渐减弱。尽管关节内注射有安慰剂效应，尤其在注射生物制品如PRP时也会存在安慰剂效应，最近的一项系统评价纳入了34项临床随机对照试验，合并分析的结果显示与注射生理盐水相比，关节腔注射PRP治疗膝骨关节炎可以获得临床及统计学上的改善率且未增加不良事件的风险。此外，注射PRP比注射其他常用药物（如皮质类固醇或透明质酸）可以获得更好的疗效。虽然这种优势在早期随访时并不明显，但随着时间的推移注射PRP的疗效优势会增加，尤其在随访6~12个月后这种差异优势更加明显。然而，这种症状改善的差异（大于最小临床改善率）仅被部分低级别证据所证实。Altamura等的一项研究发现，在患有膝关节软骨退变和OA且对运动需求高的人群中关节腔注射PRP可以获得更好的效果。在这个相对年轻的人群中（平均年龄41岁），PRP注射获得了良好的临床结果，但在重返正常强度的运动功能方面差强人意。其原因在于，只有一半的患者恢复到症状发生前相同的竞技水平。还有一些学者报告了PRP注射在治疗髌骨关节炎以及距骨骨软骨病变和踝关节OA方面的作用。在这些研究中，有患者报告PRP减轻疼痛、改善功能的作用可长达12个月。然而，未来还需要更多的研究验证PRP注射的真正疗效。

PRP 也可以应用到软骨修复领域，以利用其修复潜能提高再生组织的质量。理论上，激活的血小板可以释放生长因子，这些生长因子可以促进软骨细胞增殖并产生细胞外基质。有临床前研究证实，PRP 可以促进软骨细胞增殖，并可以促进微骨折后来自软骨下骨的间充质干细胞向软骨细胞分化。这些临床前研究结果激励研究人员进一步评估临床实践中 PRP 对微骨折手术的作用。一项 meta 分析显示，经 24 个月随访，PRP 可以提高膝关节或踝关节软骨缺损患者微骨折的手术效果。然而，尽管 PRP 具有很好的安全性且具有提高微骨折手术的效果，但其临床效果并没有达到最小临床改善率。因此，并非全部患者都能获得临床改善。此外，Papalia 等的一项回顾性研究中，利用 MRI 评价了单独微骨折与联合 PRP 或联合富含血小板纤维蛋白（platelet-rich fibrin，PRF）治疗膝关节软骨损伤的临床效果，随访时间为 5 年。作者认为，与单独微骨折相比，联合 PRP 组的 MOCART 评分更优，进而证实了 PRP 在软骨修复方面的潜能。

基于 PRP 的生物支架材料可用于治疗软骨缺损。具体而言，将生物支架浸泡在 PRP 溶液中，进而实现生长因子定植，从而进一步促进细胞的长入、增殖和分化。一些临床前研究认为，基于 PRP 的生物支架材料可以在关节软骨修复过程中发挥积极作用。因此，在临床实践中，不同的生物支架材料与 PRP 结合，用于治疗关节软骨缺损，获得满意的临床结局。在自体基质诱导的软骨形成技术（autologous matrix-induced chondrogenesis，AMIC）中，应用猪 Ⅰ/Ⅲ 型胶原蛋白膜与纤维蛋白胶联合自体血清或 PRP 来共同填充微骨折后的缺损区域。Dhollander 等学者报告了 PRP 联合 AMIC 技术成功地治疗了髌骨软骨缺损并完成了长达 24 个月的随访。一些新的方法倾向于使用合成的生物支架，如利用聚乙二醇 - 海藻酸（PGA-HA）支架来修复微骨折后的软骨缺损。Siclari 等评估了 52 名使用 PRP 联合 PGA/HA 支架治疗膝关节软骨缺损的患者。结果显示，在 12 个月的随访中，患者的临床症状明显改善，组织学评价结果显示有透明软骨形成。

总之，PRP 的相关研究证实其对软骨修复有帮助，但仍有许多疑问尚待解决。尤其是最适宜浓度类型仍存在争议。此外，不同的 PRP 制备方法可以产生具有不同成分和特性的 PRP 产品。不同的 PRP 制备方法，也会导致血小板和白细胞的含量、采集的全血量、储存方法、血小板的外源性激活和纤维蛋白形成等方面具有不同的特点。上述这些异质性均会使得合并研究结果或分析单个临床研究变得非常困难。也会让我们更难了解 PRP 的真实生物学作用。

因此，未来需要进一步的研究来探讨 PRP 治疗软骨缺损和 OA 的优势和局限性。

骨髓抽吸浓缩液

骨髓抽吸浓缩液（bone marrow aspirate concentrate，BMAC）是治疗软骨损伤的一种手段。它是由具有生物活性的细胞和蛋白质组合成的复合物，可以通过较为简单且微创的技术获得 BMAC。BMAC 富含细胞、生长因子、细胞因子和趋化因子等成分，它参与了细胞功能维持、细胞分化、细胞外基质形成以及细胞分解和合成代谢活性调节等关键环节。BMAC 可以通过关节腔注射的方式给药，然而其临床证据仍然有限。有一些研究关注了膝关节 BMAC 注射治疗 OA，从而证明了其安全性和有效性。关节腔注射 BMAC 在缓解疼痛和改善膝关节功能方面具有一定优势，但仍需高水平研究进一步验证。最新的应用方向还有通过靶向软骨下骨来证实 BMAC 治疗 OA 的潜能（因为 OA 会累及软骨下骨）。Hernigou 等的研究支持了软骨下骨注射 BMAC 治疗膝 OA 的有效性。其研究结果显示，与关节内注射相比，这种方法在临床症状改善和 MRI 表现改善方面更具优势。

对于软骨修复的治疗，可以在微骨折手术时使用 BMAC 或与生物支架联合使用。Murphy 等比较了单纯微骨折与微骨折结合 BMAC 治疗踝关节骨软骨损伤的效果，研究纳入了 101 名患者，至少随访了 36 个月。结果显示，两组患者在疼痛评分、生活质量评分、参与运动和日常生活方面均实现了改善，然而接受 BMAC 治疗的患者其手术翻修率较低（两组分别为 12% 和 29%）。Hannon 等回顾性地评估了 34 名接受关节镜下骨髓刺激联合 BMAC 和不联合 BMAC 治疗距骨骨软骨损伤的患者。尽管结果显示中期随访时两组在临床症状改善方面没有差异，但基于 MRI 的 MOCART 评分显示微骨折联合 BMAC 组的患者可以获得更好的结果，从而证明联合 BMAC 可以促进组织更好地修复。

在临床实践中，BMAC 还可与生物材料支架联合使用以提高细胞的多能干性，从而有利于向靶细胞类型分化并促进组织愈合（图 6.1）。有研究描述了 BMAC 联合支架治疗膝关节软骨缺损的临床疗效。

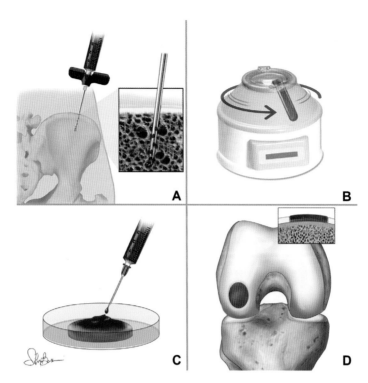

• **图 6.1**　支架材料可以与生物制剂结合，包括骨髓抽吸浓缩液（BMAC）。一步法技术包括：（A）从髂骨获取骨髓；（B）离心；（C）将获得的 BMAC 接种于支架上；（D）将负载 BMAC 的支架填充软骨缺损（Courtesy Silvia Bassini. ）

Gobbi 等评估了 BMAC 联合 I / III 型胶原支架在治疗大面积局灶性软骨缺损（平均大小为 8.3 cm²）中的作用。研究发现在长达 3 年随访的时间里，联合组的临床评分有显著改善。在这项研究中，MRI 评价结果显示 80% 的病例实现了完全填充，20% 的病例缺损填充不足 50%，而有 88% 的病例实现了完全的软骨整合。在他们的另一项研究中，研究者比较了微骨折手术联合 BMAC 结合透明质酸支架治疗膝关节软骨缺损的临床疗效。研究结果显示，在 5 年的随访中，联合 BMAC 结合透明质酸支架组的临床评分高于单纯微骨折组。最近，有研究人员报告，45 岁以上的 ICRS IV 级膝关节软骨损伤患者在使用 BMAC 联合透明质酸支架治疗后症状得到改善。Enea 等评估了 9 名膝关节软骨损伤患者，他们接受了微骨折联合负载 BMAC 的胶原生物膜治疗。在 1 年随访时，有 4 名患者接受了二次关节镜检查和软骨活检，软骨大体观评价显示所有软骨缺损几乎都得到了修复。进一步的组织学分析显示，1 个病例实现了透明软骨修复，2 个病例实现了纤维软骨修复，另外 1 个病例实现了透明及纤维软骨修复。由此可见，联合 BMAC 治疗

是实现透明软骨修复的辅助治疗手段。在另一项研究中，Krych 等对 46 名膝关节软骨缺损患者分别使用 Trufit BGS 支架、PRP 支架或 BMAC 支架治疗后进行了为期 1 年的 MRI 随访。结果显示，与对照组相比，联合 PRP 和联合 BMAC 的支架具有更好的软骨填充效果。而 BMAC 组显示出的结果更好，MRI 的平均 T2 值更接近表面的天然透明软骨。De Girolamo 等评估了 AMIC 治疗局限性膝关节软骨缺损的远期治疗结果，并与联合 BMAC（AMIC+）方法进行了比较。研究表明，AMIC 和 AMIC+ 均是治疗局限性软骨缺损的有效方法，其有效性可长达 9 年，而 AMIC+ 的修复时间更短、恢复更快。因此，对于需要尽早恢复日常活动的患者来说，更适宜选择 AMIC+ 技术（见图 6.1）。

　　还有一些临床研究评价了 BMAC 结合支架材料治疗踝关节软骨损伤的临床疗效。Giannini 等对 48 例距骨骨软骨损伤患者进行的一项前瞻性临床研究，采用了一步法关节镜技术将胶原粉末或透明质酸生物膜作为支持细胞和血小板凝胶的支架，将 BMAC 与上述支架联合应用。在 24 个月的随访中，所有患者的

临床评分均有所改善，组织学评估显示再生的组织有不同程度的重塑，然而没有一例实现了透明软骨修复。在另一项临床研究中，他们将这种一步法关节镜技术与两种软骨修复手术（开放性 ACI 和关节镜下 ACI）进行了比较，结果显示所有分组的临床症状改善程度接近，软骨层修复效果理想。MRI 和组织学分析显示有类透明软骨再生。

最近，有学者关注将 BMAC 作为骨软骨同种异体移植的增强剂，目的在于增强同种异体移植物的骨整合效果。Oladeji 等的一项队列研究，评估了 BMAC 对股骨髁骨软骨移植物整合的效果。在植入之前，移植物在 BMAC 中浸泡至少 2 分钟，对照组不做 BMAC 浸泡。影像学评价结果显示 BMAC 组在术后 6 周、3 个月和 6 个月时移植物整合效果明显优于对照组，此外 BMAC 组在术后 6 周和 3 个月时的骨硬化程度也明显减少。相反，Wang 等开展了一项长达 12 个月随访的回顾性研究。MRI 评价结果显示，与单独骨软骨同种异体移植相比，骨软骨同种异体移植联合 BMAC 并没有改善骨整合效果，没有减少骨或软骨囊性变的发生。总之，这些研究表明，在同种异体骨软骨移植术中应用 BMAC 的临床效果尚不一致。尽管 BMAC 联合生物支架有望用于治疗膝关节和踝关节的软骨缺损，但尚需要进一步的高质量、长随访的研究验证。

间充质干细胞

间充质干细胞（MSCs）定义为具有异质性的细胞群，其具有不同的生长潜能、不同的细胞形态、表型和功能特征。MSCs 具有向软骨分化的潜能、免疫抑制或调节作用。因此，MSCs 是治疗软骨缺损和骨关节炎的干预措施之一。因为 MSCs 具有获取容易、增殖较快和传代方便、软骨分化潜能等优势，因此，基于 MSCs 的治疗已经成为领域内关注的焦点。在各种组织来源的细胞中，有两种组织来源的 MSCs 是研究的热点，即脂肪来源的间充质干细胞（AD-MSCs）和骨髓来源的间充质干细胞（BMSCs）。目前，动物试验和临床研究均显示出满意的结果。最近的一些临床研究已经证明关节内注射 MSCs 对 OA 患者有益。一项 meta 分析纳入了 9 项 RCT 研究，合并分析的结果显示：随访 24 个月时接受关节内注射 MSCs 的膝 OA 患者较对照组（注射生理盐水、透明质酸、激素）

相比临床症状改善明显，且未增加不良事件风险。从监管角度来看，这类治疗方式很难管理，因为 MSCs 可能按照药物管理。虽然现有研究结果较为满意，但细胞存在异质性，因此尚需高质量数据验证。

在软骨修复领域，MSCs 可以作为微骨折手术的补充，或者可以与生物支架材料联合使用。在一项针对 30 名膝关节内侧髁软骨缺损患者的研究中，Qiao 等评估了 AD-MSCs 注射联合微骨折的手术效果。结果显示，与注射透明质酸（HA）或生理盐水联合微骨折相比，微骨折后关节内注射 AD-MSCs 在术后 24 个月内临床症状情况更优。Kim 等的几项临床研究提供的证据显示，AD-MSCs 在治疗距骨骨软骨损伤方面具有很好的效果。这些研究比较了单次关节内注射 AD-MSCs 联合微骨折与单独微骨折的短期临床效果和 MRI 变化。结果显示，AD-MSCs 组获得了更好的临床改善和 MRI 表现。他们认为，微骨折联合注射 AD-MSCs 可以作为治疗距骨骨软骨损伤的方法之一。然而，还需要考虑一些影响预后的因素，包括高龄、大面积缺损或合并软骨下骨囊肿。在一项 RCT 中，研究者纳入了 80 名患者，结果显示在术后 24 个月随访时纤维蛋白胶联合 AD-MSCs 可以增强微骨折的疗效。这些研究显示，在术后第 24 个月随访时，与单独微骨折组相比，联合治疗的 40 名患者获得了更好的临床效果。然而，在二次关节镜检时，两组患者的缺损组织修复良好且无统计学差异。

在 MSCs 联合支架植入领域，BMSCs 的研究最为广泛。Haalem 等使用血小板 - 纤维蛋白胶支架联合 BMSCs 治疗了 5 名患者的膝关节软骨缺损。结果显示，所有患者的症状在术后 12 个月时均有所改善，其中 3 名患者的 MRI 显示软骨缺损完全填充，且新生软骨与天然软骨整合良好，另外 2 名患者显示新生组织与天然软骨整合不良。Kasemkijwattana 等对 2 例膝关节 OA 患者实施胶原支架联合 BMSCs，结果显示出良好的缺损填充效果和新生组织硬度，且新生组织与邻近的软骨结合良好，临床症状得到改善。Nejadnik 等对 72 例膝关节全层软骨缺损患者进行了研究，比较了 BMSCs 植入和第一代 ACI 技术的效果。结果显示，两组的临床疗效相似。作者认为 BMSCs 具有很好的技术优势，其可以实现与软骨细胞移植同样的修复效果，且无须进行取材手术，成本低，供区相关并发症发生率低。尽管小样本的临床研究报道了积极的结果，但在更大范围的临床实践中，体外培养 MSCs 的细胞生物学特性及其对软骨愈合的效果仍不明确。此外，考虑到细胞治疗严格的监管规定以及细胞调控和扩增的相关技术问题，临床尚未广泛应用 MSCs。

其他生物制剂及未来方向

过去几年，有学者探究了治疗软骨损伤和骨关节炎的新方法。其中，有学者评估了胎盘提取物在治疗软骨缺损和骨关节炎中的作用。胎盘的某些部分可能有临床应用价值，它包含了许多可溶性细胞因子和 MSCs，并可以向成纤维细胞分化。目前，有关胎盘组织提取物的临床研究还处于早期阶段，因此有关的临床结果报道较少。Vines 等对 6 例 Kellgren-Lawrence 3 级和 4 级膝骨关节炎患者进行了单次关节内注射羊膜悬浮异体移植物，移植物中含有冻存的人羊膜细胞和羊水细胞。在术后 1 年随访时，研究者发现患者的临床评分有所改善，且没有不良事件发生。Alden 等对 100 名症状型膝骨关节炎患者注射 100 mg 脱水人羊膜 / 绒毛膜微粒，发现在 6 个月随访时，患者的临床症状有所改善。一项纳入 200 名膝骨关节炎患者的双盲 RCT 比较了羊膜悬液同种异体移植物与透明质酸或生理盐水注射的疗效。结果显示，与使用透明质酸或生理盐水相比，接受羊膜悬液治疗的患者治疗后 6 个月较术前临床症状明显改善，且在术后 3 个月时临床失败率更低。

还有学者探究了 MSCs 源性外泌体的治疗作用。有研究表明，MSCs 的治疗作用主要与它们分泌的生物活性因子有关，而并非细胞本身的分化特性。这些外泌体中含有多种核酸和脂质。这些成分也可以在细胞外分泌囊泡中找到，因此它们是细胞外分泌系统的一个关键部分，近年来备受关注。最近的一项系统评价显示，外泌体和细胞外分泌囊泡治疗软骨损伤和膝骨关节炎可以获得满意的临床效果。在体外研究中，外泌体和细胞外分泌囊泡均具有抗代谢、参与免疫调节和促再生的作用。动物研究证实，外泌体和细胞外分泌囊泡作为一种微创治疗手段，其对整个关节有积极作用。然而，我们尚需要更多的研究将这些有潜力的临床前结果转化为临床试验，最终才可以明确外泌体和细胞外分泌囊泡作为一种微创生物治疗手段治疗软骨相关疾病的疗效。

总结

总之，一些新的干预措施正在逐渐问世并显示出积极的效果。然而，所有新的干预措施都需要更好的临床研究去验证。只有在高质量的临床研究中证实其在软骨修复中的作用，才可以明确每种干预措施的有效性和局限性。此外，更重要的是我们需要确定哪些患者可能从这些干预措施中受益最多，并确定影响患者对治疗反应的相关因素，包括患者的临床特征及生物标记物的表达水平。只有在生物制剂的特性被研究，并获得满意的临床有效性和安全性数据后，才可能将这些有潜能的生物疗法推广到治疗软骨损伤和骨关节炎的临床实践中去。

参考文献

1. Ayhan E, Kesmezacar H, Akgun I. Intraarticular injections (corticosteroid, hyaluronic acid, platelet rich plasma) for the knee osteoarthritis. *World J Orthop*. 2014;5:351–361. 10.5312/wjo.v5.i3.351.

2. Southworth TM, Naveen NB, Tauro TM, Leong NL, Cole BJ. The use of platelet-rich plasma in symptomatic knee osteoarthritis. *J Knee Surg*. 2019;32:37–45.

3. Dai WL, Zhou AG, Zhang H, Zhang J. Efficacy of platelet-rich plasma in the treatment of knee osteoarthritis: a meta-analysis of randomized controlled trials. *Arthroscopy*. 2017;33:659–670.

4. Altamura SA, Di Martino A, Andriolo L, et al. Platelet-rich plasma for sport-active patients with knee osteoarthritis: limited return to sport. *Biomed Res Int*. 2020;2020:8243865.

5. Di Martino A, Di Matteo B, Papio T, et al. Platelet-rich plasma versus hyaluronic acid injections for the treatment of knee osteoarthritis: results at 5 years of a double-blind, randomized controlled trial. *Am J Sports Med*. 2019;47:347–354.

6. Previtali D, Merli G, Di Laura Frattura G, Candrian C, Zaffagnini S, Filardo G. The long-lasting effects of "placebo injections" in knee osteoarthritis: a meta-analysis. *Cartilage*. 2020;1947603520906597.

7. Filardo G, Previtali D, Napoli F, Candrian C, Zaffagnini S, Grassi A. PRP injections for the treatment of knee osteoarthritis: a meta-analysis of randomized controlled trials. *Cartilage*. 2020;1947603520931170.

8. Mei-Dan O, Carmont MR, Laver L, Mann G, Maffulli N, Nyska M. Platelet-rich plasma or hyaluronate in the management of osteochondral lesions of the talus. *Am J Sports Med*. 2012;40:534–541.

9. Akpancar S, Gul D. Comparison of platelet rich plasma and prolotherapy in the management of osteochondral lesions of the talus: a retrospective cohort study. *Med Sci Monit*. 2019;25:5640–5647.

10. Dallari D, Stagni C, Rani N, et al. Ultrasound-guided injection of platelet-rich plasma and hyaluronic acid, separately and in combination, for hip osteoarthritis: a randomized controlled study. *Am J Sports Med*. 2016;44:664–671.

11. Boffa A, Previtali D, Di Laura Frattura G, Vannini F, Candrian C, Filardo G. Evidence on ankle injections for osteochondral lesions and osteoarthritis: a systematic review and meta-analysis. *Int Orthop.* 2020;45:509–523.

12. Anitua E, Andia I, Ardanza B, Nurden P, Nurden AT. Autologous platelets as a source of proteins for healing and tissue regeneration. *Thromb Haemost.* 2004;91:4–15.

13. Eppley BL, Woodell JE, Higgins J. Platelet quantification and growth factor analysis from platelet-rich plasma: implications for wound healing. *Plast Reconstr Surg.* 2004;114:1502–1508.

14. Akeda K, An HS, Okuma M, et al. Platelet-rich plasma stimulates porcine articular chondrocyte proliferation and matrix biosynthesis. *Osteoarthritis Cartilage.* 2006;14:1272–1280.

15. Kruger JP, Hondke S, Endres M, Pruss A, Siclari A, Kaps C. Human platelet-rich plasma stimulates migration and chondrogenic differentiation of human subchondral progenitor cells. *J Orthop Res.* 2012;30:845–852.

16. Boffa A, Previtali D, Altamura SA, Zaffagnini S, Candrian C, Filardo G. Platelet-rich plasma augmentation to microfracture provides a limited benefit for the treatment of cartilage lesions: a meta-analysis. *Orthop J Sports Med.* 2020;8(4):2325967120910504.

17. Papalia R, Diaz Balzani L, Torre G, et al. Intraoperative application Platelet rich fibrin, postoperative injections OF PRP or microfracture only for osteochondral lesions of the knee: a five-year retrospective evaluation. *J Biol Regul Homeost Agents.* 2016;30:41–49.

18. Siclari A, Mascaro G, Gentili C, Kaps C, Cancedda R, Boux E. Cartilage repair in the knee with subchondral drilling augmented with a platelet-rich plasma-immersed polymer-based implant. *Knee Surg Sports Traumatol Arthrosc.* 2014;22:1225–1234.

19. Qi YY, Chen X, Jiang YZ, et al. Local delivery of autologous platelet in collagen matrix simulated in situ articular cartilage repair. *Cell Transplant.* 2009;18:1161–1169.

20. Titan A, Schar M, Hutchinson I, Demange M, Chen T, Rodeo S. Growth factor delivery to a cartilage-cartilage interface using platelet-rich concentrates on a hyaluronic acid scaffold. *Arthroscopy.* 2020;36:1431–1440.

21. Sermer C, Devitt B, Chahal J, Kandel R, Theodoropoulos J. The addition of platelet-rich plasma to scaffolds used for cartilage repair: a review of human and animal studies. *Arthroscopy.* 2015;31:1607–1625.

22. Dhollander AA, De Neve F, Almqvist KF, Verdonk R, Lambrecht S, Elewaut D, Verbruggen G, Verdonk PC. Autologous matrix-induced chondrogenesis combined with platelet-rich plasma gel: technical description and a five pilot patients report. *Knee Surg Sports Traumatol Arthrosc.* 2011;19:536–542.

23. Arnoczky SP, Sheibani-Rad S. The basic science of platelet-rich plasma (PRP): what clinicians need to know. *Sports Med Arthrosc Rev.* 2013;21:180–185.

24. Fortier LA, Strauss EJ, Shepard DO, Becktell L, Kennedy JG. Biological effects of bone marrow concentrate in knee pathologies. *J Knee Surg.* 2019;32:2–8.

25. Fortier LA, Barker JU, Strauss EJ, McCarrel TM, Cole BJ. The role of growth factors in cartilage repair. *Clin Orthop Relat Res.* 2011;469:2706–2715.

26. Mariani E, Pulsatelli L, Facchini A. Signaling pathways in cartilage repair. *Int J Mol Sci.* 2014;15:8667–8698.

27. Cavallo C, Boffa A, Andriolo L, et al. Bone marrow concentrate injections for the treatment of osteoarthritis: evidence from preclinical findings to the clinical application. *Int Orthop.* 2020;45(2):525–538.

28. Di Matteo B, Vandenbulcke F, Vitale ND, et al. Minimally manipulated mesenchymal stem cells for the treatment of knee osteoarthritis: a systematic review of clinical evidence. *Stem Cells Int.* 2019;2019:1735242.

29. Hernigou P, Auregan JC, Dubory A, Flouzat-Lachaniette CH, Chevallier N, Rouard H. Subchondral stem cell therapy versus contralateral total knee arthroplasty for osteoarthritis following secondary osteonecrosis of the knee. *Int Orthop.* 2018;42:2563–2571.

30. Hernigou P, Delambre J, Quiennec S, Poignard A. Human bone marrow mesenchymal stem cell injection in subchondral lesions of knee osteoarthritis: a prospective randomized study versus contralateral arthroplasty at a mean fifteen year follow-up. *Int Orthop.* 2020;45(2):365–373.

31. Hernigou P, Bouthors C, Bastard C, Flouzat Lachaniette CH, Rouard H, Dubory A. Subchondral bone or intra-articular injection of bone marrow concentrate mesenchymal stem cells in bilateral knee osteoarthritis: what better postpone knee arthroplasty at fifteen years? A randomized study. *Int Orthop.* 2020;45(2):391–399.

32. Murphy EP, McGoldrick NP, Curtin M, Kearns SR. A prospective evaluation of bone marrow aspirate concentrate and microfracture in the treatment of osteochondral lesions of the talus. *Foot Ankle Surg.* 2019;25:441–448.

33. Hannon CP, Ross KA, Murawski CD, et al. Arthroscopic bone marrow stimulation and concentrated bone marrow aspirate for osteochondral lesions of the talus: a case-control study of functional and magnetic resonance observation of cartilage repair tissue outcomes. *Arthroscopy.* 2016;32:339–347.

34. Gigante A, Cecconi S, Calcagno S, Busilacchi A, Enea D. Arthroscopic knee cartilage repair with covered microfracture and bone marrow concentrate. *Arthrosc Tech.* 2012;1:e175–e180.

35. Gobbi A, Karnatzikos G, Sankineani SR. One-step surgery with multipotent stem cells for the treatment of large full-thickness chondral defects of the knee. *Am J Sports Med.* 2014;42:648–657.

36. Gobbi A, Whyte GP. One-stage cartilage repair using a hyaluronic acid-based scaffold with activated bone marrow-derived mesenchymal stem cells compared with microfracture: five-year follow-up. *Am J Sports Med.* 2016;44:2846–2854.

37. Gobbi A, Scotti C, Karnatzikos G, Mudhigere A, Castro M, Peretti GM. One-step surgery with multipotent stem cells and Hyaluronan-based scaffold for the treatment of full-thickness chondral defects of the knee in patients older than 45 years. *Knee Surg Sports Traumatol Arthrosc.* 2017;25:2494–2501.

38. Enea D, Cecconi S, Calcagno S, Busilacchi A, Manzotti S, Gigante A. One-step cartilage repair in the knee: collagen-covered microfracture and autologous bone marrow concentrate. A pilot study. *Knee.* 2015;22:30–35.

39. Krych AJ, Nawabi DH, Farshad-Amacker NA, et al. Bone marrow concentrate improves early cartilage phase maturation of a scaffold plug in the knee: a comparative magnetic resonance imaging analysis to platelet-rich plasma and control. *Am J Sports Med.* 2016;44:91–98.

40. de Girolamo L, Schönhuber H, Viganò M, et al. Autologous matrix-induced chondrogenesis (AMIC) and AMIC enhanced by autologous concentrated bone marrow aspirate (BMAC) allow for stable clinical and functional improvements at up to 9 years follow-up: results from a randomized controlled study. *J Clin Med.* 2019;8:392.

41. Giannini S, Buda R, Vannini F, Cavallo M, Grigolo B. One-step bone marrow-derived cell transplantation in talar osteochondral lesions. *Clin Orthop Relat Res.* 2009;467:3307–3320.

42. Giannini S, Buda R, Cavallo M, et al. Cartilage repair evolution in post-traumatic osteochondral lesions of the talus: from open field autologous chondrocyte to bone-marrow-derived cells transplantation. *Injury*. 2010;41:1196–1203.

43. Oladeji LO, Stannard JP, Cook CR, et al. Effects of autogenous bone marrow aspirate concentrate on radiographic integration of femoral condylar osteochondral allografts. *Am J Sports Med*. 2017;45:2797–2803.

44. Wang D, Lin KM, Burge AJ, Balazs GC, Williams 3rd RJ. Bone marrow aspirate concentrate does not improve osseous integration of osteochondral allografts for the treatment of chondral defects in the knee at 6 and 12 months: a comparative magnetic resonance imaging analysis. *Am J Sports Med*. 2019;47:339–346.

45. Harrell CR, Markovic BS, Fellabaum C, Arsenijevic A, Volarevic V. Mesenchymal stem cell-based therapy of osteoarthritis: current knowledge and future perspectives. *Biomed Pharmacother*. 2019;109:2318–2326.

46. Robinson PG, Murray IR, West CC, et al. Reporting of mesenchymal stem cell preparation protocols and composition: a systematic review of the clinical orthopaedic literature. *Am J Sports Med*. 2019;47:991–1000.

47. Filardo G, Madry H, Jelic M, Roffi A, Cucchiarini M, Kon E. Mesenchymal stem cells for the treatment of cartilage lesions: from preclinical findings to clinical application in orthopaedics. *Knee Surg Sports Traumatol Arthrosc*. 2013;21:1717–1729.

48. Roffi A, Nakamura N, Sanchez M, Cucchiarini M, Filardo G. Injectable systems for intra-articular delivery of mesenchymal stromal cells for cartilage treatment: a systematic review of preclinical and clinical evidence. *Int J Mol Sci*. 2018;99:3322.

49. Huang R, Li W, Zhao Y, Yang F, Xu M. Clinical efficacy and safety of stem cell therapy for knee osteoarthritis: a meta-analysis. *Medicine (Baltimore)*. 2020;99:e19434.

50. Qiao Z, Tang J, Yue B, et al. Human adipose-derived mesenchymal progenitor cells plus microfracture and hyaluronic acid for cartilage repair: a Phase IIa trial. *Regen Med*. 2020;15:1193–1214.

51. Koh YG, Kwon OR, Kim YS, Choi YJ, Tak DH. Adipose-derived mesenchymal stem cells with microfracture versus microfracture alone: 2-year follow-up of a prospective randomized trial. *Arthroscopy*. 2016;32:97–109.

52. Kim YS, Park EH, Kim YC, Koh YG. Clinical outcomes of mesenchymal stem cell injection with arthroscopic treatment in older patients with osteochondral lesions of the talus. *Am J Sports Med*. 2013;41:1090–1099.

53. Kim YS, Lee HJ, Choi YJ, Kim YI, Koh YG. Does an injection of a stromal vascular fraction containing adipose-derived mesenchymal stem cells influence the outcomes of marrow stimulation in osteochondral lesions of the talus? A clinical and magnetic resonance imaging study. *Am J Sports Med*. 2014;42:2424–2434.

54. Haleem AM, Singergy AA, Sabry D, et al. The clinical use of human culture-expanded autologous bone marrow mesenchymal stem cells transplanted on platelet-rich fibrin glue in the treatment of articular cartilage defects: a pilot study and preliminary results. *Cartilage*. 2010;1:253–261.

55. Kasemkijwattana C, Hongeng S, Kesprayura S, Rungsinaporn V, Chaipinyo K, Chansiri K. Autologous bone marrow mesenchymal stem cells implantation for cartilage defects: two cases report. *J Med Assoc Thai*. 2011;94:395–400.

56. Nejadnik H, Hui JH, Feng Choong EP, Tai BC, Lee EH. Autologous bone marrow-derived mesenchymal stem cells versus autologous chondrocyte implantation: an observational cohort study. *Am J Sports Med*. 2010;38:1110–1116.

57. Roubelakis MG, Trohatou O, Anagnou NP. Amniotic fluid and amniotic membrane stem cells: marker discovery. *Stem Cells Int*. 2012;2012:107836.

58. Vines JB, Aliprantis AO, Gomoll AH, Farr J. Cryopreserved amniotic suspension for the treatment of knee osteoarthritis. *J Knee Surg*. 2016;29:443–450.

59. Alden KJ, Harris S, Hubbs B, Kot K, Istwan NB, Mason D. Micronized dehydrated human amnion chorion membrane injection in the treatment of knee osteoarthritis—a large retrospective case series. *J Knee Surg*. 2019. 10.1055/s-0039-3400951.

60. Farr J, Gomoll AH, Yanke AB, Strauss EJ, Mowry KC. A randomized controlled single-blind study demonstrating superiority of amniotic suspension allograft injection over hyaluronic acid and saline control for modification of knee osteoarthritis symptoms. *J Knee Surg*. 2019;32:1143–1154.

61. Madrigal M, Rao KS, Riordan NH. A review of therapeutic effects of mesenchymal stem cell secretions and induction of secretory modification by different culture methods. *J Transl Med*. 2014;12:260.

62. D'Arrigo D, Roffi A, Cucchiarini M, Moretti M, Candrian C, Filardo G. Secretome and extracellular vesicles as new biological therapies for knee osteoarthritis: a systematic review. *J Clin Med*. 2019;8:1867.

63. Boffa A, Merli G, Andriolo L, Lattermann C, Salzmann GM, Filardo G. Synovial fluid biomarkers in knee osteoarthritis: a systematic review and quantitative evaluation using bipeds criteria. Cartilage. 2020:1947603520942941.

第7章

清创、微骨折和自体骨软骨移植治疗软骨缺损的手术技术

本章共讨论 3 种外科技术用于治疗较小的关节软骨缺损，主要原因是这几种方法侵袭性小。关节腔清理主要用于治疗：①针对其他关节病变的手术，如半月板切除和前交叉韧带重建术中发现的偶发病变；②需求较低患者的病变，患者不愿接受其他侵入性更强和（或）需要长期康复的软骨修复手术。对于交界性的或太大的微骨折病变，或自体骨软骨移植（osteochondral autograft transfer, OAT）、关节腔清理也是一种很好的初始治疗方案，因为它似乎不会影响自体软骨细胞植入（autologous chondrocyte implantation, ACI）后的治疗。

微骨折术是一种治疗软骨缺损的微创方法，在近几年大量的研究发现该种方法有确切的疗效。然而不同于自体软骨移植术，微骨折术患者中有近 13% 的病例会病情加重，该方法只适用于那些已经充分沟通并获得同意的患者。对于急性的软骨缺损、小于 35~40 岁的青年人、缺损面积小于 2~4 cm² 的患者，恰当地选择微骨折术可以取得较高的成功率。

较大的软骨缺损或者髌股关节面的软骨缺损会在 24~36 个月后加重。而 Summit Trial 软骨移植试验证实，并不是所有缺损（无论大小），都有相同的临床改善或疗效。

自体骨软骨移植（OAT）一般用于股骨髁和股骨滑车小于 2~4 cm² 的软骨缺损，而不用于髌骨侧的软骨缺损。推荐软骨移植的大小主要由膝关节其他软骨供区所决定（供区并发症），并尽量减少软骨移植区坏死的并发症，这种情况在移植中央区更为常见，因为中央区被其他移植的软骨包绕，因此移植的软骨不能与本身的骨质进行接触整合。尽管软骨病变缺损 4 cm² 可以进行自体骨软骨移植，但我们倾向于该技术应用于积极、健康的个体患者，作为病变 1~1.5 cm² 患者的一线治疗方案，因为这些病变范围较小的患者不会造成供区并发症，同时伴随着成熟的透明软骨修复患者可以早期重返运动（4~8 个月）。

围术期规划

在术前必须完成标准的 X 线片以及 MRI 检查来明确需要治疗的病变区域大小和移植部位的数量，因为微骨折术和自体骨软骨移植都有范围上限的限制，与其他多数侵入性手术相似，下肢全长片是判断下肢力线的关键，任何严重的对线不良都应该通过截骨术来纠正，以此提高自体骨软骨移植的成功率。

外科治疗方案

局部清理与软骨成形术

局部清理在关节镜下进行，主要是对在处理关节其他问题时发现的软骨病灶进行局部清理。虽然局部清理的定义是使用电动刨刀来清除病灶蓬松的组织，是首选的治疗方案，但是笔者倾向于软骨成形，去除更多软骨缺损处的退变组织。热量会导致软骨坏死范围增加，因此要避免使用热能进行软骨成形。我们不

会像微骨折术那样垂直于软骨病灶进行清理，因为这样会去除病灶残存的软骨。软骨成形的目的是减轻机械症状，也有证据表明软骨成形会影响来自滑液的细胞或者影响脂肪垫内皮干细胞的修复。目前还没有一项关于软骨成形术与微骨折术的对照研究，以评价小的软骨缺损治疗的疗效。在无特殊预防或限制的情况下，患者可以在术后重返运动。

微骨折

微骨折是在关节镜下进行的，采取膝关节镜常规体位建立入路，但对于较后方的软骨缺损需要采取屈膝体位才能完成微骨折术。

在常规诊断性关节镜检查以评估缺损（图 7.1）和关节其余部分潜在的病变后，使用刨刀对蓬松毛糙的软骨边缘以及退变组织进行清理。随后使用刮匙去除缺损处的软组织，沿着软骨裂缝边缘进行修正达到纵向稳定（图 7.2）。局部清理涉及钙化软骨层，但是不必破坏软骨下板（图 7.3）。是否需要增加辅助入路取决于软骨缺损的大小和位置。

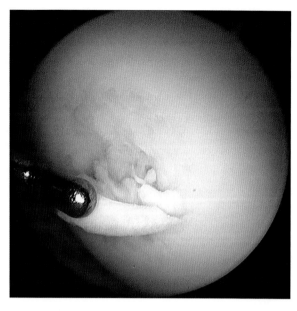

• **图 7.1** 关节镜下探查发现股骨髁慢性软骨缺损处软骨蓬松毛糙

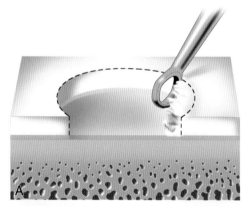

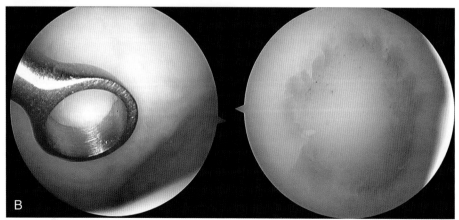

• **图 7.2** （A）缺损处准备；（B）关节镜下探查和缺损图片，左边是使用边缘锐利的刮匙刮除清理坏死软骨，右图为通过清除退变组织并重塑软骨边缘稳定后的缺损图

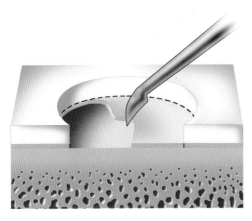

• 图 7.3　去除软骨下硬化骨

病灶清理后，在软骨下骨板使用微骨折器制造多个微小孔（图 7.4），例如伴有半月板成形或者前交叉韧带重建操作计划中，微骨折手术应该放在这些操作最后，因为延长关节镜操作中灌洗的时间会导致骨髓干细胞流失。微骨折孔定位时须小心，如微骨折孔太密集，则微骨折孔之间可能发生相互破坏，或因微骨折孔太密集使得软骨下骨板不稳定。理想的微骨折孔分布大概间隔 3~4 mm，每平方厘米大概 3~4 个微骨折孔。此外，如果使用微骨折器打微骨折孔时定位角度较小则可能导致微骨折器滑动或者微骨折孔呈椭圆形而不是标准的圆形，甚至破坏软骨下骨。微骨折器须垂直于软骨面进行，必要时配合膝关节屈伸以使关节表面与锥体对齐或创建辅助入口，来适应微骨折器打孔。通过在周围软骨附近尽可能多地制造微骨折孔使得软骨再生，最终使得再生软骨与周围软骨的移行区稳定。完成微骨折后，须松开止血带，降低止血带气压，观察所有微骨折孔有血液流出，均匀填充形成血凝块（图 7.5）。

微骨折术后，患者限制负重 6 周，在术后第一个 6 周使用持续被动关节训练仪进行每天 6~8 小时的膝关节被动训练，重返运动的时间根据软骨缺损的范围确定，但须延迟到术后 6~9 个月，待微骨折处组织成熟稳定后。

在接受治疗的病变中，高达 30% 的病变内可形成骨赘，这可能导致软骨修复翻修手术，如 ACI 这

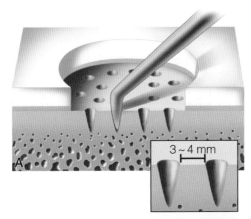

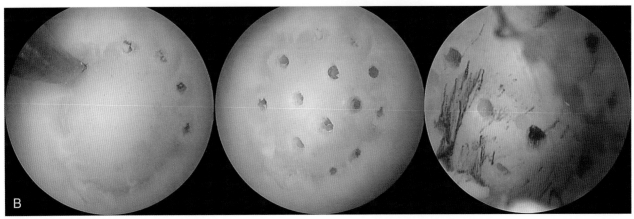

• 图 7.4　微骨折示意图：（A）微骨折器；（B）关节镜下图片，左图为软骨邻近边缘的大量微骨折孔。中间图为软骨缺损处的微骨折孔。右图为松止血带后，可见微骨折孔处有血液流出

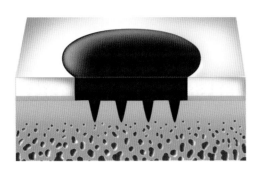

• **图 7.5** 血凝块覆盖在缺损处，最终形成纤维软骨修复组织

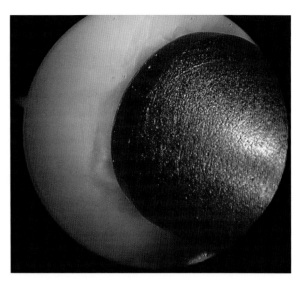

• **图 7.6** 使用胶棒测量缺损处的大小来评估填充的骨栓大小和数量

样的治疗更容易失败。对于软骨下骨反应较少的，骨髓刺激术可以促进其发展。

此外，诸如壳聚糖衍生物（BST-CarGel）的辅助药物被证实可以提高修复效果。一项多中心随机对照试验显示，微骨折合并使用 BST-CarGel（Piramal Life Sciences, Bio-Orthopaedic Division, Aurora, Ontario, Canada）较常规微骨折方法，在随后 1 年和 5 年的随访中发现患者的检查结果以及填充取得更良好的结果。其他新兴的骨髓刺激增强技术包括 Gelrinc 技术（Regentis Biomaterials, Or Akiva, Israe）和生物软骨技术（Arthrex, Inc., Naples, FL）。此外，需要更多的研究来评估患者长期的放射学以及临床结果。与常规的微骨折术相比较，对于小的股骨髁局灶性软骨损伤使用微骨折增强技术是必要的。

自体骨软骨移植

自体骨软骨移植可以在关节镜下完成或者通过切开来完成，主要取决于软骨缺损的大小、部位以及外科医生的喜好。

病灶在关节镜以及辅助入路下进行，通过穿刺针定位创建辅助入口，以使供区和受者的器械垂直于关节面。关节镜入路首选水平入路，因为水平入路可以横向扩大以确保软骨移植物的垂直放置。有时需行髌腱中央入路，建立该入路时需要纵行分开髌腱纤维，待手术结束后需要进行修复。首先，使用大小合适的导向器来判断填充软骨缺损的大小以及所需软骨移植物的数量（图 7.6）。随后，挑选一个合适大小的收集管来获取骨软骨栓，大小约 10 mm 长，取骨软骨栓时需要小心地将收集管垂直放置于关节面（图 7.7）。确定膝关节一些适合取骨软骨栓的部位，尽管通常认为股骨滑车的外上嵴是膝关节低负重区（图 7.8B），但它在髌股关节屈曲 40°~70° 时是一个重要承载部

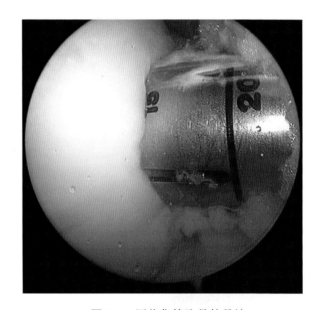

• **图 7.7** 用收集管取骨软骨栓

分，在此处取骨软骨栓可能会引起明显的症状。我们比较喜欢在股骨远端近外侧间沟处取 2~3 个骨软骨栓，该区域属于胫骨、股骨与髌股负重的过渡区，或者在外侧髁间切迹处取骨栓（图 7.8A）。取出骨软骨栓后，记录其长度或者可能存在的角度（图 7.9）。在软骨缺损处使用等同移植物大小和角度相近的收集管去除缺损处骨质，确保缺损处的深度较移植物深 1 mm。将收集管中移植物往外推直至末端露出，将收集管置入膝关节，垂直于关节面，然后将移植物缓

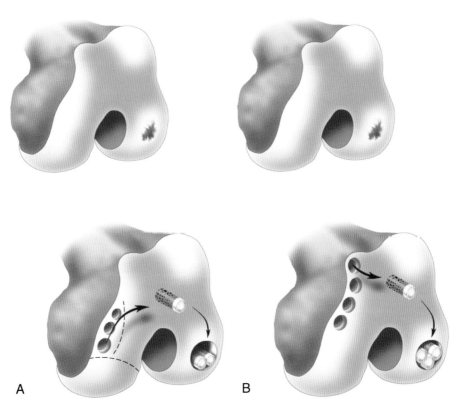

• 图 7.8 （A）股骨远端近外侧间沟是首选取骨软骨栓的部位。外侧髁间切迹处取骨软骨栓也是一个合适的位置。（B）尽管认为股骨滑车的外上嵴是膝关节低负重区，但它在髌股关节屈曲 40°~70° 时是一个重要承载部分，在此处取骨软骨栓可能会引起明显的症状

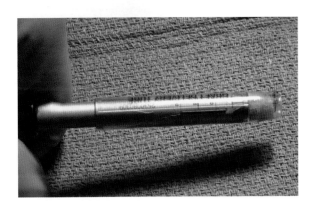

• 图 7.9 带骨软骨栓的收集管

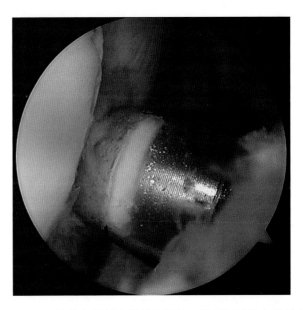

• 图 7.10 将收集管插入软骨缺损处，使用轻柔的力量置入

慢推进到受体需要移植的部位（图 7.10）。随后，去除收集管将移植物充分贴合（图 7.11），使用较大型号的胶棒轻柔地夯实移植的骨软骨栓（图 7.12）。轻柔地将移植物填入让其慢慢减小接触力，反复进行此步骤直至完美贴合。

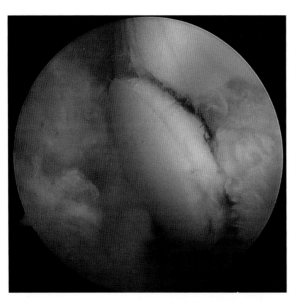

• 图7.11　最终的位置可见骨软骨栓稍稍抬高

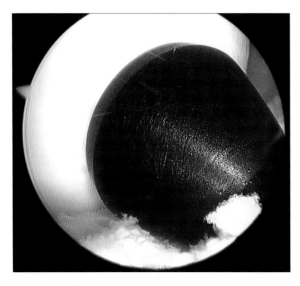

• 图7.12　使用较大型号的胶棒夯实植入的骨软骨栓

　　患者术后6周内限制负重，成熟的透明软骨移植无须常规行持续被动关节活动仪（CPM）锻炼。如果患者担心术后关节僵硬，根据需要使用CPM 2～3周。能否重返运动取决于软骨缺损的大小与位置，应在术后4～6个月股四头肌力量和本体感觉恢复后进行。

参考文献

1. Steadman JR, Rodkey WG, Singleton SB, Briggs KK. Microfracture technique for full-thickness chondral defects: technique and clinical results. *Oper Tech Orthop*. 1997;7(4):300–304.

2. Mithoefer K, McAdams T, Williams RJ, Kreuz PC, Mandelbaum BR. Clinical efficacy of the microfracture technique for articular cartilage repair in the knee: an evidence-based systematic analysis. *Am J Sports Med*. 2009;37(10):2053–2063.

3. Kreuz PC, Steinwachs MR, Erggelet C, et al. Results after microfracture of full-thickness chondral defects in different compartments in the knee. *Osteoarthritis Cartilage*. 2006;14(11): 1119–1125.

4. Saris D, Price A, Widuchowski W, et al. Matrix-applied characterized autologous cultured chondrocytes versus microfracture: two-year follow-up of a prospective randomized trial. *Am J Sports Med*. 2014;42(6):1384–1394.

5. Brittberg M, Recker D, Ilgenfritz J, Saris DBF, Group SES. Matrix-applied characterized autologous cultured chondrocytes versus microfracture: five-year follow-up of a prospective randomized trial. *Am J Sports Med*. 2018;46(6):1343–1351.

6. Bentley G, Biant LC, Carrington RW, et al. A prospective, randomised comparison of autologous chondrocyte implantation versus mosaicplasty for osteochondral defects in the knee. *J Bone Joint Surg Br*. 2003;85(2):223–230.

7. Hunziker E, Rosenberg L. Repair of partial-thickness defects in articular cartilage: cell recruitment from the synovial membrane. *J Bone Joint Surg Am*. 1996;78-A:721–733.

8. Hunziker E. Articular cartilage repair: basic science and clinical progress. A review of the current status and prospects [comment]. *Osteoarthritis Cartilage*. 2002;10(6):432–463.

9. Nakamura N, Horibe S, Toritsuka Y, et al. The location-specific healing response of damaged articular cartilage after ACL reconstruction: short-term follow-up. *Knee Surg Sports Traumatol Arthrosc*. 2008;16(9):843–848.

10. Mithoefer K, Williams RJ, Warren RF, et al. The microfracture technique for the treatment of articular cartilage lesions in the knee. A prospective cohort study. *J Bone Joint Surg Am*. 2005;87(9):1911–1920.

11. Minas T, Gomoll AH, Roseberger R, Royce RO, Bryant T. Increased failure rate of autologous chondrocyte implantation after previous treatment with marrow stimulation techniques. *Am J Sports Med*. 2009;37(5):902–908.

12. Shive MS, Hoemann CD, Restrepo A, et al. BST-CarGel: in situ chondroinduction for cartilage repair. *Oper Tech Orthop*. 2006;16(4):271–278.

13. Shive WD, Stanish WD, McCormack R, et al. BST-CarGel® treatment maintains cartilage repair superiority over microfracture at 5 years in a multicenter randomized controlled trial. *Cartilage*. 2015;6(2):62–72.

14. Stanish MS, McCormack R, Forriol F, et al. Novel scaffold-based BST-CarGel treatment results in superior cartilage repair compared with microfracture in a randomized controlled trial. *J Bone Joint Surg Am*. 2013;95(18):1640–1650.

15. Schreiner MM, Raudner M, Szomolanyi P, et al. Chondral and osteochondral femoral cartilage lesions treated with GelrinC: significant improvement of radiological outcome over time and zonal variation of the repair tissue based on T_2 mapping at 24 months. *Cartilage*. 2020;1947603520926702.

16. Brusalis CM, Greditzer HG IV, Fabricant PD, Stannard JP, Cook JL. BioCartilage augmentation of marrow stimulation procedures for cartilage defects of the knee: two-year clinical outcomes. *Knee*. 2020;27(5):1418–1425.

第8章

新鲜同种异体骨软骨移植物治疗软骨或骨软骨缺损的手术技术

引言

新鲜骨软骨同种异体移植物，是具有生物活性的成熟透明软骨部分固定在非生物活性的软骨下骨部分组成的复合移植物，它们可形成完整的骨软骨功能单元，用于替代受体关节中受损的相应组织。

对同种异体移植物的需求不断增加促进了组织采集技术的进步，更多的新鲜供体组织是由商业组织提供，而不像过去只能从基于大学的专业移植中心获得，因为这些专业移植中心限制了移植物在社区骨科医生的使用。

新鲜同种异体骨软骨移植的优点是移植物具有活性软骨细胞的成熟透明软骨，低温储存技术保障了移植物的代谢活性和细胞周围的胶原基质。目前研究的重点是延长新鲜同种异体骨软骨组织的储存时间。Ball 等比较了在乳酸林格液或一种含有氨基酸、葡萄糖和无机盐的标准培养基中低温保存时，存储介质对人骨软骨异体移植组织的影响。通过对软骨细胞密度、活力和代谢活性的测定，标准培养基显示了优越的存储特性。在两种介质中，基质的生物力学特性保持相对完好。在标准培养基中保存 14 天后，软骨细胞活力基本上与基线保持不变，活性为 90.5%，而在乳酸林格液中为 80%。

移植物采集和贮存

缺乏合适的新鲜同种异体骨软骨移植组织仍然是主要的限制因素，主要问题涉及组织活力恢复、储存和及时交付治疗。

美国组织库协会（American Association of Tissue Banks, AATB）制定了指南用于恢复、处理和检测供体组织，同时美国食品和药物管理局（FDA）也对此进行监管。大多数组织库采集样本都有 24 小时的时间限制，采集时必须遵循严格的无菌技术，在无菌手术室环境下从冷藏的尸体供体中提取组织。年龄在 15~40 岁之间的供体，如果关节软骨的表面质量通过了直接检查，通常被考虑纳入供体库。

组织库规定移植物至少被保留 14 天，以便完成微生物学和血清学测试。因此，实际的手术植入通常在样本采集后 3~6 周进行，而大学医学中心通常是在采集后 1 周内植入供体。使用大学医学中心的这种传统方案的结果在中期随访中很好，但延长同种异体移植物保存时间对临床结果的影响尚未确定。

使用新鲜冷藏的移植物可提高移植物的活性，降低免疫原性，同时也适合于骨与软组织肿瘤病例中需要大块异体骨移植的重建手术。然而，将软骨细胞连同细胞外基质深低温冷冻（通常在 −80℃），通常会消除骨软骨移植物中所有的软骨活细胞。此外，临床经验表明，冷冻的同种异体移植物中的软骨细胞外基质会随着时间的推移而退化，可能是因为基质中存活的细胞不足以维持组织代谢平衡。然而，回顾性研究表明，在新鲜冷藏的同种异体骨软骨移植物中，仍存在有活性的软骨细胞，并且在移植多年后基质依然能够保持其力学特性。

生物安全和疾病传播的风险

获取同种异体骨软骨移植物的过程是无菌的，这可以减少但不能完全消除移植物污染的风险，因为供体死亡后可能存在胃肠道菌群的侵袭或隐匿性感染。尽管供体经过筛查和检测，但是任何异体器官或组织移植都存在传染性疾病传播的残留风险，而且还有罕见的异体移植相关细菌感染的报道。人类免疫缺陷病毒、肝炎病毒和其他疾病病原体的血清学检测提高了安全性，但仍存在可能的风险。在使用新鲜异体移植组织时，外科医生和患者应充分了解严重疾病传播风险的可能性，应当将细菌或病毒疾病传播风险的讨论作为知情同意的一部分。

免疫学

小块同种异体移植物无须进行供体与受体之间的人类白细胞抗原（HLA）或血型匹配。尽管透明软骨似乎具有相对免疫优势，但在一项新鲜同种异体骨软骨移植的研究中，新鲜的不匹配同种异体骨软骨移植引起了不同的免疫反应，50% 的个体产生了血清抗 HLA 抗体。在磁共振成像（MRI）研究中，出现HLA 抗体与磁共振图像上移植物 - 宿主界面的不良愈合表现相关。而 MRI 图像上的愈合不良也与较差的临床结果相关，提示可能是免疫反应所导致的。免疫反应的问题最终可能成为临床相关的问题，这显然是一个需要更多认知来改善新鲜同种异体骨软骨移植效果的领域。

手术指征

与其他软骨修复手术一样，同种异体骨软骨移植成功依赖于移植前及移植时仔细的背景因素评估和手术操作治疗。这些因素包括胫骨股骨和髌骨股骨对线不良、关节稳定性和半月板缺损。

在临床实践中，最适合同种异体移植的情况包括剥脱性骨软骨炎、骨坏死和创伤后骨软骨缺损，例如膝关节周围骨折后的缺损。胫骨平台骨折后的创伤性软骨损伤是一个特别棘手的问题，这种情况尤其适用于使用新鲜同种异体骨软骨移植治疗。同种异体骨软骨移植也可以应用在其他软骨手术没能获得成功时挽救膝关节的情况，如微骨折、自体软骨细胞移植（ACI）和自体骨软骨栓移植。

禁忌证包括炎症性关节病、关节软骨表面钙化症、全身性骨关节病变、肥胖或术后康复不佳的患者以及吸烟者或麻醉品依赖者。

所有异体移植程序的共同特点是根据损伤区域的大小匹配供体和受体。在膝关节中，先摄取带有标准放大标记物的正位 X 线片，然后在稍低于并平行关节面的水平测量胫骨内外径。根据标记物获得受体真实的尺寸后，组织库在供体胫骨平台上进行直接测量以选取合适的供体。除此之外，也可以对受体受影响的股骨髁进行测量。通常 2 mm 以内的测量误差被认为是可以接受的。

外科技术

新鲜同种异体骨软骨移植术需要内侧或外侧入路的关节切开术。对于非常靠后病变，可能需要在术中取下半月板并外翻髌骨。然后用探针对病变区域进行检查，以确定其范围、边缘和最大尺寸。两种常用的同种异体骨软骨移植技术是骨软骨移植压合（骨软骨栓）技术（图 8.1）和骨软骨壳层移植技术（图 8.2）。每种技术都有优点和缺点。压合技术在原理上与自体骨软骨移植系统相似，其适用于直径在 15~35 mm 之间的股骨髁病变。因为压合的稳定性通常是不需要额外固定。缺点包括多部位的病变，如非常靠后的股骨、胫骨、髌骨和滑车病变，不能使用环形取样系统。此外，病变越呈卵圆形，受体部位就必须移除更多的正常软骨，以容纳圆形供体栓。壳层移植在技术上操作难度更高且通常需要固定。但是由于采用的技术不同，往往不需要移除过多的正常软骨。此外，由于某些病变的位置特殊性，使用壳层移植技术会更容易进行操作。

目前较为常用的是使用几种专有的器械系统用于最大直径 35 mm 的压合式同种异体移植物的准备和植入。通常在确定病变位置后，勾画出拟移植位置的轮廓，并制作特定尺寸移植物的模板。在确定尺寸后，将一根导针垂直于关节表面打入病变中心。如果需要一个以上的移植物骨软骨栓来处理缺损，而且移植物相互邻近，可以使用"雪人"技术或切割分离移植物，以最大限度地匹配关节表面。然后将拟移植区域的关

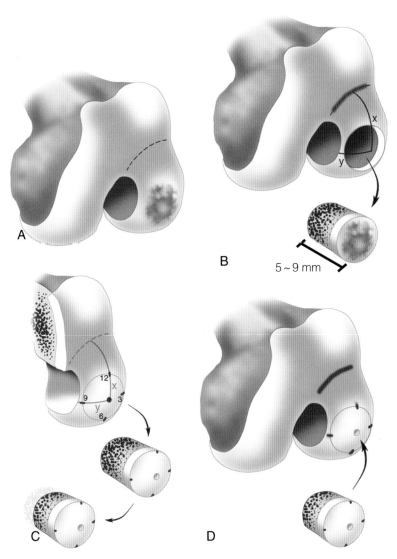

• **图 8.1**　同种异体骨软骨移植压合（骨软骨栓）技术的图示。（A）确定股骨内侧髁上较大的局灶性软骨缺损及其相对于滑车终末端（完全伸膝时股骨内侧或外侧髁的主要负重面）的位置。（B）测量软骨缺损的大小并将其作为一个骨软骨栓整体移除，其总深度包括软骨在内为 5~9 mm。测量骨软骨缺损及其相对于滑车末端和髁间切迹的位置，以便从供体同种异体移植组织中获得类似的健康骨软骨栓。供体骨软骨栓尺寸将被放大 1 mm，以便植入时的压合。一些移植系统要求受体部位呈圆锥形扩张，以方便植入压合，且不需要内固定。（C）参考相对于滑车末端和髁间切迹的位置钻入中央取芯铰刀导针，采集供体骨软骨栓，用无菌记号笔在 12、3、6、9 点钟四个象限处标记定位骨软骨栓的方位，以方便准确放置在受体上。供体骨软骨栓的直径越大，确保象限标记深度绝对精确就越重要，以保证移植的平顺性，使之既不突出也不凹陷于受体关节表面。（D）测量供体骨软骨栓的深表面，并在所有四个象限精确切割。在对移植物进行压合前，通常先用锥形扩张器扩张受体窝。植入时采用手压或凝胶覆盖的压合装置，以避免损伤移植物表面的软骨

节软骨刮除，用扩孔钻去除软骨和至少 3~4 mm 的软骨下骨。当存在更深部病变时，要清除所有纤维化和硬化的骨，直到出现健康的、有渗血的骨床。当病变非常深时，钻孔深度不应超过 10 mm，应使用自体骨颗粒移植填充更深或更广泛的骨质缺损。然后取下导针，对准备好的受体部位进行全周径深度测量，以便精确匹配供体。

然后用移植物支架或用持骨钳夹住供体移植物，在相应解剖位置标记。在适当的位置放置骨管锯导针，使之垂直于关节面，然后用合适大小的管锯取出骨软骨移植物核。在将移植物核从髁突移除之前，要做一个识别标记用于方向定位。一旦移植物核被移除，从受体处测量深度的方法再次被用于移植物核上。然后用摆锯切割移植物，再用骨锉修整到适当的

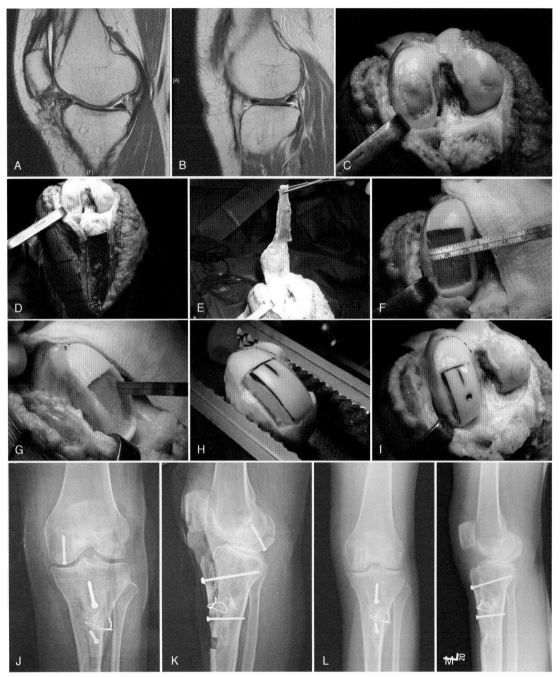

• 图 8.2　一名 20 多岁的年轻女性被马踢伤，导致左膝胫骨平台严重骨折。进行切开复位内固定手术后骨折愈合。然而，患者由于股骨内侧髁的大范围损伤，手术后出现了膝关节内侧疼痛导致残疾。骨折后患者出现低位髌骨合并膝关节活动范围受限。于是采用自体软骨细胞移植（ACI）治疗股骨内侧和外侧髁软骨损伤，并开放手术松解粘连。尽管术后早期活动改善，但仍出现了复发性关节僵硬和持续的负重疼痛，且低位髌骨更加严重。这个病例后来采取了同种异体骨软骨移植，在股骨内侧髁上使用壳层移植技术，在股骨外侧髁上使用压合技术，还通过胫骨结节截骨术使伸肌结构止点上移。（A）矢状 MRI 显示低位髌骨，采用自体软骨细胞移植的股骨后内侧髁变平，还有胫骨近端的陈旧螺钉孔。（B）矢状 MRI 显示 ACI 移植部位的外侧股骨髁有点扁平且不完全填充。（C）左膝切开后大体观，ACI 移植物处股骨内侧髁和外侧髁缺损未完全填充。胫骨结节截骨术提供良好的暴露，并允许近端伸肌结构恢复运动。（D）胫骨结节截骨后胫骨近端外观。（E）胫骨结节截骨联合内侧和外侧股四头肌下关节切开，保持股四头肌机制完整。（F）在内侧股骨髁上准备受体床以接受新鲜的壳状同种异体骨软骨移植。（G）需要精确的测量长度、宽度和深度。（H）另一个手术台上同种异体壳层移植物的制备。（I）使用空心螺钉（埋入式）固定后股骨髁内侧同种异体壳状移植物的最终外观。用新鲜同种异体骨软骨栓重建股骨外侧髁。（J）同种异体骨植入和胫骨结节近端截骨后的正位 X 线片。（K）术后即刻侧位 X 线片。（L 和 M）术后 4 年 X 线片显示同种异体移植后合适的关节间隙和髌骨高度恢复良好。患者膝关节活动范围充分，无伸肌滞后，股四头肌力量良好，获得无痛功能状态

厚度。然后用大量含有杆菌肽抗生素的生理盐水脉冲灌洗以冲出移植物核的骨髓。然后把移植物核以合适的方向和压力轻轻按压嵌合到受体关节表面。图 8.3 显示了该技术用于一例合并膝内翻的 ACL 手术失败后，进行新鲜同种异体骨软骨移植和胫骨高位截骨术。图 8.4 显示了该技术用于一例骨坏死患者。

胫骨外侧平台创伤后塌陷合并外翻畸形是一种棘手的疾病，新鲜同种异体骨软骨移植是理想的治疗方法。笔者倾向于将半月板与同种异体骨关节面一起移植，因为这样可以获得最佳的半月板的质量及其与胫骨平台的结合。在获得一个尺寸完美匹配的移植物后，最重要的是要认识到外翻畸形并不能通过"填塞"胫骨平台来纠正。这会不可避免地导致移植物过早磨损和塌陷。笔者倾向于分期或同时进行股骨截骨加胫骨平台移植。使用全膝关节置换术中的胫骨外定位装置，来帮助胫骨的矢状面和轴向截骨，移除受损的胫骨近端外侧平台，为新鲜异体骨软骨移植物留下一个完美的受体位置。首先剥离后关节囊，为通过后关节

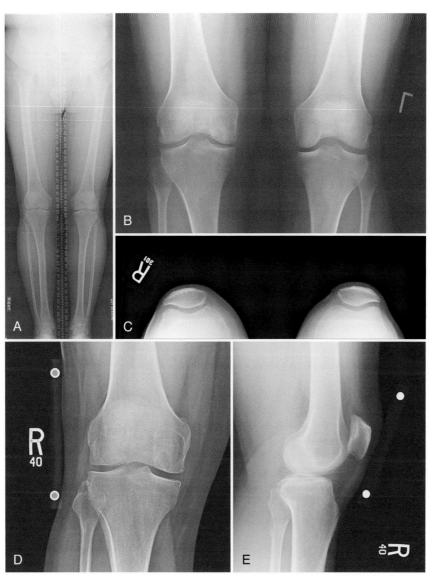

• 图 8.3　一名 42 岁男子在膝关节股骨内侧髁自体软骨细胞移植（ACI）失败伴有内翻。膝关节关节镜检查显示纤维组织修复失败。决定对患者进行治疗并寻找一种不需要细胞修复的替代软骨修复技术（即新鲜骨关节同种异体移植，纠正机械负荷）。（A）双下肢全长 X 线片显示右膝内翻力线。（B）膝关节屈曲 45° 前后位 X 线片显示剥脱性骨软骨炎的特征性股骨内侧髁病变。（C）髌骨轴位 X 线片显示髌股关节保存良好。（D）为了准备新鲜的同种异体骨关节移植进行射线照相尺寸标记。前后位 X 线片上有一个 10 cm 的射线照相标记。（E）同样的程序也适用在侧位 X 线片上进行。测量放射线照相标记，以及胫骨的前后和侧位尺寸。通过这种方式，可将新鲜骨关节同种异体移植误差精确到 2 mm 以内

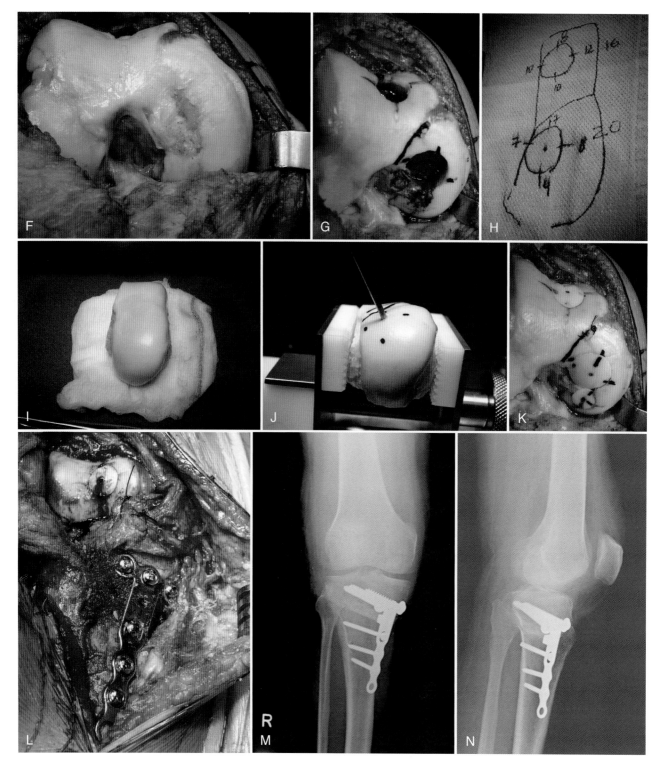

• 图 8.3（续）（F）自体软骨细胞移植失败后，切开手术显露股骨内侧髁和滑车的外观。（G）用紫色标记笔在股骨内侧髁终末延伸处标记滑车末端。在垂直于关节面的导针上铰刀，铰除关节缺损，直到健康的软骨下骨，其总深度通常为关节面下 5~9mm。然后在缺损的 4 个象限做标记。（H）测量并记录缺损的深度。（I）取出新鲜的大小匹配的内侧股骨髁同种异体骨关节移植物。可见滑车末端，也可见髁间切迹的顶部。（J）在与患者的缺损位置一致的地方插入中心导针，使用比受体部位大 1 mm 的取芯铰刀。骨软骨骨栓从供体同种异体移植物中取出后，测量所有四个象限的深度，并精确切割。将受体部位扩张 1 mm，用手小心地植入供体移植物，并使用凝胶覆盖嵌塞的装置将其与关节面打压平齐。（K）在这种情况下，第二个更小、后面移植的骨软骨栓被压合到缺损区使之完全覆盖缺损，使之看起来像一个雪人（即"雪人"技术）。（L）在将同种异体骨软骨移植到内侧股骨髁和滑车的同时，进行撑开式胫骨外翻截骨，使机械轴通过膝关节中心。手术是通过一个正中切口进行的。（M、N）术后 1 年前后位和侧位 X 线片显示胫股关节和髌股关节间隙保存良好，力线排列良好。患者负重疼痛症状完全缓解

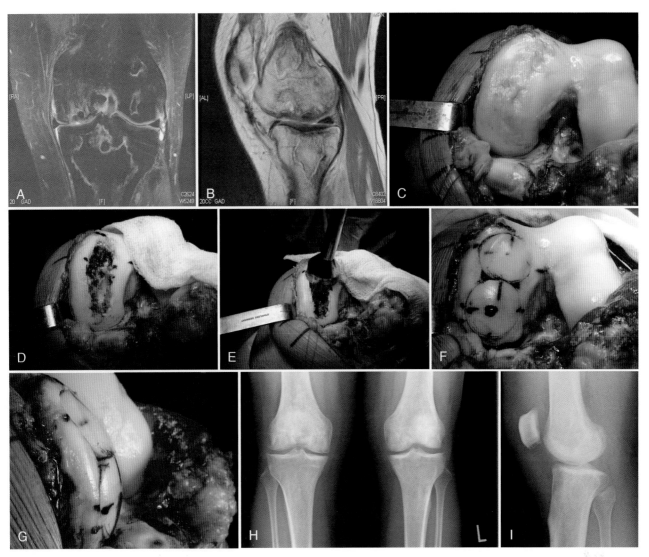

• 图8.4　一名27岁男子，曾在过去因溃疡性结肠炎服用类固醇。他的双膝疼痛导致残疾。磁共振成像显示左膝多灶性缺血性坏死。右膝在2年前已接受新鲜同种异体骨关节移植治疗，临床效果良好。左膝现在严重疼痛，主要是在关节的内侧间室。（A）冠状面脂肪抑制MRI扫描显示股骨内侧髁骨吸收和塌陷。此外，胫骨和股骨外侧髁存在缺血坏死病灶。（B）MRI矢状面扫描显示股骨内侧髁吸收和塌陷。然而，胫骨关节面和半月板完好。这是一个用同种异体骨关节移植修复软骨的合适病例。（C）关节切开时股骨内侧髁的外观。（D）股骨内侧髁的关节面很容易清除，因为下面的骨已经被吸收和塌陷。（E）为便于移植物放置，取芯铰刀尺寸确定后，应用扩张器扩张。（F）将两个新鲜骨关节移植物置于"雪人"形状后的正面观。（G）侧位显示股骨内侧髁的矢状弯曲是通过适当的垂直正交放置移植骨软骨栓来获得的。（H和I）术后1年的前后位和侧位X线片，患者关节间隙保存良好，无临床症状

囊缝合固定外侧半月板的后角做准备。采用前外侧关节切开术从胫骨外侧平台向腘肌腱水平的后外侧角切开关节囊。根据受体骨床大小准备供体移植物，切成稍大的尺寸，然后根据需要修剪，直到获得完美匹配。通常仅需要1或2枚拉力螺钉对异体骨加压固定，因为巨大的松质骨面可以确保快速骨愈合（图8.5）。胫骨外侧平台移植物的厚度应该是允许骨愈合和爬行替代而不发生移植骨吸收和塌陷的最小厚度。因此除了胫骨外侧平台表面4~5 mm的软骨外，5~10 mm的骨质厚度通常就足够了。

还有一种新的同种异体关节软骨移植技术。图8.6展示了一名年轻女性患者患有晚期髌股关节软骨损伤伴髌骨轨迹活动不良。采用类似于自体软骨细胞移植的技术，将切碎的幼年供体的关节软骨颗粒置于

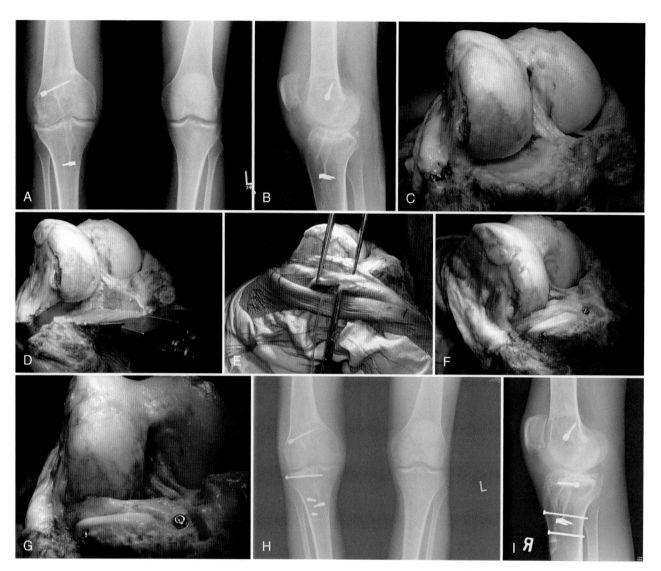

• **图 8.5** 一名 21 岁的男子外侧胫骨平台骨折塌陷导致外翻畸形。采用股骨内翻截骨术及胫骨外侧平台清创术治疗。患者有持续性的外侧疼痛，需要使用麻醉药和拄单拐才能走动。在关节镜评估时，发现整个胫骨外侧平台发生 4 级改变，半月板缺失。股骨外侧髁完好无损。计划是进行一次新鲜的异体关节骨软骨和半月板联合移植。由于移植审批和移植物配伍导致的延迟，在开放移植时，股骨外侧髁也发生了 4 级改变。手术移植了外侧胫骨平台和半月板，3 个月后通过自体软骨细胞移植（ACI）治疗股骨外侧髁病变。（A）正位片显示关节间隙逐渐增宽，且变得形态不规则，但仍存在早期关节间隙狭窄、胫骨外侧平台塌陷。（B）侧位片显示胫骨外侧平台塌陷。（C）胫骨结节移位术联合关节囊外侧入路显示胫骨外侧平台凹陷和增宽，股骨外侧髁出现明显的 4 级变化。（D）使用胫骨髓外导向器切除受损的胫骨外侧平台。（E）通过剥离皮瓣至膝关节后部，使外侧半月板同种异体移植物的后角经囊缝合，深至腓肠肌外侧头。（F）胫骨外侧平台内固定侧面观。（G）前面观。（H、I）胫骨外侧平台和异体半月板移植联合 ACI 重建股骨外侧髁 1 年后前后位片和侧位片。具有骨关节炎的外侧间室在患者 20 岁时得到有效遏制。患者回归日常生活且无疼痛

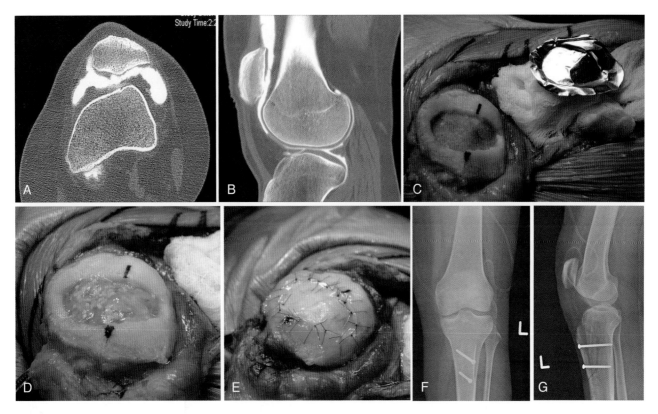

• **图 8.6**　一名 40 岁女性患慢性髌股不稳、弹响伴膝关节疼痛。她接受了异体幼年关节软骨颗粒移植治疗，同时胫骨结节截骨重置髌骨位置。（A）轴位 CT 显示髌骨半脱位和接近全髌骨软骨丢失。（B）矢状位 CT 显示远端髌骨关节软骨缺失。（C）切开彻底清创后髌骨的外观。（D）使用缺损部位的铝模板，将白色同种异体幼年关节软骨颗粒均匀铺开，并加入纤维蛋白密封胶。然后将整个浆液填补到软骨缺损处，将 Ⅰ ~ Ⅲ 型胶原膜覆盖在受伤区域并缝合固定。（E）颗粒状幼年同种异体软骨移植的最终外观。（F 和 G）胫骨结节截骨移位后前后位和侧位片

准备好的关节软骨缺损区，可以通过幼年软骨细胞从供体基质爬行到受体基质来修复软骨缺损。这是一种全新的技术，代表了一种新的治疗模式。对马的研究已经证明，这种技术即使在异种移植中也是有效的。通过将人类青少年软骨移植入马软骨缺损已被证明移植物中的人类软骨细胞可以有效修复马的软骨组织。然而，这些数据尚未正式公布。目前，临床采用的人类同种异体移植正在证明这种方法的有效性（见第 16 章）。

结果和总结

新鲜同种异体骨软骨移植在中短期内的效果与自体软骨移植相似。当同种异体移植失败时，其原因通常是同种异体骨融合不完全，或伴有同种异体骨移植物吸收和塌陷。因此，笔者认为当缺损较大时，通过自体软骨移植来治疗真正孤立性关节表面缺损是明智的。同种异体骨关节移植可以作为自体软骨移植治疗失败后的补救措施，或用于一些骨软骨缺损的理想适应证，如剥脱性骨软骨炎、骨坏死、创伤后骨软骨缺损和周围不连续型的骨软骨缺损。

Gross 等报道同种异体股骨软骨移植术后 5 年 Kaplan-Meier 生存率为 95%，10 年生存率为 85%。当由于移植物吸收和塌陷导致移植失败，此时需要采用假体重建。Williams 等观察到的移植物存活率（4 年 84%）低于 Gross 等使用的商业冷藏同种异体移植物的中期随访结果。无论如何，同种异体移植物为骨软骨缺损病变提供了极好的治疗选择，这表明同种异体移植物可用于保留关节治疗。

参考文献

1. Gross AE, Silverstein EA, Falk J, Falk R, Langer F. The allotransplantation of partial joints in the treatment of osteoarthritis of the knee. *Clin Orthop Relat Res.* 1975;108:7–14.

2. Gross AE, McKee NH, Pritzker KP, Langer F. Reconstruction of skeletal deficits at the knee. A comprehensive osteochondral transplant program. *Clin Orthop Relat Res.* 1983;174:96–106.

3. Convery FR, Meyers MH, Akeson WH. Fresh osteochondral allografting of the femoral condyle. *Clin Orthop Relat Res.* 1991;273:139–145.

4. Czitrom AA, Keating S, Gross AE. The viability of articular cartilage in fresh osteochondral allografts after clinical transplantation. *J Bone Joint Surg Am.* 1990;72:574–581.

5. Williams SK, Amiel D, Ball ST, et al. Prolonged storage effects on the articular cartilage of fresh human osteochondral allografts. *J Bone Joint Surg Am.* 2003;85:2111–2120.

6. Ball ST, Amiel D, Williams SK, et al. The effects of storage on fresh human osteochondral allografts. *Clin Orthop Relat Res.* 2004;418:246–252.

7. *Standards for tissue banking.* Arlington, VA: American Association of Tissue Banks; 1987.

8. American Association of Tissue Banks. *Standards for Tissue Banking.* Updated November 4, 2003. Available from: http://www.aatb.org/standards-and-regulatory.

9. US Food and Drug Administration. Guidance for industry: screening and testing of donors of human tissues intended for transplantation. Available from: http://www.fda.gov/BiologicsBloodVaccines/TissueTissueProducts/Regulation-of-Tissues/ucm1

10. Williams RJ, Ranawat AS, Potter HS, Carter T, Warren RF. Fresh stored allografts for the treatment of osteochondral defects of the knee. *J Bone Joint Surg Am.* 2007;89(4):718–726.

11. Ohlendorf C, Tomford WW, Mankin HJ. Chondrocyte survival in cryopreserved osteochondral articular cartilage. *J Orthop Res.* 1996;143:413–416.

12. Enneking WF, Campanacci DA. Retrieved human allografts: a clinicopathological study. *J Bone Joint Surg Am.* 2001;83:971–986.

13. McGoveran BM, Pritzker KP, Shasha N, Price J, Gross AE. Long-term chondrocyte viability in a fresh osteochondral allograft. *J Knee Surg.* 2002;15:97–100.

14. Convery FR, Akeson WH, Amiel D, Meyers MH, Monosov A. Long-term survival of chondrocytes in an osteochondral articular cartilage allograft. A case report. *J Bone Joint Surg Am.* 1996;78:1082–1088.

15. Friedlaender GE. Appropriate screening for prevention of infection transmission by musculoskeletal allografts. *Instr Course Lect.* 2000;49:615–619.

16. Langer F, Gross AE, West M, Urovitz EP. The immunogenicity of allograft knee joint transplants. *Clin Orthop Relat Res.* 1978;132:155–162.

17. Sirlin CB, Brossmann J, Boutin RD, et al. Shell osteochondral allografts of the knee: comparison of MR imaging findings and immunologic responses. *Radiology.* 2001;219:35–43.

18. Garrett JC. Fresh osteochondral allografts for treatment of articular defects in osteochondritis dissecans of the lateral femoral condyle in adults. *Clin Orthop Relat Res.* 1994;303:33–37.

19. Bugbee W, Khadavi B. *Fresh osteochondral allografting in the treatment of osteonecrosis of the knee.* Presented at: American Academy of Orthopaedic Surgeons 71st Annual Meeting; March 10–14. San Francisco, CA; 2004.

20. Gortz S, Bugbee WD. Allografts in articular cartilage repair. *J Bone Joint Surg Am.* 2006;88(6):1374–1384.

21. Gross AE, Shasha N, Aubin P. Long-term followup of the use of fresh osteochondral allografts for posttraumatic knee defects. *Clin Orthop Relat Res.* 2005;435:79–87.

22. Locht RC, Gross AE, Langer F. Late osteochondral allograft resurfacing for tibial plateau fractures. *J Bone Joint Surg Am.* 1984;66:328–335.

23. Highgenboten CL, Jackson A, Aschliman M, Meske NB. The estimation of femoral condyle size. An important component in osteochondral allografts. *Clin Orthop Relat Res.* 1989;246:225–233.

第9章

自体软骨细胞移植的手术技术

引言

历史回溯

　　自体软骨细胞移植（autologous chondrocyte transplantation，ACT）在北美称为 ACI（autologous chondrocyte implantation）。20 世纪 90 年代初，作者多次访问瑞典后采用了这种由 Peterson 和他的同事描述的技术（图9.1）。自 1994 年机构审查委员会批准后，ACI 技术于1995 年 3 月被用于治疗膝关节大面积急性和慢性局灶性关节软骨损伤。截至 2010 年，作者所在机构已经

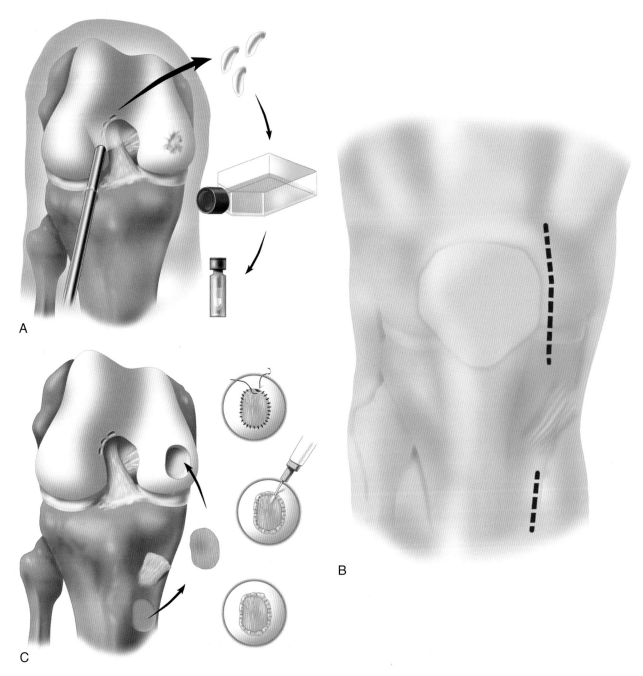

- 图 9.1　自体软骨细胞植入（ACI）的经典技术。（A）关节镜下膝关节的评估和股骨内侧髁软骨全层损伤的鉴定。从髁间上切迹取软骨活检，消化并培养。在细胞培养到足够可以填补关节软骨缺损时，进行自体软骨细胞植入手术。（B）膝关节两个切口入路。第一个是内侧关节切口，显露股骨内侧髁全层缺损。第二个切口位于鹅足腱止点远端，获取骨膜模板，并准确贴在缺损处。（C）ACI 技术。在鹅足腱远端取骨膜补片。用 6.0 Vicryl 缝线在关节表面进行间断微缝合，并测试水密性。然后用纤维蛋白胶密封，以保持水密性。将自体软骨细胞悬液注射到骨膜深部以填补缺损，将开口缝合并用纤维蛋白胶封闭。膝关节闭合。患者经过康复运动恢复关节活动度并能促进移植物成熟

进行了超过 1000 次的 ACI 治疗，北美有超过 30 000 名患者接受了 ACI 治疗。由于越来越多的细胞公司兴起，包括日本的 JTEC，Co.Don（ChondroSphere）、德国的 B. Braun/Aesculap（NovoCart 3D）、意大利的 Fidia/FAB（HyaloGraft-C）以及比荷卢地区的 Tigenix（ChondroCelect），全世界范围内接受 ACI 治疗患者的准确数量尚未可知。

在美国，用于患者治疗的自体软骨细胞一直受到美国食品与药品监督管理局（FDA）生物制剂部门的严格监管。自引入以来，它即要求良好的实验室规范（GLP 标准）和严格的生产规范（GMP 标准）。这些行业标准规定 ACI 仅限在私人和学术机构的临床研究中使用。基于 1997 年评估的 159 名瑞典患者的数据，FDA 于 1997 年 8 月 22 日正式批准 ACI（FDA 生物制剂许可证 1233 号）可用于治疗股骨关节面局部软骨缺损。在 159 例临床案例中 ACI 治疗髌骨、胫骨、涉及双极或关节炎病变病例的早期治疗效果不佳，因此这些类型的损伤被认为是"非适应证"。然而，在 FDA 批准之前，作者针对"非适应证"患者积累了相当多的诊治经验。

根据作者的经验，接受 ACI 治疗的理想患者需要具有主动积极性，能够完成康复训练，无吸烟史，不使用麻醉药品进行疼痛管理。在 2001 年举办的加拿大多伦多国际软骨修复协会会议中，作者所在机构进行的一项基于 Short Form 36 评分表的研究证实，强大的社保系统是良好预后的高质量预测指标。研究表明 18 岁以下的患者有很大的机会恢复全面活动。

本章将讨论 ACI 在治疗膝关节全层软骨损伤中的作用。最初这个主题论文发表后，重新引起了人们对这一临床问题治疗和研究的兴趣。早期发表的研究表明，在经 ACI 治疗的 16 例股骨髁负重部位损伤的患者中，14 例有良好的疗效。而在 7 例髌骨损伤的患者中，只有 2 例得到了类似的良好疗效。

适应证

ACI 的早期适应证主要指能进行康复训练的、具有股骨关节软骨负重面全层轻度损伤的年轻患者。ACI 对股骨负重髁软骨损伤的治疗效果优于髌股关节软骨损伤，同时针对剥脱性骨软骨炎（osteochondritis dissecans, OCD）的患者也效果良好。ACI 的理想适应证是症状性单极 Outerbridge 分级 III 级或 IV 级损伤，且与之相关的关节面软骨软化 Outerbridge 分级不超过 I ~ II 级。

然而，这些损伤并不常见。Curl 在他对 31 516 例膝关节镜检查病例回顾分析中发现 40 岁以下患者孤立性股骨髁缺损的发生率小于 5%。然而，整个膝关节软骨损伤的发生率约为 60%。作者的治疗经验与他的结论相同。

由于膝关节镜检查中发现的症状性关节软骨缺损的病灶特点具有异质性，作者选择治疗前将相对同性质的组归纳为一类。分类为简单型、复杂型和挽救型。

简单型：孤立性 Outerbridge III 级或 IV 级负重股骨髁缺损，膝关节中立位对齐稳定，半月板完整。

复杂型：存在于膝关节表面任何位置的单发或多发 Outerbridge III 级或 IV 软骨缺损。在单极病变的情况下，其他致病因素可能需要在软骨手术之前或在手术时进行纠正。

挽救型：患者有早期骨关节炎病变。X 线片上可见早期关节间隙变窄，病灶内或周围骨赘形成。关节镜下，双极病变可出现在髌骨 - 滑车或胫骨 - 股骨，并可出现广泛软骨软化。病灶边界可能是不完整的。

截至 2009 年 6 月，作者对 500 名患者进行了 550 例移植（简单型 35 例；复杂型 22 例；挽救型 294 例），在该系列研究的 550 例治疗病例中，简单型病例仅有 35 例（6.4%）。

尽管软骨损伤具有异质性，针对大量复杂型和挽救型的病例治疗已得到了极好的临床结果。

因此，为治疗伴随膝关节疼痛和功能不良的年轻残疾患者，作者仔细评估了其下肢力线对位的 X 线片，负重关节间隙是否完好或已出现早期关节间隙狭窄，并利用 MRI 或关节镜判断损伤为局灶性急性或是慢性关节软骨损伤。如果病变本质上是局灶性的，通过关节镜检查可识别边界和合适的软骨厚度，并且如果患者的症状与软骨损伤区域有关，作者认为患者应进行 ACI，然后进行软骨活检，细胞培养、低温保存和储存，等待二期植入。

在术后第一次随访时，作者团队将与患者讨论建议的重建手术，除局灶性关节软骨缺损移植外，还需讨论应矫正的风险因素。此外，对个体化手术、住院和康复以及术后僵硬的潜在风险及其处理均进行了讨论。在这次随访中，对患者临床结局的预期目标进行评估。如果患者的预期目标是无法实现的，他们会与患者进一步讨论，并为其设定现实的期望。如果病情基本稳定，患者仍在服用麻醉剂或吸烟，或患者的情绪健康令人担忧，作者团队不会进行手术，当这些问题被解决后方可考虑手术重建。

关节镜评估与软骨活检用于细胞培养

关节镜关节评估和关节软骨活检需要用关节镜探头对关节表面进行仔细和系统的评估，以显示和确定有症状的Ⅲ级和Ⅳ级软骨软化（chondromalacia，CM）。必须全部探查相对的胫骨关节面以确保半月板完好无损，关节表面正常，且软骨软化等级不高于Ⅱ级CM（不大于表面裂隙），否则即使关节间隙完整且缺损边缘正常，也应考虑修复（图9.2）。股骨髁病变应评估前方到后方的长度，是包括还是不包括病变组织。同时要评估周围关节软骨的质量和厚度，周围软骨的评估将决定是否有健康的软骨可以用于骨膜或胶原膜缝合，或者是否有不完整性软骨损伤需要通过滑膜或钻孔缝合（见图9.21）。病变的后方非常重要，必须在切开关节骨膜缝合时进行专门的检查。

如果患者的膝关节病变符合手术要求，首先必须选择软骨的活检部位（图9.3）。在欧洲，最常选择的活检部位是滑车内侧上缘，毗邻内侧髌骨（单）小关节面（图9.4）。因为在此处活检部位不会与相对关节面进行接触而产生症状性损伤。必须仔细评估髌股关节。如果内侧有悬垂的髌骨小关节，活检部位可选择上外侧小关节。作者的首选位置是髁间上切迹外侧，因为考虑前交叉韧带（ACL）重建术，该部位方便取样，而且已知不会产生新的问题（图9.5）。最后，毗邻髁上滑膜的滑车上横缘或间沟远端的外侧滑车也是候选的活检部位。在开放植入手术时，滑膜可以用于关节软骨缝合后来覆盖活检部位。

软骨细胞培养大约需要200~300 mg软骨组织，大约能填充宽5 mm、长1 cm的软骨表面，在酶消化后进行培养。该大小的组织包含大约20万~30万个细胞。酶消化后，在每个培养瓶中每0.4 ml培养基可培养到大约1200万个细胞。

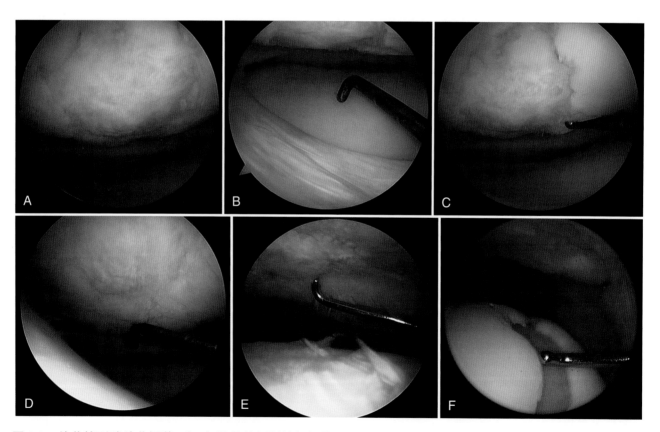

- **图9.2** 关节镜下膝关节评估。（A）股骨外侧髁软骨损伤的局部区域。（B）仔细探查胫骨平台，确保其完好无损。（C）探查半月板以确保其完整性。胫骨外侧平台有一些浅表的Outerbridge Ⅱ级改变。（D）仔细探查软骨损伤，在陈旧股骨外侧髁微骨折后形成的大面积骨赘上有一层浅层纤维组织覆盖。该患者是自体软骨细胞植入（ACI）的候选者。（E）另一位患者在关节镜下评估髌股关节。髌骨有很大的Ⅳ级缺损，边缘完整。滑车有Outerbridge Ⅱ级表面变化。髌骨存在各种外侧运动轨迹异常。该患者适宜行髌骨ACI联合胫骨结节前内侧移位。（F）滑车Outerbridge Ⅳ级缺损，长4 cm，宽1 cm。该患者也适合ACI治疗

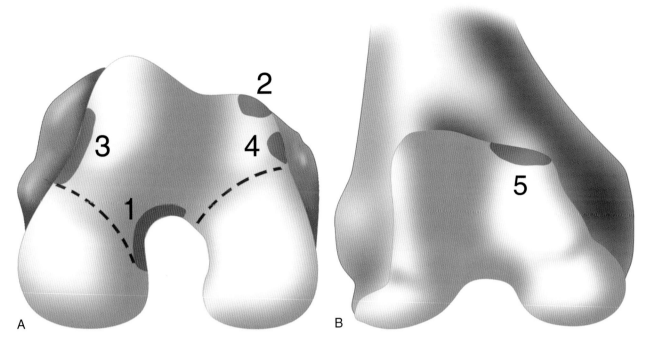

• **图 9.3** 自体软骨细胞植入（ACI）的关节镜活检部位。（A）ACI活检的可能位置。虚线代表股骨髁的主要负重面，内侧和外侧的间沟。软骨活检应在滑车边缘靠近负重表面处进行。当采集髁间切迹时，从外侧壁的上表面到间沟取活检。（B）当其他部位都不合适时，也可以选择滑车内侧角的上部

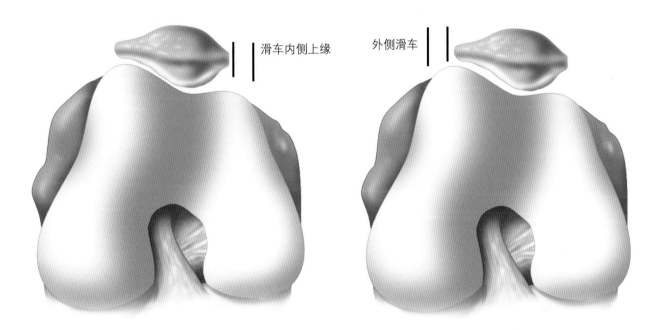

• **图 9.4** 用于自体软骨细胞植入的软骨取材的经典位置是滑车内侧上缘，在靠近髌骨关节面的非关节面边缘。然而，当内侧髌骨小关节突出这一边缘时，应找到另一个与髌骨无接触的位置。远端外侧滑车靠近间沟处是常用的部位

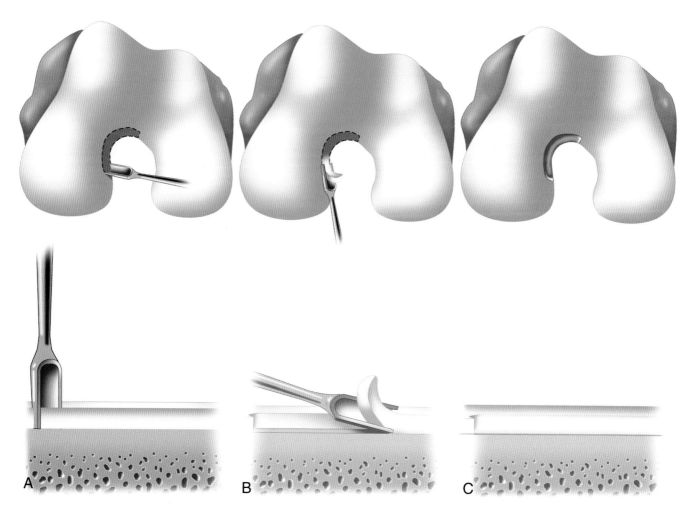

• 图 9.5   从髁间切迹取关节软骨的手术技术。（A）使用锋利的小凿在关节软骨上髁间切迹到外侧壁的间沟处刻痕的图示。（B）收集从软骨到骨骼的所有层软骨，使用边边对齐的修削方式来获取典型的关节软骨层。（C）留下的缺损约 5 mm 宽，1~1.5 cm 长。全层关节软骨（通常为 200~300 mg）用于细胞培养和扩张。当膝关节得到充分伸展和可视化时，缺损位于非负重的区域。

活检工具一般包括环形刮匙或锋利的圆凿。切取活检组织前，切开活检区域后对其进行评分有助于活检。用凿刀或刮匙修削软骨，可以更准确地取下所需要的软骨，而不会造成不必要的滑动。活检应取下直至骨组织的全层软骨。留下活检的末端有助于使用关节镜抓钳从末端撕下，避免导致关节松动所引起的小体形成。在体外扩增 3~5 周后，即可培养出适当数量和体积的细胞，能够满足缺损部位的填充。此时，可进行二期植入手术。

软骨损伤背景因素的外科矫治

必须评估软骨损伤的多种易感因素，以便在分期或在进行 ACI 的同时进行纠正。在最终的软骨细胞再植入之前，必须评估胫股、髌股力线对位是否存在不齐，韧带、半月板或骨的功能是否完好。

所有患者（如第 3 章所述）采用双腿站立位进行下肢 X 线片拍摄，对下肢力线对位评估，包括髋关节、膝关节和踝关节内翻和外翻的机械力线评估（而下肢力线的临床体格检查在此评估中不可靠）。

髌股力线的评估包括通过胫骨结节定位的临床检查，在滑车复位时髌骨股四头肌角度，髌骨从伸直位到屈曲位时是否存在 J 征，以及膝关节主动伸直时有无髌骨摩擦感。如果患者超重且临床检查困难，可采用计算机断层扫描（CT），检查时保持膝关节伸直，股四头肌可以先放松再收缩，评估是否存在髌股关节半脱位（第 8 章）。在关节内注射显影剂，能够定位并测量髌骨、滑车或两者的软骨缺损大小。

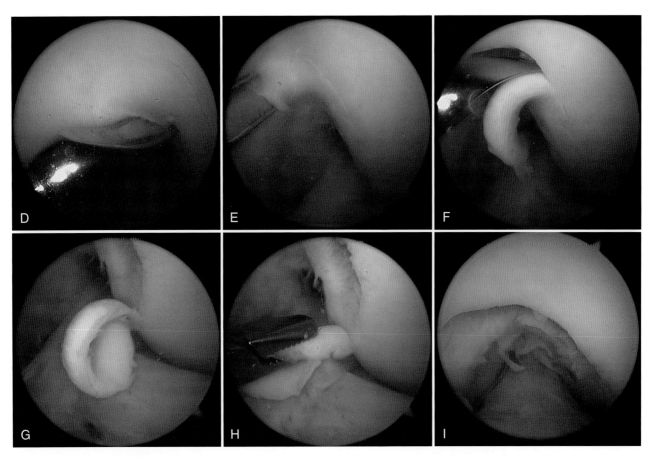

• **图 9.5（续）**（D）左膝活检时的关节镜下髁间切迹。在关节软骨划痕，以确保在加压取软骨时，凿槽不会偏离。（E）在 11 点钟位置以修削的方式开始获取全层软骨直至软骨下骨。（F）当被修到髁间切迹外侧时软骨保存完好。（G）软骨在股骨外侧髁间沟的最远端附着。（H）然后用抓钳抓住，并将其作为一个整体从内侧关节镜的入口取出。（I）完全伸直时，胫骨棘及负重面均未见软骨撞击

对于韧带不稳定最好先进行临床体格检查，当患者肌肉过于发达或过于肥胖，可进行 MRI 检查或麻醉下检查。

半月板缺损很难用 MRI 检查量化，除非半月板完全缺失。在进行细胞移植软骨活检的关节镜检查时，需对半月板的状态和残余环向应力进行关节镜下评估。

虽然关节镜检查有助于评估骨软骨缺损的深度和特征，但 CT 通常更利于确认是否存在关节镜无法观察到的软骨下骨囊肿，确定单独的 ACI 是否可以用于剥脱性骨软骨炎的缺损，以及确认分阶段或分期 ACI 技术中是否需要自体骨移植。

在总结运用开放手术自体软骨细胞移植技术治疗适合移植的理想案例后，这些技术将被进一步讨论。

自体软骨细胞的外科植入

开放植入的步骤包括关节切开、缺损部位准备与处理、骨膜获取、骨膜固定、骨膜水密性检测、自体纤维蛋白胶密封、软骨细胞植入、创口闭合和康复。

对于单髁损伤，可采用内侧或外侧髌旁关节切开术，通常通过正中皮肤切口或纵向髌旁切口进行。通常需要牵开器来充分暴露骨膜，有助于良好的缝合。股骨后部病变通常需要使膝关节过度屈曲，偶尔需要通过膝横韧带和胫骨冠状韧带松解，从骨膜下方取下半月板，将半月板与整个组织一起剥离（图 9.6）。在关闭切口时对上述结构进行修复。对于多个病变，传统的内侧髌旁关节切开术通常需要使髌骨半脱位或完全脱位，髌骨在过度屈曲时外翻。

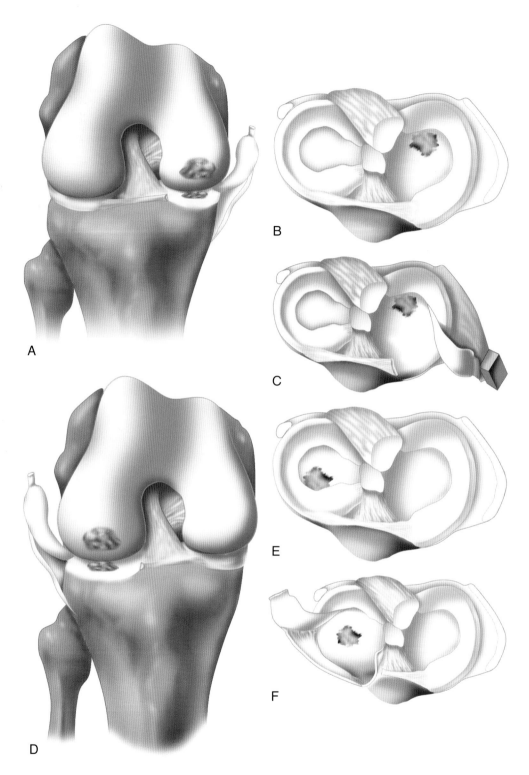

- **图 9.6** 内侧或外侧关节切开术深度解剖，暴露后内侧股骨髁、外侧股骨髁或外侧胫骨平台。（A）正面图显示股骨内侧髁后部缺损或胫骨内侧板中部或后部缺损。取下膝横韧带，将胫骨上的冠状半月板附着体取下至内侧半月板。整个软组织袖套被向后剥离，使其连续并深至内侧副韧带浅层。通过过度屈曲和外侧旋转胫骨，胫骨平台几乎可以完全暴露或内侧股骨髁后方可以完全暴露。（B）与膝横韧带、半月板和内侧副韧带浅层及内侧副韧带深层相关的胫骨后平台软骨缺损的俯视图。（C）如果暴露胫骨平台时内侧袖套向后暴露仍太紧，可以对内侧副韧带股骨侧骨块进行剥离，使得整个内侧膝关节被打开。然后在手术结束时用螺钉和垫圈固定。但这一操作并不常用。（D）剥离半月板外侧袖套、冠状韧带和部分髂胫束以暴露后外侧股骨髁或外侧胫骨平台，外侧股骨髁和外侧胫骨平台的正面图。（E）胫骨平台外侧软骨缺损俯视图，结构完整。（F）切开膝横韧带和冠状韧带后的俯视图，将外侧半月板从外侧软组织骨膜下取下。在自体软骨细胞植入完成后，使用胫骨 Ethibond 缝合线将内侧或外侧半月板前角的起点重新连接到其原来的位置

如果软骨缺损位于外侧且胫骨结节位于胫骨的外侧，则通常难以探查到后方病变。在这种情况下，胫骨结节截骨（tibial tubercle osteotomy, TTO）致胫骨结节上移有助于暴露病变和重新调整伸肌系统（参见"ACI 联合 TTO 用于后部暴露，和髌骨或滑车 ACI"部分）。这种方法能够暴露非常后方的股骨髁，而不用从胫骨上一同取下膝横韧带、半月板和冠状韧带。缺损部位的处理至关重要。应对包含健康软骨的全层软骨损伤周围的所有裂隙和破坏的关节软骨进行彻底清理。早期失败的原因是清创不充分导致的与邻近软骨的结合不良，这些邻近软骨在未清创的撕裂部分会发生病变，或在原本受损进行修复后的部分发生分层。用 15 号刀片呈卵圆形或曲线切开关节软骨时应垂直向下切到软骨下骨板，但不能穿透骨。用小环或闭合刮匙和骨膜剥离器清除退化的关节软骨，使其恢复到健康的宿主软骨。在此过程中保持完整的软骨下骨板对防止软骨下骨出血具有重要意义。操作过程中应避免软骨下骨板穿孔，这样才能避免骨髓细胞群进入软骨缺损部位。清创时应形成一个完整的缺损，留下最低限度的软骨软化边界。去除边界则会形成不完整缺损，需要滑膜缝合或通过骨钻微孔缝合（图 9.7）。

暴露好缺损区域的健康组织后，测量它的长度和宽度，如果它的形状不规则，用无菌描图纸做模板（可以使用无菌手套包装纸）。使用无菌标记来标记缺损，然后将其剪裁以完美匹配缺损。准备时在骨膜部位的长度和宽度可超过缺损范围 1~2 mm（骨膜在获得时会收缩）。如果缺损的形状简单，则可以直接在骨膜上测量和标记并直接剪裁（图 9.8）。

如果患者曾进行过骨髓刺激技术（钻孔、打磨成形、微骨折），导致软骨缺损底部出现软骨下增厚、硬化或病灶内骨赘形成，清创深度应到达原始软骨下骨水平，可以使用咬骨钳和高速钻（通常直径为 5 mm）达到原始软骨下骨水平（图 9.9）为注入膜下方的细胞悬液提供一个空腔，并降低软骨下骨的刚度，以便新形成的软骨修复和组织整合。这样才能形成具有黏弹性的软骨表面和具有正常软骨下松质骨的新骨软骨单元，且软骨下骨板不会过硬而导致组织过早变性。令人惊讶的是，此时放开止血带，这块增厚且结痂的骨不会出血。事实上，出血通常很少发生，并且很容易用凝血酶、肾上腺素浸泡的神经补片或纤维蛋白胶止血，偶尔也可使用细尖的电凝来止血。

在伴有慢性关节软骨缺损的早期骨关节炎病例中也发现了软骨下骨的增厚和硬化。在这种情况下，周围的软骨通常变薄，而缺损的周边几乎没有被包容。

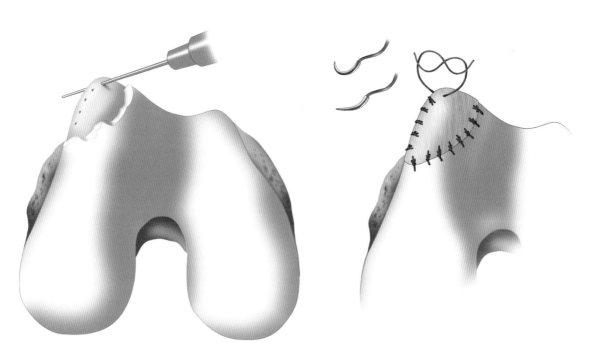

• 图 9.7　经骨钻孔固定不完整软骨缺损。一个巨大的不完整外侧滑车缺损。对软骨进行彻底清创。用锋利的环形刮匙去除所有硬化骨，如果硬化骨非常坚硬，可能要用高速钻，使得缺损的周围边缘完整。通过边缘穿骨钻孔，然后形成空腔。将小的 P1 切割针用持针器拉直。缝线通过膜和钻孔固定，以保持对缺损外围的密封。在未密封的边缘周围用纤维蛋白胶密封加固，检查水密性，然后在缺损边缘固定好并水密封后，注入培养的自体软骨细胞

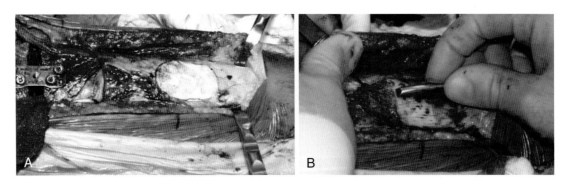

- **图 9.8** 获取骨膜。（A）纸模板在胫骨皮下内侧缘的鹅足腱远端直接应用于骨膜上。使用 15 号刀片切割出大于模板周边 1~2 mm 的骨膜。（B）用小的尖锐的骨膜剥离器从骨上剥离整个骨膜，保持深部形成层的方向。表面纤维层用无菌标记笔标记

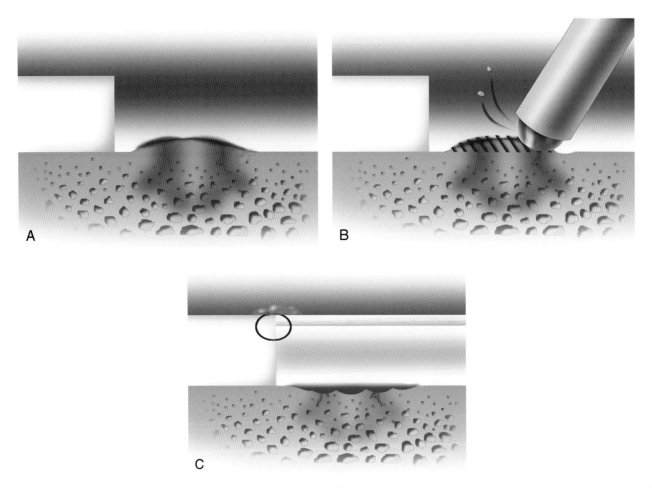

- **图 9.9** 取下硬化骨 / 病灶内骨赘。（A）病灶内骨赘可在骨髓刺激技术（钻孔、打磨成形、微骨折）或特发性骨关节炎后形成。（B）在冲洗下使用一个 5 mm 的高速钻，轻轻地将这种硬化的皮质型骨取下直到相邻的原始软骨下骨水平。（C）当止血带放开时，这些部位会出现少量出血。自体软骨细胞植入（ACI）可以在深度没有到达骨的软骨缺损上安全地进行。这项技术是否能改善骨髓刺激后 ACI 的结果尚不清楚

可以通过使用高速钻将骨暴露区域加深到更正常的软骨下骨水平，并通过在周边使用经骨钻孔锚定膜，为软骨组织修复提供空腔，从而形成完整的缺损。这一直是作者在挽救型关节软骨缺损中常用的修复方法。

　　最简单且最适合骨膜采集的位置是胫骨近端内侧、鹅足皮下边界的远端。在这个部位有一层非常薄的皮下脂肪筋膜层，很容易获得骨膜。缺损的大小测量且模板制备后，在胫骨内侧皮下边缘的中心，在离鹅足起始点远端大约一个手指处进行第二个切口。最先切开皮下脂肪，然后用剪刀解剖以露出白色闪亮的近端胫骨骨膜。使用湿海绵清除松散的结缔组织。骨膜深层表面上的细胞层非常敏感，获取过程中不应使用电刀，以防骨膜坏死。

　　然后将模板放在骨膜上，或用尺子和无菌标记笔标记骨膜。用尖锐的 15 号刀片切开骨膜直至骨头，切下的骨膜边缘相比于模板加大 1 mm。用小而锋利的骨膜剥离器轻柔地将骨膜从其骨床上剥离，并防止其滚动，避免撕裂。当将胫骨骨膜轻轻取出时，用无齿钳向上拉动骨膜。骨膜剥离器从一侧到另一侧穿过骨膜，轻柔地推 / 拉将有助于其脱离。标记骨膜的外侧，以免骨膜的表面和底面倒置。

　　此时检查缺损部位，可以放开止血带以评估软骨下骨板的出血情况，或者如果外科医生确信骨床没有受到损伤，则可以在手术结束时放开止血带。如果骨床有任何出血，通常可以通过使用凝血酶和肾上腺素的组合来止血，神经补片在该组合溶液中浸泡，并在出血部位轻轻按压几分钟。移除后如果仍存在出血，通常使用纤维蛋白胶即可保持缺损处干燥。

　　骨膜或胶原膜固定的目标有三个：第一，提供充当机械密封的防水膜；第二，作为半透膜，为软骨细胞提供关节内滑膜营养；第三，维持有活力的骨膜形成层细胞，以便软骨细胞和骨膜之间的相关生长因子可以促进软骨细胞的生长。已分离出的这些因子包括 TGF-β、IGF、IL-2 和 IL-6，并且已发现当从骨膜分离出这些细胞因子并以悬浮液形式应用于软骨细胞培养时，它们会增强软骨细胞集落的形成。为此，应小心处理骨膜避免其穿孔，同时应保持其湿润避免其收缩或造成形成层细胞死亡。始终保持标记的表面朝上，以使形成层面向软骨下骨板。

　　然后可以将骨膜以适当的方向轻轻放置在缺损上。注意使用无齿钳时仅夹取骨膜边缘。将 P1 切割针浸于无菌矿物油或甘油中，然后使用 6.0 Vicryl 缝线进行缝合。缝线长度大约需要 8 英寸，剪掉缝合线的多余部分。缝合以间断和交替的方式进行。缝线穿过骨膜，然后穿过关节面，在骨膜侧面打结，使骨膜保持在相邻软骨的水平以下，以避免运动时散开。外翻骨膜边缘使其垂直关节软骨缺损边缘起到垫圈密封的作用（图 9.10）。因此，在大多数情况下，仅通过缝合技术即可保证水密性。缝合拐角时就像收紧鼓面，膜就可以充分紧张，并且骨膜的最上方开放，可

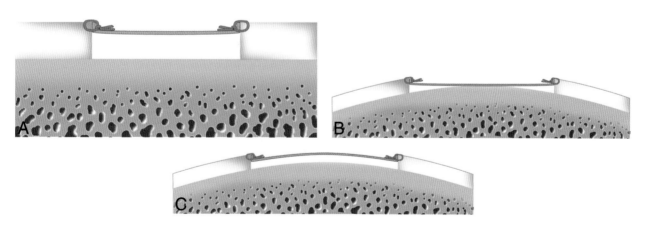

• 图 9.10　股骨髁大缺损的缝合技术。（A）软骨缺损的良好缝合技术示例。缝线先穿过骨膜，再穿过软骨，以获得良好的组织固定。骨膜的一侧打结，使骨膜外翻压在软骨侧壁，使其就像垫圈一样具备防水性。缝合线也低于关节软骨水平，膝关节开始运动后也不会松解。膜与关节面平齐，形成空腔或生物活性腔室，使软骨细胞生长到局部表面膜上。（B）对于前后方向的长股骨髁缺损，缝合技术对于在整个缺损长度上保持均匀的空腔非常重要。如果没有通过从前到后的缺损长度进行从内侧到外侧的缝合，则膜可能会在曲线长度的中心部位触底。该点更有可能发生过早破碎。（C）如果骨膜或胶原膜在前后方向上过大，则应从缺损中心开始从内侧到外侧，然后从前到后缝合。腔室将保持均匀的深度，并且更有可能在缺损的方向上实现完全、均匀的软骨填充

以使用盐水检测边缘完整性，开口同时是软骨细胞注入的部位。缝线间隔约为3~6 mm，缝合的入针点距软骨表面缺损边缘至少3 mm。

通过18号2英寸的塑料血管导管和装有盐水的结核菌素注射器测试骨膜水密性。当使用胶原膜作为膜盖时，通常需要避免水密性测试，因为盐水被胶原膜吸收，影响细胞悬液被吸收到胶原膜上从而导致疗效不佳。血管导管被放置到骨膜深部的缺损处，并用盐水轻轻填充缺损。如果缺损水密性良好，半月板应该上升到开口处。在修补点周围很容易看到泄漏。可能需要额外缝合以增强水密性。然后从缺损处吸出盐水，如果仅通过缝合技术无法获得水密性，则需使用纤维蛋白密封。

自体纤维蛋白密封剂的获取需要患者在术前捐献1个单位的全血。将全血离心以获得红细胞和上清液，通过双离心冻融技术将其浓缩以产生冷沉淀，准备时间约14天。采用双重冻融技术，可获得浓度约80~100 mg/dl的纤维蛋白原。使用牛凝血酶和钙激活纤维蛋白原或冷沉淀，需要用到双筒注射器，其中一个筒装冷沉淀，另一个筒装10%氯化钙和超浓缩牛凝血酶的50/50混合物。纤维蛋白原被切割成具有活性的纤维蛋白，使纤维蛋白沿着缺损的边缘沉积以密封。Tisseel（Tisseel, Baxter Biosurgery, Deerfield, IL）由混合的人血清制成，在欧洲和美国均有售。

密封后，再次测试缺损处的水密性。血管导管应放置在骨膜下方，以确保骨膜不会无意中封盖到软骨下骨。从缺损处吸出盐水，然后可以进行软骨细胞植入。将软骨细胞悬液通过18号或更大的针头吸入注射器中（较小的规格会损坏细胞）；然后移除针头并切换到灵活的18号2英寸血管导管。将细胞通过骨膜缺损边缘的上开口非常轻柔地输送到缺损的基部。注入细胞直到半月板可接触，同时撤出血管导管。当缺损处充满细胞时缝合缺损，然后用纤维蛋白胶密封。

ACI的全部操作流程结束。一般不在关节内使用引流管，以避免损坏骨膜贴片或从缺损处吸走细胞。如若使用，则使用无吸力的引流管。然后将伤口分层闭合，并在膝关节上使用柔软的敷料。

自体软骨细胞移植的高级技术

暴露：概述

股骨后部病变和胫骨平台

处理非常靠后的股骨髁病变或胫骨平台病变时，可能需要不同程度地切开软组织包膜。包括切开膝横韧带，连接到胫骨平台的冠状韧带，通过骨膜下从胫骨向后方剥离。切开内侧支持带，从胫骨前方向后方剥离韧带与骨的连接相对容易。一般情况下这种方法足以进入股骨后内侧髁。但是要到达内侧胫骨平台的中部或后部有两种选择。一种选择是，将内侧副韧带（MCL）深部与前部的连续袖套一同取下，直到通过外旋胫骨和过度屈膝将整个胫骨平台向前脱位。在闭合时，用2号Ethibond缝合线将组织袖套重新缝合到其原始位置。缝线仅在干骺端的关节水平穿过时，缝合相对容易，并且缝合针可以在通道中直接穿过骨。然后使用经骨缝合线将内侧半月板的前角重新连接到其原始位置，修复膝横韧带。另一种选择是从股骨髁上取下内侧副韧带的起点骨块，从而完全打开膝关节的内侧。作者发现这种方法并不是十分必要，除非十分靠后的胫骨平台内侧需要缝合（图9.11），否则第一种选择更可取。

接近外侧胫骨平台或股骨后外侧髁通常更困难，需进行外侧髌旁关节切开术。释放膝横韧带，在骨膜下剥离带有外侧半月板前角的冠状韧带以及组织袖套，这通常包括在Gerdes结节处的髂胫束起始点。髌骨半脱位进入内侧髌旁沟，膝关节过度屈曲和内旋，能够很好地显露外侧胫骨平台并显露股骨后外侧髁。如果膝关节僵硬并且胫骨结节位置非常靠外，则该方法无法进行。在这种情况下，建议进行胫骨结节截骨术和股骨下侧关节切开术，能够轻易地暴露股骨远端外侧髁和整个胫骨平台。在处理胫骨平台损伤后，半月板可能仍需要取下并重新修复（可在图9.12基础上，联合股骨远端内翻截骨术）。

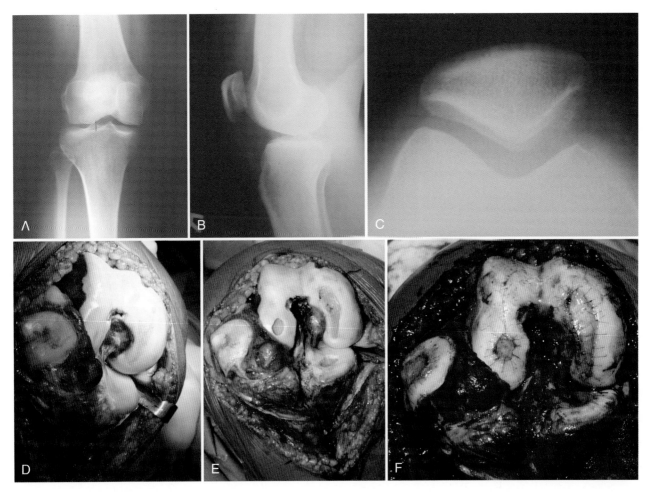

• **图9.11** 后侧负重髁和胫骨平台暴露的病例。(A)一例机动车事故后产生膝关节广泛疼痛的女性患者的负重X线片。显示关节间隙正常,韧带检查完好。临床检查显示有摩擦感和关节积液。(B)侧位X线片显示完整的髌股关节和胫股关节。(C)软骨间隙完整的轴位片。(D)内侧髌旁关节切开术伴髌骨外翻,内侧骨膜下剥离并保持整个内侧袖套完整。这种方法可良好地暴露整个关节,包括紧邻股骨髁后内侧的胫骨平台。(E)关节软骨损伤彻底清创恢复完整稳定软骨后,勾画局灶性缺损,制作模板并测量缺损程度。(F)从胫骨内侧皮下边缘采集骨膜。微缝合缺损,用纤维蛋白胶封闭并注射自体培养的软骨细胞。10年后,患者仍没有疼痛和不适,X线片显示关节间隙正常

ACI 联合胫骨高位截骨术、胫骨高位截骨术联合胫骨结节截骨术、股骨远端内翻截骨术

当内翻或外翻畸形分别伴随内侧或外侧髁损伤时,矫正截骨术对于ACI的成功至关重要。截骨术和ACI可以分期或同期进行。作者的偏好是一期完成所有手术操作。单纯纵向切口即可暴露两个手术部位。但是如果两者同时进行,必须在截骨手术时确保稳定固定,以便术后可以立即进行连续被动运动(continuous passive motion, CPM)和早期主动运动。否则,应进行分期手术。

常见的磨损模式是膝关节内翻伴股骨内侧髁损伤

或合并滑车或髌骨损伤。如果存在膝内翻的股骨内侧髁缺损,则从髌骨内侧上极沿胫骨结节下方纵向切开形成纵向切口(图9.13)。然后进行内侧髌旁关节切开术,对缺损进行清创,将模板放置于已经暴露在鹅足腱远端的骨膜上,并获取骨膜。取下鹅足腱和浅层内侧副韧带(MCL),为胫骨外翻截骨术做准备(见第10章)。进行截骨并固定。松开止血带并止血,包括软组织包膜或待移植区域的软骨下骨板中的出血。最后将骨膜移植到内侧股骨髁并仔细缝合。

如果关节镜检查显示除软骨缺损外伴随髌骨损伤,则采用内侧股内侧肌下入路切开术和外侧股内侧肌下入路切开术来提升近端伸肌系统。清理缺损,获

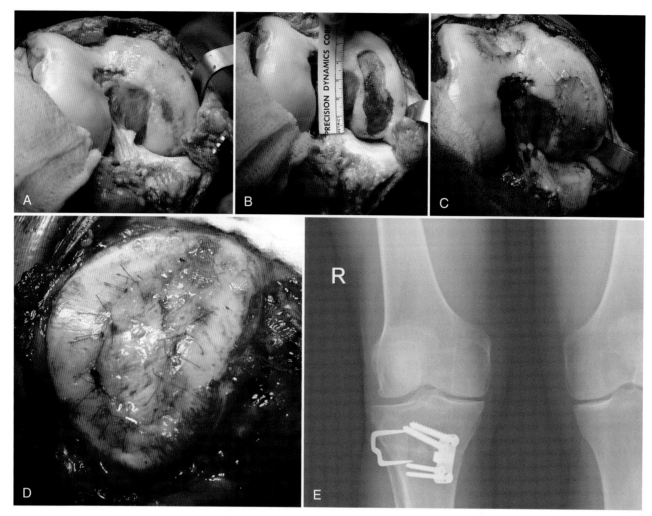

• **图 9.12**　显示骨关节炎病变暴露后的病例示例，内翻畸形需要行开放胫骨楔形外翻截骨术。（A）48 岁男性足球教练右膝开放性外观，伴有顽固性内侧和前方关节疼痛和积液。进行中线切口和内侧髌旁关节切开术。切口继续向远端和皮下延伸至鹅足腱。（B）仔细彻底的关节清创是早期关节炎膝关节接受自体软骨细胞植入最重要的步骤。注意，当膝关节外翻时，为了防止前交叉韧带受到撞击，进行了外侧髁间切口成形术。彻底清创股骨内侧髁缺损保留髁间骨赘，用于骨膜经骨缝合固定。小心去除病变内的骨赘，以增加软骨缺损的深度，从而使缺损全长保持一个空腔。（C）在股骨内侧髁和滑车缺损的整个长度上进行骨膜显微缝合。可以注意到关节的最终外观比初始外观健康得多。在获取骨膜后，胫骨截骨术可以很容易地通过这个单一切口进行。（D）髌骨上的骨膜从近端到远端的髌骨崎开始缝合，以保持骨膜的膨胀形状。（E）4 年后，当患者返回治疗另一个膝关节时，左侧膝关节的影像学表现，左膝与右膝治疗之前一样疼痛。右膝没有疼痛，他能够回到教练工作岗位，并在场边跑步，直到出现左膝疼痛。左膝采用相同的方法治疗，临床效果良好

取骨膜，行胫骨外翻截骨术并固定（见第 10 章，联合截骨术）。显微缝合并移植骨膜。将胫骨结节复位居中，使术后伸肌系统的力学正常化。

ACI 联合胫骨结节截骨术修复股骨后、髌骨滑车软骨损伤

　　髌骨股骨对位不良合并滑车或髌骨软骨损伤时，应进行仔细的术前体格检查和 CT 或 MRI 评估。通过 TTO 与软组织修复以建立正确的入路有助于良好的移植物愈合。作者更倾向于在中线外侧作纵向切口，当胫骨结节向前居中时，皮肤切口应位于前肌间隔上，而不是骨性突起上。这种情况下，即使伤口破裂也不会暴露骨组织。股内侧肌下入路可以显露股骨后髁、受损的髌骨、滑车或全部组织。此时可进行滑车发育不良评估和内侧软组织包膜松弛程度评估。如果膝关节内侧过度松弛导致髌骨不稳定，进行内侧关节切开术时应留下一个良好的组织袖套附着于膝关节伸肌装置的髌骨部分。

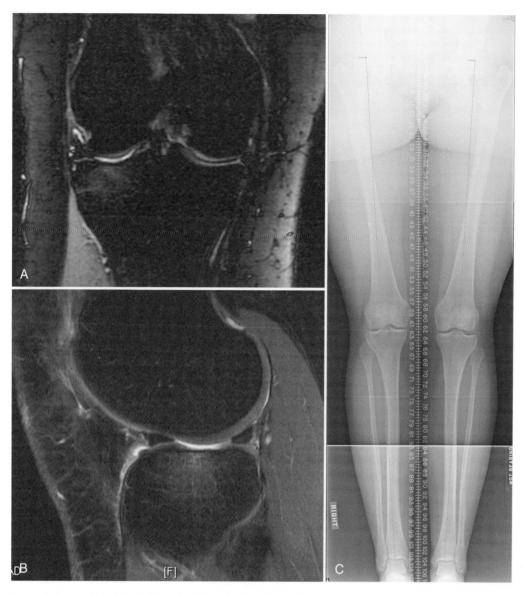

• **图9.13** 一名19岁女性右膝外侧间室因扭伤受损的案例。脂肪抑制成像包括（A）冠状位MRI和（B）矢状位MRI，显示胫骨外侧平台下的骨髓水肿，全层关节软骨缺失至胫骨外侧平台，股骨表面和半月板完整。（C）全长负重X线片显示右膝外翻与外侧髁间棘的机械轴对齐不良，呈3°的机械轴角外翻

然后，可以按照经典的Fulkerson截骨术保留股骨远端，或进行远端斜切并抬高伸肌装置近端（图9.14，后外侧OCD病变）。

此时行滑车清理和滑车表面移植将更加简便。滑车关节软骨通常为3~5 mm厚。为了使术后康复过程中不产生髌股关节交锁，清创应包含缺损的近端和远端，或前缘和后缘略微向软骨下骨床倾斜，内侧和外侧缘垂直于软骨下骨床。当缺损局限于滑车内侧或外侧关节面时，更易进行骨膜或胶原膜显微缝合。然而，当缺损跨过滑车沟中线时，缝合的顺序对于恢复滑车

的凹陷形状至关重要（图9.15），否则滑车沟变平并对缝合骨膜产生异常作用力，可能导致早期失败。

类似地，游离胫骨结节近端并进行股下肌外侧松解后，更易进行髌骨清创术和表面移植。髌骨软骨通常比滑车厚，厚度为5~7 mm，因此，用显微缝合技术恢复关节面形状时需考虑此因素，且对于恢复关节表面结构十分重要（图9.16）。清创时缺损的内侧和外侧边缘应垂直于软骨下骨，近端和远端边缘应略微倾斜，以确保患者无机械性症状。然而，当软骨很薄时，清创时必须确保缺损的边缘垂直于软骨下骨。

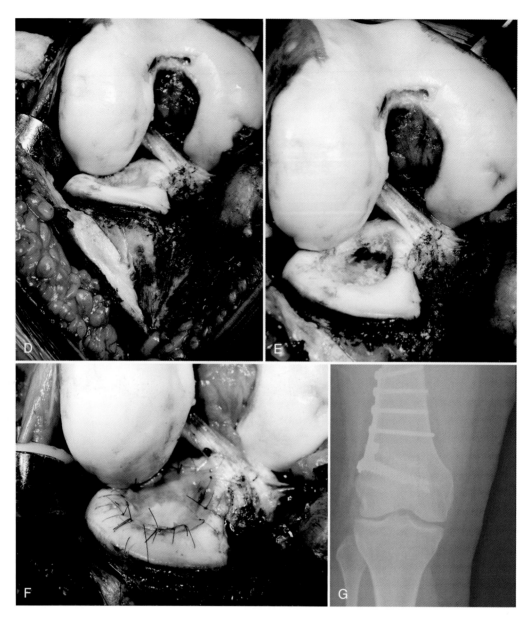

• **图 9.13（续）**（D）于髌骨和胫骨结节的外侧边缘行纵向切口，进行股骨内翻截骨术和胫骨平台外侧自体软骨细胞植入术（ACI）。进行外侧髌旁关节切开术，切开膝横韧带。行外侧半月板冠状韧带和部分髂胫束骨膜下剥离，在外侧半月板腘肌腱裂孔处的胫骨后外侧角进行胫骨后外侧角的剥离。髌骨半脱位进入内侧髌旁沟，膝关节过度弯曲，胫骨内旋以呈现胫骨外侧平台。这项技术可以很好地暴露整个胫骨外侧平台。通过同一切口，在股外侧肌和中间直肌之间分离股四头肌。从侧面解剖股外侧肌至股骨后外侧角和股骨粗线。这种延伸至膝关节的入路被称为亨利入路，股骨内翻截骨术也可以通过相同的解剖方式进行。（E）行胫骨外侧平台软骨缺损的根治性清创以暴露其周围边缘。（F）显微缝合 ACI 移植物，其边缘用纤维蛋白黏合剂密封。留下较长的外侧单根缝线，在注射自体软骨细胞悬浮液后易于闭合和密封。（G）股骨内翻截骨术后的最终影像学表现

在这种情况下显微缝合技术对确保恢复正常的髌骨正中嵴至关重要，要确保缝合的膜不会塌陷而接触软骨下骨，从而始终有一个空腔供悬浮液细胞生长至膜表面。

移植完成后，胫骨结节被固定在伸肌装置的中央标准位置。随后进行股内斜肌（VMO）前移，将股内斜肌固定到内侧髌骨袖套下方，拉紧股内斜肌，从而使髌骨向内侧和外侧都可移动其宽度的 30% 而不造成半脱位。股内斜肌有助于将髌骨从滑车上提，并可作为软组织袖套实现髌骨减压。采用 2 号 Ethibond 缝线

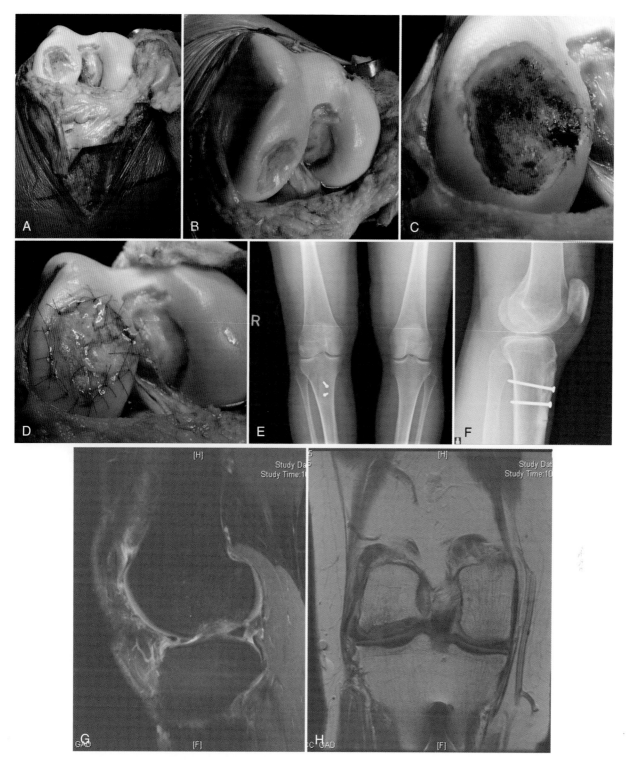

• **图 9.14**　39 岁女性股骨后外侧髁剥脱性骨软骨炎病例。本病例使用胫骨结节截骨术（TTO）暴露股骨髁后部的缺损。（A）胫骨结节截骨术是在松质骨中进行长度为 6~7 cm 的前内侧截骨术。股内侧肌下外入路，保持股四头肌完整。在股内侧斜肌起点打开内侧支持带至髌骨中极。从胫骨前间隙打开位于半月板与胫骨前方的 Hoffa 脂肪垫。最好暴露至股骨外侧髁，在治疗结束时将胫骨结节重新固定到更中心的位置，以改善髌骨运动轨迹。（B）从侧面观察股骨外侧髁剥脱性骨软骨炎，判断暴露所能到达的后方深度。股骨外侧髁中央剥脱性骨软骨炎的边缘较浅，中心深度不超过 6~8 mm。这种缺损可以通过单独的自体软骨细胞植入（ACI）来修复，而无须进行骨移植或三明治技术。（C）彻底清创并放下止血带控制出血后，闭合缺损。（D）在骨膜显微缝合并纤维蛋白胶密封后，ACI 移植物的最终外观。（E）前后位和（F）侧位 X 线影像，TTO 愈合良好，胫股关节间隙保存完好。（G）术后 2 年的 MRI 压脂成像显示软骨缺损的修复效果良好。（H）冠状位 MRI 无压脂成像，显示完全充盈。患者目前尚无症状

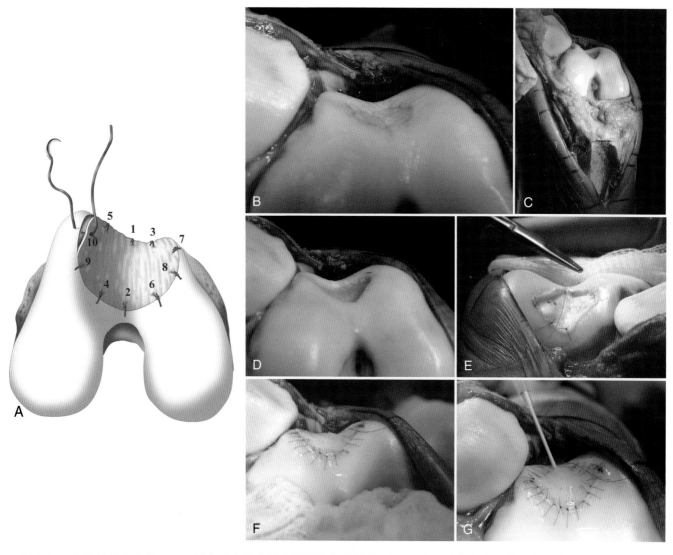

• **图 9.15**　自体软骨细胞植入——滑车缝合技术结合胫骨结节截骨术。（A）当通过中央沟显微缝合滑车的大缺损时，应注重从内侧到外侧扩大膜的尺寸。以中央沟为始，自近端向远端进行缝合，自外侧向内侧进行缝合，这样可以恢复沟的凹陷而不会对膜产生过度张力，并使整个软骨缺损的深度均匀。（B）一名 32 岁男子接受胫骨结节扩大截骨术后左膝滑车骨缺损的特写。（C）缺损明显呈 V 形，需要仔细的缝合技术才能恢复关节形貌。（D）清创后的特写镜头。（E）显微缝合应从中央沟近端和远端（如图所示）开始，以交替的内侧和外侧缝合恢复滑车的凹陷。（F）滑车修补的最终外观。缝合到位并用纤维蛋白黏合剂密封。保留较长的上开口缝线。（G）在开口下方注射自体软骨细胞悬液，填充缺损后关闭开口

行垂直褥式缝合（见第 12 章；图 12.25 和图 12.27）。

　　如果滑车发育不良导致持续的内外侧不稳，应进行滑车成形术作为稳定髌骨伸肌装置的最后一步，同时前移固定软组织袖套。

　　先天性滑车发育不良导致髌股关节脱位相对罕见。最好通过术前 CT 显示扁平或凸出的滑车上结构，以评估并选择切口。治疗方法为滑车成形术，必要时应结合髌骨重建（见第 12 章；图 12.33～ 图 12.35）。滑车成形术对滑车发育不良具有非常好的治疗效果。

ACI 联合 OCD、术前植骨或单步三明治技术 ACI

　　在骨缺损的情况下，如骨软骨骨折或剥脱性骨软骨炎后，ACI 术前应行 X 线片或 CT 检查以评估骨病变的深度。剥脱性骨软骨炎缺损的平均深度为 6～8 mm，包括软骨和骨。但是缺损边缘向缺损的最深处倾斜。不进行骨移植的自体软骨细胞植入效果良好（图 9.17）。然而，深度大于 1～2 cm 的缺损明显需要在软骨表面重建或单步 ACI 三明治技术之前行初步骨移植和愈合。此外，缺损壁垂直的浅部缺损，囊性改

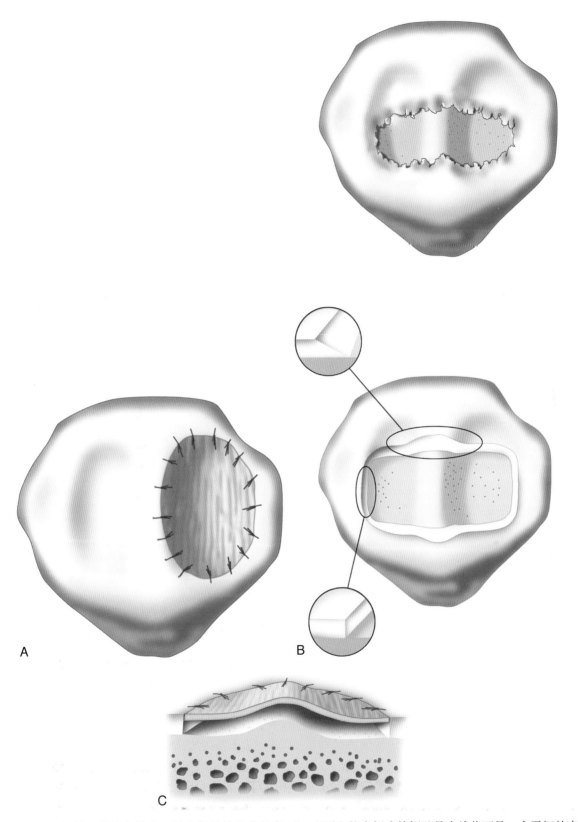

- **图 9.16**　髌骨缺损的显微缝合技术，结合胫骨结节截骨术。（A）孤立的内侧或外侧髌骨小关节面是一个平坦的表面，易于显微缝合与保持关节面齐平。（B）当缺损较大时，如 Fulkerson 髌骨Ⅳ型软骨缺损（全髌骨缺损），良好的结果取决于良好的清创技术和显微缝合。如果软骨较厚，前后缘应微倾斜，以便判断近端到远端方向，并在内侧和外侧边缘垂直，以实现膜最大程度的稳定性。（C）与滑车一样，显微缝合应从髌骨的顶点或正中嵴开始"搭起帐篷"，然后以从近到远的方式从内侧到外侧交替进行，以恢复髌骨的关节形貌。这项技术将在膜的深处保持一个均匀的空腔，以便关节软骨生长均匀地生长到膜上

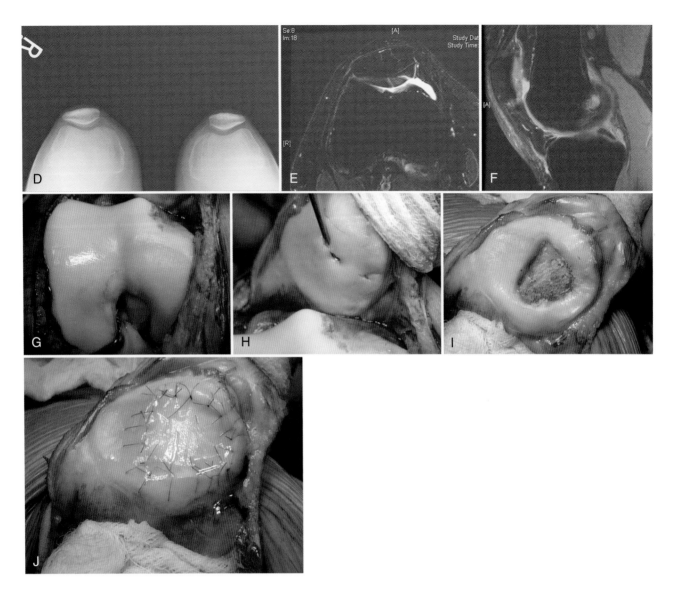

• **图 9.16（续）**（D）一名 42 岁女性双侧慢性膝前疼痛的病例，轴位 X 线片显示关节间隙保存完好。（E）脂肪抑制的轴位 MRI 显示髌骨倾斜，正中嵴和髌骨内侧关节面的关节软骨破裂。（F）矢状位 MRI 显示同样的髌骨损伤，但滑车关节面完整。（G）胫骨结节暴露后滑车完整。在髁间外侧切迹处进行活检有纤维覆盖，用于自体软骨细胞植入。（H）金属探针显示髌骨中央和内侧表面的分层和开裂。（I）对受损关节软骨进行彻底清创，使其恢复到健康的软骨下骨和软骨边缘。（J）最终缺损修补处可出现微结构胶原覆盖物，恢复髌骨关节形态

变深达软骨下骨的缺损，以及进行过骨髓刺激技术或骨软骨移植术后导致基底硬化的缺损，应考虑骨移植或三明治技术。自体骨移植可以通过关节镜或开放手术进行（见第 13 章）。在进行第二阶段关节表面重建之前需要间隔大约 6~9 个月。松质骨移植物在保护性负重 8 周后开始硬化。新形成软骨下骨板在细胞植入前的缺损准备时往往出血较少（如有出血）。

三明治技术 ACI 之所以得名，是因为它将自体培养的软骨细胞夹在两层骨膜之间，形似三明治（图 9.18）。当有深部缺损需要植骨时，用高速钻和液体冲洗对硬化或坏死的骨进行彻底破坏和清创。随后在基底钻孔以促进缺损部位血管形成，同时用自体颗粒松质骨填充缺损至软骨下骨板水平。在放开止血带的同时，应用含有凝血酶和纤维蛋白黏合剂的神经板止血。自体骨移植物被血液浸透，同时表面保持干燥。放置一层骨膜或胶原膜，并用纤维蛋白黏合剂或经骨缝线固定，形成层朝向关节面。检查表面以确保没有骨髓出血穿过膜进入缺损。然后，按照常规 ACI 程序，将第二层骨膜与关节软骨齐平缝合。然后用纤维蛋白黏合剂密封，并检查水密性。从缺损处吸出生理

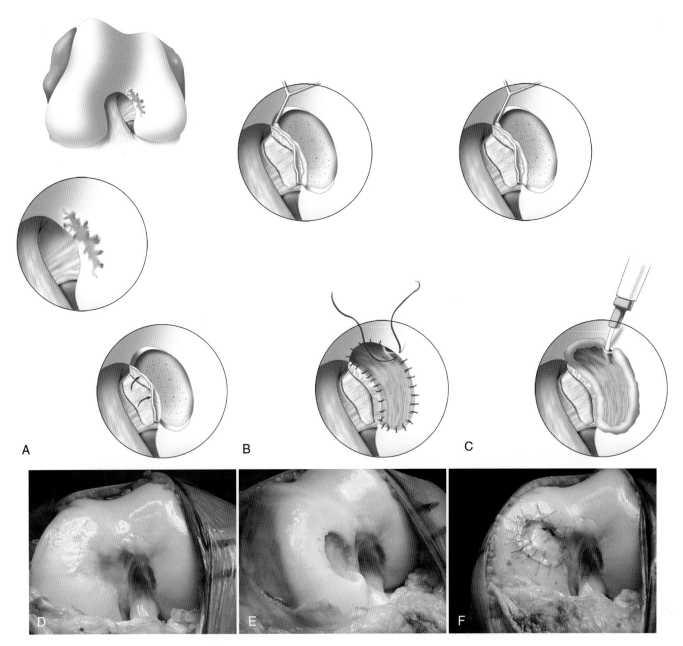

• **图 9.17** 自体软骨细胞植入术的图示和示例，其中不含剥脱性骨软骨炎和需要三明治技术的深部缺损。（A）股骨内侧髁的髁表面是剥脱性骨软骨炎的典型部位。清创术后，缺损变得不完整。如图所示，将滑膜从后交叉韧带上松开，并使其附着在髁间附着部位，使其成为一个封闭的缺损。（B）纤维蛋白胶放置在滑膜附着体的内侧。骨膜可以显微缝合到周围的关节软骨和滑膜上。（C）然后用 Tisseel 纤维蛋白胶将其密封，并注射自体培养的软骨细胞。开口被缝合并密封。（D）左膝内侧股骨髁剥脱性骨软骨炎的临床病例。病变位于后交叉韧带（PCL）的滑膜上。（E）彻底清创后，PCL 的滑膜面与 PCL的关节软骨齐平。（F）用 Tisseel 纤维蛋白胶黏合剂对缺损进行显微缝合和密封，可保持缺损的完整性

盐水，根据 ACI 方法注射培养的自体软骨细胞，缝合开口并用纤维蛋白黏合剂密封。至此，自体培养的软骨细胞位于一个生物活性腔室中，底层的骨缺损已经修复，骨髓源性细胞与自体培养的软骨细胞分隔开，软骨细胞在一个不透水的空间中生长，两侧为骨膜形成层。

ACI 联合 ACL 重建

在交叉韧带功能不全的情况下进行软骨修复可能会损害软骨移植物。分期或同期进行手术的目的是防止剪切力和关节不稳损害移植物愈合。如果存在任何股骨内侧髁缺损合并 ACL 功能不全，作者倾向于从髌骨内侧上极到胫骨结节下侧作单纯开放切口，髌骨内

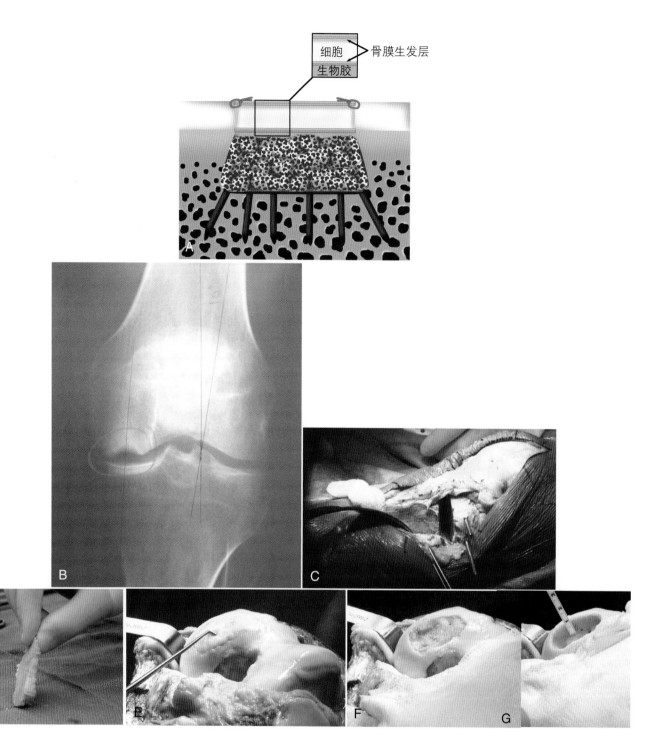

- **图 9.18** ACI 三明治技术自体软骨细胞植入治疗骨软骨缺损的示意图和临床示例。（A）用三明治技术治疗的骨软骨缺损最终外观图示。如第 13 章所述，对坏死或硬化骨进行彻底清创，深入软骨下骨以下，以促进血管重建，自体松质骨移植至软骨下骨水平。在关节面水平，一层膜或骨膜被用来隔离骨髓刺激的细胞反应。用纤维蛋白黏合剂将一层限制膜密封在自体骨移植物上。如果使用骨膜，则将形成层面对关节面（浅绿色）。对于关节面水平的第二层膜，形成层面朝深部，以便两层形成层组织夹住中间的自体软骨细胞。底层的骨髓反应被两面防水的独立腔室分隔。（B）一名中年男子应用 ACI 三明治技术治疗膝内翻合并股骨内侧髁自发性骨坏死的临床实例。站立前后位（AP）X 线片显示股骨内侧髁吸收塌陷并伴有骨坏死（圆形区域）。机械轴径直穿过病变中心（单线）。需要对胫骨外侧髁（交叉线）进行 10° 的矫正使其机械性外翻。（C）胫骨近端骨缺损的侧视图显示了一个 10° 角的楔形骨，移除该楔形骨以进行闭合楔形截骨术。（D）将闭合楔形截骨术后的自体骨楔形物颗粒化，并在彻底清创后用作松质骨移植到股骨内侧髁无血管缺损处。（E）探针显示股骨髁内侧的缺血性坏死关节面，该关节面发生起泡并可被移动。（F）松动的软骨被清除后的股骨内侧髁和缺损。（G）坏死骨床彻底清创后，缺损深度达 1 cm

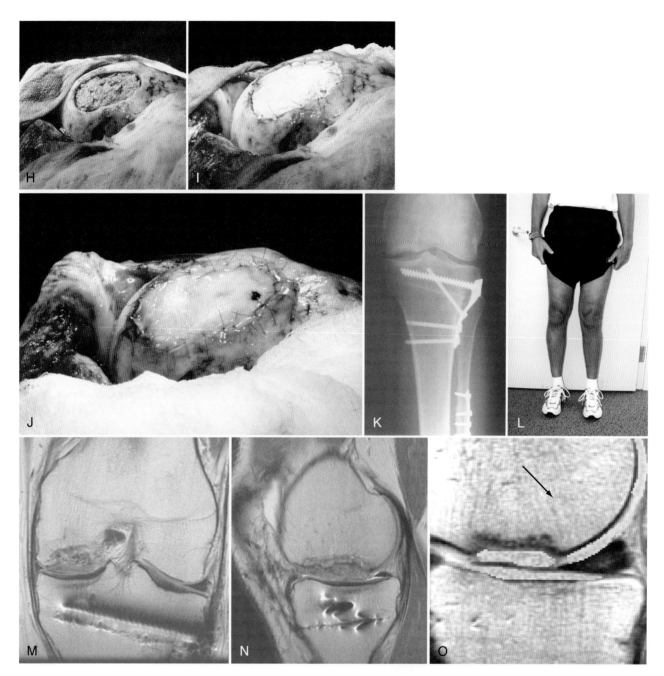

• **图 9.18（续）**（H）自体松质骨移植并填充至软骨下骨表面后的股骨内侧髁。（I）骨膜用 Tisseel 纤维蛋白黏合剂密封在软骨下骨上，并固定在关节面周围深处。在放下止血带的同时，用神经板向骨膜覆盖物施压，以使水密层到达可接受 ACI 的水平（J）第二层骨膜覆盖后的最终外观，显微缝合后冲洗软骨表面。蓝点表示膜表面的表层纤维骨膜层。两层骨膜形成层之间的腔室注入自体培养的软骨细胞，边缘用纤维蛋白黏合剂密封。（K）采用 ACI 三明治技术对股骨内侧髁进行楔形外翻截骨术 1 年后的站立位 X 线片。内侧关节间隙保持良好。（L）闭合楔形外翻截骨术加三明治 ACI 术后 1 年患者左膝正面观。可见右膝轻微内翻，左膝轻微外翻。（M）冠状位 MRI 显示股骨内侧髁有良好的修复组织覆盖。（N）矢状位 MRI，其结果与（M）所示相同。（O）软骨的矢状延迟钆增强 MRI 显示蛋白多糖含量与相邻的未移植软骨相同（箭头所示）。手术 9 年后，患者仍然无疼痛症状，并在运动中保持活跃

侧关节旁切开行髌骨半脱位。完成股骨内侧髁 ACI 并固定后行开放 ACL 重建较为简便（图 9.19）。自体软骨细胞被注射到股骨内侧髁中并用纤维蛋白黏合剂密封，将膝关节伸直，胫骨向后移位，胫骨固定后闭合

伤口。对于股骨外侧髁缺损，有两种选择。如果缺损位于前方，作者更倾向于采用与股骨内侧髁相同的方法，使髌骨过度弯曲外翻，在股骨外侧髁行 ACI（图 9.20）。细胞注射后，复位髌骨，伸直膝关节并后移胫

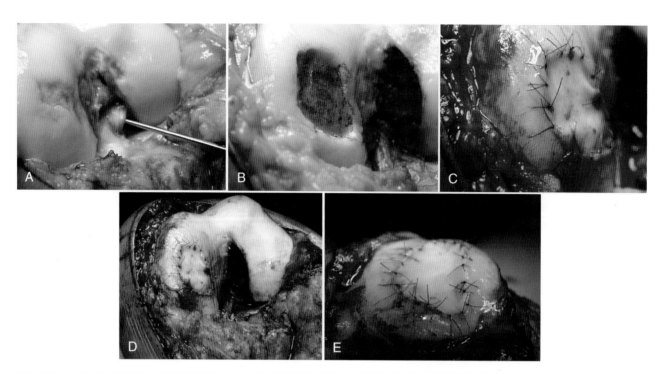

• 图 9.19   一名 40 岁男性，前交叉韧带（ACL）重建联合股骨内侧髁和髌骨自体软骨细胞植入（ACI）。（A）开放性髌旁内侧关节切开术，探钩显示前交叉韧带从股骨附着处撕裂。股骨髁内侧缺损伴邻近骨质破坏。（B）彻底清创受损关节软骨至稳定边缘。当进行开放式内侧关节切开时，作者更倾向于开放式 ACL 重建和髁间窝成形术，其易于隧道定位钻孔。开放技术使用与关节镜下相同的定位标志物。股骨隧道位于股骨外侧髁内侧壁。（C 和 D）股骨内侧髁上原位显微缝合 ACI移植物的最终外观。（E）髌骨上的 ACI 外观。术后 2 年，患者恢复了运动能力

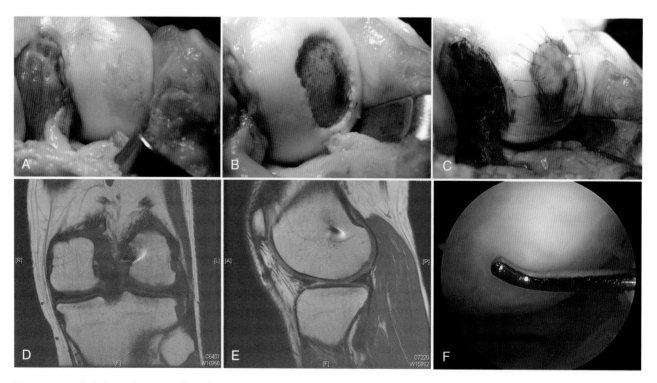

• 图 9.20   18 岁男性，前交叉韧带重建联合股骨外侧髁自体软骨细胞植入。（A）通过髌旁关节内侧切开术观察股骨外侧髁缺损的临床表现，显示 ACL 松弛，股骨附着点损伤。在这种情况下，本案例的另一种选择是在关节镜下行 ACL 重建后，切开外侧髌旁关节行 ACI。（B）清创术后股骨外侧髁缺损。（C）前交叉韧带联合股骨外侧髁 ACI。（D）术后 1 年的冠状位 MRI 显示股骨外侧髁有良好的 ACI 修复组织。（E）术后 1 年矢状位 MRI 显示 ACI 修复组织良好。（F）术后 1 年关节镜检查。患者是一名高水平运动员，希望恢复运动。作者对其多次进行磁共振成像和二次关节镜检查，以确认该患者已准备好安全地进行高水平活动

骨。完成 ACL 移植物的股骨端固定后，进行胫骨固定并闭合伤口。如果缺损位于股骨外侧髁的后方，作者倾向于在关节镜下进行 ACL 重建，然后进行外侧关节成形术，并进行开放 ACI。前交叉韧带重建的康复需要进行调整，术后 3 个月禁止闭链阻力训练，防止软骨修复部位承受过大的压缩负荷。术后 4~6 个月可开始相关锻炼，术后 1 年内避免腿部按压和下蹲。ACI 会减慢康复进程，应遵循 ACI 康复进程。

ACI 联合同种异体半月板移植

作者发现当半月板缺损合并关节软骨损伤时，ACI 在膝关节外侧半月板移植中比内侧更为关键。内侧损伤常伴有内翻对线不良。作者 25 年的随访研究结果显示在缺乏半月板的情况下，进行胫骨外翻截骨术，在股骨内侧髁进行 ACI 后临床功能良好，站立位 X 线检查未发现关节间隙消失。

然而，在外侧间隙中并非如此。由于其对半月板依赖性，一旦发生半月板缺失，外侧间隙即使在正常对线情况下也会迅速退化。如果出现外翻对线不良，退化进展更为迅速。

在关节镜下使用插槽技术行半月板移植，行后侧反向切口固定后角，软骨缺损清创后显微缝合骨膜并进行 ACI。

作者发现稍长的正中切口是一种更直接的方法，制作一个后方的深筋膜瓣，并通过一个单独的开放切口进行后关节囊剥离以经关节囊固定半月板（第 14 章）。对缺损进行清创后进行骨膜缝合。通过半月板后部和后角固定可以方便地进行插槽技术。然后半月板的体部和前角可通过开放技术轻松地修复。穿骨固定缝线也可以通过半月板体部和前角放在胫骨表面以防止术后半月板挤压。

骨膜黏合、细胞注射、骨膜闭合和密封、伤口闭合后，ACI 就完成了。该方法无须关节镜设备，单一装置操作使手术非常容易。半月板后部残余物的切除通常在软骨活检时在关节镜下进行，在开放性半月板移植联合 ACI 时无须进行。

骨髓刺激技术后的 ACI

作者团队发现，钻孔、打磨成形和微骨折后，软骨下骨改变很常见。可能会形成巨大的病变内骨赘，或是增厚硬化至皮质的软骨下骨表面。

作者团队偶尔会在钻孔入口或微骨折处遇到软骨下骨囊肿。因此，MRI 有助于骨髓刺激技术和 ACI 前评估病变内骨赘形成的程度、软骨下骨髓水肿和囊肿形成的可能。

充分的关节清创是处理骨髓刺激后软骨下骨的最重要部分。对软骨彻底清创至原生软骨和健康的软骨下骨是手术的开始。确定原生软骨下骨的水平，并大概了解病变内骨赘或硬化软骨下骨的大小。用咬骨钳去除病变内的大骨赘，并用 5 mm 高速钻将硬化骨或骨赘骨清除至原生软骨下骨水平。作者发现增厚的骨表面出血并不常见。将移植物塑形并准备好用于显微缝合。松开止血带，评估软骨下骨的血管，并处理过度出血。

如果有出血，可以使用浸泡在凝血酶和肾上腺素、纤维蛋白胶中的神经片，以及合理地使用电刀止血。然后将骨膜覆盖物以常规方式显微缝合至关节面，用纤维蛋白黏合剂密封，并将自体软骨细胞悬液注入膜下，缝合并密封。

如果遇到软骨下囊肿，将其完全挖出，对囊肿区域进行自体骨移植，用 Tisseel 纤维蛋白黏合剂和骨膜密封骨移植表面，并松开止血带。全部干燥后，在整个缺损处缝合第二层骨膜覆盖物，注入细胞，完成手术。通过这种方式实施分步 ACI 三明治技术时，只有骨移植的缺损部位是用纤维蛋白胶和骨膜盖密封防水的，以确保整个被移植的区域的水密性，防止骨髓源性细胞污染。

骨关节炎、非包容缺损和硬化软骨下骨的 ACI

治疗患有早期骨关节炎合并严重关节损伤的年轻患者时，开放性关节切开术可能存在技术困难。膝关节骨关节炎表现为边界模糊的大面积溃疡性局灶性软骨缺损、邻近软骨缺损周围骨赘形成、缺损周围软骨变薄，类似于骨髓刺激技术后的情况，如软骨下骨增厚、病变内骨赘形成和软骨下囊肿，以及"对吻损伤"（胫骨上的股骨和滑车上的髌骨，以及髌骨周围的骨赘，可能会撞击滑车并对滑车造成损伤）。

术前评估背景因素对处理这些复杂的重建至关重要。手术前应决定大缺损或"对吻损伤"是否需要胫股关节截骨术或胫骨结节截骨术来暴露胫骨。良好的术前计划会使手术暴露更容易进行。

在暴露膝关节后对关节损伤进行清创，应首先保留所有周围骨赘，因为它们可能要用于包容不良的软骨缺损。在一些较大的病变中通常需要穿过股骨或胫骨周围的骨赘钻孔（图 9.21）。软骨下骨可能硬化，软骨边缘可能变薄。在这种情况下，作者用软骨刮匙

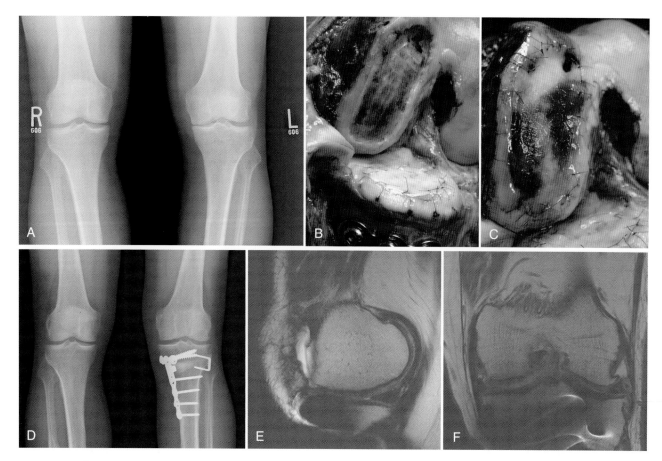

• 图 9.21 自体软骨细胞移植治疗早期 OA。（A）一位 51 岁的前马拉松运动员的站立前后位 X 线片显示了左膝内翻力线不良时骨的对吻改变。（B）左膝内侧间室的开放外观。股骨内侧髁和胫骨平台均存在不完整的缺损。进行内侧骨膜下剥离，连同半月板剥离内侧副韧带的浅深层。这项技术能够显露整个内侧关节间室，同期行开放楔形胫骨外翻截骨术。通过维持周围骨赘来处理不完整的缺损。如前所述，使用小型 C 形钢丝穿过骨赘进行经骨钻孔，并用蓝色记号笔标记孔。Vicryl 6.0 缝线通过跨骨钻孔穿过膜，并锚定回膜上，形成一个封闭的空腔，可容纳胫骨表面自体培养的软骨细胞。（C）股骨表面的膜通过穿过骨赘的钻孔进行微缝合，以将缺损固定。（D）术后 1 年的负重 X 线片显示"对吻缺损"移植后关节间隙恢复。（E）矢状位 MRI 显示膝关节或髁突和胫骨平台软骨修复。（F）冠状位 MRI 显示与（E）中相同的结果

移除硬化的软骨下骨，直到缺损相对邻近变薄的软骨深 2~3 mm。这样的方式形成了完整的缺损，为软骨细胞提供生长空间而免受到过度的压力，软骨细胞在缺损中很容易生长成关节软骨。如果骨质非常坚硬，可以使用 5 mm 的高速钻，操作时要对其进行充分冲洗，以确保没有烧灼损伤。

髌骨周围的骨赘通常用小的矢状锯斜向切除，以避免形成 90° 的表面撞击或损坏滑车。如果髌股关节有"对吻损伤"，作者会常规行胫骨结节前内侧截骨减压。如果一切顺利，完成彻底清创和软骨缺损准备，骨膜或胶原膜显微缝合，关节表面欠平整，但整体看起来相对健康。除了背景因素的处理，膝关节炎的彻底清创和缺损准备是重建的关键。如本章前文所述，骨膜缝合是保证软骨下骨没有空腔的关键，因此缝合技术是十分重要的。胫股关节的早期活动和髌股

关节的活动对这些复杂重建手术的成功至关重要。粘连和关节纤维化将危害任何良好的手术重建。作者通常在手术结束时将抗粘连膜放置在关节的滑膜组织上试图防止这种情况发生，并证实了其有效性。

术后护理 / 康复

术后 24~48 小时内行头孢菌素预防性静脉注射。术后有三个主要目标：①关节活动度训练，以促进软骨细胞再生，减少关节内粘连；②术后 6~12 周行保护性负重，以防止骨膜超负荷和移植物中央变性或分层；③等长肌肉锻炼以恢复肌肉张力，防止肌肉萎缩。连续被动运动（CPM）在术后 6 小时后或第二天细胞附着后立即开始。在支撑股骨髁的情况下增加 CPM，以恢复患者所能承受的完整活动范围，CPM

周期约为 2 小时。术后 6 周内每天进行 6~8 小时。该运动计划在实验中证明可提高修复组织的质量，并且临床证明，术后 6~8 周内每天 6~8 小时 CPM 可增加修复组织的填充。目前，ACI 的 CPM 确切运动量和运动时间尚不明确。然而，可以确定的是，患者在器械上运动时感觉舒适，并且通过运动减少了关节内粘连的可能性。

CPM 对滑车缺损的治疗作用较小。CPM 最初仅用于最大 0°~40° 的范围，患者可将腿悬吊在床的边缘以完成其余的运动。由于髌股关节应力的最大值出现在 40°~70° 之间，因此不建议在该范围内进行 CPM。但由于胶原膜更耐撕裂和退化，活动角度可以增加。此外，外科医生必须考虑损伤是全滑车病变还是平滑的滑车修复，是内侧还是外侧滑车缺损。在这种情况下，不需要限制运动范围。

术后 6 周，在拐杖的保护下，股骨髁可负重，患侧足平贴地面时不增加额外重量。此后，术后 12 周，负重增加至全身重量。具体操作如下：第 7 周和第 8 周，体重的 1/3；第 9 周和第 10 周，体重的 2/3；第 11 周和第 12 周，拐杖支撑下，全身重量。此后，指导患者在另一侧手臂上使用拐杖，并在舒适后切换到手杖。每个患者的进展是各不相同，并根据症状变化及时调整。如果膝关节出现负重不适、卡滞、交锁或肿胀，负重和活动水平应降低到患者可以承受的水平。这可能表明移植物正在经历过载，软骨下骨受到刺激导致疼痛。平均而言，患者需要 4~4.5 个月的时间才能弃用拐杖，并能够在少量积液的情况下相对舒适地行走。较大病变的恢复时间较长。此时，应鼓励进行活动，如长距离步行、骑自行车、游泳和越野滑雪。在移植物力学性能接近邻近软骨之后才可跑步。股骨负重大约需要 9~12 个月。较大的病变可能需要长达 18 个月的时间。髌骨软骨炎则需要 18~24 个月的时间。深部病变，如剥脱性骨软骨炎、负重股骨髁大型病变，或双极性病变，如胫骨-股骨"对吻损伤"，通常使用载荷支具进行保护，以允许早期负重和恢复。对剥脱性骨软骨炎病变或大型股骨髁病变来说，应在移植后大约 3 个月开始使用助力支具。然而，对于"对吻损伤"，应在移植后的第 1 周内就使用支具使对侧膜表面减压，并在患者舒适的情况下进行。术后 6 个月，在载荷支具停止使用之前，胫骨和股骨的对吻损伤处仍是柔软的。

滑车损伤康复和愈合过程较慢。由于负重髁不受影响，因此从一开始就允许使用膝关节固定支具进行完全负重。在舒适度允许的情况下进行等长直腿抬高。鼓励在保持髌股关节接触应力降低的情况下进行康复。术后 6~8 周，鼓励在跑步机上反向行走，并在前 6 周鼓励主动屈曲和被动伸展。渗出在滑车修复术后 6 个月更常见。术后 3 周允许低阻力的固定式自行车骑行。直到手术后 12~18 个月，移植物硬度与邻近软骨相似时，才允许下跪、下蹲等动作。

许多患者及其物理治疗师喜欢在 ACI 后的第一年开始进行举重训练。作者觉得这种观念源自前交叉韧带重建后的快速康复方案。然而，作者团队认为第一年主要是恢复患者的功能性无痛活动能力。在这方面，团队注重术后 1~3 个月内恢复良好的胫股关节和髌股关节活动和肌肉张力，通过等长收缩和固定自行车运动获得肌肉张力和功能。然后在术后 3~6 个月进行步态训练，作者鼓励在跑步机上锻炼或户外舒适的情况下长跑，并逐步发展到椭圆机训练。只要使用固定式或户外自行车不会引起疼痛和积液，可增加装置的阻力增强下肢力量，避免使膝关节过载。如果这种活动不会引起疼痛，则允许在 6 个月后进行轮滑练习。直到 12 个月后，才允许进行负重运动。这些运动包括高尔夫、球拍运动和远足，包括速降和跳跃。

12 个月后，如果患者反应良好，没有疼痛或肿胀，则允许直线慢跑。术后 14~18 个月允许进行球拍运动、足球和高尔夫球等旋转运动。除非力量大小低于患者体重，否则不鼓励腿部按压和下蹲，并且不允许大量重复运动。作者向患者强调，他们的膝关节并非健康的膝关节，而是一个康复中的膝关节，与术前相比在功能方面有所改善。患者应该使用膝关节以外的症状来衡量他们的活动。作者注意到，通过自行车和椭圆机训练，保持股四头肌和腘绳肌组织的肌肉张力和力量的患者，多年后表现良好。腿部无力的患者经常抱怨手术后的膝关节疼痛和不适。

滑车损伤的强化训练应包括股四头肌的 0°~30° 屈曲和闭链的 0°~30° 力量训练。根据症状，滑车 ACI 术后至少 12 个月内不允许进行股四头肌开链力量锻炼。作者通常建议如果患者有髌骨或滑车损伤，不要进行开链运动对抗股四头肌力量。在这些部位进行移植时，闭链运动的创伤较小，力度也较小，建议改为闭链运动。

并发症

与开放性关节切开术相关的并发症包括关节内粘

连、关节纤维变性和偶尔的伤口浅表感染。到目前为止，作者还没有 ACI 后出现关节感染的患者。关节内粘连也并不常见，除非股骨骨膜来自髌上囊区，或者患者有瘢痕形成或关节纤维变性的倾向。这些因素可能会促使关节内纤维化。如果发生关节纤维化伴僵硬，不建议盲目操作。最好在移植物可视化后（确保移植物没有粘连）（图 9.22）进行关节镜下粘连松解术，术后 24~48 小时在髌旁沟放置引流管，早期进行 CPM。

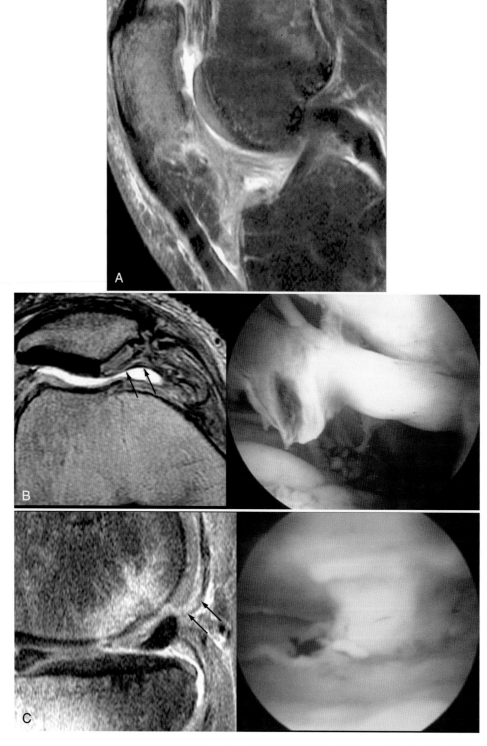

• **图 9.22**　胫骨结节截骨术后自体软骨细胞植入（ACI）至股骨内侧髁和髌骨，3 周后患者的膝关节变得非常僵硬。（A）矢状位 MRI 显示 Hoffa 脂肪垫与前交叉韧带紧密粘连。髌骨的 ACI 似乎完好无损。（B）髌骨的轴向 MRI 显示内侧髌旁沟有粘连（箭头所示），在关节镜检查时发现，内侧髌旁沟被移植表面的瘢痕组织（右图）。（C）矢状位 MRI，箭头表示 ACI 移植的股骨内侧髁粘连。关节镜检查时，附着在移植物上的粘连组织清晰可见（右图）。没有关节镜下粘连松解的盲目操作会导致术中软骨下骨撕脱，导致移植失败

骨膜问题的发生率为 5%~40%，其中一些需要干预。在大多数情况下，患者无关节粘连和其他症状。这种情况可能仅代表发生了患者活动状态下的移植物重塑，但并未发生层离。然而，如果病情恶化，骨膜可能会肥大。ACI 后最常见的问题是骨膜移植物与宿主软骨不完全整合，以及骨膜纤维层增生反应。不熟悉骨膜肥大各种表现的术者（图 9.23）可能会认为移植物失败或变软，事实上，去除骨膜纤维层的纤维过度生长后症状即可缓解，移植的自体培养软骨细胞能够持续成熟，形成牢固光滑的修复组织。临床上，这

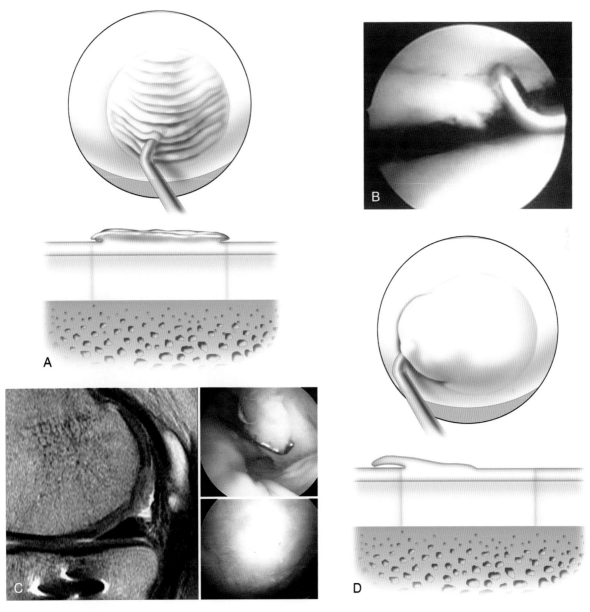

• **图 9.23**　骨膜的纤维层可能会过度生长，并呈现出不同外观，这些被称为洋葱皮状、重叠、隆起或表面纤维形成。如果在关节镜检查时没有意识到这些现象，可能会被误认为是失败的质量较差的自体软骨细胞植入（ACI）。用电动剃刀去除过度生长的纤维层可以完全缓解症状，健康的修复组织与自然关节面齐平。MRI 有助于诊断区分过度生长和分层的失败移植物的机械性疼痛症状。在关节镜下处理肥大组织之前，常规进行 MRI 检查。这样，如果移植物因分层或退化而失败，可以在治疗前与患者讨论手术选择。（A）洋葱皮的图示。去除分层的纤维组织会在深层表面形成干净、有光泽、坚硬的修复组织。（B）关节镜下出现洋葱皮。探针显示了过度生长的骨膜纤维层突出于邻近部位的天然关节软骨水平。突出的纤维层将使用电动剃刀去除，使之与自然组织齐平，从而缓解症状。（C）矢状位 MRI 显示 ACI 移植物的骨膜表面明显肥大。右侧的关节镜照片显示洋葱皮样肥大，已移除。（D）重叠肥大的图示。应移除自然组织顶部的骨膜，可解决由此产生的机械性卡滞感

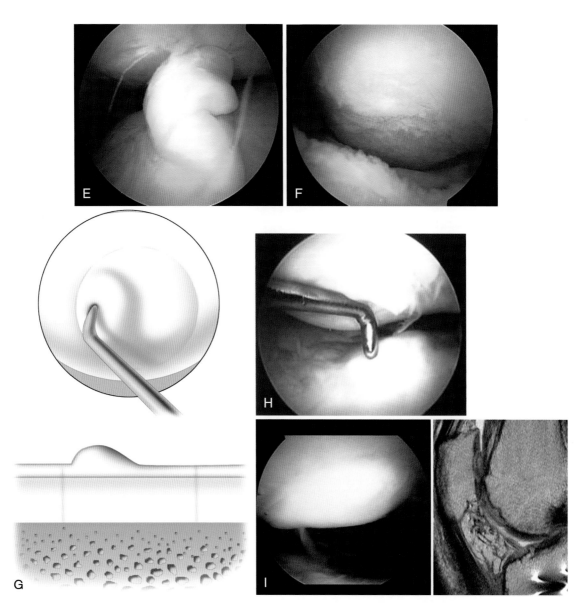

• **图 9.23（续）**（E）关节镜下显示股骨内侧髁 ACI 移植物重叠肥大，导致深屈时强烈的疼痛感。（F）去除重叠肥大后股骨内侧髁 ACI 移植物外观。（G）隆起肥大的图示。（H）关节镜下可见胫骨外侧平台 ACI 移植物隆起性肥大。（I）关节镜（左）和矢状位 MRI（右）观察髌骨 ACI 移植物的隆起性肥大

通常出现在术后 3~7 个月的增生性肥大骨膜愈合反应阶段。此后，患者可能会出现新的症状，表现为疼痛和渗出，此时应降低患者的活动水平以规避有症状的区域，建议进行 MRI 评估后行关节镜治疗。

在最坏的情况下，移植物大面积出现层离现象（图 9.24），剩余部分完好无损并黏附在下面的骨骼上，此时不建议进行开放式缝合修复。关节镜下对未附着于软骨下骨的骨膜切开，应移除松动的骨瓣，留下完整的软骨移植物和骨膜分层下的所有修复组织。对于之前有过钻孔或微骨折的患者，ACI 后持续疼痛应进行 MRI 检查。作者团队观察到中央移植物过载和破裂、分层和囊肿形成（关节镜下不可见）导致的晚期失败（图 9.25）。当然，尽管经过 ACI 手术，摔倒可能会导致新的关节或半月板损伤，但不一定与移植物有关（图 9.26）。

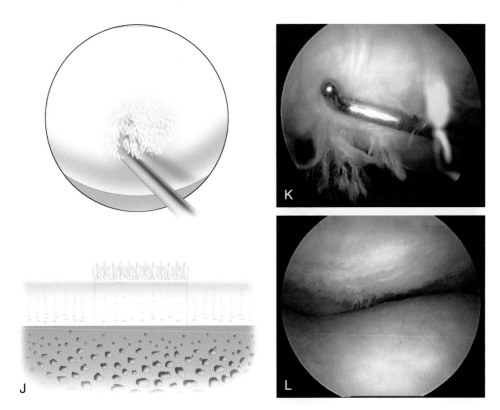

• **图 9.23（续）**（J）浅表纤维形成的图示。（K）关节镜下髌骨 ACI 移植物表面纤维形成的表现。纤维形成性肥大通常会导致明显的捻发音。（L）在去除浅表纤维性肥大后，在关节镜下观察到 ACI 髌骨移植物的外观。去除后完全消除了褶皱、机械症状和疼痛

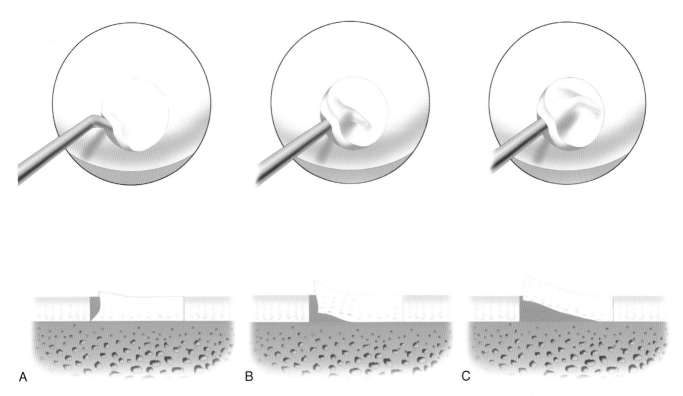

• **图 9.24**　移植物分层通常会导致负重不适和交锁的疼痛症状，其程度分为边缘、部分或完全分层。治疗取决于随后出现的缺损中残留的移植物数量。MRI 有助于诊断移植物分层（详见正文）。（A）移植物边缘分层示意图。通常通过切除移植物边缘来稳定缺损，并可能需要对缺损边缘进行骨髓刺激，以修复组织将其封闭。（B）部分移植物分层示意图。（C）完全分层的图解显示，只有边缘保持附着

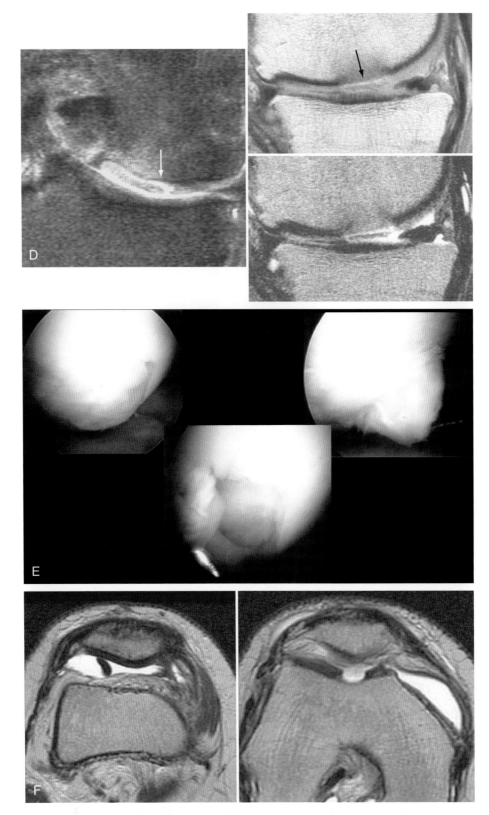

• **图 9.24（续）**（D）冠状位 MRI 压脂像显示自体软骨细胞植入（ACI）移植物深处有液体信号（箭头）。MRI（右）也显示深部液体信号，表明移植物与软骨下骨的附着不良。（E）关节镜检查时，移植物似乎完整（左上）。然而，当使用探针评估移植物的稳定性时，移植物已经完全分层，只有边缘存在附着（中间图、右图）。（F）轴向 MRI 显示髌上囊（左图上部）内有一游离体。在一个小的 ACI 移植物和中央沟的位置，滑车上可见明显缺损，提示移植已经失败并移位。这些发现表明完全脱层和游离小体形成

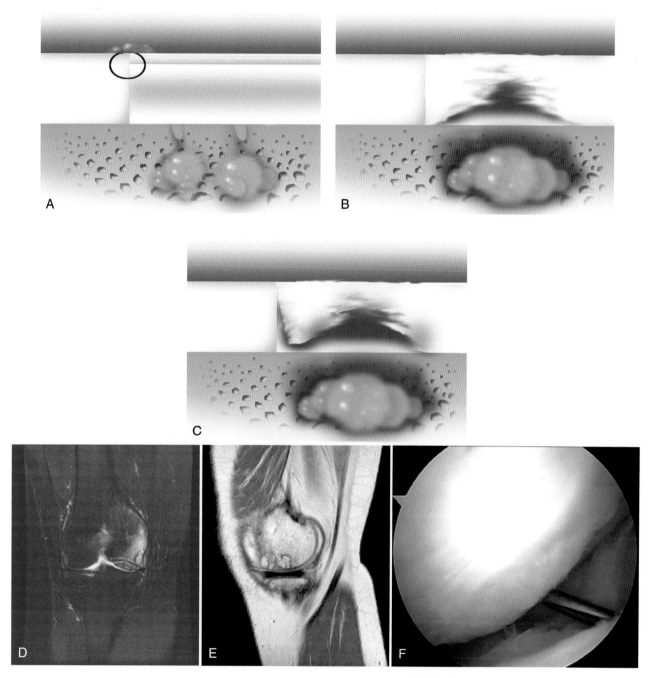

• **图 9.25** 自体软骨细胞植入（ACI）移植物可能因曾行微骨折术后形成囊肿而失败。ACI 术后囊肿可能扩大，最终导致移植物脱落和失败。（A）微骨折治疗后 ACI 移植物的图示。小的软骨下囊肿出现在入口的远端。（B）随着时间的推移，囊肿扩大，软骨下骨增厚，ACI 移植物分离。（C）ACI 移植物与邻近软骨和软骨下骨的最终分离。（D）一名 32 岁女性，在 ACI 治疗股骨内侧髁 2 年后的 MRI，内侧髁曾行微骨折术。可以看到：在 ACI 移植物与天然关节软骨的边缘，软骨下骨严重水肿并形成囊肿。（E）矢状位 MRI 显示 ACI 移植物深部股骨内侧髁内有大囊肿。（F）关节镜检查时，股骨内侧髁 - 前交叉韧带移植物的关节面质量良好。然而，根据患者的疼痛症状和 MRI，可知 ACI 移植物附着在移植最内侧的天然软骨和软骨下骨上存在问题

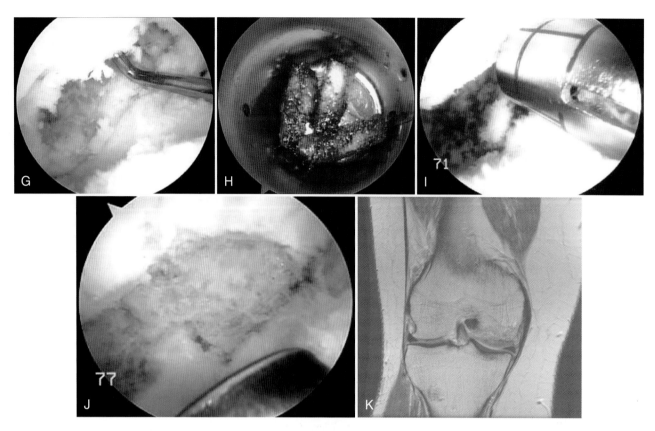

- **图 9.25（续）**（G）关节软骨脱层后缺损的关节镜表现。用刮匙挖出囊肿。囊肿内组织切除后，骨质缺损明显。（H）用直径 10 mm 的自体骨软骨移植系统（OATS）采集器从 Gerdy 结节附近的胫骨近端采集自体骨移植物，放置在样本杯中。（I）关节镜下观察自体松质骨颗粒化成小块，重新装入 OATS，填充到股骨内侧髁骨软骨缺损后的外观。（J）关节镜下显示缺损完全填充至软骨下骨水平，并用骨填充物牢固填充。然后松开止血带。患者接受康复治疗，与微骨折技术相似，需要 6 周的负重保护和持续被动运动。（K）1 年后的冠状 MRI 显示软骨下骨囊肿完全消失，股骨内侧髁上的修复组织填充良好。患者多年后仍无症状

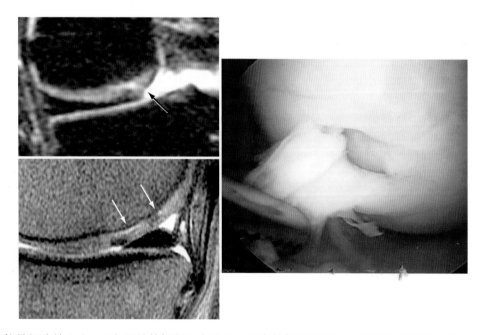

- **图 9.26** 自体软骨细胞植入（ACI）股骨外侧髁 8 个月后，患者摔倒在车道上，出现新的机械性损伤和疼痛。患者认为移植的膝关节受损。MRI 显示股骨外侧髁 ACI 移植物完整，但股骨内侧髁软骨下有一新的骨分离区域。脂肪抑制 MRI 显示股骨内侧髁软骨分离（黑色箭头，左上）。矢状图显示软骨从软骨下骨分离（白色箭头）。关节镜检查显示股骨髁内侧有一个小软骨瓣，清创并进行微骨折术

ACI 的临床结果

以下临床结果是作者团队在青少年和足球运动员中应用 ACI 的联合研究结果，以及 45 岁以上患者髌股关节的最新研究结果，包括多名经骨髓刺激技术治疗的患者，多名骨关节炎或挽救型的患者。作者团队使用了猪来源的 I～III 型胶原膜，试图降低骨膜增生的发生率，并将就此研究进行报告。作者团队仔细回顾了膝骨关节炎亚组，包括双极胫股关节和双极髌股关节临床结果。作者团队还研究了第一批使用骨膜 ACI 的患者，其生存率和临床结果至少为 20 年。ACI 自 1998 年的早期报告以来因其耐用性而被证实具有较高的成本效益。自本书第 1 版以来，作者团队还回顾了 ACI 联合 ACL 重建、ACI 联合同种异体半月板移植以及 ACI 患者生存率，所有 ACI 患者经历至少 10 年随访。这些结果将被简要总结。

在 1994 年 11 月经机构审查委员会批准后，从 1995 年 3 月起，作者团队对 ACI 治疗进行了前瞻性评估。最初，ACI 术后患者的预期临床改善结果是未知的。研究包括单关节软骨病变患者和多关节软骨病变患者。作者团队希望在研究的基础上获得临床结果的补充，包括总体生活质量、具体的膝关节评分、运动活动水平以及关节炎改善的结果评分。患者完成了问卷调查，包括 SF-36、膝关节协会评分（KSS）、西安大略省麦克马斯特骨关节炎评分（WOMAC）、改良 Cincinnati 评分量表（0~10）（图 9.27）的活动评分，以及患者满意度调查（图 9.28）。

改良 Cincinnati 评分量表
基于当前状态进行评价

2	4	6	8	10
差	一般	好	非常好	极好

改良 Cincinnati 总体状况评分量表

2= 差	日常生活活动显著受限
4= 一般	中度限制日常生活活动，不运动
6= 好	参与运动，但运动受限
8= 非常好	仅有运动时的少量限制
10= 极好	可以做任何运动

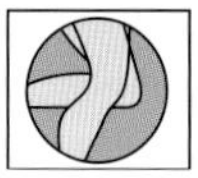

• **图 9.27**　改良 Cincinnati 评分量表（0~10）的活动评分。Noyes FR，Barber SD，Mooar L. A rationale for assessing sports activity levels and limitations in knee disorders. Clin Orthop Relat Res.1989;246:238-249.

青少年 ACI

从 1995 年 12 月到 2000 年 12 月期间，在波士顿儿童医院和布里格姆妇女医院对 20 例患者进行了 ACI 治疗，患者年龄均在 18 岁及以下，共计 23 个膝关节共 29 个全层关节软骨损伤。这些患者均在既往保守治疗或手术治疗失败。所有患者在 ACI 之前都至少接受过一次手术（平均 2.5 次，范围为 1~6 次）。研究记录了患者的人口统计学、缺损的病因和特征、术前症状持续时间和手术史。术前症状持续时间 >12

与一年前相比，您现在如何评价每个手术后的关节？
好得多
较好
几乎相同
较差
更差
与每次手术前相比，您现在如何评价每个手术的关节？
好得多
较好
几乎相同
较差
更差
您对每个关节手术的总体满意度是多少？
非常满意
较满意
一般
不太满意
非常不满意
如果您能回到过去再次做出决定，您会选择关节手术吗？
当然会
可能会
不确定
可能不会
完全不会
您如何评价关节手术的结果？
好或者非常好
一般
差

• **图 9.28**　自体软骨细胞植入治疗膝关节骨关节炎患者满意度调查表

个月的损伤被认为是慢性损伤。每位患者在术前进行 X 线检查，其中 60% 的青少年运动员存在骨骺未闭合。

有 2 例患者软骨缺损的深度过深，需要自体骨移植联合 ACI。在这些病例中，使用三明治技术进行软骨细胞的植入。一例患者在植入软骨细胞时进行了前交叉韧带重建。另一例患者在自体软骨细胞移植前进行了分期 ACL 重建。4 例患者在软骨细胞植入时进行了半月板修复，2 例患者在之前的手术中进行了半月板修复。1 例患者同时行胫骨结节截骨术。所有患者在术后 6~12 小时内开始持续被动运动，持续 2 周。患者持续 6~8 周不负重，10~12 周逐渐进行完全负重。大多数患者可以到 4 个月时恢复正常的日常活动，6 个月后恢复低强度锻炼，9 个月后恢复跑步。12 个月内避免高冲击力和旋转运动。

在术前和术后平均 47 ± 4 个月（23~91 个月）对患者进行评估。使用现有的膝关节评分系统（包括 Lysholm 评分和 Tegner 活动评分）测定膝关节功能结果。此外，研究还使用调查问卷来评估患者的运动参与能力和膝关节功能的主观评分，将损伤前的运动参与水平与软骨细胞移植后进行比较，该评分等级分为优秀、良好、一般或较差。

对 20 例 23 个膝关节软骨损伤的青少年患者进行自体软骨细胞移植治疗，其中 17 例患者单侧和 3 例患者双侧出现膝关节软骨损伤。软骨细胞移植的平均年龄为 15.9 ± 0.3 岁（12~18 岁）。分别有 15 名男性和 5 名女性青少年运动员。症状的平均持续时间为 21 个月，其中 11 个膝关节 ≤ 12 个月（48%），12 个膝关节 > 12 个月（52%）。所有患者均在保守治疗或手术治疗失败后进行 ACI。

通过对缺损的病因统计分析发现，14 个膝关节软骨缺损由剥脱性骨软骨炎引起，其余 9 个膝关节的软骨缺损由篮球、橄榄球和足球等旋转运动的急性局灶性创伤引起。2 例患者同时伴有前交叉韧带撕裂（10%），4 例患者（20%）伴有半月板损伤。共观察到 29 处软骨损伤，其中大多数为单一损伤，平均每个膝关节有 1.3 处软骨缺损。病灶大小平均为 6.4 cm²。

在最新的随访中，96% 的患者能够定期参加娱乐活动或更高级别的高强度旋转运动。60% 的运动员恢复了与受伤前相同或更高水平的运动。所有患者术后 Tegner 活动评分相比于术前增加，Lysholm 评分从术前的 64 ± 3 分显著增加到 87 ± 7 分（$P < 0.01$）。

与伤后较早进行手术的患者相比，只有 33%

的慢性损伤（> 12 个月）恢复到相同的运动水平（$P < 0.01$）。慢性软骨损伤的青少年患者的术后 Tegner 评分（7.2 ± 0.3 分）和 Lysholm 评分（85 ± 3 分）低于术前症状持续时间低于 12 个月的患者的 Tegner 评分（8.7 ± 0.2 分，$P < 0.01$）和 Lysholm 评分（91 ± 2 分）。恢复到伤前运动水平的青少年患者的平均术前症状持续时间为 15 ± 4 个月，低于未能恢复到相同水平的青少年患者（31 ± 6 个月，$P < 0.05$）。有慢性症状的青少年患者平均进行了 3.2 ± 0.4 次手术，而急性损伤的青少年患者平均进行了 1.6 ± 0.2 次手术（$P < 0.05$）。ACI 术前其他手术的次数也与恢复伤前运动能力显著相关（$r = 0.453$，$P < 0.05$）。

96% 的患者对他们的治疗结果满意或非常满意，只有一名患者报告了一般的结果。这名患者表现为中度膝内翻，不同意一期手术。在自体软骨细胞移植到股骨内侧髁和滑车后，他短暂地恢复了高强度运动，但由于运动和移植失败，出现了复发性症状。二期进行了胫骨高位截骨术（HTO），在最后一次随访时，患者尚未恢复高强度的活动，需要等待 ACI 翻修手术。在 3 名运动员（15%）中观察到移植物肥大，均通过关节镜下软骨成形术成功治疗。

ACI 是大型软骨缺损青少年患者受伤后第 1 年内的一线治疗策略。多数医生考虑保守治疗可能会导致患者的慢性功能障碍和不良临床结果。

自体软骨细胞移植在足球运动员中的应用

从 1988 年 3 月至 2000 年 8 月间，共有 45 名足球运动员在研究中心接受自体软骨细胞移植的治疗。这 45 名运动员都存在急性或慢性症状。所有运动员都接受了仔细的评估并记录各项基本数据，包括详细的病史、体格检查、症状类型、发病和持续时间、个人数据、既往手术史和竞技水平（表 9.1）。运动员的竞技水平根据其参加高中、大学、职业或国家队足球比赛，被分为业余型和专业型。

所有患者在关节镜下均表现为膝关节 Outerbridge Ⅳ 型关节软骨损伤或膝关节骨软骨损伤。从植入开始，最短的随访时间为 12 个月。随访时，采用基于体育活动的 Tegner 量表对运动员的功能进行评分（图 9.29）。记录患者在关节软骨修复后恢复足球运动的时间、能力以及竞技水平。成功的关节软骨修复被定义为患者可以重返足球运动，即使患者没有达到之前的竞技水平也被认为治疗成功。治疗的耐久性是指在随后的随访中，重返足球运动并保持这种功能状态

表 9.1 因膝关节手术后局部软骨缺损接受 ACI 治疗的足球运动员统计学资料

	所有球员	重返足球运动	未重返足球运动
性别（男%：女%）	71:29	80:20	63:37
年龄（年）	26 ± 1（14~43）	22.3 ± 1.6	27.6 ± 1.2
既往手术次数	2.0 ± 0.3（0~13）	1.5 ± 0.3	2.3 ± 0.5
竞技水平（%）	-	-	-
业余	73	16	84
专业	27	83	17
症状持续时间（月）	26 ± 3.4（3~96）	16.7 ± 3.8	30.7 ± 4.5
损伤大小（cm²）	5.7 ± 0.6	5.5 ± 0.8	5.6 + 0.8
损伤类型（%）	-	-	-
单一损伤	65	83	14
多发损伤	35	30	70
损伤部位（%）	-	-	-
股骨内侧髁	48	37	54
股骨外侧髁	23	21	24
股骨滑车	13	16	11
髌骨	11	16	8
胫骨	5	11	3
移植失败（%）	13	6	16
Brittberg 评级（%）	-	-	-
优秀	32	60	18
良好	40	33	43
一般	23	6	32
差	5	0	7

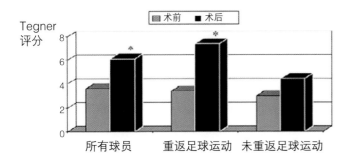

• **图 9.29** 基于体育活动的 Tegner 量表（Mithofer K, Peterson L, Mandelbaum BR, Minas T. Articular cartilage repair in soccer players with autologous chondrocyte transplantation: functional outcome and return to competition. Am J Sports Med. 2005; 33(11): 1639–1646.）

的球员百分比。详细记录各类不良事件及并发症。

研究结果表明，在 80% 以上的运动员中观察到活动评分明显改善，从而证实了之前研究中描述的自体软骨细胞移植后患者整体功能将得到改善。先前的研究表明，尽管患者整体功能有所改善，但只有 1/3 的球员能够重返足球运动。而且专业运动员重返赛场的比例明显高于业余运动员。在我们的研究中，接受自体软骨细胞移植的专业足球运动员中有 83% 的患者重返足球运动。有趣的是，本研究同样发现业余足球运动员重返赛场的比例明显低于专业运动员。本研究发现，在自体软骨细胞移植后，未能重返足球赛场的运动员中，术前患病时间显著延长，这也可以解释本研究中业余足球运动员重返赛场比例较低的原因。我们的数据表明，从受伤到软骨细胞移植之间的时间越长，运动员重返业余或专业足球比赛的概率越低。事实上，如果在关节软骨损伤发生后1年内进行自体软骨细胞移植，成功率将增加约1倍。这证实了之前的观察结果，即如果在软骨损伤后1年内进行自体软骨细胞移植，其功能恢复效果更佳，就像我们在青少年患者中所做的那样。

在我们的研究中，重返足球运动的平均时间是术后18个月，87%的重返运动球员在术后48个月仍在参加比赛。虽然软骨细胞移植后最初的恢复时间可能更久，但我们的数据表明，即使在非常高的运动要求下，该软骨修复技术也提供了极佳的耐久性。一些在受伤后4个月内接受自体软骨细胞移植治疗的世界级运动员，能够迅速恢复到伤前水平，并具有良好的长期耐用性。这些研究的优秀随访结果，支持将自体软骨细胞移植作为首次用于年轻有活力患者的关节软骨修复。相比之下，如果将自体软骨细胞移植作为一种挽救性手术用于治疗有长期症状和多次既往手术的老年患者，其疗效往往达不到预期。辅助手术、胫骨截骨术、胫骨结节截骨术或ACL重建均不影响运动员重返足球运动。

综上所述，自体软骨细胞移植技术在足球运动员中的应用结果令人鼓舞。因此，对于那些症状持续时间较短、术前干预较少的年轻竞技运动员来说，恢复较高的运动能力和长期维持良好的运动功能是可能的。这些结果与先前报道的微骨折或骨软骨镶嵌成形术的结果相当。而长期评估将有助于进一步明确足球运动员膝关节软骨损伤的修复是否能有效降低该类人群骨关节炎较高的发病率。

自体软骨细胞移植在髌股关节中的应用

有许多因素被认为与导致髌股关节异常疼痛的病理机制有关。这些疾病包括高位髌骨、滑车发育不良、股四头肌或Q角增加继发软组织问题、股内斜肌减弱或发育不良伴外侧支持带收缩和（或）髌股内侧韧带缺失。这些异常的病理力学变化导致髌骨受到异常力的影响，从而引起髌股关节的关节面急性损伤或慢性继发性退行性改变。当采用ACI技术修复这些原因导致的软骨缺损时，诊断和纠正这些与软骨损伤相关的潜在异常情况对于疗效至关重要。正是由于这些原因，在1994年瑞典首次引入自体软骨细胞移植的研究中，采用ACI技术进行髌骨表面软骨移植的7名患者中，只有2例患者（29%）预后良好。在后来的报告中，当移植时通过重组伸膝装置来解决髌骨轨

迹不良时，他们注意到2年的成功率增加到65%，17例患者中有11例预后良好或优秀，10年的成功率提高到76%，17例患者中有13例预后良好或优秀。有两名患者在2年随访时被评定为一般，但随着时间的推移，结果得到了改善，在第3年随访时，随访结果为良好。因此，在尝试采用软骨修复技术进行手术时，纠正导致软骨损伤的潜在原因是非常重要的。

胫骨结节内移截骨术（anteromedialization, AMZ）已成为纠正髌骨轨迹不良和减缓髌骨关节软骨损伤的有效手术方式。Fulkerson等已经证明，AMZ TTO临床疗效与髌骨关节损伤的位置相关（图9.30）。他们发现，对于Ⅰ型关节软骨损伤（髌骨下极）或Ⅱ型关节软骨损伤（髌骨外侧关节面）的患者，通过截骨术使得这两个关节软骨损伤部位不负重，87%的患者显示优良的主观评价结果，并且所有患者均表示其将再接受该手术治疗。对于Ⅲ型（髌骨内侧关节面）损伤的患者有55%在术后获得优良的随访结果，而Ⅳ型（髌骨近端极或弥漫性）损伤的患者只有20%在术后获得优良的改善。他们认为，Ⅰ型或Ⅱ型损伤的患者比Ⅲ型或Ⅳ型损伤的患者更有可能获得有优良的疗

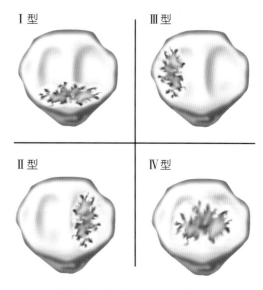

• 图9.30　髌骨软骨损伤的Fulkerson分类。Ⅰ型和Ⅱ型损伤通过胫骨结节内移截骨术（Fulkerson截骨术）可以得到很好的治疗。Ⅰ型软骨损伤涉及髌下极。2型软骨损伤涉及髌骨外侧关节面。Ⅲ型缺损累及髌骨内侧关节面，常伴有滑车软骨缺损。Ⅳ型髌骨软骨损伤是一种髌骨中央软骨盘状缺损。一种变体是髌骨上极挤压伤，常发生在仪表盘挤压伤中。Ⅲ型和Ⅳ型损伤在单独的Fulkerson截骨术中效果不佳，但当与自体软骨细胞植入软骨修复相结合时，疗效较好

效。这可能是因为滑车中央软骨损伤与髌骨内侧损伤相关，所有出现滑车中央软骨损伤的患者疗效均较差。而因工人的赔偿问题使这种令人满意的结果的可能性降低了19%。Fulkerson等认为，髌骨关节软骨损伤的位置与AMZ TTO手术的成功显著相关。

因此，重建手术时对关节软骨损伤的定位对于单纯截骨手术是否能取得成功非常重要。从理论上讲，特别是在伴有髌骨畸形或者髌骨轨迹不良且无其他选择的情况下，对髌骨Ⅲ型和Ⅳ型软骨损伤以及滑车软骨损伤进行软骨修复可能会改善这些损伤的临床结果。

从1995年3月至2002年7月，共有248名患者接受了相关治疗。截至2002年7月，170名患者进行了至少2年的随访。在这170名患者中，有45名患者接受了涉及髌骨或滑车软骨单独损伤或合并其他病变的治疗，并且至少随访2年。本研究对这些患者进行了随访分析。

收集所有患者最初的人口统计学数据，并采用多种经过验证的评分量表对术后疗效进行随访分析。此外，在手术时所有患者均拍摄手术照片，以评估自然软骨损伤、清创后软骨损伤的外观以及在骨膜补片缝合和自体培养软骨细胞注射完成后的情况。这些照片被保存在一个文件夹中。同时，根据这些照片按照Fulkerson分类法对髌骨缺损位置进行分类。

本研究总计纳入27名男性患者和18名女性患者。手术时患者的平均年龄为36.9岁（15～54岁），平均随访时间为47.5个月（24～86个月），患侧膝关节的平均手术次数为每位患者2.5次。所有45名患者中，有11人（24%）在领取工伤赔偿金期间接受了治疗。每侧患膝平均有2.2处软骨缺损，治疗平均需要2.18瓶自体软骨细胞，每瓶含有1200万个细胞（总计2616万个细胞）。治疗的软骨缺损较大，平均每侧患膝软骨缺损面积为10.45 cm²。

在髌股关节ACI手术中，具体的技术问题包括如何修复髌骨（图9.16A～C）和滑车（图9.15A）关节表面缺损的缝合技术，手术结束时的软组织张力问题，以及膝关节活动时如何使正常髌骨内侧向外侧和近端向远端滑动，而不会过度收缩髌股关节。在本书的第12章讨论了AMZ TTO手术技术（见图12.16～图12.28）。如果在AMZ TTO和软组织稳定后，由于滑车发育不良而继发的髌骨不稳仍然存在，则根据Peterson的方法和第12章所示（见图12.33、图12.34），可以在术中加做滑车成形术。

在本研究中多数患者进行了截骨手术，主要是因

为45例患者中有29例（64%）患者存在胫股、髌股关节对位不佳，或者两种情况都存在。通常认为，成功的软骨修复还应包括正常的关节对位和运动轨迹。因此，如果相对于胫骨关节中立位机械力线出现2度或以上的机械力线不良，并伴有较大的软骨缺损，则需要行内翻或外翻截骨术，并同时对股骨髁负重面软骨作修复。如果临床体格检查和（或）CT发现患者存在髌骨轨迹不良、髌骨半脱位和倾斜等问题时，则应在修复髌骨和滑车表面软骨缺损的同时行AMZ TTO手术。

本研究中，手术失败被定义为临床疗效不佳，同时伴有邻近软骨和软骨下骨分层导致移植物失效，关节镜检查显示修复的纤维软骨生物力学特性差，或者尽管临床疗效较好，但是关节镜或者MRI检查证实移植物脱落。

当评估这45名接受ACI治疗的髌股关节患者，并进行至少2年的随访时，我们发现患者满意度很高。患者满意度问卷调查表明，71%的患者感到满意，16%的患者认为疗效一般，13%的患者对治疗不满意。与术前相比，76%的患者认为治疗后出现好转，18%的患者认为与治疗前相当，也有6%的患者感觉较治疗前变差；同时，87%的患者表示他们会再次选择手术，而有13%的患者表示不会。总体而言，患者对疗效的评价为71%良好或优秀，22%一般，7%较差。本研究使用SF-36、膝关节协会评分、WOMAC评分和改良的辛辛那提活动评分对患者进行评估，所有评分量表较术前均有显著改善并具有统计学差异。

笔者的研究表明，除了需要重新对位对线外，采用ACI治疗髌骨和滑车的软骨缺损时，也可以获得较好的临床疗效，而其他系列研究并没有这样的报道。在该系列研究中，34例患者中有31例（91%）患者髌骨软骨损伤为Ⅲ型或Ⅳ型。分别为滑车软骨损伤11例（n=11）和髌骨及滑车关节面软骨损伤20例（n=20）。64%的病例涉及胫骨结节单独截骨或合并外翻的胫骨截骨。而根据Fulkerson的研究结果，由于这些软骨缺损的大小和位置，单纯的截骨术并不能解释为何有这么高的治疗成功率。

在笔者的系列研究中，有三个亚组的样本量较小，无统计学意义，分别是：髌骨加滑车组4例（n=4）、负重髁加髌骨组2例（n=2）和负重髁加滑车组2例（n=2）。然而，髌骨组8例（n=8）、滑车组9例（n=9）和负重髁加髌骨加滑车组20例（n=20）在

疼痛缓解和功能改善方面均有显著提高。

SF-36 评分显示患者接受 ACI 治疗后身体健康状况有非常显著的改善。SF-36 精神健康评分显示所测量的情绪幸福感在负重髁 + 髌骨 + 滑车组（ $n= 20$ ）也得到显著提高。三组患者的 WOMAC 评分（表明疼痛、僵硬和肿胀得到缓解）和膝关节协会评分（该评分系统的膝关节评分部分）也具有显著差异。令人惊讶的是，体育活动评分的最高改善出现在受伤最严重的膝关节上。该治疗组的膝关节移植表面积最大，为 15.31 cm^2 。

在评估所治疗软骨缺损的总体大小时，笔者注意到 35 例滑车软骨缺损的平均表面积为 5.22 cm^2 ，而 34 例髌骨软骨缺损的平均表面积为 4.86 cm^2 。

本研究中，总计纳入 45 例患者，其中 11 例被定义为失败（24%）。11 例失败的患者中，3 例是负重髁 ACI 移植失败，而另外 8 例（18%）失败是因髌骨或滑车软骨移植物失效而导致的。11 位因工伤补偿而接受治疗的患者中，有 5 位患者（45%）治疗失败。3 位患者最终进行了假体重建，其中 2 例患者行全膝关节置换术，另 1 名髌骨移植失败的患者接受了单独的髌股假体置换。3 名部分移植失败的患者接受了关节镜下清创手术。5 名移植失败的患者接受了 ACI 翻修手术，其中滑车和髌骨软骨损伤各有 2 名患者，另 1 名患者为内侧股骨髁软骨损伤的患者。但是，这 5 名失败的患者都成功接受了 ACI 翻修手术。

在笔者采用 ACI 治疗髌股关节软骨损伤的研究中，91% 的髌骨软骨损伤患者属于 Ⅲ 型或 Ⅳ 型。我们的研究中，有 30 名患者接受了髌骨 ACI 治疗，平均软骨缺损大小为 4.86 cm^2 。有 35 名患者接受了滑车 ACI 治疗，缺损软骨面积约为 5.22 cm^2 。总体来说，每个膝关节软骨损伤移植的平均表面积为 10.45 cm^2 。患者再次选择手术的总体满意度为 87%；71% 的患者认为他们的临床疗效良好或优秀，22% 的患者认为疗效一般，7% 的患者认为疗效较差。

在笔者的研究中，有 3 位患者需要进行假体置换手术：2 例为髌骨移植失败，1 例为内侧股骨髁移植失败。当移植治疗失败时，如果失败的原因是坚硬的移植块组织没有较好整合，那么仍可以采用 ACI 翻修手术来处理。如果修复组织质量较差，笔者建议采用同种异体骨软骨移植或假体重建手术。因此，即使最初治疗失败，但一般通过生物学手段，也可以最终获得良好的治疗结果，同时保留患者的关节及其功能。

笔者认为，对于截骨手术疗效不佳且不希望进行假体重建的年轻患者，ACI 提供了一种以前没有的补充治疗方法，它可以缓解患者的疼痛症状并改善功能。基于本研究的临床结果，我们发现以下观点在髌股疾病患者的临床治疗中非常重要。治疗成功的基础是明确患者是否存在以下问题：①髌骨倾斜；②髌骨半脱位；③软骨损伤的位置（详细描述见第 12 章和表 12.1）。

130 例髌股关节自体软骨细胞植入患者的最新进展

最近的一项研究，将最初的 45 名患者队列扩大到 130 名患者，不仅证实了笔者初步的研究结果，并进一步完善了这些结果。共有 130 例患者接受了涉及髌骨或滑车软骨单独损伤或合并其他病变的治疗，至少随访 2~9 年。这 130 例患者构成了本研究的队列。

表 9.2 中记录了患者最初的人口学统计数据，表 9.3 中列出了患者多种经过验证的评分量表的评分结果。在该系列中，130 例患者中有 63 例（48%）的患者行截骨术，这些患者存在胫股对线不良、行胫骨高位截骨术（HTO）、髌股关节对线不良、行胫骨结节截骨术（TTO）或 HTO-TTO 两者均有（表 9.2）。

结果

根据患者满意度调查，患者总体满意度为 82%，11% 的患者认为为一般，7% 的患者对疗效不满意；有 86% 的患者认为较术前有所改善，8% 的患者认为和术前变化不大，6% 的患者认为较术前更差；88% 的患者表示他们会再次选择手术，4% 的患者表示不确定，8% 的患者表示不会。总体而言，患者对疗效的评价为 80% 认为良好或优秀，18% 的患者认为疗效一般，2% 的患者认为疗效较差。

表 9.3 显示了患者术后在 SF-36、膝关节协会评分、WOMAC 评分和改良的 Cincinnati 活动评分较术前均有明显改善。需要注意的是，在这 4 个评分量表中，只有 WOMAC 评分是随着患者病情改善而降低的；而其他的评分都是随着患者病情改善而增加的。所有这些结果都具有统计学意义。

在评估所治疗软骨缺损的总体大小时，98 例滑车软骨缺损的平均表面积为 5.8 cm^2 ，63 例髌骨软骨缺损的平均表面积为 4.72 cm^2 。而恰恰是这些大面积缺损区域构成了髌骨关节大部分的关节面。

表 9.2 自体软骨细胞移植在髌股关节亚组中的特征表

亚组	n	截骨术	髌骨缺损定位（类型 I~IV）	移植表面积（cm²）	平均年龄（年）
髌骨	14	TTO-7	II 型 1 III 型 8 IV 型 5	5.10	38
滑车	15	TTO-7	N/A	4.74	34
髌骨 + 滑车	5	TTO-3	III 型 3 IV 型 2	12.69	48
负重髁 + 髌骨	19	TTO-6 HTO-1 IITO|TTO 5	II 型 1 III 型 7 IV 型 11	10.23	39
负重髁 + 滑车	52	TTO-10 HTO-6 HTO+TTO-4	N/A	13.05	38
负重髁 + 髌骨 + 滑车	25	TTO-7 HTO-1 HTP+TTO-6	II 型 4 III 型 10 IV 型 11	15.84	39
总计	130	63/130（48%）	57/63 III + IV 型（90%）	11.03	37.5

N/A，滑车不适用于髌骨缺损位置分型。
全部滑车（98 例），平均表面积为 5.8 cm²。
全部髌骨（63 例），平均表面积为 4.72 cm²。
本组患者中 63/130（48%）合并胫股关节力线异常，进行了胫骨高位截骨术（HTO），合并髌股关节力线异常，进行了胫骨结节截骨术（TTO）或两者兼有（HTO-TTO）。患者满意度调查显示，总体满意度 82%，一般 11%，不满意 7%；86% 的患者认为自己变好了，8% 认为和之前一样，6% 认为变差了；88% 的患者表示会选择再次手术，4% 表示不确定，8% 表示不会。总体而言，患者对疗效的评价为 80% 良好或优秀，18% 一般，2% 差。

表 9.3 自体软骨细胞移植在髌股关节中的总体结果评分

评分量表	术前	术后	P 值
SF-36 PCS	33.88	41.01	<0.0001
SF-36 MCS	48.92	53.13	<0.0001
WOMAC	38.06	21.27	<0.0001
KSS- 膝	51.83	79.72	<0.0001
KSS- 功能	62.35	82.08	<0.0001
改良 Cincinnati 评分量表	3.58（范围 1~8）	6.03（范围 1~10）	<0.0001

使用健康调查简表（SF-36）的生理健康总评分（PCS）和心理健康总评分（MCS）以及膝关节协会评分（KSS）、西安大略麦克马斯特大学（WOMAC）骨关节炎评分、改良 Cincinnati 活动评分发现患者的平均临床症状有较大幅度改善。在这 4 个评分系统中，只有 WOMAC 评分被设计为随着患者改善而降低，其他均增加。所有结果均具有统计学意义。

本系列研究中，有 30 例（23%）患者手术失败，其中 14 例（11%）是由于负重髁 ACI 移植失败所致；另外 16 例（12%）患者则是由髌骨或滑车移植失败引起。

12 例患者（9%）进行了假体重建；8 例患者（6%）因移植物失效接受了 ACI 翻修术；5 例患者（4%）因部分移植物失效而未作进一步治疗；5 例（4%）患者出现了新的软骨缺损。在这 5 例出现新的软骨缺损的患者中，有 2 例患者曾采用 ACI 治疗，1 例患者采用同种异体移植治疗，1 例患者是因为关节镜下磨损导致，最后 1 例患者正在等待 ACI 治疗。

在笔者的系列研究中，髌股关节的 ACI 失败率似乎与胫股关节没有什么不同。虽然临床结果良好（80% 良好或优良，18% 一般，只有 2% 较差），但其疗效低于胫股关节。这在不同系列的研究和治疗中很常见。因此，笔者认为对髌股关节的首选治疗仍然是 ACI，因为其具有较高的患者满意度和较好的临床随访结果。

45 岁以上患者自体软骨细胞移植研究

背景：对于一些经过精心挑选的膝关节全层软骨缺损的患者，ACI 已经成为公认的治疗方式。目前治疗的建议是该手术的开展仍仅限于年轻的患者，但是许多 45 岁以上的患者也渴望保留他们的关节及关节功能。本研究的目的是确定患者年龄增加，是否会对该患者组 ACI 治疗的临床结果产生不利影响。

方法：45 岁及以上的患者接受 ACI 治疗，包括单独或合并负重股骨髁、髌骨和滑车软骨损伤。

结果：从 1995 年 2 月到 2005 年 2 月，总计有 56 例 45 岁及以上的患者接受了 ACI 治疗。初次手术时患者平均年龄为 48.6 岁（45~60 岁）。最短随访时间为 2 年（范围为 2~11 年；平均 4.7 年）。本研究对象包括 36 名男性和 20 名女性。平均每处缺损的软骨移植面积为 4.7 cm^2（范围 1~5 cm^2），平均每个膝关节的软骨移植面积为 9.8 cm^2（范围 2.5~31.6 cm^2）。56 例患者中，有 8 例患者（14%）治疗失败，24 例（42%）患者需要额外的手术治疗。在最新的随访中，72% 的患者认为效果很好或优秀，78% 的患者感觉较术前有所改善，81% 的患者愿意再次选择 ACI 作为治疗方案。

结论：我们的研究结果表明，即使在老年患者中，ACI 也能获得良好的临床效果，但它与术后关节镜下治疗粘连和移植物肥大的再手术率显著相关。

这一前瞻性研究，总计纳入 56 例 45 岁以上采用 ACI 治疗的患者，并至少随访 2 年，收集所有患者的临床和功能结果等详细数据。该研究总体的失败率为 14%，这与之前关于年轻患者采用 ACI 治疗的结果相当。

总的来说，在最近的随访中，72% 的患者认为疗效良好或优秀，15% 的患者认为疗效一般，13% 的患者认为疗效较差；78% 的患者感觉较术前有所改善，81% 的患者愿意再次接受 ACI 治疗，只有 8% 的患者认为他们的膝关节比术前更糟。如果在类似的情况下，8% 的患者不会再次选择接受 ACI 治疗。将这些患者细分为简单组、复杂组和挽救组时，三个分组

中患者的所有评分都得到了改善。尽管每组功能得分的绝对变化都是最高的，但在简单组中未发现明显的统计学差异，主要是因为该组患者数量较少（n=3）。对于复杂组和挽救组，在最近的随访中我们发现所有评分均得到显著改善；同时，软骨缺损的复杂性与临床结果之间并没有显著的相关性。而且，活动评分最大的改善出现在受累最严重的膝关节上。56 例患者中有 8 例（14.3%）治疗失败。令人惊讶的是，因髌股关节吻合面损伤而接受治疗的 16 名患者中，只有 1 人失败，这 16 例患者的失败率（6.25%）低于所有患者的平均失败率。在接受工伤赔偿计划（Workers' Compensation Program）治疗的患者中，15 人中有 6 人（40%）手术失败；在非工伤赔偿的患者中，41 人中有 2 人失败（失败率 5%），这表明与无工伤相关病史的患者相比，有工伤相关病史的患者手术失败率明显较高。这一结果与 45 岁以下的人群相似。值得注意的是，在工伤补偿组手术失败的 6 例患者中，有 5 例曾接受过骨髓刺激手术，这可能是该组治疗失败的最重要原因。数据表明，在之前接受过骨髓刺激术后，ACI 的失败率会更高。

本研究中，平均每处缺损的软骨移植面积为 4.7 cm^2，每个膝关节平均的软骨移植面积为 9.8 cm^2。而且，本研究中治疗的软骨缺损面积相当大，通常比其他研究报道的平均年轻 10 岁以上的患者的软骨缺损面积更大。本研究发现，患者总体失败率为 14%，与现有的年轻患者群体数据相似。我们之前进行的一项 ACI 研究，平均年龄为 36 岁的年轻患者，每处软骨缺损平均移植面积 4.3 cm^2，总体失败率为 13%。

本研究中，大多数这一年龄组的患者来就医是为了避免或推迟关节置换手术；因此，比较软骨修复和关节置换的随机对照研究是不可行的。有趣的是，一组年轻患者，在我们医院由同一位外科医生采用相同的技术治疗和相同量表进行评估，也得到了相似的结果。本研究的优势在于采用多种经过验证的评分量表进行非常完整和长期的随访；所有患者均由同一位具有丰富软骨修复经验的外科医生进行手术。据我们所知，这是第一篇关于老年人 ACI 临床结果的详细报告。

结论

之前通常认为，由于老年患者细胞代谢活性较低，软骨缺损通常较大且多为慢性，这增加了对这些患者行软骨修复手术疗效的担忧。因此，对于有软骨

缺损的老年患者，传统的治疗包括姑息疗法、截骨术或关节置换术。然而，随着人口老龄化，越来越多的患者希望保留运动能力，不太愿意接受关节置换及其术后所带来的运动能力的限制，或者不喜欢单独截骨术相对较大的角度矫正。因此，本研究的重点正是这类患者，他们的年龄超出了目前软骨修复手术建议的年龄，但他们要么不愿意接受关节置换，要么对于接受关节置换来说他们年纪还太轻。而选择45岁作为研究的门槛，因为这个年龄已经成为ACI手术的一个常见的较为安全的年龄，尽管这并没有强有力的数据支持。

研究结果表明，对于45岁及以上伴有症状的膝关节全层软骨缺损的患者，ACI是一种可靠的治疗技术。掌握好合适的适应证和纠正相关的对线不良是成功的关键。对于患者而言，他们需要就长期而复杂的康复、额外手术的可能性以及合理预期的功能改善进行仔细咨询，以避免失望。

本研究发现，对于这个年龄组的患者来说，更应该关注患者术前是否接受过骨髓刺激治疗，尤其是那些可能存在长期症状且接受过不规范治疗的工伤赔偿患者。研究中没有工伤赔偿的患者的失败率仅为8%，而有工伤赔偿的患者的失败率为40%，其中6例患者中有5例有长期症状并曾接受过骨髓刺激治疗。

早期骨关节炎患者采用自体软骨细胞移植来保护关节：一项2~11年的随访

也许ACI最令人满意的应用是用于治疗患有早期骨关节炎的有伤的年轻运动员、年轻的关节炎患者以及患有膝关节老化的年轻人。这类患者并不属于运动医学领域，同时由于年龄太小也无法接受人工关节置换术。而他们通过ACI治疗，可以成功缓解疼痛，改善关节功能并提高生活质量。

对于患有早期骨关节炎希望恢复功能活动的年轻患者，治疗选择有限。目前对ACI治疗后的观察研究，包括早期退行性改变的患者，取得了令人鼓舞的结果。然而，还没有研究专门探讨ACI在上述挑战性人群中的治疗结果。我们推测ACI能对年轻早期骨关节炎患者减轻疼痛、改善功能，并延缓关节置换的需求。

本研究中对于患者的选择，我们首先选择所有至少完成2年随访的ACI患者；但是，在2年内手术失败的患者也被纳入本研究。从这一组患者中，我们纳入了那些在接受ACI治疗时影像学或临床分类为早期

骨关节炎的患者。在影像学检查上，如果患者有关节周围骨赘形成和（或）0~50%关节间隙狭窄（Ahlbäck分期0或1级），则符合纳入条件。如果患者的X线检查正常，但在手术时有吻合关节面病变或广泛性软骨软化症的证据，也被纳入本研究。从研究期间328名接受ACI治疗的患者的数据库中，共有153名患者（155个膝关节）符合上述标准并被纳入研究；没有排除标准，对所有符合条件的患者进行随访分析。

自体软骨细胞移植

对于2°或以上的对线不良的患者，采用重新对线的截骨术治疗，过度矫正2°来使得受累关节间室不负重，优化局部的力学环境。由于存在对侧骨间室过载和加速磨损的风险，笔者有意避免单独截骨术中推荐的3°~5°的过度矫正。如果体格检查、X线和（或）CT评估显示有髌骨半脱位和倾斜的证据，对于髌股关节软骨损伤的患者可同时行AMZ-TTO、外侧松解和股内斜肌前移。

结果测量

笔者收集了标准的结果指标，并分析了临床上重要患者感知的改善。最小临床重要性差异（MCID）被定义为患者认为有益的最小评分差异。根据之前发表的研究，膝关节骨关节炎患者的MCID改善被定义为与最初WOMAC子量表得分相比有17%~22%的变化。

结果

患者及软骨缺损特征

这项研究共纳入153名（155个膝关节）接受ACI治疗的患者。该研究中，患者进行软骨移植时的平均年龄为38.3岁；共有70名女性和83名男性。平均每个膝关节有2.1处软骨缺损；平均缺损大小为4.9 cm²，每个膝关节总治疗面积为10.4 cm²。14%（153名患者中的22名）的患者获得了工伤赔偿。每个膝关节平均有2.1处缺损，平均缺损大小为4.9 cm²，每个膝关节的总治疗表面积为10.4 cm²。如果仅考虑每个关节的原发或最大病灶的大小，平均软骨缺损大小增加到6.7 cm²。病变最常见的部位依次为股骨内侧髁、滑车、髌骨和股骨外侧髁。27%（155个膝关节中的42个）的膝关节出现吻合关节面处的损伤。这些患者，除了接受ACI治疗外，还同时进行

了其他手术，最常见的是矫正胫股关节对位不良（占比31%，155例中的48例），以及髌骨轨迹不良（占比28%，155例中的44例）的手术。

治疗失败和翻修手术

因为避免人工关节置换术是该组患者寻求治疗的主要原因，因此在本研究中，后期接受人工关节置换的患者被认为治疗失败。总计有12个膝（8%）被认为是治疗失败，平均在接受ACI治疗后38个月（9~118个月）进行部分（2例）或全部（10例）关节置换。其原因包括：3名患者的移植物完全失效，1名患者的疼痛缓解不明显，8名患者的骨关节炎进展超出最初移植的缺损区域。

在接受ACI治疗的患者中，155例中有12例（8%）因部分或全膝关节置换术等翻修手术而符合治疗失败的标准。这些患者中有6人通过工伤赔偿获得了赔偿，导致该亚组的失败率为27.3%（22例中有6例）。在未获得工伤赔偿的患者中，ACI失败率为4.5%（133例中有6例）。图9.31显示了该组的Kaplan-Meier生存率。

结果测量

从基线到随访时，92%未被视为治疗失败的患者的膝关节的WOMAC疼痛和功能评分出现了统计学上的显著变化，超过了MCID的定义（表9.4）。

排除治疗失败的患者，其他患者的WOMAC疼痛评分（分值20分）和WOMAC功能评分（分值68分）的平均改善分别为4.9分（51%的改善）和15.7分（53%的改善）。更具体地说，在平地上行走时感到剧烈或极度疼痛的患者比例下降了73%，在上下楼

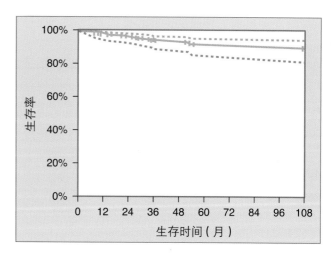

• 图9.31　Kaplan-Meier生存曲线和自体软骨细胞植入后生存时间的95%置信区间

梯时感到类似疼痛的患者比例下降了76%。在下楼梯、上楼梯、弯腰触地以及在平地上行走时出现严重或极端困难的患者比例也出现了类似的下降，分别下降了78%、75%、73%和74%。

改良Cincinnati膝关节评分、KSS功能量表、KSS疼痛量表和所有8个SF-36量表的平均得分变化在统计学上也得到显著改善（表9.4，图9.32）。此外，91.6%的患者对ACI治疗后的疗效感到满意，90.2%的患者认为他们的膝关节比术前更好，91.3%的患者愿意再次进行相同的手术。

其他分析

本研究还进行了一些其他分析，以评估同时行截骨手术对ACI功能预后的影响。无论是否同时行截骨术，患者所有功能评分均有显著改善（$P<0.001$）。

表9.4	术前、24个月及最新随访时的功能评分			
	术前（n=143）	术后24个月随访（n=143）	最新的随访（＞2年）（n=132）	P值
改良Cincinnati	3.6（1~8）	6.1（2~10）	6.7（2~10）	＜0.001
KSS-膝	59.0（24~100）	82.6（45~100）	88.0（50~100）	＜0.001
KSS-功能	60.6（15~100）	74.2（40~100）	79.4（40~100）	＜0.001
WOMAC-疼痛	9.6（0~20）	5.8（0~16）	4.7（0~17）	＜0.001
WOMAC-僵硬	3.9（0~8）	2.7（0~7）	2.4（0~8）	＜0.001
WOMAC-功能	29.4（2~62）	17.3（0~51）	13.7（0~49）	＜0.001
SF-36 PCS	37.2（23~60）	44.0（25~60）	45.4（9~60）	＜0.001
SF-36 MCS	38.4（9~55）	41.3（9~53）	43.8（9~56）	＜0.001

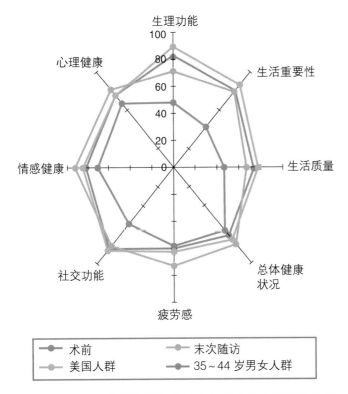

• 图9.32 研究自体软骨细胞植入患者术前和最近随访时 SF-36 评分。美国一般人群和35~44 岁患者的参考值

外，对于92% 的患者来说，接受 ACI 治疗可以将膝关节置换手术的时间延迟 5 年以上。仔细全面地讨论侵害性的手术步骤、复杂的康复和需要较长时间的恢复，以及很高可能性的再次手术，对于患者保持合理水平的期望和获得满意的疗效至关重要。考虑到这部分患者的治疗选择有限，ACI 可能是年轻骨关节炎患者一种合理的治疗方法，它可以推迟这类患者关节置换手术的时间，以期避免后续的人工关节翻修手术，因为人工关节翻修手术的效果远不如初次置换的疗效那样令人满意。

数据表明，早期骨性关节炎患者接受 ACI 治疗后，可显著缓解患者的关节疼痛并改善关节功能，且具有统计学意义。术后 5 年，92% 的患者关节功能恢复良好，并能够推迟关节置换的时间。鉴于这类患者的治疗选择有限，ACI 可能是一种改善年轻骨关节炎患者生活质量的治疗技术。

在这项随访 2~11 年的前瞻性队列研究中，我们推测 ACI 可以减轻早期骨关节炎患者的疼痛。我们希望采用 ACI 治疗后，可以将初次膝关节置换的时间推迟到患者年龄更大时，届时置换术后假体的寿命可满足患者的余生需求，从而可以避免进行人工关节翻修手术。

未行截骨术的患者与单独 HTO、单独 TTO 或两者结合的患者亚组之间没有显著差异。在考虑绝对水平时，对比接受 HTO 的患者和接受 TTO 的患者，TTO 患者一开始的评分更差，HTO 组在最终随访（表 9.5）中的结果明显更好。

这项研究的结果表明，接受 ACI 治疗可以显著缓解关节疼痛，改善功能，并具有统计学意义，此

骨髓刺激技术后患者自体软骨细胞移植

当笔者在 1995 年首次开展 ACI 时，送到笔者这里的患者在之前的多个治疗方案中都失败了，并被认为在当时不符合其他治疗技术的标准，这些治疗技术包括钻孔、打磨以及最新引入的作为骨髓刺激的微骨

表9.5	截骨组术前和最新随访时的功能评分					
	术前			最近一次随访（>2 年）		
	HTO（n=29）	TTO（n=23）	P 值	HTO（n=27）	TTO（n=23）	P 值
改良 Cincinnati	3.3	3.4	0.9	7.3	6.1	0.002
KSS- 膝	61.7	52.9	0.03	92.0	84.1	0.02
KSS- 功能	64.5	59.1	0.2	82.6	74.3	0.04
WOMAC- 疼痛	9.5	11.5	0.08	3.3	6.2	0.01
WOMAC- 僵硬	4.1	4.9	0.1	1.9	3.2	0.01
WOMAC- 功能	30.0	34.9	0.2	10.8	19.7	0.007
SF-36 PCS	36.7	35.6	0.6	48.6	43.3	0.03
SF-36 MCS	39.1	38.4	0.7	43.7	43.7	0.99

折技术。这些技术可以促进关节软骨缺损处的纤维软骨修复。笔者注意到纤维软骨修复组织清创后容易出现软骨下骨板增厚和硬化，钻孔内残余纤维束，偶尔也会发生病变处骨赘的形成，这些骨赘非常明显，有时甚至可以覆盖邻近的关节面。笔者所担心的是，在清除这些病变处骨赘时，可能会导致出血，并将骨髓来源的细胞与末端分化的软骨细胞混合，污染细胞悬浮液，导致纤维软骨组织的周期性修复而不是透明组织修复。因此最初用一个骨锤敲击突出的骨赘，使其与相邻的软骨下骨齐平，为受体细胞创造一个空腔。然而，我注意到有几例移植物可以填补这个缺损，然后分层并留下一块明显硬化的软骨下骨。然后，用咬骨钳咬去损伤处的骨赘，并使用高速钻将软骨下骨削薄至相邻的软骨下骨水平。令人惊讶的是，笔者发现皮质骨出血很少。尽管如此，移植失败仍会导致分层、在硬化区域移植物的中心破裂以及偶尔深部囊性变形成。然而，在之前没有接受骨髓刺激的关节缺损上，似乎并没有出现类似的情况。

因此，笔者提出一个假设，骨软骨单元受到骨髓刺激技术的影响，降低了 ACI 软骨下骨整合的成功率，软骨下骨的变化导致其负荷吸收能力发生改变，上面覆盖的修复组织会因中央负荷过重而受到破坏。

笔者以一种非常系统的方式回顾了以往进行的一系列 ACI 治疗，并将之前经历过微骨折、打磨或钻孔的患者与未经历过微骨折、打磨或钻孔的对照组进行了比较。研究结果总结如下。

既往骨髓刺激技术治疗后 ACI 失败率增加

背景：骨髓刺激技术，如钻孔或微骨折是有症状的软骨缺损患者的一线治疗选择。以往的观点认为，这些治疗不会影响后续 ACI 治疗的软骨修复治疗。我们介绍了在进行骨髓刺激治疗后行 ACI 治疗的经验。

假设：用骨髓刺激技术预处理软骨缺损会增加 ACI 的失败率。

研究设计：病例对照，证据等级 2 级。

方法：本研究前瞻性收集了 321 例在笔者所在医院接受 ACI 治疗的全层软骨缺损的患者资料，所有患者随访时间都超过 2 年。根据患者之前是否接受过骨髓刺激技术治疗进行分组。如果有超过 25% 的移植区域因为持续的症状而在后期的手术中被切除，则认为治疗完全失败。这些手术包括翻修 ACI、同种异体移植、部分或全膝关节置换术的治疗。

结果：321 例患者（325 个关节）中共有 522 处关节软骨缺损接受了 ACI 治疗。患者手术时平均年龄为 35 岁（范围 13~60 岁）。共有 185 名男性和 136 名女性，平均随访 55 个月（范围 24~144 个月）。平均每个患者有 1.7 处缺损（范围 1~5 处），每处缺损的移植面积为 4.9 cm²（范围 0.5~21 cm²），每个膝关节平均移植面积为 8.2 cm²（范围 1~30.5 cm²）。在这些关节中，111 个曾接受过穿透软骨下骨（骨髓刺激）的手术：微骨折（n=25）、打磨软骨成形术（n=33）和钻孔（n=53）。其他 214 个关节未接受过软骨下骨的治疗作为对照组。骨髓刺激组有 29 例（26%）失败，而对照组有 17 例（8%）失败（P<0.001）。

结论：在对 321 例患者的回顾中，先前接受过软骨下骨治疗的缺损再接受 ACI 治疗的失败率是未经治疗组的 3 倍。但钻孔（28%）、打磨软骨成形术（27%）和微骨折（20%）之间的失败率没有显著差异（P>0.5），这可能是因为该队列中微骨折患者数量较少（110 例骨髓刺激手术中有 25 例）。我们的数据表明，骨髓刺激技术对 ACI 术后的软骨修复有强烈的负面影响，因此在需要 ACI 治疗的较大软骨缺损时应谨慎使用骨髓刺激术。

如表 9.6 所示，骨髓刺激组患者在各项人口统计学方面与对照组非常相似。两组治疗的失败率，以及不同类别的患者接受治疗的失败率见表 9.7。

有趣的是，在 29 例经 MST 治疗后再接受 ACI 治疗失败的膝关节中，14 例为单一的软骨缺损移植失败，15 例为多处软骨缺损移植失败。在这 15 个膝关节多处软骨缺损中，共有 35 处缺损接受移植，其中一些已接受过骨髓刺激术，而一些没有：具体来说，17 处软骨缺损曾接受过骨髓刺激手术（13 个膝关节各有 1 处缺损，2 个膝关节各有 2 处缺损），18 处软骨缺损在 ACI 之前未接受过治疗。由于所有的膝关节至少有一处软骨缺损接受过骨髓刺激治疗和一处软骨缺损未接受过治疗，因此将未经治疗的软骨缺损作为对照。17 处接受过骨髓刺激再接受 ACI 治疗的软骨缺损中有 16 例失败，而 18 例未经治疗的缺损中，只有 2 例治疗失败。

笔者已经注意到一旦采用骨髓刺激技术就再无退路，并且先前的骨髓刺激技术改变了骨软骨单位。软骨下骨要么是肥大的，内部骨赘增厚、硬化，要么是凿孔或钻孔造成软骨下囊肿，最终导致移植物失败（图 9.33）。因此，骨髓刺激技术应该在它们有最大成功机会，并且即使失败也不会危及未来的重建时才被采用。

表 9.6	对照组（未接受过 MST）和骨髓刺激组（先前接受过 MST）的患者数据表		
人口统计学变量	未接受过 MST	先前接受过 MST	P 值
膝关节数 / 患者数	214/211	111/110	-
平均年龄（岁）	35.0（9.2，13~60）	35.4（10.1，14~55）	0.7
性别（男 / 女）	124/87	61/49	0.6
平均随访时间（月）	54（27，24~132）	56（30，24~144）	0.4
每个关节平均缺损数	1.7（0.9，1~5）	1.7（0.8，1~4）	0.9
平均缺损大小（cm²）	4.6（2.7，0.5~21）	5.2（3.1，0.7~16.8）	0.2
每个关节平均移植面积（cm²）	7.9（5.0，1.0~28.3）	8.6（5.9，1.5~30.5）	0.3
工伤补偿患者	28（13%）	24（22%）	0.1
根据缺损类别，患者在 2 年后失访	-	-	-
简单缺损	3（1%）	2（2%）	
复杂缺损	16（8%）	12（11%）	>0.5
严重缺损	6（3%）	4（4%）	

表 9.7	对照组（未接受过 MST）和骨髓刺激组（接受过 MST）的失败率		
	未接受过 MST	先前接受过 MST	P 值
总体	214（17，8%）	111（29，26%）	<0.001
简单缺损	18（2，11%）	9（1，11%）	N/A
复杂缺损	97（9，19%）	56（17，30%）	<0.01
严重缺损	99（6，6%）	46（11，24%）	<0.01
进一步分析	-	-	-
剥脱性骨软骨炎缺损	23（2，9%）	20（6，30%）	N/A
工伤赔偿患者	28（4，14%）	24（9，38%）	N/A
既往微骨折史	-	25（5，20%）	-
既往关节磨损成形史	-	33（9，27%）	>0.5
既往钻孔史	-	53（15，28%）	-

（数字为失败数量，% 为失败率，N/A 无统计学差异）

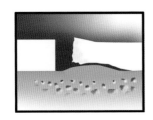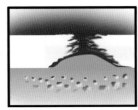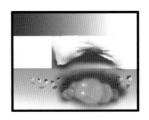

• 图 9.33　骨髓刺激后的失败模式：分层（左）、病变内骨赘形成（中）、软骨下囊肿（右）

对于年龄小于 40 岁、负重股骨髁上缺损小于 2~3 cm²、损伤后不到 1 年的相对急性缺损的患者，微骨折的成功率最高。而慢性退行性变的较大缺损和缺损位置在髌骨滑车和胫骨上的，往往疗效不佳。但在推荐采用 ACI 或新鲜同种异体移植治疗这些部位之前，简单的清创作为第一选择可能已经足以治疗这些病变。

与骨膜相比，Ⅰ～Ⅲ型胶原膜用于自体软骨细胞植入的应用

目前，ACI 术后最常见的不良事件是骨膜肥厚，其次是粘连和关节纤维化。英国一项随机前瞻性研究比较了胶原覆盖的 ACI（ACI-C）和骨膜覆盖的 ACI（ACI-P）的疗效，他们发现采用 ACI-C 治疗后骨膜肥厚显著减少。在这组平均年龄为 30 岁的 68 名患者中，33 名患者接受 ACI-P 治疗，35 名患者接受 ACI-C 治疗。平均缺损大小为 4.5 cm²。所有患者均在术后 24 个月接受随访。临床和功能评估显示，74% 的患者在 ACI-C 治疗后有良好或极好的疗效，而 ACI-P 治疗 2 年后有 67% 的患者有良好或极好的疗效。术后 1 年时的关节镜检查也显示两种技术的疗效相似。然而，采用 ACI-P 治疗的患者中有 34.6% 的患者的骨膜移植物肥厚需要切除，而 ACI-C 移植物在术后 1 年时并没有出现这一情况。

在一系列膝关节多发性软骨缺损的研究中，骨膜肥厚率超过 40%，因此笔者尝试使用类似于英国研究中所使用的还未被临床试验认可的Ⅰ～Ⅲ型胶原膜覆盖物来进行 ACI 治疗。

在取得患者的知情同意和 IRB 对数据收集的批准后，我们在患者中开展了Ⅰ～Ⅲ型胶原膜覆盖的 ACI 治疗，并将其与之前 100 名使用骨膜覆盖的患者的肥厚发生率进行比较。

使用 BioGide 胶原膜可降低 ACI 术后骨膜肥厚的再手术率

笔者开展了一项研究，使用Ⅰ～Ⅲ型胶原膜覆盖的 ACI-C 与传统 ACI-P 进行前瞻性对比研究。将 2007 年 6 月之前的最后 100 例采用骨膜覆盖的 ACI 与 2007 年 6 月之后进行的所有采用Ⅰ～Ⅲ型覆盖的 ACI 进行比较，并进行至少 1 年随访（54 膝）。研究的终点是有症状的覆盖等相关问题并在术后 1 年内再次手术，以及术后 1 年的失败率。

所用的胶原膜由 Geistlich Pharma AG（沃尔休

斯，瑞士）生产，为猪源性（腹膜）、半透性、Ⅰ/Ⅲ型胶原双层结构，具有生物可吸收性（图 9.34）。表 9.8 列出了那些接受治疗的患者的软骨缺损大小和人口统计学特征，它们没有明显的差异。表 9.9 显示使用 ACI-C 可显著降低骨膜肥厚的发生率。

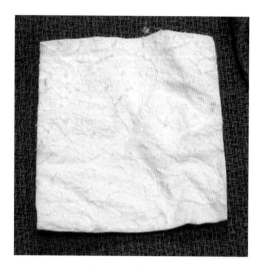

• 图 9.34　Ⅰ～Ⅲ型胶原双层膜（猪源性；Geistlich Pharma AG，沃尔休斯，瑞士）用作自体软骨细胞植入的骨膜替代品

表 9.8	接受 ACI-P 或 ACI-C 治疗的患者数据		
	ACI-P	ACI-C	P 值
数量	100	54	-
年龄（岁）	34.5	37.6	0.06
缺损数	1.9	2.1	0.25
缺损大小（cm²）	4.6	4.8	0.5
总的缺损面积	8.8	10.2	0.16

表 9.9	ACI-P 和 ACI-C 后骨膜肥厚发生率		
	ACI-P	ACI-C	P 值
骨膜肥厚发生率	52%	5.6%	1.6E-09

ACI-P 与 ACI-C 这两种技术之间的失败率没有明显差异（表 9.10），这与英国之前的研究结果一致。本研究显示，因覆盖等相关问题的再手术率大幅降低（6% vs 52%），第一年的失败率没有差异（1% vs 1.9%）。

表 9.10　ACI-P 和 ACI-C 后的失败率

	ACI-P	ACI-C	P 值
术后 1 年的失败率	1（1）	1（1.9%）	0.66

在一项 3 中心研究中综合结果展示了以不同的实践模式来评估我们的综合结果，以确定干预骨膜增生与膜相关问题的"阈值"。在该研究中，我们发现采用 ACI-C 治疗后骨膜肥厚等问题也有类似的显著减少，但失败率无差异。这些人口统计数据汇总在表 9.11 中。

两组进行 ACI 治疗时的平均年龄和缺损大小相当（表 9.11）。使用胶原膜覆盖的 ACI 治疗患者比使用骨膜覆盖的 ACI 治疗患者有明显更多的缺损，导致每个膝关节移植的总面积更大。然而，与覆盖物相关的问题，如骨膜肥厚和骨膜分层，其再手术率从使用骨膜的 25.7%（300 名患者中的 77 名）下降到使用胶原膜的 4.9%（103 名患者中的 5 名）（P＜0.0001）。采用骨膜覆盖的 ACI 组治疗失败 7 例（2.3%），采用胶原膜覆盖的 ACI 组治疗失败 4 例（3.9%）（P=0.2），两组之间无明显差异。

因此，笔者认为 ACI-C 是骨膜的合理替代物。2 年的多中心研究结果将验证这种替代是否会导致成功率下降。目前，欧洲国家的研究显示两组间没有出任何差异，同样的，我们也不期望两组之间的成功率有任何差异。

ACI 的临床成本效益

ACI 已被证明在临床上可以有效地重建透明样软骨在膝关节软骨缺损处；然而，还没有任何研究量化这种手术在改善生活质量中的经济效益。本研究对 44 例接受 ACI 治疗的全层软骨缺损的患者的疗效和生活质量进行了前瞻性研究，并计算每例额外质量调整寿命年的平均费用。ACI 治疗 12 个月后的结果显示，患者的功能得到改善，包括 KSS［23% 平均改善（114.02~140.67），P＜0.001］和 Western Ontario and McMaster 大学骨关节炎指数［33% 平均改善（35.30~23.82），P＜0.05］。SF-36 躯体健康汇总表测量的生活质量从治疗前的 33.32 显著提高到术后 12 个月的 41.48（P＜0.05）。所有三个量表的改善期均为 12~24 个月。每额外质量调整寿命年（QALY）的估计成本为 6791 美元。该成本 - 效益比受有效性、患者年龄或手术成本的合理变化的影响小。即使获益不明显，其成本依然较高。研究发现，ACI 的成本效益优于其他慢性疾病，如糖尿病强化治疗（16 000 美元 /QALY）和丙肝的干扰素 -α 治疗（4000 美元 /QALY）；同时，它比许多常见报销疾病的干预措施也更具成本效益，例如轻度高血压治疗（30 200 美元 /QALY）和腰椎间盘切除术（33 900 美元 /QALY）。因此，笔者认为 ACI 可以改善患者的生活质量，是一种合适的、经济有效的治疗膝关节软骨缺损的技术。

在进行本研究时，只有 1 年的随访数据可用于临床结果分析（包括 SF-36 标准化结果，用于计算质量调整寿命年的效用值）。文献报道，迄今为止，ACI 的移植效果非常持久，胫骨关节和髌股关节分别在术后 2 年和 3 年达到最佳疗效。随着临床结果持续改善达 3 年之久，计算出的效用也将更有利，手术也将更具成本效益。尽管手术和细胞培养过程的成本增加，但经过敏感性分析，结论是不会改变的，ACI 仍然是非常经济有效的，因为它显著提高了患者的生活质量，而且疗效持久。与其他被视为患者"标准治疗"的技术相比，它的成本效益非常高，这是非常划算的（图 9.35）。

表 9.11　各组人口学数据

	ACI-P（n = 300）			ACI-C（n=103）			P 值
	平均	最小	最大	平均	最小	最大	
接受 ACI 时年龄	31.9	13.5	56.0	32.4	14.2	54.0	0.762
性别（男 / 女）	162/138	-	-	51/50	-	-	-
缺损数	1.5	1.0	5.0	1.8	1.0	5.0	0.001
缺损大小（cm²）	4.6	0.7	36.0	4.7	0.5	19.2	0.645
总缺损面积（cm²）	6.7	1.4	36.0	8.5	0.5	29.9	0.004

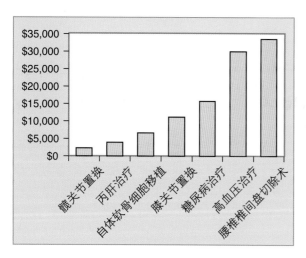

• **图 9.35**　通常进行的手术和治疗的其他疾病的成本效益图，单位为美元/质量调整寿命年。尽管自体软骨细胞移植（ACI）成本高昂，但年轻患者 ACI 的临床改善和持久性显著，这也解释了为什么与其他治疗方案相比，ACI 作为一种治疗大型局灶性关节软骨缺损的方法具有如此高的成本效益（From Minas T. Chondrocyte implantation in the repair of chondral lesions of the knee: economics and quality of life. *Am J Orthop* 1998; 27: 739–744. ）

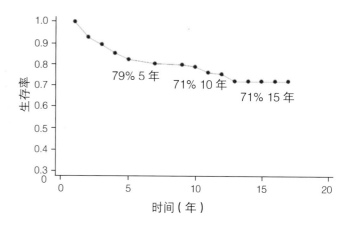

• **图 9.36**　骨膜覆盖自体软骨细胞植入移植物的总生存率

自 2010 年以来发表成果的摘要

2014 年，笔者团队报告了连续 210 例接受 ACI-P 治疗的有症状的膝关节软骨缺损患者的 10 年预后。平均每个膝关节有 1.7 处缺损，平均缺损总表面积为 $8.4 \pm 5.5\ cm^2$。所有患者都在术前术后采用 KSS、改良的辛辛那提评分量表、WOMAC 和 SF-36 进行膝关节功能评分。同时，术后所有患者都进行患者满意度量表调查。所有术后评分较术前均有统计学改善（$P < 0.0001$）。在最后一次随访中，这组患者中 78% 的患者认为疗效良好或优秀，16% 认为一般，6% 认为疗效较差。生存率分析显示，接受 ACI-P 治疗后 5 年的生存率为 79%，10 年和 15 年的生存率为 71%（图 9.36）。53 例患者（25%）经历过一次移植失败。在移植失败中，14 例患者（26%）是因疾病进展而失败；但之前的 ACI 移植物仍保持完好。12 例患者（23%）出现移植物分层，20 例患者（38%）最终未能形成持久的修复组织。2 名患者（4%）在术后因创伤导致移植失败，5 名患者（9%）尽管 MRI 显示移植物完好，但最终因最近一次随访时持续疼痛而被归类为移植失败。在 210 例患者中，19 例（9%）在研究期间进行了膝关节置换手术。

进一步的分析揭示了 ACI-P 失败的危险因素。潜在指标包括先前的微骨折（MST）、机械对线不良、软骨缺损面积大于 15 cm^2、年龄大于 45 岁。与既往没有接受过 MST 的患者相比，既往曾行 MST 的患者在 10 年和 15 年时 ACI 移植物存活率的下降尤为显著（10 年：66% vs 84%；15 年：44% vs 79%）（$P = 0.004$）（图 9.37）。同时，我们发现同时行 HTO 的患者的生存率高于未同时行 HTO 的患者（$P = 0.01$）。当考虑到危险因素时，总体研究结果表明第一代 ACI 有足够的长期生存率。

Gomoll 等开展了一项大型多中心研究，该研究回顾了 110 名接受 ACI-P 治疗的髌骨和/或滑车软骨缺损的患者。这些患者平均软骨缺损大小为 5.4 cm^2，平均随访 90 个月。收集患者的 SF-36、WOMAC、改良辛辛那提活动评分、KSS 评分和患者满意度调查。其中 75 例（69%）患者同时进行 TTO。在最后一次随访中，所有评分指标均有统计学和临床意义上的改善（$P < 0.0001$）。同样的，超过 90% 的受试者表示他们会再次接受该手术，86% 的患者认为他们的膝关节在术后感觉良好至优秀。有 9 例患者被归类为治疗失败。在 9 例失败的患者中，8 例接受了膝关节置换手术（4 例全膝关节置换术，4 例部分膝关节置换术），1 例患者拒绝接受进一步的手术治疗。这项研究的结果表明，对于孤立性髌骨软骨缺损或髌股关节对合面的软骨缺损的患者，ACI 是一个很好的治疗选择。结果进一步表明，解决髌骨轨迹不良对于保持 ACI 移植物结构完整性至关重要。

2017 年，Von Keudell 等对 30 名平均软骨缺损大小为 $4.7 \pm 2.1\ cm^2$ 的患者的 MRI 结果进行了相关分析，他们发现 ACI-P 和 ACI-C 在治疗髌骨软骨病变中都取得令人鼓舞的临床疗效。术后 2 年随访时，所有

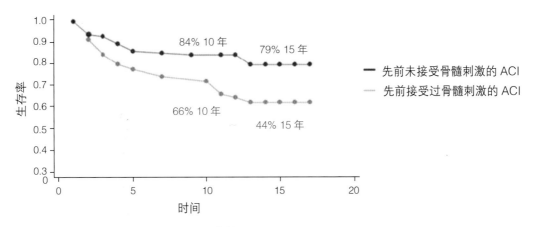

• **图 9.37** 接受骨髓刺激术后骨膜覆盖自体软骨细胞植入（ACI-P）移植物与未接受骨髓刺激的 ACI-P 移植物的存活曲线。终点定义为移植失败

临床结果较最初得到了显著的改善（$P < 0.001$），修复组织充分填充。该研究中，共有 25 名患者（83%）认为其术后膝关节功能良好或优秀。MOCART 评分与临床结果一致。术后 24 个月的 MRI 显示，18 例（75%）患者的软骨缺损完全填充。这是第一项将移植物填充和 MOCART 评分与良好和优秀的临床疗效联系起来的研究。

该研究中共有 4 例患者出现移植物肥厚。其中接受 ACI-P 治疗的 16 例患者中有 3 例出现移植物肥厚，而 ACI-C 组的 8 例患者中只有 1 例出现移植物肥厚。在整个研究过程中，有 3 例 ACI 移植被认为是失败的；他们都是工伤赔偿的患者。Kaplan-Meier 分析进一步显示，75% 的患者术后能够保留原有膝关节长达 15 年（图 9.38）。Von Keudell 等认为 ACI 是治疗髌骨软骨损伤有效且持久的方法。进一步的分析表明，在对髌骨软骨损伤进行 ACI 治疗时，同时行 TTO 可以减轻损伤并改善疗效。

Demange 等分析了在 ACI 治疗时清除病变处骨赘的患者（$n = 87$）和在 ACI 治疗时没有出现骨赘的患者（$n = 20$），在 ACI 术后骨赘的再生情况。术后 1 年进行 MRI 随访评估，总的来说，在 62 处病灶（39.5%）或 29 例患者（33.3%）中观察到有骨赘再生。根据 MRI 评估，术后骨赘再生在两组之间并没有显著差异。亚组分析显示，与胶原覆盖的 ACI（ACI-C）相比，ACI-P 组的骨赘再生发生率更高（$P < 0.001$）。在 ACI-P 队列中，55 处病灶（45.8%）（23 名患者）有骨赘再生。ACI-C 组有 7 处病灶（18.9%）（6 名患者）骨赘再生。ACI-P 组和 ACI-C 组的平均损伤大小

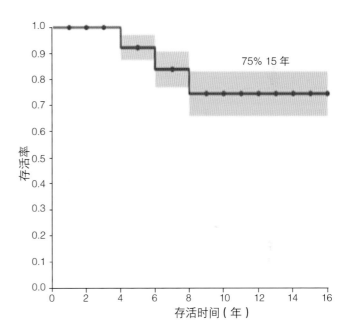

• **图 9.38** 自体软骨细胞植入 ACI 治疗孤立性髌骨软骨缺损的 Kaplan-Meier 存活曲线

分别为 $4.2 \pm 2.9 \ cm^2$ 和 $4.9 \pm 2.8 \ cm^2$。研究结果表明，损伤处有骨赘并不是 ACI 治疗的禁忌证。

2016 年，Ogura 等回顾性评估了 17 例（18 个膝关节）同时接受 ACI 和半月板同种异体移植（MAT）患者的中长期临床和影像学结果，平均随访时间为 7.9 年。该研究中，患者软骨平均总缺损表面积为 $7.6 \pm 5.3 \ cm^2$。6 例膝关节被归类为失败，其中 4 例进行了全膝关节置换术。在 12 例成功的膝关节中，7 例接受了后续手术（subsequent surgical procedures, SSP）。尽管 SSP 发生率升高，但在研究期间，与影

像学结果相关的临床评分显著改善。患者术后改良的辛辛那提膝关节评分、WOMAC、VAS 和 SF-36 评分均显著改善，10 例患者（11 膝；92%）满意度很高。影像学结果与这些结果相似。根据 K–L 分级，在手术成功的膝关节影像学检查中未观察到明显的骨关节炎进展。结果表明，ACI 联合 MAT 治疗是一种可行的手术方式用于保护膝关节。他们建议在术前与患者充分讨论后续手术的可能性。

2017 年，Ogura 等评估了 23 名（24 膝）18 岁以下（平均 15.9 岁）青少年因症状性 Ⅲ / Ⅳ 级软骨缺损而接受 ACI 治疗的长期临床结果和移植物存活率。每个膝关节治疗的平均缺损数量为 1.5 个，测量的平均总缺损表面积为 6.2cm^2（范围为 2.0~23.4 cm^2）。10 个膝关节接受 ACI-P 治疗，13 个膝关节接受 ACI-C 治疗。临床结果评估包括改良的辛辛那提膝关节评分量表、WOMAC、VAS 和 SF-36，这些评分在统计学上均较最初有所改善（$P<0.001$）。分析显示，术后 5 年和 10 年的移植物存活率为 89%（图 9.39）。3 名患者出现移植物分层，1 名患者拒绝进行膝内翻矫正手术。有 20 例膝关节接受后续手术（SSP）治疗，主要是因为移植物肥厚。尽管 SSP 发生率很高，但 90% 的患者在手术后仍感到满意，并将膝关节评定为良好或优秀。在最后的随访中，96% 的患者认为他们的膝关节较术前有所改善，所有患者都表示他们将再次接受手术。这项研究表明，接受 ACI 治疗的青少年患者疗效较好。

2017 年，Pike 等对 26 例较大的软骨缺损的患者（平均缺损总面积 8.4 ± 4.3 cm^2）进行了 ACI 联合 ACL 重建的中长期随访（平均随访 95 个月）。13 例患者进行了初次 ACL 重建，13 例进行了 ACL 翻修

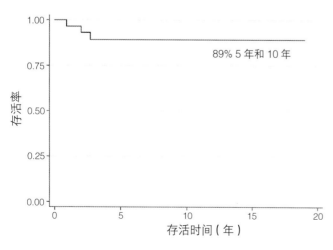

• 图 9.39　青少年自体软骨细胞移植患者的 Kaplan-Meier 生存曲线。终点定义为移植失败

手术。ACL 翻修组的平均缺损总表面积（10.27 ± 4.22 cm^2）显著大于初次 ACL 重建组（6.57 ± 3.99 cm^2）。在 26 例患者中，8 例被定义为临床失败。失败与初次 ACL 重建和 ACL 翻修重建之间没有相关性。临床结果评分，包括改良的辛辛那提评分量表、疼痛 VAS 评分和 WOMAC 评分，与最初相比显著改善（$P<0.001$）。在最初，接受 ACI 联合 ACL 翻修重建的患者软骨缺损的表面积更大，临床表现更差，改良的辛辛那提评分更低。然而，与初次 ACL 重建组相比，ACL 翻修组在研究期间有了更大的改善，最终随访时两组功能结果相当。

Ogura 等对 23 例患者（24 个膝关节）进行了 20 年的长期随访。所有患者都因 Ⅲ / Ⅳ 级软骨缺损而接受了 ACI-P 治疗，平均缺损表面积为 11.8 cm^2（范围为 2.4~30.5 cm^2）。研究发现，患者 10 年和 20 年生存率为 63%，有 9 个膝关节治疗失败。在治疗失败的病例中，有 5 例膝关节接受了 ACI 翻修。其中 1 例翻修 ACI 因外伤而失败，这名患者最终进行了膝关节置换手术。在整个研究过程中，进行 ACI 翻修的其余 4 例膝关节随访结果良好。共有 80% 的患者保留了原有的膝关节功能。由于疾病的进展，有 4 例膝关节在术后平均 5.9 年进行了膝关节置换。术后 20 年，除 WOMAC 僵硬评分和 SF-36 精神健康评分外，所有 15 个保留移植物的膝关节在临床评分上均有显著改善。在术后最初的 2 年里，最大的临床改善是显而易见的。术后 2 年，在 15 名保留移植物的患者中，有 14 名患者报告其膝关节功能得到改善，膝关节评分为良好或优秀。而在术后 20 年，11 例患者的膝关节评分仍为良好或优秀。尽管 ACI-P 存在一些技术问题，但该研究队列的结果表明，第一代 ACI 是一种长期、可靠的治疗方法。

Minas 等比较了接受 ACI 三明治技术和自体骨移植（autologous bone grafting，ABG）的患者（$n=24$）与既往单独接受 ABG 治疗的患者（$n=13$）之间的临床疗效和移植物存活率。两组平均软骨缺损面积为 6.9 ± 3.5 cm^2 和 7.1 ± 3.5 cm^2。ABG 组的缺损平均深度为 1.2 ± 0.4 cm，ACI 全三明治组的平均缺损深度为 1.1 ± 0.3 cm。在研究过程中，ACI 全三明治组在临床疗效和满意度评分方面一直有较大改善。影像学研究和生存分析结果与报告的临床结果相似。如图 9.40 所示，与 ABG 组相比，ACI 全三明治组在术后 5 年和 10 年的生存率为 87%，显著高于 ABG 组（术后 5 年为 54%，10 年为 45%）。总共有 11 名患者被评定为

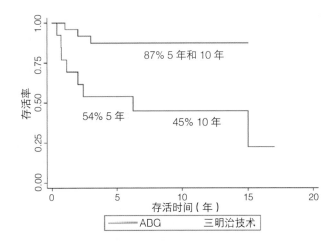

• 图 9.40　自体骨移植物与自体软骨细胞植入三明治技术的 Kaplan-Meier 存活曲线。终点定义为移植失败

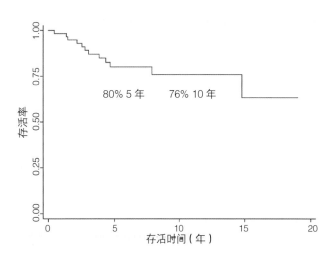

• 图 9.41　总体 Kaplan-Meier 生存曲线。终点定义为移植失败

临床失败：其中 ABG 组有 8 名患者，ACI 全三明治组有 3 名患者。3 名 ACI 全三明治治疗失败的患者随后接受了关节镜下软骨成形术，症状得到了缓解。在 8 例 ABG 失败患者中，5 例进行了 ACI 翻修手术。1 名患者在接受了 ACI 再翻修手术后，最终在术后 6.2 年进行了膝关节单髁置换术。另 1 名患者在初次 ACI 手术后 15 年接受了 TKA。1 名患者在初次手术后 8.3 年接受了同种异体骨移植后的 ABG 和 ACI 翻修手术。临床结果和生存分析表明，与 ABG 组相比，ACI 全三明治技术组的疗效更好。

　　Ogura 和同事对 57 例（58 个膝关节）接受 ACI-P（n= 23）或 ACI-C（n= 35）治疗的胫股吻合关节面病变的患者进行了分析。该研究中，患者平均软骨缺损大小为：股骨内侧髁 8.3 ± 3.8 cm²，胫骨内侧平台 3.4 ± 1.8 cm²，股骨外侧髁 9 ± 3.4 cm²，胫骨外侧平台 3.4 ± 1.5 cm²。在初次手术时，15 名患者进行了 HTO，6 名患者进行了股骨远端截骨术（DFO）。结果显示，术后 5 年和 10 年的良好生存率分别为 80% 和 76%（图 9.41）。亚组分析显示，术后 5 年，ACI-C 治疗组与 ACI-P 治疗组相比，存活率显著提高（97% vs 64%，图 9.42）（P=0.0014）。

　　在研究期间，有 84% 的患者保留了他们原有的膝关节及功能，从而避免了进行关节置换手术。有 12 例临床失败的，其中有 9 例患者在术后平均 4.4 ± 4.0 年内进行了关节置换手术，2 例患者分别在术后 5 个月和 17 个月进行了 ACI 翻修手术，1 例患者不需要翻修手术。他们发现，同时进行 HTO 手术可增加内侧间室 ACI 移植物的存活率。而在外侧间室，联合

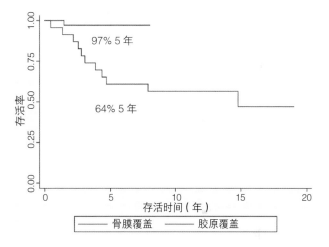

• 图 9.42　骨膜覆盖自体软骨细胞植入与胶原覆盖自体软骨细胞植入的 Kaplan-Meier 存活曲线。终点定义为移植失败

DFO 的 ACI 和单独 ACI 之间未发现明显不同。在所有保留移植物的患者中，随着临床效果的改善，患者的结局指标均显著提高。超过 90% 的患者在术后最后一次就诊时（平均 8.3 年）对手术疗效感到满意。该研究结果表明，使用 ACI 治疗胫股关节吻合关节面损伤疗效较好，且具有较高的移植物生存率和患者满意度。

　　2018 年，Merkely 等进行了一项病例对照研究，以评估预先摘除半月板的疗效和安全性。预先摘除半月板是一种常用于 ACI 治疗患者胫骨平台和股骨后髁软骨缺损的技术。将 62 名患者组成的半月板摘除再固定组与未行半月板摘除的对照组进行比较。两组年龄、BMI、缺损大小和受影响的部位均无明显差异。不能以特定的缺损部位作为临床研究的分组标

准。MRI 评估显示，在接受半月板摘除和再固定的患者中，半月板绝对脱出（术前 1.6 ± 2.5 mm *vs* 术后 1.3 ± 1.5 mm；*P*=0.265）或相对脱出百分比（relative percentage of extrusion, RPE）（术前 14 ± 21 mm *vs* 术后 21 ± 24 mm；*P*=0.265）没有显著差异。同样，半月板脱出和 RPE 在试验组（*P*=0.108）和对照组（*P*=0.306）之间均无显著差异。综上所述，本研究认为半月板摘除再固定是一种安全有效的技术，在 ACI 治疗时该技术可便于暴露胫骨平台和股骨后髁。

2019 年，Ogura 等对 58 例患者（60 例膝关节）采用 ACI 治疗髌股关节吻合关节面软骨缺损，平均随访 8.8 ± 4.2 年，统计临床结果和移植生存率。该研究中，病变软骨缺损较大，平均髌骨软骨缺损 5.6 cm² （82% 为 Fulkerson Ⅳ B 型），滑车软骨缺损 4.2 cm²（图 9.43）。

统计患者最初和术后的功能评分，包括改良的辛辛那提膝关节评分量表、WOMAC 和 SF-36，以及患者满意度调查。采用 Iwano 分类和 Kaplan-Meier 分析进行影像学评估，以评估髌股关节炎的进展和总生存率。Kaplan-Meier 分析显示，术后 5 年和 10 年的总生存率分别为 83% 和 79%。在既往没有失败的微骨折或 TTO 的情况下，在初次手术中同时接受 TTO 的患者生存率最高，在术后 5 年和 10 年生存率为 91%（图 9.44）。总共有 11 名患者（19%）治疗失败，平均失败时间为术后 2.9 ± 1.9 年。这 11 名失败的患者中，其中 5 名患者接受了 ACI-C 治疗，6 名患者接受了 ACI-P 治疗。之前接受过骨髓刺激似乎是治疗失败的危险因素，57% 的患者治疗失败（图 9.45）。翻

修手术包括 6 例 ACI 治疗和 2 例关节置换，1 例患者无需进一步手术。在成功保留移植物的患者中，所有功能指标均显著改善，在最近一次随访时，患者满意率为 88%。对 28 个移植物完好的膝关节进行影像学评估，他们发现在 28 个膝关节中，26 个膝关节的 Iwano 分级没有增加。这一研究结果证实了 ACI 治疗吻合关节面性髌股缺损的有效性和持久性，并强调了同时使用 TTO 解决髌骨轨迹不良的重要性。

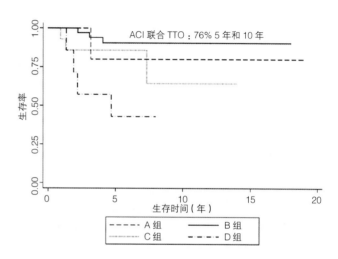

• 图 9.44　各组 Kaplan-Meier 生存曲线。10 年总生存率为 79%。亚组分析：A 组：单纯 ACI 生存率 80%（*n*=5）；B 组：ACI 联合 TTO 生存率 91%（*n*=34）；C 组：TTO 失败后 ACI ± TTO 生存率 64%（*n*=14）；D 组：MST ± TTO 失败，ACI ± TTO 生存率 43%（*n*=7）。终点定义为移植失败。ACI：自体软骨细胞植入；MST：骨髓刺激技术；TTO：胫骨结节截骨术

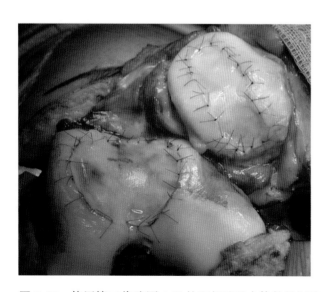

• 图 9.43　使用第二代胶原 ACI 的双相髌股自体软骨细胞植入术（ACI）

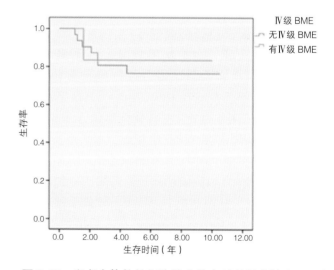

• 图 9.45　患者自体软骨细胞植入前有无骨髓水肿（BME）的 Kaplan-Meier 生存曲线（对照组无微骨折）。终点定义为移植失败

2019 年，Merkely 等比较了关节镜下或开放的使用骨槽技术经骨固定外侧同种异体移植半月板（MAT）的功能和影像学结果（n=20）。术后 1 年的 MRI 显示，两种技术间半月板绝对脱出无统计学差异。然而，平均 RPE 存在显著差异。关节镜下 MAT 组的 RPE 显著高于开放 MAT 组（31±27 mm vs.10±29 mm；95%CI，−0.4~−0.02 mm）（P<0.03）。采用关节镜下 MAT 的患者中，有 5 名患者（50%）半月板脱出超过 3 mm。而在开放的 MAT 组中，没有患者半月板脱出 3 mm（P<0.01）。

2019 年，Ogura 等（2019）评估了 ACI 节段三明治技术修复连续 15 名深部骨软骨缺损患者的疗效，平均缺损大小为 $6.0±3.5\ cm^2$（范围 1.5~13.5 cm^2），使用 ABG 的平均深度为 1.0 cm。统计患者术前和术后的改良的辛辛那提膝关节评分、VAS 疼痛评分、WOMAC 和 SF-36 评分，平均随访 7.8 年。所有患者的评分均显示出统计学和临床意义上的改善（P<0.05），其中 13 名患者（87%）随访结果良好或优秀。影像学检查验证了临床和功能改善。K-L 分级显示，在 10 名评估患者中，有 9 名患者的骨关节炎进展不明显，83% 的患者在术后 3 年完全或接近完全填充并与邻近软骨融合（平均 MOCART 评分，$64.2±19.9\ cm^2$）。Kaplan-Meier 生存分析显示在整个研究过程中移植物存活率为 100%，没有治疗失败的患者。该研究结果表明，对于巨大骨软骨缺损的患者，ACI 节段三明治技术是一种可行且持久的治疗选择，具有较好的功能效果和移植物生存率。

2019 年，Ogura 等分析了 ACI 翻修治疗的存活率。该研究纳入了 53 名患者（62 处软骨损伤），他们在最初的 ACI 治疗失败后进行了 ACI 翻修。这 53 名患者中，49 名患者初次 ACI 为 ACI-P，另外 4 名患者为 ACI-C。在进行 ACI 翻修时，36 名患者使用骨膜覆盖的 ACI 治疗，17 名患者使用 I / III 型胶原膜覆盖的 ACI 治疗。另外，由于疾病进展引起的 31 处软骨损伤，在 ACI 翻修时也接受了治疗。术后 5 年和 10 年，ACI 移植物存活率分别为 71% 和 53%。与初次 ACI 手术前进行过软骨处理的患者相比，初次 ACI 前未进行软骨处理患者的移植物存活率更高（5 年时为 81% 对 62%；10 年时为 64% 对 42%）（图 9.46）。膜覆盖类型，如 ACI-P 或 ACI-C，对移植物存活率没有影响。翻修失败的 ACI 病例总计有 26 名患者，15 例在术后平均 4.6 年进行了关节置换手术，11 例患者在术后平均 5.4 年进行了软骨修复翻修手术。27 例翻修后移植

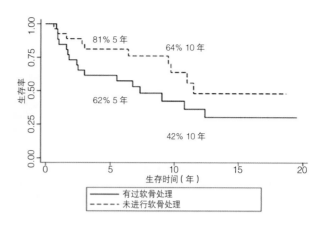

• 图 9.46　初次自体软骨细胞植入前有无软骨处理的 Kaplan-Meier 生存曲线。终点定义为移植失败

物保留成功的患者在功能评分上显著改善，标准的影像学检查显示这些患者的骨关节炎并没有进展。该研究的结果表明，ACI 翻修是有效的；然而，初次 ACI 治疗前的软骨修复手术似乎会对移植物存活产生不利影响。

基质 / 膜自体软骨细胞移植

SUMMIT 试验显示 MACI 植入物相对于微骨折治疗的优势，有助于明确膜自体软骨细胞植入（MACI）技术的临床反应性和耐用性优于微骨折技术，并于 2017 年 12 月获得美国 FDA 对 MACI 的批准，2018 年 1 月开始可供美国外科医生使用。

一项前瞻性随机临床试验，对 14 个不同临床中心的 144 名患者随机分为 MACI 和微骨折组。在术后 2 年和 5 年的随访中，使用 MACI 组的临床结果明显优于微骨折组。

MACI 由猪胶原蛋白双层 ACI 组成，细胞密度均匀，为 100 万细胞 $/cm^2$。该技术包括与 ACI 相同的活检和细胞培养过程，但是细胞在植入前，会通过胶原膜均匀地预培养 48~72 小时。MACI 手术包括与 ACI 相同的关节软骨彻底清创，然后使用纤维蛋白胶将膜与细胞层贴附在软骨下骨面，而不使用缝线（图 9.47）。

患有创伤后关节软骨损伤或慢性关节损伤的患者以及接受过骨髓刺激技术的患者，经常表现为软骨下骨硬化、损伤处骨赘增生或软骨下骨浅层囊肿。这种异常的软骨下骨增加了 MACI 移植物整合不良和失败的可能性。如图 9.48 和图 9.49 所示，已经开发出一种不使用骨移植物且用于更深部位病变的非常浅的 MACI 三明治技术。

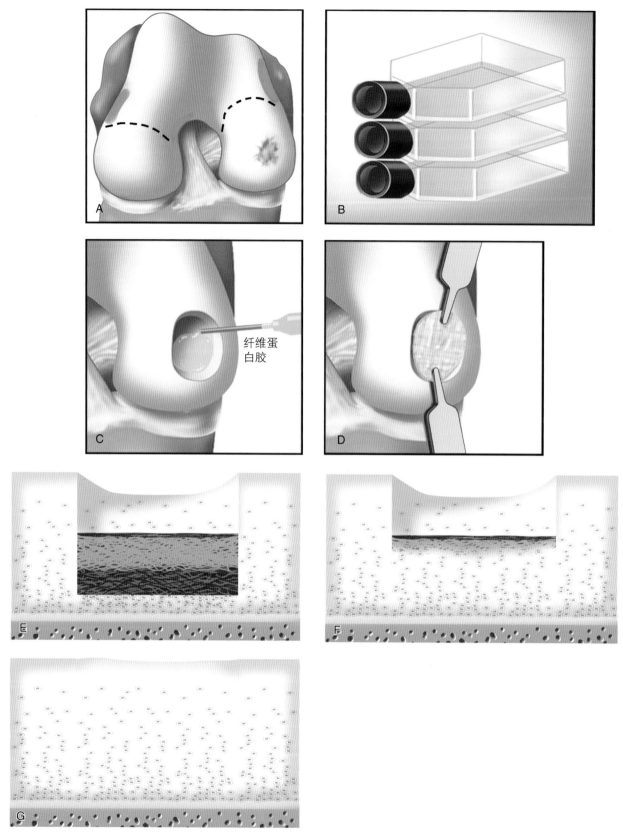

- 图 9.47 （A）包含良好的局灶性关节软骨缺损，适合膜性自体软骨细胞植入（MACI）。（B）MACI 在双层胶原膜中预培养，并在其运输培养基中运输到手术室。（C）根据 ACI，对软骨下骨进行彻底清创，去除软骨钙化层。然后将纤维蛋白胶涂在缺损的底部。（D）然后涂抹 MACI 膜，细胞层向下朝向软骨下骨，用神经剥离子或外科医生戴手套的拇指轻轻固定，直到纤维蛋白胶凝固。（E、F）随着时间的推移，细胞从下面填充缺损，直到修复完成（G）

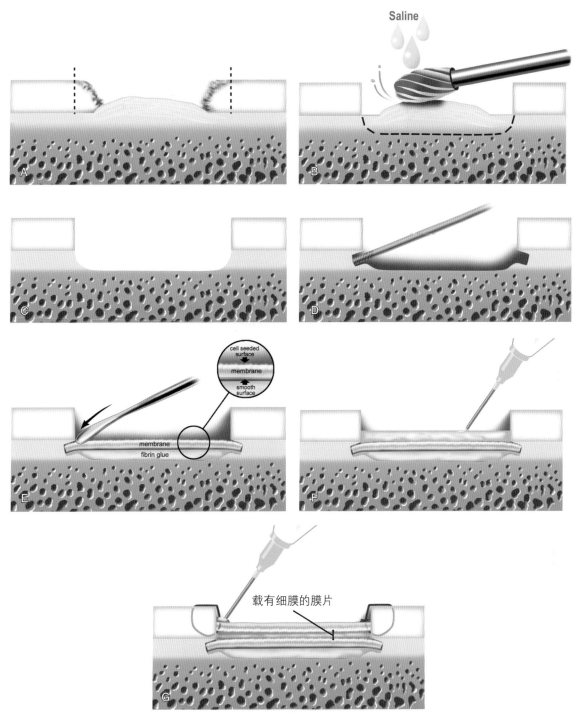

• 图 9.48 （A）一种适用于软骨修复的缺损，采用膜自体软骨细胞植入（MACI）三明治技术，无需骨移植。这张图片显示了一处关节软骨缺损，慢性软骨下骨增厚，类似于骨髓刺激技术或慢性病变后的病变处骨赘增生。（B）必须彻底清创缺损部位，使其恢复到健康且有垂直关节边缘的软骨下骨。然后，在持续盐水冲洗下，用 4~6 mm 的高速钻将异常增厚和硬化的软骨下骨削出健康的软骨下骨。（C）如果可能的话，异常骨组织要移植回健康的软骨下骨之上，而不是显露出松质骨或进入髓腔。软骨下骨切除深度不得超过 2 mm。（D）在关节软骨周围使用一个高速磨钻，使关节软骨下方多磨出 1~2 mm 间隙，这样 MACI 膜下方可置入纤维蛋白胶。这可以在止血带放松时将骨髓成分从表面分离出来。MACI 膜与细胞膜片表面朝向外侧。（E）将纤维蛋白胶涂在缺损的基底上，使用神经剥离子帮助将 MACI 膜铺展至缺损边缘的下方，细胞表面朝外。然后在缺损处轻轻涂上一层纤维蛋白胶，然后松开止血带，将其与骨髓成分隔离。（F）第二层薄薄的纤维蛋白胶涂在细胞膜片表面。（G）然后将第二 MACI 膜放到缺损处，使其细胞下方表面向下朝向第一层，从而将细胞夹在两层膜之间。然后在边缘周围涂上薄薄的纤维蛋白胶密封，以帮助固定薄膜，如果缺损非常大，可以使用 6-0 可吸收缝线环形缝合固定。整个治疗过程就完成了

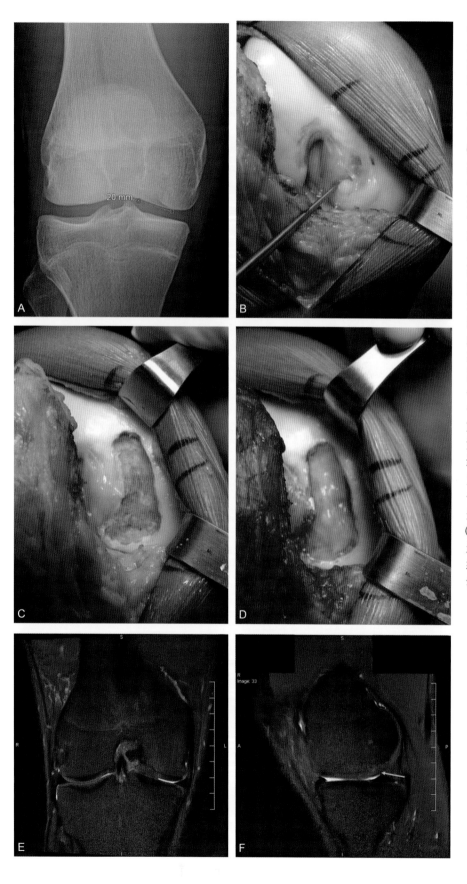

• 图 9.49 （A）一名 19 岁的曲棍球运动员在担任守门员时膝关节受伤的站立位 X 线片。股骨内侧髁外侧可见非典型剥脱性骨软骨炎（OCD）。碎片可能不稳定，因为患者有膝关节交锁等机械性症状。（B）开放性关节切开术用于膜自体软骨细胞植入（MACI）。行 MACI 前进行关节镜检查和软骨活检，并清除在剥脱性骨软骨炎病变中的不稳定软骨。在关节切开术时，活检部位明显位于外侧髁间切迹处。脱落软骨是完整的，但明显不稳定。（C）对软骨缺损彻底清创可见非常硬化的软骨下骨，通过高速钻孔和环形刮匙将其切除，显露出健康的软骨下骨，为无骨移植的三明治技术做准备。（D）MACI 三明治技术在剥脱性骨软骨炎病变中的应用。使用纤维蛋白胶将第一个朝外的细胞膜片表面与软骨下骨密封，其边缘位于周围软骨边缘之下。轻轻地在表面涂抹一层纤维蛋白胶，松开止血带，确保骨髓成分没有从关节面渗漏。第二个 MACI 被粘接，其细胞膜片表面朝向第一个膜片。然后用纤维蛋白胶将边缘封闭在关节面以下。无须缝合，因为细胞膜片是稳定的。（E）术后 18 个月脂肪抑制 MRI 显示骨髓水肿消失，股骨内侧髁关节损伤完全充盈。（F）术后 18 个月 MRI 矢状面图像显示关节表面完全被修复组织填充，无软骨下水肿。临床上，患者表现良好，没有疼痛和不适，能够再次进行运动

总结

200 多年来，大家都认为关节软骨损伤后无法痊愈。当仔细选择患者时，ACI 可以提供持久的透明组织修复，导致软骨损伤的自身因素可以通过 ACI 手术、精细的手术技术和术后康复来解决。

在青少年运动员和高水平足球运动员受伤后 1 年内接受 ACI 治疗，可以获得显著的临床效果。治疗延迟或多次治疗可能会导致临床疗效不佳，这可能是因为运动员的膝关节损伤已经变得更严重。

当高度关注髌骨对位不良等问题时，ACI 技术可以成功地解决髌股关节内软骨缺损这一棘手的问题。ACI 治疗在全髌骨损伤（Fulkerson Ⅳ 型髌骨）和内侧髌关节面损伤（Fulkerson Ⅲ 型髌骨）中均取得了成功。而且 ACI 可以有效地处理滑车软骨的缺损，这在 ACI 出现之前一直是一个难题。对于那些单纯靠复位截骨术并不成功的受累膝关节而言，ACI 在治疗髌股关节软骨缺损方面起到了补充作用。对于这些患者，即使损伤较大且呈关节面吻合的软骨损伤，以 ACI 联合 TTO 作为首要治疗来调整和解决髌股关节对位对线不良，10 年后的临床效果也很好：可以有 91% 的移植物存活率和 85% 的良好预后。目前，ACI 在治疗髌股关节损伤（包括双相损伤）方面取得了显著的临床效果，并表现出良好的耐久性。因此，它可能是任何髌股关节损伤的首选治疗方法。

ACI 在治疗 45 岁以上患者的软骨缺损中仍然表现良好。我们发现，如果患者关节在生理上依然年轻且仅伴有局部软骨缺损，ACI 治疗后的成功率仍高达 95%。然而，如果患者之前曾接受过微骨折治疗，并且有工伤赔偿，那么成功率会下降到 60%。这一发现更有可能是工伤赔偿组的患者常常接受微骨折治疗所致；然而，想要区分这两个因素是非常困难的。

年轻的关节炎患者是一个特殊的群体，因为这些患者往往太年轻，无法考虑进行人工关节置换术，而传统的运动医学技术无法通过修复关节软骨来有效缓解疼痛。这组患者通常年龄较大（39 岁），需要大面积的软骨表面修复（平均 11 cm²）。令人惊讶的是，这组患者采用 ACI 治疗的临床结果非常积极，总体满意度为 87%。但在这组患者中，也有 7% 的人在研究过程中进行了关节置换手术。

骨髓刺激技术似乎改变了骨软骨单位。如果在接受骨髓刺激技术之后进行 ACI 等处理，其成功率将从治疗原生软骨缺损时的 92% 降至先前经 MST 治疗失败后软骨缺损时的 74%。当所有其他因素都得到控制时，无论何种类型（打磨、钻孔或微骨折），MST 似乎都会影响 ACI 治疗的成功率。因此，建议将微骨折用于小于 2~3 cm² 的缺损，并且仅限于 40 岁以下、股骨髁急性损伤的患者，这一类损伤的患者被认为是使用该技术最合适的群体。MST 失败后的治疗仍然是一个难题。或许，改变软骨下骨的处理方式，例如在 ACI 前使骨变薄，或用三明治技术 ACI 或同种异体骨移植替代骨软骨单元可能更合适。

最新研究表明，MRI 是预测 MST 后接受 ACI 治疗疗效的有用工具。在我们的系列研究中，ACI 失败率较低（总体约为 8%）。然而，当 ACI 之前出现Ⅳ级 BME（骨髓水肿）时，失败率为 21.4%。如果在 ACI 之前的 MST 后出现Ⅳ级 BME，则 5 年的失败率飙升至 83.7%。这表明，当 MST 后出现Ⅳ级 BME 时，最好的治疗方法是使用 ACI 三明治技术，通过自体骨移植或新鲜同种异体骨软骨移植修复整个骨软骨单元。

研究发现，在 ACI 中采用生物可吸收 Ⅰ~Ⅲ 型胶原膜替代骨膜似乎不会降低临床效果，反而会改善骨膜肥厚的问题。这已经在一项比较两种薄膜覆盖物的随机对照试验中得到了证实。我们通过一项前瞻性对照研究证实，当使用生物可吸收 Ⅰ~Ⅲ 型胶原膜代替骨膜时，骨膜的肥厚率显著降低，甚至几乎消失。

ACI 治疗髌骨软骨缺损的临床结果以及对髌股关节和胫股关节吻合关节面损伤的治疗结果表明，85% 的患者术后可以获得良好甚至优秀的临床疗效，并且当他们既往未曾接受 MST 治疗，在最初就接受 ACI 和截骨术作为主要治疗时，其 10 年的耐久性在 90% 以上。

随着 MACI 的到来，ACI 手术的创伤更小，更容易将具有生物可吸收性且软骨细胞密度均匀的胶原载体输送到缺损处。MACI 仍然是一个开放手术，尽管它已经被用于关节镜下治疗小的软骨缺损。关注危险因素对于维持成功的临床结果仍然至关重要。仔细的康复将带来良好的临床效果。新一代的 ACI 技术，包括可以关节镜下输送的移植细胞运输介质或膜，将进一步降低手术难度并加速患者康复。这些新技术将在第 16 章中详细介绍，它们代表了令人振奋的进步。

参考文献

1. Brittberg M, Lindahl A, Nilsson A, Ohlsson C, Isaksson O, Peterson L. Treatment of deep cartilage defects in the knee with autologous chondrocyte transplantation. *N Engl J Med.* 1994;331(14):889–895.

2. Minas T, Marchie A, Bryant T. *SF-36 as a predictor of clinical outcome after autologous chondrocyte implantation in the knee.* Toronto Ontario Canada: International Cartilage Repair Society;; 2001. [poster].

3. Mithofer K, Minas T, Yeon H, Micheli LJ. Functional outcome of knee articular cartilage repair in adolescent athletes. *Am J Sports Med.* 2005;33(8):1147–1153.

4. Peterson L, Minas T, Brittberg M, Lindahl A. Treatment of osteochondritis dissecans of the knee with autologous chondrocyte transplantation: results at two to ten years. *J Bone Joint Surg Am.* 2003;Suppl 2(85-A):17–24.

5. Curl WW, Krome J, Gordon ES, Rushing J, Smith BP, Poehling GG. Cartilage injuries: a review of 31, 516 knee arthroscopies. *Arthroscopy.* 1997;13(4):456–460.

6. Minas T, Neher S. Current concepts in the treatment of articular cartilage defects. *Orthopedics.* 1997;20(6):525–538.

7. Minas T. Autologous chondrocyte implantation for focal chondral defects of the knee. *Clin Orthop Relat Res.* 2001;391 Suppl:S349–S361.

8. Peterson L, Karrlson J, Brittberg M, et al. Patellar Instability with recurrent dislocation due to Patellofemoral Dysplasia results after surgical treatment. 48. *Bulletin of the Hospital for Joint Disease Orthopaedic Institute.* 1988:130–139.

9. O'Driscoll SW, Salter RB. The induction of neochondrogenesis in free intra-articular periosteal autografts under the influence of continuous passive motion. An experimental investigation in the rabbit. *J Bone Joint Surg Am.* 1984;66(8):1248–1257.

10. Rodrigo J, Steadman R, Fulstone H. Improvement of full-thickness chondral defect healing in the human knee after debridement and microfracture using continuous passive motion. *Am J Knee Surg.* 1994;7:109–116.

11. von Keudell A, Han R, Bryant T, Minas T. Autologous chondrocyte implantation to isolated patella cartilage defects. *Cartilage.* 2017;8(2):146–154.

12. Ogura T, Bryant T, Minas T. Long-term outcomes of autologous chondrocyte implantation in adolescent patients. *Am J Sports Med.* 2017;45(5):1066–1074.

13. Mithöfer K, Peterson L, Mandelbaum BR, Minas T. Articular cartilage repair in soccer players with autologous chondrocyte transplantation: functional outcome and return to competition. *Am J Sports Med.* 2005;33(11):1639–1646.

14. Minas T, Bryant T. The role of autologous chondrocyte implantation in the patellofemoral joint. *Clin Orthop Relat Res.* 2005;436:30–39.

15. Gomoll AH, Gillogly SD, Cole BJ, et al. Autologous chondrocyte implantation in the patella: a multicenter experience. *Am J Sports Med.* 2014;42(5):1074–1081.

16. Rosenberger RE, Gomoll AH, Bryant T, Minas T. Repair of large chondral defects of the knee with autologous chondrocyte implantation in patients 45 years or older. *Am J Sports Med.* 2008;36(12):2336–2344.

17. Minas T, Gomoll AH, Rosenberger R, Royce RO, Bryant T. Increased failure rate of autologous chondrocyte implantation after previous treatment with marrow stimulation techniques. *Am J Sports Med.* 2009;37(5):902–908.

18. Minas T, Gomoll AH, Solhpour S, Probst C, Byrant T. Autologous Chondrocyte Implantation for Joint Preservation in Patients with Early Osteoarthritis - 2 to 11 year follow-up. *Clinical Orthopaedics and Related Research.* 2009

19. Gomoll AH, Probst C, Farr J, Cole BJ, Minas T, et al. The use of a Type I/III bi-layer collagen membrane to decrease re-operation rates for symptomatic hypertrophy after autologous chondrocyte implantation. *Am J Sports Med.* 2009;37(1):20S–23S.

20. Ogura T, Bryant T, Mosier BA, Minas T. Autologous chondrocyte implantation for bipolar chondral lesions in the tibiofemoral compartment. *Am J Sports Med.* 2018;46(6):1371–1381.

21. Ogura T, Bryant T, Merkely G, Minas T. Autologous chondrocyte implantation for bipolar chondral lesions in the patellofemoral compartment: clinical outcomes at a mean 9 years' follow-up. *Am J Sports Med.* 2019;47(4):837–846.

22. Ogura T, Mosier BA, Bryant T, Minas T, et al. A 20-year follow-up after first-generation autologous chondrocyte implantation. *Am J Sports Med.* 2017;45(12):2751–2761.

23. Minas T. Chondrocyte implantation in the repair of chondral lesions of the knee: economics and quality of life. *Am J Orthop.* 1998;27(11):739–744.

24. Lindahl A, Brittberg M, Peterson L. Health economics benefits following autologous chondrocyte transplantation for patients with focal chondral lesions of the knee. *Knee Surg Sports Traumatol Arthrosc.* 2001;9(6):358–363.

25. Peterson L, Brittberg M, Kiviranta I, Akerlund EL, Lindahl A. Autologous chondrocyte transplantation. Biomechanics and long-term durability. *Am J Sports Med.* 2002;30(1):2–12.

26. Pike AN, Bryant T, Ogura T, Minas T. Intermediate- to long-term results of combined anterior cruciate ligament reconstruction and autologous chondrocyte implantation. *Orthop J Sports Med.* 2017;5(2):2325967117693591.

27. Ogura T, Bryant T, Minas T. Biological knee reconstruction with concomitant autologous chondrocyte implantation and meniscal allograft transplantation: mid- to long-term outcomes. *Orthop J Sports Med.* 2016;4(10):2325967116668490.

28. Minas T, Von Keudell A, Bryant T, Gomoll AH. The John Insall Award: a minimum 10-year outcome study of autologous chondrocyte implantation. *Clin Orthop Relat Res.* 2014;472(1): 41–51.

29. Ware Jr. JE, Sherbourne CD. The MOS 36-item short-form health survey (SF-36). I. Conceptual framework and item selection. *Med Care.* 1992;30(6):473–483.

30. Insall JN, Dorr LD, Scott RD, Scott WN. Rationale of the knee society clinical rating system. *Clin Orthop Relat Res.* 1989;248:13–14.

31. Bellamy N, Buchanan WW, Goldsmith CH, Campbell J, Stitt LW. Validation study of WOMAC: a health status instrument for measuring clinically important patient relevant outcomes to antirheumatic drug therapy in patients with osteoarthritis of the hip or knee. *J Rheumatol.* 1988;15(12):1833–1840.

32. Noyes FR, Barber SD, Mooar LA. A rationale for assessing sports activity levels and limitations in knee disorders. *Clin Orthop Relat Res.* 1989;246:238–249.

33. Peterson L, Minas T, Brittberg M, Nilsson A, Sjogren-Jansson E, Lindahl A. Two- to 9-year outcome after autologous chondrocyte transplantation of the knee. *Clin Orthop Relat Res.* 2000;374:212–234.

34. Pidoriano AJ, Weinstein RN, Buuck DA, Fulkerson JP. Correlation of patellar articular lesions with results from anteromedial tibial tubercle transfer. *Am J Sports Med.* 1997;25(4):533–537.

35. Minas T. Autologous chondrocyte implantation in the arthritic knee. *Orthopedics*. 2003;26(9):945–947.

36. Ahlback S, Aeschlimann A, Michel BA, Stucki G. Osteoarthrosis of the knee: a radiographic investigation. *Acta Radiologica*. 1968; Suppl 277:7–72.

37. Angst F, Aeschlimann A, Michel BA, Stucki G. Minimal clinically important rehabilitation effects in patients with osteoarthritis of the lower extremities. *J Rheumatol*. 2002;19:131–138.

38. Jaeschke J, Singer J, Guyatt G. Measurement of health status. Ascertaining the minimal clinically important difference. *Controlled Clinical Trials*. 1989;10:407–415.

39. Goldsmith CH, Boers M, Bombardier C, Tugwell P. Criteria for clinically important changes in outcomes: development, scoring and evaluation of rheumatoid arthritis patient and trial profiles. OMERACT committee *J Rheumatol*. 1993;20(3):561–565.

40. Gooding CR, Bartlett W, Bentley G, Skinner JA, Carrington R. A prospective, randomised study comparing two techniques of autologous chondrocyte implantation for osteochondral defects in the knee: periosteum covered versus type I/III collagen covered. *Knee*. 2006;13(3):203–210.

41. Demange MK, Minas T, Von Keudell A, Sodha S, Bryant T, Gomoll AH. Intralesional osteophyte regrowth following autologous chondrocyte implantation after previous treatment with marrow stimulation technique. *Cartilage*. 2017;8(2): 131–138.

42. Minas T, Ogura T, Headrick J, Bryant T. Autologous chondrocyte implantation "sandwich" technique compared with autologous bone grafting for deep osteochondral lesions in the knee. *Am J Sports Med*. 2017;363546517738000.

43. Merkely G, Minas T, Ogura T, Ackermann J, Barbieri Mestriner A, Gomoll AH. Safety, feasibility, and radiographic outcomes of the anterior meniscal takedown technique to approach chondral defects on the tibia and posterior femoral condyle: a matched control study. *Cartilage*. 2018;12(1):62–69.

44. Merkely G, Ogura T, Ackermann J, Mestriner AB, Minas T, Gomoll AH. Open meniscal allograft transplantation with transosseous suture fixation of the meniscal body significantly decreases meniscal extrusion rate compared with arthroscopic technique. *Arthroscopy*. 2019;35(6):1658–1666.

45. Ogura T, Merkely G, Bryant T, Winalski CS, Minas T. Autologous chondrocyte implantation "segmental-sandwich" technique for deep osteochondral defects in the knee: clinical outcomes and correlation with magnetic resonance imaging findings. *Orthop J Sports Med*. 2019;7(5):2325967119847173.

46. Ogura T, Bryant T, Merkely G, Mosier BA, Minas T. Survival analysis of revision autologous chondrocyte implantation for failed ACI. *Am J Sports Med*. 2019;47(13):3212–3220.

47. Saris D, Price A, Widuchowski W, et al. Matrix-applied characterized autologous cultured chondrocytes versus microfracture: two-year follow-up of a prospective randomized trial. *Am J Sports Med*. 2014;42(6):1384–1394.

48. Brittberg M, Recker D, Ilgenfritz J, Saris DBF, Group SES. Matrix-applied characterized autologous cultured chondrocytes versus microfracture: five-year follow-up of a prospective randomized trial. *Am J Sports Med*. 2018;46(6):1343–1351.

49. Hunter W. On the structure and diseases of articulating cartilages. *Clin Orthop Relat Res*. 1995;(372):3–6.

第10章

胫骨截骨术

膝骨关节炎和膝关节对位不良

膝关节截骨术的目的是纠正膝关节畸形导致的对位不良,减轻关节负荷或关节炎区的压力。一般来说,膝关节内侧间室骨关节炎与继发于胫骨骨骺畸形的膝关节内翻畸形并存。正常关节平面与地面呈水平

状态。股骨内翻畸形不常见,但可继发于代谢性骨病如佝偻病或外伤,通过下肢全长 X 线片排除。因此,胫骨截骨术通常用于内侧间室超负荷或骨关节炎所致的下肢内翻畸形。

同样,膝关节外翻畸形与外侧间室骨关节炎常与股骨远端的畸形并存,包括股骨远端外侧髁的发育不良或发育不全。关节平面通常是向外上侧倾斜。通过股骨远端截骨从而纠正其位置的畸形,可恢复水平的关节平面;如果进行胫骨近端内翻截骨术,将导致进一步的关节线向外上侧倾斜,并存在胫骨相对于股骨半脱位的风险。尽管 Coventry 描述了胫骨近端内翻截骨术用于膝骨关节外翻畸形,但他建议对小于 10° 的畸形进行截骨术,并注意有半脱位的风险。

为什么要进行截骨术?

1994 年,美国疾病控制和预防中心报告显示,到 2020 年,骨关节炎的新增患者人数将是美国所有疾患中最多的。"生育高峰"一代中约有 6000 万的美国人处于风险之中,占美国总人口的 20%。在美国,全膝关节置换术已成为常用的手术之一,并取得了可重复的良好效果。这在一定程度上是通用设计的解剖学植入物和通用膝关节器械普及的结果。在此之前,胫骨高位截骨术更为流行。然而,在 2008 年,总共进行了 45 万例全膝关节置换手术,其中 55 岁以下的患者 22 万例。尽管全膝关节置换手术疗效尚可,但患者的满意度只保持在 80% 左右。不满意的原因包括持续的疼痛、关节僵硬和关节假体置换失败。失败的病例常见于聚乙烯假体周围骨溶解、机械性松动、关节感染或继发于韧带松弛或骨缺损的翻修手术。对关节保留技术的重新评价导致截骨术和软骨修复手

术以及更多保留骨量的部分人工关节置换术的重新兴起。

胫骨截骨术一直是 50 岁以上胫骨内翻畸形和内侧单间室疾病患者的常规手术。在 Coventry 病例报道中，行胫骨截骨术患者的平均年龄为 63 岁。目前，因在这个年龄段患者做全膝关节置换手术可获得更稳定的长期良好疗效，所以选择做胫骨截骨术的医生并不多。

然而，在 20~50 岁的患者中单间室骨关节炎较普遍。随着"生育高峰"一代的年龄增加，以及对运动的兴趣的增加，因持续保持较高的运动及活动水平，容易出现前交叉韧带、半月板和关节软骨的损伤，这易于导致单间室疾病，因此患者的年龄出现年轻化现象。在笔者的医疗实践中，胫骨高位截骨术治疗骨对骨（bone-on-bone）骨内侧间室疾病的患者的平均年龄是 44 岁（哈佛大学髋膝关节教程，Korbyl，Minas，2003）。单髁和全膝关节置换术无法为这些患者提供长期的、高功能水平的活动。

Sharma 等证实，18 个月随访的站立位全长 X 线片的影像学研究表明，相比力线正常者，伴有力线异常的单间室骨关节炎膝内翻进展的风险是正常膝关节的 4 倍，膝关节外翻则是力线正常膝关节的 5 倍。下肢力线异常的单间室骨关节炎仍然是年轻运动员和成人的一个隐患。胫骨截骨术仍然是伴下肢力线异常单间室骨关节炎的首选手术。

瑞典的一项长期研究评估了膝关节病 20 年以上的自然过程，指出 Ahlbäck 1 期骨关节病（50% 的关节间隙变窄）的患者中，61% 的病例会有疾病的进展，39% 的病例保持稳定，关节间隙没有进一步缩小。Ahlbäck 0 期关节病，定义为骨质增生或软骨下骨质硬化，关节间隙正常，其中 57% 的患者的病情没有进展。在 Ahlbäck 第 2、3、4 和 5 期的较晚期病例中，病情有进展。

如果我们要在治疗方案中使用胫骨截骨术来帮助这些年轻患者，重要的是要避免出现技术相关的问题和与患者相关的问题，这些问题在过去曾导致胫骨截骨术的不受推荐。

反对胫骨高位截骨术的相关技术问题

关节置换外科医生对截骨术在概念上存在争议，因为其有可能使关节置换术更具挑战性，并影响初次关节置换术的效果。导致这些争议的问题包括皮肤切口的选择、低位髌骨、髌下肌腱挛缩、上胫腓联合松

解、外侧副韧带和后外侧角的挛缩、关节线的倾斜以及胫骨近端解剖的变形（图 10.1）。过度的外翻矫形也导致关节置换术难以平衡屈伸间隙和获得足够的对线，并增加腓总神经麻痹的风险。在全关节置换术的研究中有大量关于胫骨截骨术后关节置换效果不如初次全关节置换术的报告；还有一些报告说效果相当，但需要有经验的外科医生采用改良的手术技术来获得与初次全膝关节置换术相同的效果。如果要将截骨手术作为年轻患者治疗软骨修复、膝关节不稳定或单间室骨关节炎的治疗方法，那就需要想办法使之不能影响后期的全膝关节置换或增加其困难。

与患者有关的问题

用钉子固定的闭合楔形截骨术和术后伸直位石膏固定常常不能令患者满意，主要是由于过度矫正成外翻畸形造成肢体形态异常（图 10.2）、上胫腓联合松解导致外侧松弛、后外侧韧带不稳定导致膝关节松弛不稳的感觉。同时，石膏固定会给患者和外科医生带来各种问题。患者行动困难，难以正常返岗工作。如前所述，在治疗过程中外科医生也面临着处理髌骨低位、外侧挛缩和关节活动受限的问题。这些问题可以通过规范的流程化截骨技术选择、患者选择以及详细的术前和术后计划和护理来避免或消除。对关节保留

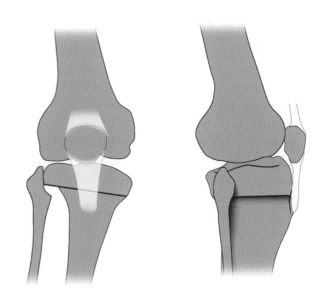

• **图 10.1** 该图展示了经典的闭合楔形 Coventry 截骨术，术后进行石膏固定的常见后遗症。干骺端骨和干不匹配，腓骨近端移位，外侧副韧带松弛，髌骨下移，以及明显过度矫正成外翻畸形。以上问题导致形态异常及功能不良，对患者不利；同时也因为全膝关节置换术的手术难度，让外科医生望而却步

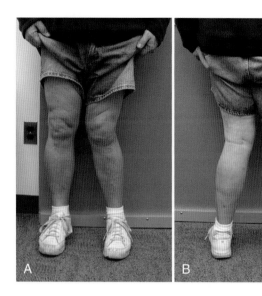

• 图 10.2　胫骨截骨术后患者站立时的前后位大体像。该患者双下肢力线正常，左膝关节内侧疼痛。他接受了闭合楔形外翻胫骨截骨术，术后对手术非常不满意，因其外翻畸形过度矫正导致步态异常，内侧疼痛并没得到解决

和软骨修复的重新关注导致了新型截骨技术的创新发展，这些技术更加精确，并改善了技术的简易性，具有可重复的结果。

术前规划流程

在一项针对良好结局预测因子的多变量分析中，Coventry 的研究发现，机械矫正到胫股关节外翻 8° 或以上和患者的体重小于正常的 1.32 倍是决定长期随访结果的关键因素。Rinonapoli 指出，使用寿命与截骨时疾病阶段成正比。用大体标本进行的机械负荷实验的最新报告也证明了类似的发现。即当胫骨 - 股骨对位从内翻转为外翻时，内侧接触压力和接触面积减小。对于 10~20 mm 的软骨缺损，在胫股外翻 6°~10° 时，内侧区的所有接触压力都转移到外侧区。在所有大小的缺损中，接触压力都集中在缺损边缘。建议将胫股外翻 6°~10° 作为有利于软骨修复的最佳对线角度。

笔者的临床经验与之相符；对于体重较小患者，即体重小于理想体重的 1.32 倍，不吸烟，依从性好，并且有内侧单间室疾病伴内翻畸形，都是截骨手术的良好病例。活动范围达到 90° 或以上是理想的，髌股关节症状可通过伴随的胫骨结节截骨得到有效的缓解。同时，需注意临床上膝关节内突和下肢长度的差异。

术前需进行站立位双下肢全长 X 线检查（图

10.3 ），包括髋关节、膝关节和踝关节的站立片。屈曲 45° 的 Rosenberg 位膝关节前后位片，膝关节站立前后正位、侧位和髌骨轴位 X 线片，以及下肢长度测量都很重要。

机械轴被定义为经过股骨头中心和距骨中心的轴线。如果力线经过内侧关节间室，并有周围骨质增生形成，关节面变平，软骨下骨骨质硬化，和（或）关节间隙变窄等证据，同时患者没有胫股关节半脱位或外侧间室症状，则可考虑进行截骨手术。必须对外侧间室症状进行评估，以排除是否存在外侧间室退行性改变或半月板撕裂。如果有疑问，高分辨率 MRI 扫描是评估外侧间室和髌股关节的最敏感方法。在截骨术前，我们常规使用 MRI 来排除其他两个关节间室的病变。

胫骨截骨术角度矫正的术前计划

首先需要考虑正常膝关节的胫骨 - 股骨对位；中立位的机械力线要求连线从股骨头的中心通过膝关节的中心进入踝关节的中心（图 10.4 ）。这假定髋关节的颈干角在正常范围内，即 130°~135°，而膝关节的胫骨股骨解剖轴是外翻 5°~7°。

我们期望的内侧 OA 的角度矫正（图 10.5 ）是使机械轴穿过外侧髁间棘的中心，或外侧斜坡，比中立位的机械轴线多了 2° 的矫正。这与经典的理念不同，以往的观点是建议机械轴穿过位于胫骨宽度 62% 的 Kurosaka 点。但我们觉得这是对患者的过度矫正，在外观上是不可接受的，而且改变了患者运动学状态，使其难以运动。如果截骨术是为软骨修复手术而进行的，并且有完整的关节间隙，那么机械轴应该通过膝关节中心，而不是过度矫正。除了机械轴外，还要考虑胫股关节轴。根据以前的基础研究，6°~10° 的胫骨股骨外翻角就足以减轻内侧关节间室的负荷。如果股骨近端有内翻，却仅看整个下肢的机械内翻畸形，膝关节力线可能明显出现过度矫正的情况。

假设股骨近端有正常的颈干角，笔者首选的计算矫正角度的技术方法见图 10.6。在站立位双下肢全长 X 线片上测得的简单角度矫正是按以下方法进行的：第一条线是从股骨头中心到膝关节的理想轴线，例如外侧髁间嵴。第二条线是从距骨中心出发与这个点的相交线。两者之间的锐角是所需的矫正角度。应评估内侧复合体和前交叉韧带（ACL）导致的不稳，可在截骨时出现关节松弛时寻找原因，确保不会出现明显的过度矫正。

软骨修复、骨关节炎、不稳定性

人们对重新应用胫骨截骨术产生了兴趣。随着年龄的增长，患者保持着较高水平的健身和有氧运动，并通常希望尽可能长时间地保留自己的关节。开放和闭合楔形胫骨截骨术的新型技术提供可预测且可靠的角度矫正。技术准确性的提高和并发症风险的降低，使得外科医生和患者都更愿意追求关节保留技术。目前，截骨手术的适应证有三大类。一般认为，在存在关节对位不良的情况下进行软骨修复通常会导致失败，因为除半月板缺损、前交叉韧带损伤或关节软骨损伤等其他创伤因素之外，软骨破坏的根源通常是力线不良。当力线异常＞2°或病变被认为大于 2 cm² 时，采用细胞治疗，如微骨折或自体软骨细胞植入 (ACI)。因此，截骨术已成为一种必要的辅助手术。在没有关节间隙变窄证据的情况下，进行截骨术和软骨修复的目的是在将机械轴达到中线或恢复至胫股外翻角至少 6° 之前先恢复膝关节的正常结构和力线。当 X 线检查显示骨对骨样改变，并且没有软骨修复的治疗指征时，截骨术作为一种缓解疼痛的手术仍然有效，仍然可以改善活动水平。然而，在这种情况下我们建议对胫骨外侧髁间嵴过度矫正 2°。在对继发于神经肌肉疾病或解剖关节线畸形的反屈或过伸畸形进行截骨手术时，可通过屈曲截骨手术改变胫骨坡

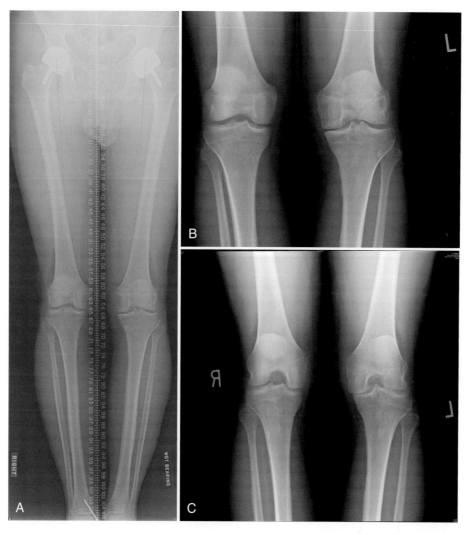

• **图 10.3** 用于评估患者胫骨外翻截骨术的标准系列 X 线图像。一位 54 岁的警察曾做过表面髋关节置换手术，希望保持非常活跃的运动方式，避免全膝关节置换术。（A）双下肢全长立位 X 线片显示，左膝处于内翻状态，机械轴位于内侧间室，内侧间室关节间隙变窄。（B）站立前后位 X 线片显示以前交叉韧带（ACL）重建的胫骨和股骨隧道。（C）站立后前负重位 Rosenberg 位 X 线片显示内侧关节间室后方软骨间隙的丧失，这是典型慢性 ACL 缺损膝关节 X 线表现，而本例在前后位站立 X 线片表现为内侧间室的前内侧软骨损伤

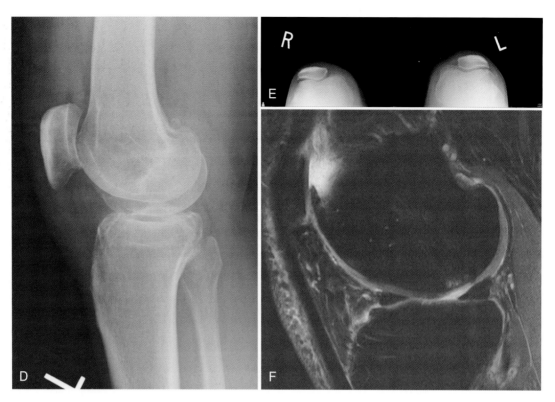

● **图 10.3（续）**（D）侧位 X 线片进一步显示了胫股关节内侧的中央后部侵蚀，并形成了一个杯状物（杯形关节）。慢性 ACL 缺损的膝关节也会出现髁间切迹的消失。（E）1.5T 高分辨率 MRI 扫描显示，在股骨外侧髁的中心有全层关节软骨磨损，其下有骨髓水肿；软骨缺损的长度约为 2 cm，宽度为 1 cm，与患者的外侧不适感一致。（F）MRI 检查有重要的诊断价值，因胫骨外翻截骨术会对胫股外侧间室产生负荷，所以禁用于该患者

度来改善关节前后不稳。ACL 缺损的膝关节或具有屈曲挛缩畸形的膝关节可以通过单独伸直截骨术或联合外翻截骨术来改善。

胫骨高位截骨术的技术选择

　　进行胫骨近端外翻截骨术时要考虑的因素包括双下肢长度差异，内侧关节松弛，前交叉韧带松弛，股骨内侧髁是否存在骨软骨缺损，关节面倾斜，是否有吸烟史、阿片类药物摄入史、饮酒史以及患者的依从性。最近评估开放和闭合楔形截骨术对膝关节负荷分布变化影响的基础科学研究表明，对于小于 5° 的截骨矫正，闭合楔形截骨术在从内侧到外侧间室的负荷转移方面提供了更好的结果。然而，对于 10° 的截骨矫正，开放或闭合楔形截骨术这两种手术在膝关节间室负荷的转移方面没有显著差异。

　　对于患者相关因素，笔者排除了截骨手术中有成瘾行为（吸烟或阿片类药物）的患者。术后疼痛管理对于外科医生和患者来说都非常困难，因为吸烟和持续疼痛可能导致胫骨延迟愈合或不愈合。如果患者对

术后恢复、重返工作岗位或不使用拐杖有不切实际的期望，也不应考虑做截骨手术。

　　开放楔形胫骨外翻截骨技术已成为笔者的首选技术。它既解决了发生在胫骨近端骺线内侧的畸形，又不改变胫骨近端的解剖结构，后期转为全膝关节置换术比传统闭合 Conventry 楔形截骨术更容易进行。对于早期骨关节炎的治疗，可通过将截骨固定装置放置在更靠后的位置来减小胫骨的矢状位后倾坡度，从而轻松矫正内侧关节松弛，并且可以减轻继发性 ACL 松弛。然而，需特别注意可通过延长胫骨内侧柱切口或通过大开口矫正增加髌股接触力来确保经腘绳肌内植物不会过度紧张。此外，需要使用骨移植物，因截骨部位会增加截骨愈合的时间。开放楔形截骨术可增加下肢长度，如基线情况下患肢较短，这是有利的，否则可能会出现问题。胫骨开放楔形截骨术的平均愈合时间为 10~12 周，闭合楔形截骨术为 6~8 周。这可能会影响需提前返回需要一定体力工作的人的手术选择。这些技术细节将进一步讨论。

　　目前，闭合楔形截骨术适用于畸形角度小于 10°

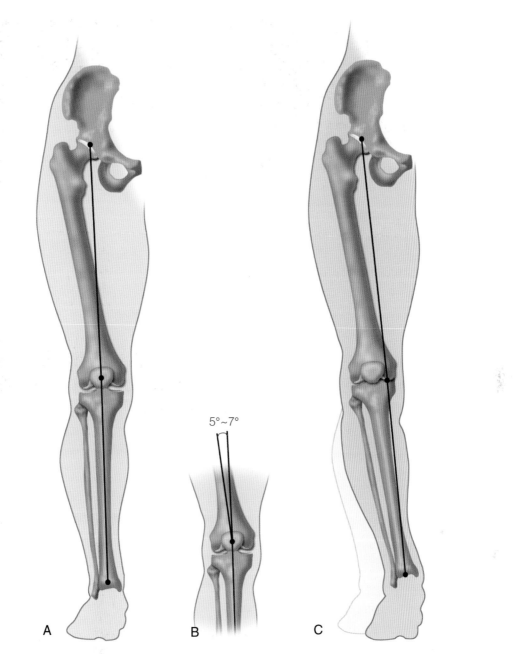

5°~7°

A   B   C

• **图 10.4** （A）正常机械轴。通过股骨头中心到距骨中心的直线应该落在膝关节的中心。这假设正常的髋关节颈干角为130°。（B）胫股外翻角为5°~7°。（C）展示了内翻膝的机械轴

的矫正，特别适用于剥脱性骨软骨炎、巨大骨囊肿或股骨内侧髁缺血性坏死等情况。截骨时获得的自体骨用于股骨内侧髁骨软骨缺损移植。这样，关节对位不良得到纠正，同时骨性缺损得以在一次手术中修复（另见第13章）。闭合楔形截骨术的其他适应证包括有吸烟史的患者或需要尽快恢复工作的劳动者，因为松质骨到松质骨的愈合通常在6~8周。

由Paley推广的反向穹顶截骨术，对于畸形角度较大的矫正非常有效，即15°~30°。它具有保持胫骨

近端解剖结构和纠正较大畸形的优点。它在技术上要求很高，需要采用徒手技术，并同时进行腓骨截骨和固定角度装置的固定或外固定，且愈合时间较长（即3~4个月）。

手术规范、住院经过和术后护理

截骨手术需在可透视的手术台上进行的，通过X线透视显示髋关节、膝关节和踝关节。采用全身麻醉联合关节囊周围浸润麻醉（笔者的药物配方

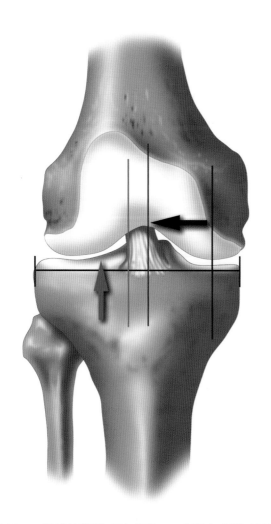

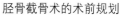
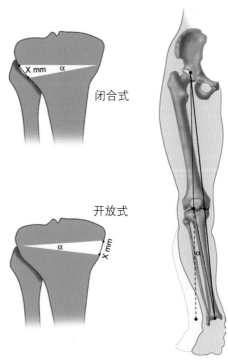

α= 矫正角度

• **图 10.5** 机械轴线矫正示意图。一些研究建议对胫骨外翻截骨的经典机械轴线矫正，在胫骨宽度的 62% 处通过 Kurosaka 点（绿色宽箭头）。这导致胫骨外翻的角度约为 10°～12°。笔者则倾向于对股骨局灶性软骨磨损进行修复的病例将机械轴线矫正到中线（红线）。对于有非常严重的股骨髁内侧软骨磨损、"骨对骨"内侧软骨磨损，或在负重 X 线片上关节间隙变窄超过 50% 的确诊骨关节炎患者，笔者倾向于向胫骨外侧髁间嵴过度矫正 2°

• **图 10.6** 内翻位于胫骨近端骨骺是截骨手术最简单、最常见的情况。从股骨头中心到所需的矫正点（图 10.5）连线，本例是从胫骨外侧髁间嵴向足踝中心计划的位置连线。距骨中心和计划的位置之间的角度是矫正的角度 α。使用校准的数字 X 线图像和现成的软件（General Electric，Centricity，基于网络的软件），可以计算出开放楔形截骨术的实际开口毫米（mm）数 X。同样，可以计算出闭合楔形截骨术的角度 α 的准确毫米（mm）数，或者直接从截骨术闭合楔形校准的角度系统中提取角度，这是经典的做法。术中检查截骨后肢体的临床外观表现，以及在透视导向下使用长的对准线或对准棒的术中检查方法，确认准确的矫正角度

是由药房准备的，适用于每一个大型手术：可乐定 80 μg，肾上腺素 0.5 mg，酮咯酸 30 mg，0.5% 罗哌卡因 49.25 ml 与足量生理盐水配至最终体积为 100 ml），在手术结束时再予以隐神经阻滞，平均在 24～36 小时内有良好的疼痛缓解效果。在手术开始时和结束时分别静脉注射氨甲环酸（TXA）1 g，可明显减少出血量。引流管放置在肌肉间隙，以防止骨筋膜室综合征。术后第一天，8 小时内引流量小于 30 ml 即可拔除。患者在手术期间使用踝泵挤压（以避免小腿肌肉受压），在手术结束时穿上轻型渐梯度压力袜，并在手术当天开始服用阿司匹林 81 mg（一

日 2 次），连续 3 周，以预防深静脉血栓（DVT）形成。术后疼痛管理很重要。在手术室内使用连续的冰水封闭式按压系统直到将患者送回病房。静脉注射酮咯酸 30 mg，每 6 小时一次，连续 3 次；在最初的几周内，口服对乙酰氨基酚 1 g，每 6～8 小时一次；在最初 1～2 周间歇性服用羟考酮 5～10 mg，每 8～12 小时一次。患者一般在术后第 1 天或当天出院，佩戴可拆卸的铰链式膝关节支具、持续被动运动（CPM）机和扶双拐部分负重，脚平放在地上，腿的重量得到支撑。冰冻疗法通常对肿胀和不适很有帮助。建议患者每天服用 3000 IU 的维生素 D 和 1000 mg 的钙剂，以

促进骨骼愈合，并避免服用非甾体类抗炎药，因其可能会导致截骨延迟愈合。如前所述，我们不建议对有吸烟史的患者进行截骨手术，因有不愈合的风险。

解剖学方面的考虑

在进行胫骨高位截骨术时，避免神经血管损伤和骨筋膜室综合征至关重要。熟悉股动脉的走向及其正常和异常解剖，以及腓总神经的走向，可有效避免其在手术过程中被摆锯所损伤。笔者有次在进行闭合楔形截骨术时，无意中切开了紧贴胫骨后部的小动脉，请血管科会诊处理，松开了止血带，足部的多普勒超声显示远端循环良好，然后将小血管结扎，幸运的是没有出现进一步的后遗症。经过进一步调查，发现这是一条异常的胫前动脉（图 10.7）。在审查波士顿地区针对截骨手术的医疗事故时，发现有 2 个动脉损伤的案例，其中一起导致了胫骨前部的骨筋膜综合征，肌肉组织发生了坏死，需要切除前部肌间隙并将肌腱转移到足部。第 2 例是导致了足部血管阻塞，最终进

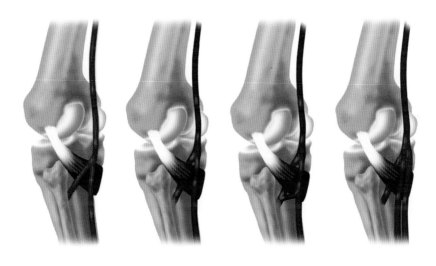

A　正常

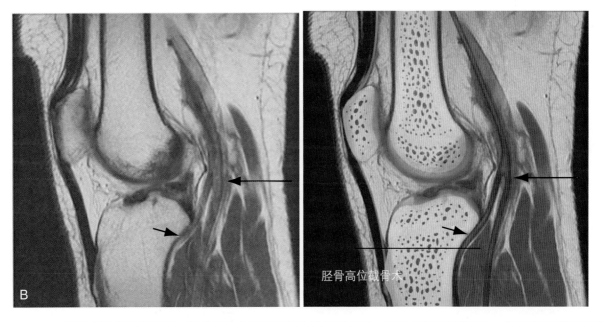

胫骨高位截骨术

• **图 10.7** （A）胫前动脉变异示意图。腘动脉分为胫前动脉和腓动脉主干，可能会出现胫前动脉向深部穿过腘肌并直接位于胫骨后皮质的变异情况。在胫骨干骺端上部的手术中，该血管可能会被不经意地横断。在胫骨截骨术中，风险尤其大。约 2.1% 的膝关节发生胫前动脉变异。（B）MRI 和相应的示意图显示，胫前动脉变异位于腘肌深处，直接位于胫骨后部皮质上，处于胫骨高位截骨术的通常操作位置

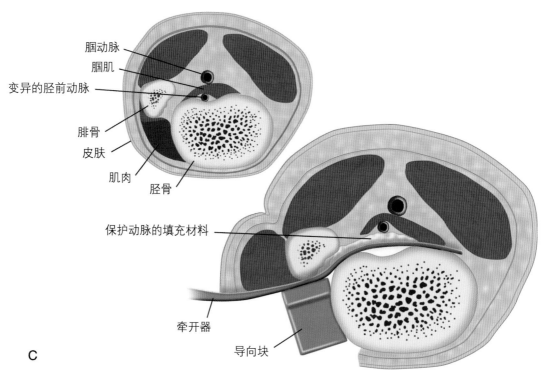

变异的胫前动脉

胭动脉
胭肌
变异的胫前动脉
腓骨
皮肤
肌肉
胫骨
保护动脉的填充材料
牵开器
导向块

C

• **图 10.7（续）**（C）细心地从胫骨后骨膜下剥离可以保护变异的胫前动脉不受损害。该变异的发生率为 2.1%，可通过术前 MRI 扫描发现这种变异

行了截肢手术。笔者与放射科同事合作，共同研究了异常胫前动脉的发生率和意义。血管造影的文献报道胭动脉高位分支的发生率为 3% 到 8% 不等，在我们对 1116 个膝关节进行的 MRI 检查中，发现有 23 个（2.1%）胫前动脉畸形紧贴在胫骨后部皮质上，深达胭肌。该血管是发育停滞的胭深动脉的胚胎残迹。

最近的一项研究使用 Duplex 超声造影对 50 名患者的 100 个膝关节的胭动脉进行了观察，发现在距关节面 1~1.5 cm 的全膝关节置换术水平处，76% 的膝关节在屈曲 90° 时胭动脉仅向后移动了 1.4 mm，但 24% 的膝关节在屈曲时胭动脉更接近后部皮质。在距关节面远端 1.5~2 cm 胫骨截骨水平处，85% 的胭动脉在屈曲 90° 时仅向后方进一步移动 1.7 mm；但是，15% 的胭动脉在屈曲 90° 时向胫骨靠近。因此，由于在屈曲 90° 时进行截骨在技术上比较困难，而且不能保证血管不会靠近胫骨产生更大的受伤风险，笔者更倾向于在完全伸膝的情况下进行截骨，用纱布和牵开器保护膝关节后部的神经血管结构，然后进行准确而安全的截骨。在完全伸膝固定的情况下截骨，以确保不会出现固定的屈曲畸形（在膝关节屈曲情况下进行

钢板固定时可出现），这是进行截骨手术的大误区。

闭合楔形截骨术

有几家公司制备带刻度的截骨器械，以 1° 和 2° 为增量，允许非常准确的可重复的 Coventry 楔形、闭合截骨术矫正。闭合楔形截骨术一般可以在不抬高胫骨结节的情况下进行，最多可进行 10° 的矫正。截除腓骨关节面的内侧部分，保留完整的胫腓骨近端关节囊完成矫正度数为 8° 或以下的矫形是最佳选择（图 10.8）。对于 10° 或更大的矫正，如果不进行腓骨中段截骨，就难以进行闭合截骨，导致胫腓骨近端关节被完全松解，使外侧韧带复合体松弛，腓骨在胫骨外侧关节面上向近端移动。对于 10°~14° 的截骨，一般会抬高胫骨结节，需进行结节后截骨。因此，截骨术可以在胫骨平台下较低的位置进行，而不产生干骺端骨干不匹配，同时减少切除的骨量。然而，由于内侧皮质处于骨干中，且截骨术后会出现移位，使内侧皮质容易有骨折的风险。如果发生这种情况，则需要使用内侧钢板或固定钉。这是与中段腓骨截骨术同时进行的。要对两个截骨部位同时进行固定。

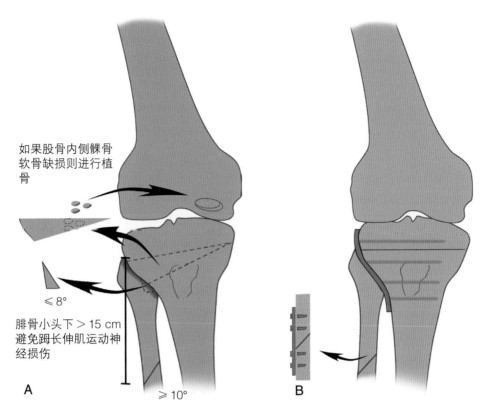

如果股骨内侧髁骨软骨缺损则进行植骨

≤ 8°

腓骨小头下 > 15 cm 避免踇长伸肌运动神经损伤

A   ≥ 10°

B

• **图 10.8** （A）目前闭合楔形胫骨外翻截骨术的主要指征是为骨软骨缺损的股骨髁内侧植骨提供骨质，并将下肢力线恢复到中立位机械力线。如果角度矫正为 ≤ 8°，那么就切除腓骨内侧关节面。如果矫正 > 10°，则进行腓骨中段截骨术，然后固定（B）

在小腿中段外侧做一个皮肤切口（图 10.9，分步骤手术方法；图 10.10，术后 X 线片），从髌骨上极到胫骨结节下方稍微外侧一点。做全层内外侧皮瓣，沿前间隙肌肉筋膜将髌骨外侧肌腱边缘锐性剥离到胫骨前嵴。第二个深切口从胫腓关节近端的前侧横向切开，直至 Gerdy 结节下方的髌腱。然后从远端到近端对前外侧肌间隙进行骨膜下剥离，在干骺端使用尖刀进行剥离。对腓骨头的前、下侧面进行骨膜下剥离，确保近端胫腓骨关节囊保持完整。胫骨的后方在骨膜下和关节囊外被剥离到膝关节的后面，并使用盐水浸泡的纱布填满以保护神经血管结构。确保髌腱与胫骨结节之解剖暴露。然后将髂胫束（ITB）从 Gerdy 结节上向近端翻转到外侧半月板的冠状韧带。用固定缝线将软组织（ITB）固定在近端。

如果角度矫正为 ≤ 8°，则将校准的器械应用于胫骨近端关节边缘，并对内侧皮质进行横向截骨，但注意不要贯穿。因为后部结构被纱布填充，因此在伸直位对内侧皮质进行斜向截骨。

如果矫正 ≥ 10°，则在腓骨中段水平的后肌间隙浅层和外侧肌间隙之间另做 3~5 cm 切口，仅切开皮肤和筋膜。用手指钝性剥离至腓骨后外侧角，用刀锐利地切开骨膜，然后进行骨膜下剥离。在腓骨上使用牵开器，然后用往复锯进行斜向截骨，一旦胫骨近端截骨闭合，截骨就可以自行滑动。然后在截骨近端用 1/3 半管状 4 孔钢板固定。这可提高术后的舒适度和腓骨的愈合速度。

如果截骨线与髌腱相交角度在 10° 及以上，则对胫骨结节进行截骨，使其远端保持完整并抬高。然后进行闭合楔形截骨术，通过 L 形加压钢板缓慢进行施压，以避免骨折和内侧皮质不稳定的情况（皮质通常是预先钻孔的）。最后用 1 枚或 2 枚 3.5 mm 的螺钉穿过后皮质加压重新固定结节。通常情况下，如果合并一些髌骨外侧关节面疾病，将对外侧全层松解，并使用闭合楔形骨移植物放在胫骨结节下，以抬高胫骨结节。

移除填充的明胶海绵，松开止血带，并对所有出血点电凝止血。在切口处放置引流管（两端），一端放在胫骨后方，松弛地把髂胫束重新附着在前外侧

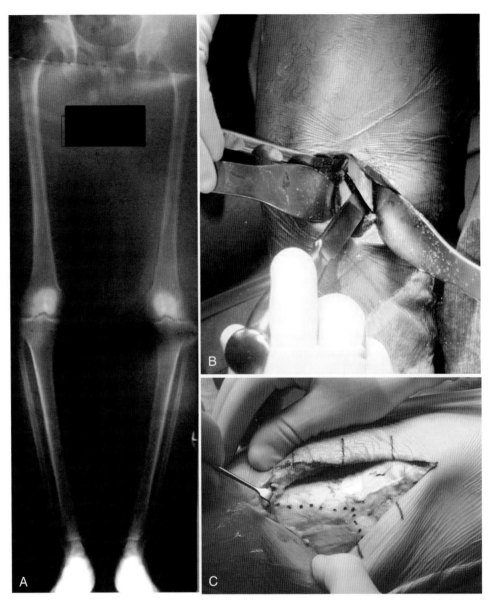

- **图 10.9** （A）一位 30 岁的双膝明显内翻畸形的男性患者的 54 英寸下肢全长正位 X 线片。患者左膝关节内侧疼痛。10°
的角度矫正使机械轴通过胫骨外侧髁间嵴，以减少内侧关节间隙早期变窄的内侧关节间室负荷。（B）在腓骨中段水平做一
个 3 cm 的皮肤切口，距离腓骨头至少 15 cm，以避免损伤𧿹长伸肌运动神经。需用手指在外侧和后侧肌肉区的交界处进行
钝性剥离，直达腓骨后外侧角筋膜附着处。然后纵向锐性切开这些筋膜，对腓骨的深层和浅层进行骨膜下剥离，清楚地显
示出骨，如图中所示。用小型矢状锯对深部皮质进行斜向截骨，然后用骨刀打开，使一个节段相对于另一个节段容易移动。
（C）在髌骨外上极水平做一个纵向切口，至胫骨结节的下侧。再围绕胫骨到胫骨上部的后内侧到后外侧在筋膜水平上进行
全层皮瓣游离。然后按图中的无菌标记点来确定前外侧肌间室的建议切开部分。（D）将前外侧肌间室从骨膜下锐性剥离下
移至胫骨后外侧角和胫腓骨近端关节。髂胫束与 Gerdy 结节的连接处也要用刀在骨膜下锐性剥离，作为一个单纯皮瓣，达
到外侧半月板冠状韧带的水平，然后缝合到关节囊上，使其不受影响。再从胫骨前部松解髌下脂肪垫，以确定胫前滑囊并
保护髌腱。（E）沿着胫腓骨近端关节囊的后部放置一个小骨刀，然后小心地在骨膜下剥离腓骨头的前侧，再通过前路将胫
腓骨近端关节囊的下半部分向前方和后方游离。这样，当后来用 1/3 半管状钢板固定腓骨截骨段时，可以使腓骨的近端部
分得到最小的位移。对于 ≤ 8° 的矫正，则不需进行腓骨截骨，截骨矫正将完全通过切除腓骨近端关节面的内侧 1/3，只留
下连接到胫骨的近端关节囊。这使得胫骨截骨可以闭合，而不会出现腓骨的近端移位以及由此导致的腓侧副韧带和腘肌腱
附着的松弛。此外，从胫骨的后侧在骨膜下锐性剥离后方的肌肉群。将一块小的湿纱布从远端到近端直接放在骨面及后侧
关节线关节囊外，以保护神经血管结构

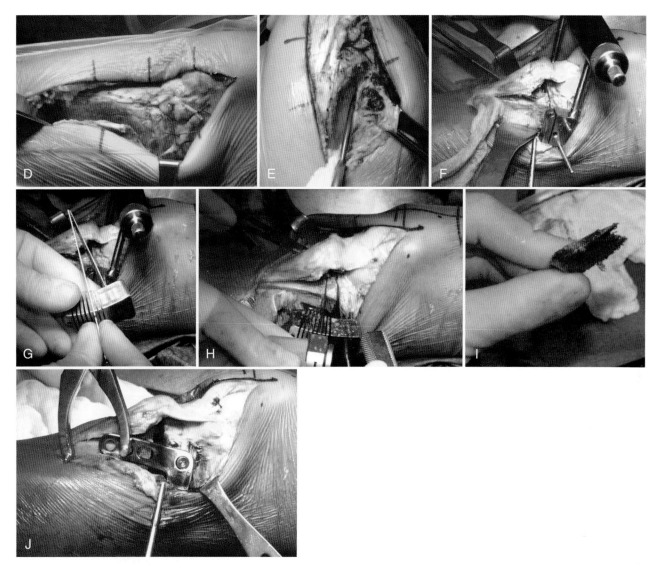

• **图 10.9（续）**（F）首先在胫骨前侧皮质后方 1 cm 处进行胫骨结节横向截骨术，远端骨性合页保持完整。这使截骨的横向部分可以在干骺端远端进一步进行操作，从而在相同的角度矫正下去除较少的骨质。此外，胫骨结节可以使用从胫骨闭合楔形截骨术中获取的骨质来抬高，或者仅做内移术来改善髌骨轨迹。然后在胫骨的内侧和外侧放置一个与关节线平行的放射线可穿透的刻度器械，并在 X 线透视下确认。现在通过前部和后部皮质对内侧皮质进行横向截骨，用纱布保护后部神经血管结构，这些纱布在仔细剥离后部皮质时填塞进去。这样，如果后部皮质上有异常的胫骨前部血管，就可以避免损伤。（G）大多数闭合楔形截骨术的器械是以不同的增量进行刻度。该器械是以 2° 的增量从 6°~20° 进行刻度。如图所示，当锯片穿过刻度器械时，需要指向到横向截骨所处的对侧尖部，在这种情况下，是指胫骨内侧近端皮质。（H）现在将第二个刻度器械应用于近端切口，与第一个切口呈 10°，通过前部和后部皮质，在对侧的内侧皮质进行第二次截骨。此时，要在 X 线透视下进行检查，以确保内侧皮质没有损伤。（I）在近端和远端闭合楔形截骨的水平上使用 0.25 英寸的骨刀，然后轻松取出骨片。注意，由于这个 10° 的骨片是在干骺端更远的位置上取出的，其尺寸相当小。这使得干骺端骨干移位很小，使得胫骨近端变形最小。如果将来需要进行全膝关节置换，很可能不需要调整胫骨柄的偏心距，而且由于截骨时采用的是实用性的正中切口，而不是经典的曲棍球式切口，这将有利于手术的进行。（J）在用 3.2 mm 的钻头对内侧皮质进行多次钻孔后，现在慢慢闭合截骨合页，以确保闭合过程可控。放置偏心 L 形钢板，用复位钳夹持加紧，在近端拧入 2 枚 6.5 mm 的螺钉。仔细地触摸腓骨中段截骨区，并通过其单独的切口确保其容易移动，以便闭合胫骨截骨区。当截骨处完全闭合时，利用好远端两个螺钉孔。如果内侧皮质有裂缝，可以在该部位放置固定钉，以防止胫骨干横向移动或内侧皮质打开。另一种选择是通过钢板内的椭圆形孔使用斜向的拉力螺钉固定，在本病例中使用了这种操作方法，以增加稳定性并防止内侧的破裂

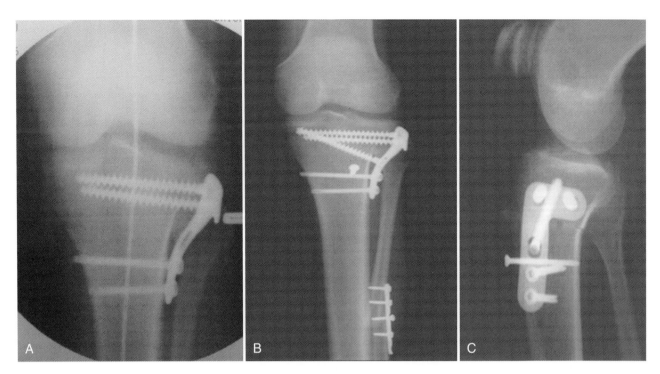

• 图 10.10 （A）术中通过 X 线透视，使 Bovie 线通过股骨头中心和踝关节距骨中心，确保对外侧胫骨棘的角度矫正符合术前计划。（B）胫骨结节稍内移，以确保髌骨中立位，并用 1 枚前后拉力螺钉固定到胫骨后皮质，腓骨单独装上一小块 1/3 的半管状板（如 X 线片所示）。术中需注意胫骨上端的轻微畸形，保证腓骨近端处于其自然位置，确保后外侧韧带复合体没有松弛。（C）术中侧位 X 线片。本病例的胫骨结节截骨术是为了降低截骨位置，而不是为了减轻髌股关节的负荷。小于 10° 的矫正通常不使用胫骨结节截骨术，除非髌腱附着的位置非常近且靠近关节线。在这种情况下，胫骨结节截骨术将有助于保护髌腱免受损伤

肌间隙的上方，并将肌肉筋膜的前部完全打开。随后闭合皮下组织和皮肤。留置引流管，第二天拔除。每 4~6 小时对肌筋膜间室进行检查，并需排查前部肌筋膜室综合征。术后立即使用足部加压泵以减少肿胀和深静脉血栓风险。足部加压泵作为首选的机械加压装置，可改善静脉回流而不对肌间室造成压力。

开放楔形截骨术

由于技术简单，矫正精确，且胫骨近端不会出现畸形，开放楔形截骨术是首选的截骨术，但它可能更容易导致未来行全膝关节置换。该术式尤其适用于患侧下肢短缩，关节线向内下方倾斜并产生内翻突出者。因为它可以恢复腿长及水平的关节面。如果存在内侧松弛，则可以通过增加内侧副韧带深面的内侧柱来纠正；如果有前交叉韧带松弛或后交叉韧带松弛，则可分别通过伸展或屈曲胫骨矢状面后倾来改善。截骨术是在胫骨内翻畸形处进行的，通常位于骨骺与干骺端交界处。当进行截骨时，重点是将切口指向近胫

腓关节，而不是外侧干骺端，因为在切开时可能会发生 Takeuchi 所描述的外侧铰链骨折（lateral hinge fracture, LHF）（图 10.11）。截骨通常在髌骨肌腱附着水平的结节后。从鹅足附着点近端，斜向近端胫腓关节，到外侧皮质的 5 mm 内。已有研究证实，这是胫腓关节囊最牢固的附着点，它可以抵抗开口处的位移，并避免 LHF。开放楔形截骨术可达到近 20° 的矫正。我们倾向于从胫骨的内侧皮下边界松解鹅足腱，以使内侧柱延长，避免因软组织紧缩而出现屈曲畸形。在手术结束时，将它们重新固定到钢板上方的内侧副韧带（MCL）浅层。同样，在胫骨结节后进行截骨，以避免伸膝装置随着楔形截骨的增加而收紧（图 10.12）。

从髌骨的内侧上端到胫骨结节的下端做一个纵向切口。图 10.13 展示了开放楔形胫骨外侧截骨术的手术步骤。制作一个全层的内侧皮下皮瓣，并在胫骨内侧的皮下边界确定鹅足腱。然后切开这些肌腱的上端，从前到后在骨膜下松解肌腱，并在最后进行修

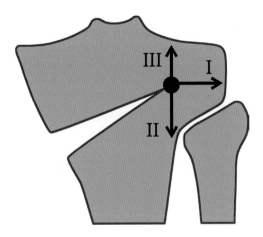

• 图 10.11　开放楔形高位胫骨外翻截骨术外侧铰链骨折（一种可避免的并发症）Takeuchi 分类。Ⅰ型骨折涉及干骺端外侧，可能导致骨块平移和延迟愈合。Ⅱ型是从胫腓关节下方延伸至外侧皮质，胫骨不稳。Ⅲ型延伸至胫骨平台外侧关节面

复。在鹅足近端，从胫骨后侧到胫骨前侧穿过 MCL 深层部分的骨膜做一个横向切口。然后将 MCL 从骨膜下剥离至距内侧半月板冠状韧带关节面 1 cm 以内。随后用缝线标记 MCL，并将其固定在近端关节囊上，使其不受影响，并在闭合时将其重新附着到钢板上方的鹅足腱上，使内侧副韧带的深层和浅层保持完整。髌腱在其远端插入止点处骨骼化。然后将膝关节弯曲呈 "4" 字形，对胫骨后部和关节囊外进行松解。在

膝关节后方暴露腓肠肌 - 比目鱼肌起始处，然后从胫骨后方松解，并从内侧向外侧穿过胫骨骨膜下，至胫腓关节近端进行精细的松解。膝关节后方用小号湿纱布填塞，直到接近外侧的胫腓关节水平，这个部位是很容易触诊到的。

通过图像增强技术，将一根导丝倾斜地放置在干骺端 - 骨干交界处水平，尽可能靠近髌腱附着点，直到胫腓关节近端。如果髌腱止点非常靠近端，则行结节后截骨术（这也是笔者通常首选的技术）。通过在髌腱附着处水平轴向截骨，然后在胫骨结节前皮质后 1 cm 处从内侧到外侧截骨 1~2 cm 来完成手术。利用这种方法，胫骨结节仍然附着在远端骨块上。之后将膝关节完全伸展，然后在导丝顶端截骨，在透视引导下锯切到胫骨外侧皮质和胫腓关节，但不要穿透。然后用开口楔形器打开胫骨的内侧。如果矫正程度较大（＞10 mm），或在胫腓关节处外侧皮质骨折，则在截骨术中使用外侧门形钉以确保稳定性和不移位（图 10.14）。通过术中导丝 / 导杆评估，将电刀线从股骨头中心指向距骨中心，穿过外侧髁间棘，从而确定正确的矫正角度。然后放置 Puddu 钢板，在钢板近端使用 6.5 mm 松质骨螺钉，在远端放置 4.5 mm 螺钉。我们发现用于股骨的第一代不锈钢 T 形钢板更为坚固，因为它在截骨部位附近有 3 个近端螺钉和 4 个远端螺钉，该钢板应用于胫骨已多年，尚未出现钢板失效或矫正失败的情况。这种 T 形钢板也是一种轻薄植入

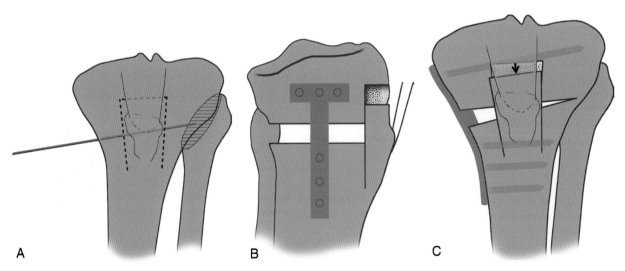

• 图 10.12　（A）导丝从内侧干骺端交界处斜向放置到胫腓关节。将导丝引向胫骨结节后方，切断胫骨结节，使其与下部截骨的骨块相连。（B）从结节后方向胫腓关节方向进行截骨，然后将其撑开。在前皮质后方 1 cm 处截骨，使其仍然附着在远端骨。（C）开放楔形胫骨外侧高位截骨术的最终外观。注意胫骨结节已向远端移位，但仍保留贴在近端骨段上，增加了结构的稳定性

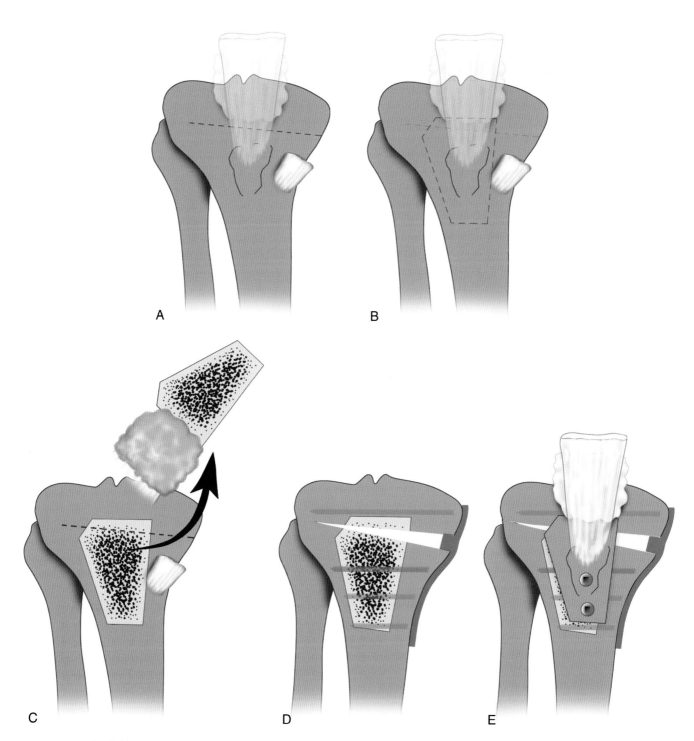

A B

C D E

• **图 10.13** （A）第一步：虚线代表从胫骨近端的干骺端 - 骨干交界处到胫腓近端关节的开放楔形胫骨外翻截骨拟定水平。（B）第二步：勾勒出胫骨结节前内侧截骨术（Fulkerson 截骨术）的拟定水平，行近端横向截骨和远端斜向截骨，然后进行 Fulkerson 截骨术中标志性的内侧至后外侧截骨。斜度将根据伸膝装置减负负荷卸载和适当轨迹所需的前向和内侧的量而变化。胫骨的后外侧皮质必须始终保持完整。（C）第三步：行胫骨结节截骨术，松解 Hoffa 脂肪垫，使其脱离胫骨前间隙和半月板内、外侧前角的起点。进行外侧股肌下关节切开术，以暴露关节，解除髌骨的负荷；行内侧股肌下关节切开术，直至股内侧斜肌在关节囊上的附着点。（D）第四步：行开放楔形胫骨外翻截骨术并固定。（E）第五步：将胫骨结节置于其原始近端横切面的水平，并在前侧和内侧方向进行必要的定位。使用点状复位钳或克氏针将结节固定在原来位置上，同时使用 2 枚由前向后的拉力螺钉固定胫骨结节。注意，胫骨结节的远端截骨不是从前到后的直线横截，而是向远端和前侧倾斜，以避免在这个位置出现应力升高和潜在的术后应力性骨折。这个位置通常有一个间隙，可用脱矿骨基质和松质异体骨片组合进行骨移植

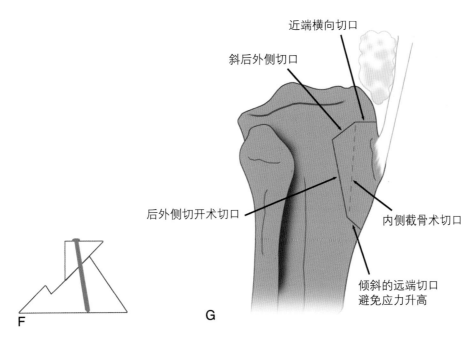

近端横向切口

斜后外侧切口

后外侧切开术切口

内侧截骨术切口

倾斜的远端切口
避免应力升高

F

G

• **图 10.13（续）**（F）此图为胫骨结节在移位和固定后在胫骨结节水平的横截面外观。用脱钙骨基质替代缺失的侧方骨块，外伸的内侧胫骨结节在下方得到支撑。内侧骨膜袖（包括鹅足腱）完全覆盖在骨移植替代物上，并重新附着到胫骨结节上的髌腱上，最后在内侧皮下形成光滑的、没有骨性隆起的边界［见第 12 章胫骨结节截骨术（TTO）］。（G）从侧面观察胫骨结节截骨术。胫骨结节截骨的远端向前方倾斜，以减少应力集中以及术后骨折的可能性。近端反向切口是横向的，以使截骨在最终定位时"锁定"位置，并减少术后近端移位的概率，有助于提升截骨术的稳定性

物，术后患者通常感觉不到它的存在。也曾使用自体松质骨移植填充，目前使用的是冻干的同种异体松质骨块。自体移植物取自位于内侧副韧带起始点上方的股骨远端干骺端。然后松开止血带，成分良好的骨髓"红晕"渗透到同种异体移植骨中。因为这种术式不需要冲洗，所以成骨细胞和成分都不会丢失。因发现这种方法的愈合情况类似于自体骨移植，因此自 2001 年起笔者就不再使用髂骨了。

开放楔形胫骨高位外翻截骨术伴胫骨前内侧结节截骨术

当需要进行较大矫正时，比如有 10~20 mm 楔形开口，或存在特定髌股关节错位或外侧关节软骨磨损，可行联合截骨术。如果将胫骨结节保留在胫骨上，并在髌腱止点上方进行大开口楔形截骨，则髌骨会明显下移，这增加了髌股关节的接触力，从而导致疼痛和关节软骨磨损。在这种情况下，可以进行结节后截骨术，使结节附着在近端骨块上，或者将整个结节截骨放置在最近端止点，以纠正髌骨力线（如图 10.13 中显示）。

反向穹顶胫骨外翻截骨术

对于 ≥ 15° 的矫正，笔者更倾向在胫骨结节下方反向穹顶截骨和腓骨中轴截骨。这是一种非常有用的截骨术，因为它不会使胫骨近端上部的解剖结构发生畸形，不会影响未来的重建。在本文所述的三种胫骨截骨术中，它在技术上是最难实施的，且骨愈合时间较长（3~4 个月）。通常需要一个固定角度的装置，如角钢板固定，以使稳定矫正（图 10.14 和图 10.15）。

手术暴露与闭合楔形外翻截骨术相似。图 10.16 所示为反向穹顶胫骨外翻截骨术的详细步骤。然而，根据胫骨内侧近端截骨弧线的位置，鹅足腱可能需要如开放性楔形胫骨外翻截骨术的后内侧方向进行骨膜下松解，以便使其向近侧滑动，保证其在逆向截骨过程中不会被损伤。然而，在截骨之前，用于直角钢板的凿子应当放置在胫骨股关节所需的倾斜角度，通常与胫骨偏移 15~20 mm。倾斜的矫正是由相对于胫骨平台表面进入胫骨的角度决定的。通常需要 5°~7° 的胫骨 - 股骨轴线，这便意味着手术入路需要平行于胫骨平台表面 5°~7°。截骨后胫骨干被带到近端骨块，

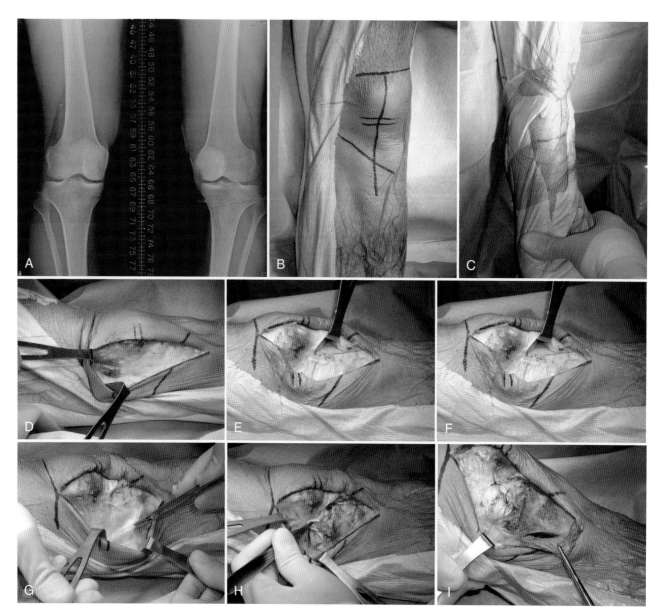

• **图10.14** （A）数字长射线图像显示力线内翻，将机械轴穿过膝关节胫骨外侧嵴用以计算开放楔形截骨矫形。这张负重的正位X线图像的数字模板显示，11°的矫正使力线穿过膝关节的中心，对应于12.5 mm的开放楔形胫骨外翻截骨术。（B）术中切开皮肤以显示切口的范围，斜向标记表明鹅足腱止点位于胫骨的皮下边界。如果需要打开关节或需要自体骨移植可行胫骨外翻高位截骨术，皮肤切口靠近双斜线。否则，在双斜线的远端切口会更短。（C）握住足以便于在透视中标记和确认踝的中心。（D）股骨远端的内侧股肌下暴露用于胫骨外翻截骨术的自体骨移植。软组织瓣直接向下至筋膜，剩余的全层筋膜皮瓣血运良好。（E）在内侧副韧带股骨起点的正上方进行骨膜剥离，以备使用销钉采集器采集松质骨移植物。（F）在胫骨截骨术的准备过程中，将髌腱的内侧缘分离到髌下囊，直至胫骨结节上的肌腱附着点。（G）找到鹅足腱的近端边界。（H）将鹅足腱从胫骨远端和后方的附着点骨膜下剥离。将浅层内侧副韧带在距关节线1 cm以内的近端横向切断，并用无菌记号笔标记。然后用固定缝线将它们从截骨处牵开。现在将膝关节置于"4"字形位置，以便从胫骨后皮质沿近端胫腓关节的外侧方向将后方软组织包膜从骨膜下剥离至近端胫腓关节。（I）用Kocher钳夹住剥离出的肌腱，从胫骨背面切开比目鱼肌的起点和后部结构

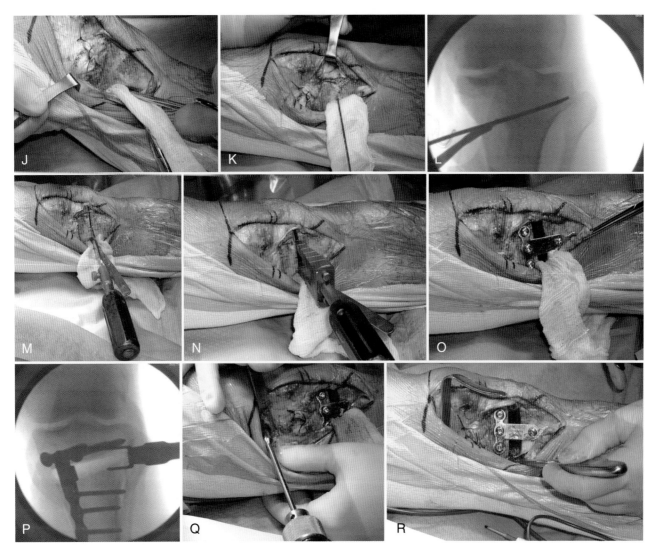

• 图 10.14（续）（J）在截骨术前，将一小块浸有盐水的海绵直接紧贴在胫骨的后面，以保护神经血管结构。（K）在准备胫骨截骨术时，将一根导丝指向胫腓骨近端关节的中部，并在增强图像下确认，同时膝关节处于完全伸展状态，以便良好地控制摆动锯。然后将针从皮质附近折断，稳定腿部，导丝用于稳定锯片，先后将胫骨前、后皮质的 2/3 截断。然后用大骨刀切最后的 1/3，这样外侧的皮质就不会被破坏，而是保持完好，截骨术就可以依靠完整的皮质和近端的下胫腓关节囊组织形成铰链。（L）断针位于胫腓骨关节水平的胫骨近端干骺端。在胫骨外侧关节线上至少有 2.5 cm，以确保关节没有不全骨折。建议截骨部位是干骺端松软的外侧皮质，而不是更容易破裂和移位的骨干。（M）使用宽骨刀完成外侧皮质的截骨，但不穿过外侧皮质。这一点需要增强图像证实。注意，内侧皮质截骨术前后应对称打开。否则，前方或后方截骨可能无法完成，导致角度矫正困难。（N）在所建议的截骨水平上施加反向力，在踝关节水平上施加轻微的外翻力，开口楔形尖齿向外侧皮质方向轻轻击入，确保膝关节始终充分伸直。踝下方的垫子用于确保膝关节完全伸直。（O）笔者倾向于在胫骨上使用股骨 T 形钢板，不仅可获得所需的矫正，还具有更好的固定性和降低骨折的可能性。（P）当需要大开口矫正时，通过相同的中线前切口应用预防性外侧门形钉。这也适用于外侧皮质骨折或移位。如果发生上述情况，截骨位置将从外侧闭合，并施加缝钉。（Q）然后使用一个直径为 11 mm 的采集器从股骨远端干骺端采集数个 20 mm 的自体松质骨柱。（R）自体骨移植柱位于皮质边缘的前后两个位置，以促进皮质骨愈合，并防止同种异体松质骨屑进入软组织封套

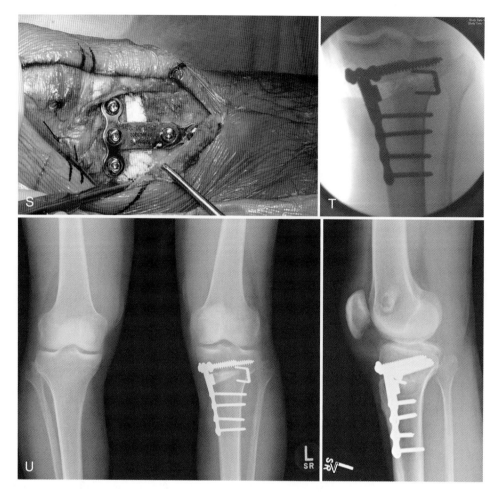

• 图 10.14（续）（S）同种异体松质骨块填充截骨和供骨植骨部位中央空隙的最终外观。引流管置于胫骨后方和皮下包膜内。用间断缝线将分离出的肌腱无张力地连接至内侧副韧带浅层和内侧支持带上。然后，松开止血带，骨髓成分渗透到整个骨移植部位，同时骨髓干细胞增强了其与结构体的结合。这个区域没有血流灌注。然后电凝小出血点，用弹力袜从足趾到腹股沟进行轻微包扎。在膝关节上使用冷冻治疗套，然后使用膝关节固定器和静脉输液泵来预防深静脉血栓。第二天开始持续被动运动。（T）截骨术后 X 线片。（U,V）术后 1 年 X 线片；U 为前后位 X 线片，V 为侧位 X 线片

并获得所需的斜度矫正。在凿子置入后，反向穹顶截骨术通常是通过预先制作的钻头导向器从前向后进行钻孔。使用 1/8 骨刀沿之前的钻孔进行截骨，首先是胫骨前皮质，其次是后皮质，最后行腓骨中段截骨。然后放置钢板，在人为外翻力作用下进行角度矫正，分离和重新对位胫骨截骨。然后通过接骨板使用铰链式加压装置于截骨处施压，以获得所需的矫正角度。术后伤口护理和镇痛与其他胫骨截骨术相同。

术后护理

患者一般在胫骨高位截骨术后住院 3~4 天。术后 48 小时硬膜外麻醉，留置肌间室深部引流持续 3

天。如果引流管脱落，则立即停止硬膜外麻醉，并通过临床检查仔细监测肌间室状态。术后第二天开始持续被动运动，以帮助恢复运动功能。患者在出院前通常会被告知在术后 3 周内需要进行持续被动运动，除非患者在此期间关节活动过多；在这种情况下，进行 6 周持续被动运动锻炼，以防止粘连和促进软骨修复。手术后不使用非甾体抗炎药物，因其可能会干扰骨愈合。患者持续保持接触性负重，直到在影像学上有骨性愈合的证据，才允许实行逐级负重训练计划。

截骨治疗不稳定：矢状位矫正

胫骨截骨术在矢状面也很有效。开放和闭合楔形

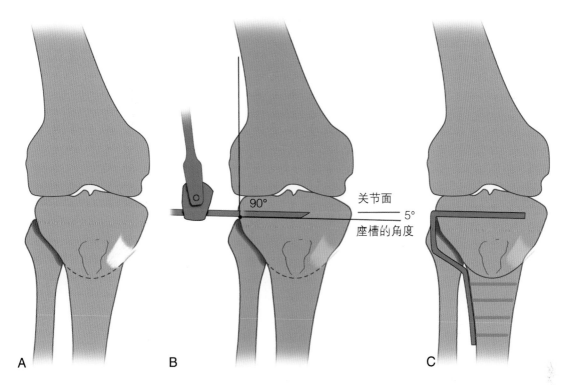

• **图 10.15**　反向穹顶胫骨外翻截骨术。如果矫正截骨需要 ≥ 15°，则在胫骨结节水平以下进行反向穹顶截骨，允许在不扭曲胫骨近端几何结构的情况下进行大角度的矫正，最大可达 30°，胫骨近端畸形将导致最终进行全膝关节置换术。还需要进行腓骨中轴截骨术，并使用固定角度的装置，如 90° 偏置钢板进行固定。（A）第一步：显露胫骨上端，在胫骨结节下方勾画出向胫骨内外侧平台干骺端旋转的弧线，用记号笔在胫骨上标记。（B）第二步：在增强图像引导下，将导丝平行放置于胫骨关节面，与关节面形成 5° 的夹角，形成 0°~5° 的胫股外翻角度。然后将用于刀片板放置的座凿固定到所需的深度。（C）第三步：放置 90° 偏置钢板，固定，用网状压缩器压缩截骨，得到所需的角度矫正。然后用 1/3 半管状钢板固定腓骨

截骨术可以矫正膝关节过伸畸形，也可以通过屈曲截骨术改善 PCL 功能不全（图 10.17），或者通过屈曲截骨术减少膝关节屈曲畸形和改善 ACL 功能不全（图 10.18）。如果前交叉韧带功能不全，后倾角度越大，胫骨向前平移的可能性越大。通过伸直截骨术降低胫骨后倾，减少胫骨前移的趋势。同样，如果 PCL 功能不全的膝关节在股骨回滚时出现最小的后倾角度，则胫骨倾向于向后滑动。用屈曲截骨增加胫骨斜度会减少胫骨后平移的可能性。这些原则也同样适用于膝关节过伸畸形以及固定屈曲畸形。这些操作也可以与产生外翻的胫骨截骨术相容，但增加了截骨术的复杂性。

前交叉韧带松弛伴膝关节外翻

膝关节前交叉韧带损伤常伴有内翻和胫骨矢状面后倾的增加，这增加了前交叉韧带重建失败的风险。前交叉韧带断裂时的关节损伤通常在关节的内侧；因此，重建需要注意所有的合并因素以获得满意的临床结果。恢复膝关节正面的中立力线将提升内侧间室的软骨修复或内侧间室的骨关节炎退行性病变手术的成功率。通过降低矢状面坡度，改善或恢复其正常坡度（3°~5°），将减少胫骨前移的趋势。在这种情况下，可将开放式楔形胫骨外翻截骨术与延伸截骨术结合，并将开放楔形板置于更后方，从而降低胫骨的矢状面斜度。位于前方的门形钉可能有助于防止前侧张开。使用一个小型矢状锯，从远端骨片上取一些额外的骨组织，为后方的矩形间隔钢板留出一个矩形空间，以确保坡度变小。同时，必须通过术中 X 线或透视来评估胫骨的侧视图和矢状坡度（图 10.18）。

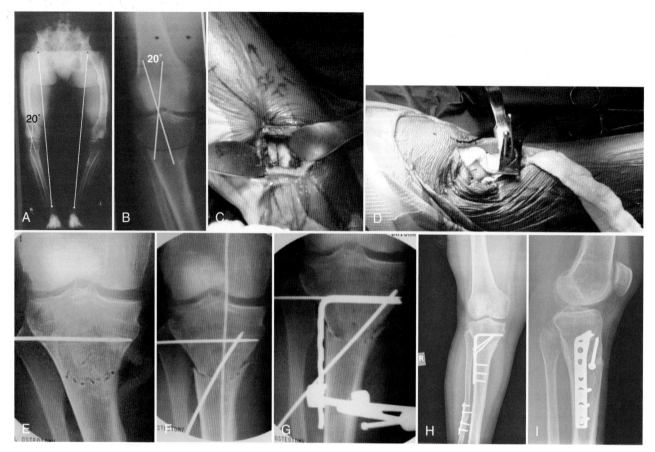

• 图 10.16 （A）一位患有家族性维生素 D 抵抗性佝偻病的 31 岁女性的下肢全长位力线 X 线片，显示严重内翻对位不良，力线落在膝关节内侧。患者右膝内侧有明显的疼痛症状。股骨轻度弓形，胫骨近端畸形更严重。（B）需要进行 20°的角度矫正，以便将力线通过胫骨外侧髁，使负重载荷从内侧间室移出。这可以部分通过股骨和胫骨截骨进行。然而，由于股骨对畸形的影响并不严重（与左膝不同），因此矫正将完全通过胫骨截骨进行，并采用逆向穹顶胫骨外翻截骨术。在胫骨近端干骺端展示了穹顶截骨术的轮廓，将在胫骨结节的水平下，围绕膝关节中心的一个旋转弧中心进行。（C）腓骨中段截骨术首先在后肌间隙浅层和外侧肌间隙之间以斜向方式进行。（D）几种不同的新月形夹具可用来匹配近端干骺端曲线的宽度。选择合适的夹具，并在胫骨中心从前方向后方钻几个小孔，用 0.25 英寸薄而锋利的骨刀连接这些小孔。（E）胫骨进行穹顶钻孔后拍摄 X 线透视图像。由于患者身材非常矮小，因此使用小儿角钢板导丝平行于关节线放置，形成 90° 角钢板。剥离后，将纱布放置于胫骨后方，剥离前外侧肌室，松解浅内侧副韧带和附着于胫骨内侧的鹅足腱。然后用截骨器从前向后截骨。再轻轻分离远端骨块，铰接在穹顶截骨器周围，并放置在外侧以产生所需的矫正效果。（F）用临时克氏针将骨块固定在建议的矫正水平后的 X 线透视图像。从股骨头中心到踝关节距骨中心放置一根电刀线，表明力线位于胫骨内侧嵴上。对这种严重畸形的关节要进行足够的矫正。（G）在放置螺钉前，将 90° 空心小儿角钢板（无偏心）置于近端骨块，并在远端放置铰链式压缩装置，将两个骨块压缩在一起。（H）截骨术后 1 年胫骨 X 线片。值得注意的是，尽管进行了如此大的角度矫正，胫骨上端仍有轻微的畸形。但这并不会影响到患者未来的重建需求。（I）反向穹顶胫骨外翻截骨术后侧位 X 线片

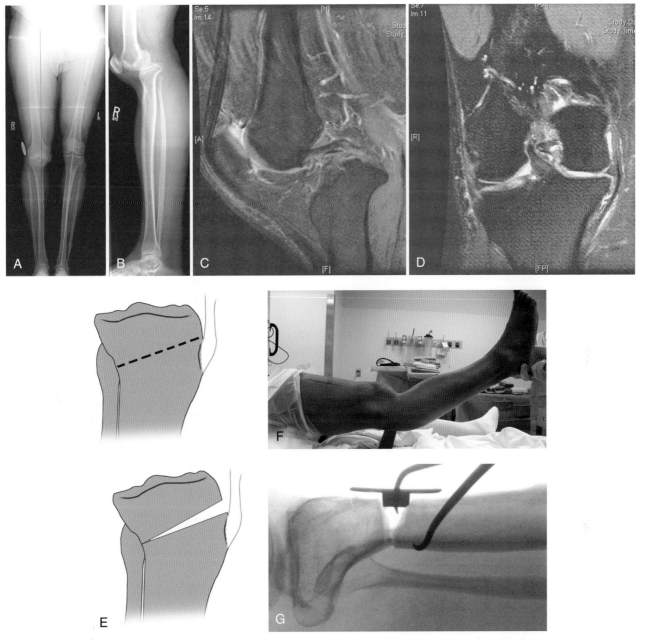

- **图 10.17** （A）膝关节反弓合并后交叉韧带功能不全。一位 50 岁男性的长轴位 X 线片，在检查前的 6 个月里，他负重困难、有膝关节过伸不稳定的症状。他小时候曾因股骨骨折，行胫骨骨牵引治疗。胫骨牵引针穿过胫骨近端，可能伤到了他的前骺板，导致前侧生长停止，胫骨矢状面斜度偏移。他的关节线在站立式前后位或长轴对线前后位 X 线片上是看不到的。（B）侧位负重 X 线片显示，在小儿使用胫骨骨牵引针后，胫骨前部骺板生长停滞，胫骨后移，矢状面胫骨向上倾斜呈坡状。（C）矢状面 MRI 显示后交叉韧带是完整的，髌股关节的关节面是完整的。（D）冠状面 MRI 显示完整的副韧带和前交叉韧带，股骨内侧髁上的关节软骨消失。（E）本案例表明了通过增加后方矢状面的斜度来进行矫正截骨的必要性。患者出现反向的矢状面倾斜，其后方出现的倾斜继发于牵引弓导致的胫骨前骺板生长停滞。矫正的原则是通过从前到后的截骨术恢复后方矢状面倾斜，使后方铰链保持完整，直到反屈现象消失，这在术中可以立即注意到（见图 10.16G）。当出现有症状的后交叉韧带不稳定并伴有内侧间室骨关节炎时，也可采用同样的技术来防止胫骨后移。在行胫骨外翻截骨术时，截骨处的前方开口角度应大于后方，以增加胫骨坡度，减小后交叉韧带的不稳定性，并减轻受损的内侧间室负荷。（F）膝关节过伸畸形约 30° 的手术矫正临床评价。（G）在切除胫骨结节后进行前屈截骨术，以暴露骨骺-干骺端交界处的畸形。截骨术向前方打开，直到获得完全伸展而不过伸。应用适当的前部开口的间隔板，以暂时确认所述截骨的位置

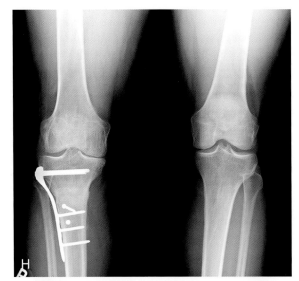

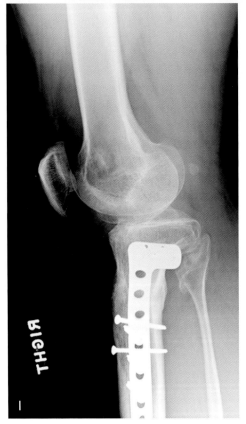

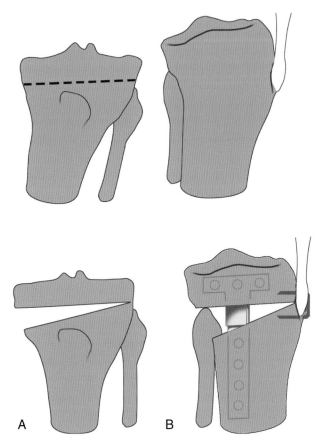

• **图 10.18**　前交叉韧带（ACL）功能不全经常与胫骨后矢状面坡度增加有关。（A）正位片：在 ACL 缺损的膝关节做外翻截骨术，减少了后矢状面的坡度。（B）侧位片：胫骨外翻延伸截骨术中优先打开截骨部位的后方，有助于稳定胫骨前移的趋势

• **图 10.17**（续）（H）术后 1 年（前后位）X 线片，显示截骨牢固愈合，并可见切线位关节间隙，截骨处使用锁定板进行固定。（I）侧位 X 线片显示胫骨 0° 倾斜，无过伸畸形，股骨位于胫骨的中心位置，没有向前半脱位。该患者多年后仍无症状

结论

在上述技术的应用中，我们发现胫骨高位截骨术是一种安全且可重复的手术方式，并且不会影响未来的膝关节假体重建。该术式最初的适应证是内侧间室骨关节炎伴内翻畸形的减压治疗。然而，改进的截骨技术提供了更为准确的力线矫正，使胫骨近端的外观缺损或形状变化更小。此外，现在的适应证包括通过机械矫正使关节的机械环境正常化，并将机械轴置于中轴性对齐，从而改善内翻膝关节内侧病变的软骨修复。在认识到改变胫骨矢状倾斜角度有助于改善膝关节前后平面的稳定性后，截骨术有了令人振奋的改进。

如果操作精准，胫骨高位截骨术是一种可重复性、疗效满意的手术，可以改善软骨修复、关节不稳定、减轻骨关节炎的疼痛，在保留关节的情况下提高活动能力。

参考文献

1. Coventry MB, Ilstrup DM, Wallrichs SL. Proximal tibial osteotomy. A critical long-term study of eighty-seven cases. *J Bone Joint Surg Am*. 1993;75(2):196–201.
2. Centers for Disease Control and Prevention. Arthritis prevalence and activity limitations–United States, 1990. *JAMA*. 1994;272(5):346–347.
3. Sharma L, Song J, Felson DT, et al. The role of knee alignment in disease progression and functional decline in knee osteoarthritis. *JAMA*. 2001;286(2):188–195.
4. Sahlstrom A, Johnell O, Redlund-Johnell I. The natural course of arthrosis of the knee. *Clin Orthop Relat Res*. 1997;340:152–157.
5. Rinonapoli E, Mancini GB, Corvaglia A, Musiello S, et al. Tibial osteotomy for varus gonarthrosis. A 10- to 21-year followup study. *Clin Orthop Relat Res*. 1998;353:185–193.
6. Mina CM, Garrett WE Jr., Pietrobon R, Glisson R, Higgins L. High tibial osteotomy for unloading osteochondral defects in the medial compartment of the knee. *Am J Sports Med*. 2008;Volume 36(number 5):949–955.
7. Ogden S, Mukherjee DP, Keating ME, Ogden AL, Albright JA, McCall RE. Changes in load distribution in the knee after opening wedge or closing wedge high tibial osteotomy *J Arthroplasty*. 2009;24(1):101–109.
8. Paley D. *Principles of Deformity Correction*. Berlin: Springer-Verlag; 2002.
9. Klecker RJ, Winalski CS, Aliabadi P, Minas T. The aberrant anterior tibial artery, magnetic resonance appearance, prevalence, and surgical implications. *Am J Sports Med*. 2008;Vol. 36(No.4):720–727.
10. Shetty AA, Tindall AJ, Qureshi F, Divekar M, Fernando KWK. The effect of knee flexion on the popliteal artery and its surgical significance. *J Bone Joint Surg -British*. 2003;85-B(2):218–222.
11. Takeuchi R, Ishikawa H, Yamaguchi Y, et al. Fractures around the lateral cortical hinge after a medial opening-wedge high tibial osteotomy: a new classification of lateral hinge fracture. *Arthroscopy*. 2012;28(1):85–94.
12. Nakamura R, Komatsu N, Fujita K, et al. Appropriate hinge position for prevention of unstable lateral hinge fracture in open wedge high tibial osteotomy. *Bone Joint J*. 2017;99-B(10):1313–1318.

第 **11** 章

股骨内翻截骨术

引言

膝外翻（图 11.1）通常与股骨外侧髁发育不良和机械轴线向外上偏移有关。在膝外翻时，踝关节通常斜向地面，与膝关节平行。在股骨水平进行截骨矫形可以使膝关节面恢复水平，也可使踝关节恢复水平。所以，经股骨截骨矫形可矫正膝外翻畸形。与胫骨矫正性截骨相似，股骨截骨术可分为闭合性楔形截骨术、开放性楔形截骨术及反向穹顶截骨术。每种截骨方式都有自己的优点和缺点。股骨截骨矫形术与胫骨截骨矫形术的临床疗效相似，然而，它们并不像有关它们的文献报道那样常见。当膝外翻时，病损常累及髌股关节，矫正外侧关节面和髌股关节在技术上要求更高，而且疗效不确定。

适应证

股骨内翻截骨术适用于膝外侧关节面软骨缺损、外侧关节面超负荷继发疼痛或外侧骨关节炎同时未累及内侧和髌股关节。与胫骨截骨术不同，胫骨截骨术对于解决矢状面倾斜矫正后继发的前交叉韧带（ACL）或后交叉韧带（PCL）不稳定非常有效，而改变股骨远端的屈曲或伸展对不稳定没有影响。总体而言，股骨截骨在技术上更具挑战性，因为软组织剥离更多，力臂过长导致在截骨时易发生移位，同时截骨操作靠近滑车关节面和股动脉。选择使用哪种类型的股骨截骨术取决于矫正程度、下肢长度差异以及骨软骨缺损是否需要植骨。与开放胫骨楔形截骨术一样，开放股骨楔形截骨术在技术上比闭合楔形或反向穹顶截骨术更容易执行，因为它允许行"撬拨"准确矫正。它的缺点是需要植骨，笔者发现同种异体骨（特别是松质同种异体骨与脱矿质骨基质的组合）与自体移植骨具有大致相同的愈合时间。

笔者使用开放股骨楔形截骨术进行最大 15° 的矫正，这是因为发现远端骨块因存在股内收肌附着点，如矫正更大角度，远端骨块有移位的趋势。然而，不同于进行胫骨外翻高位截骨术（high tibial valgus osteotomy, HTO），股骨内侧铰链没有额外的结构（如腓骨）支持，更容易发生骨折和移位。此外，当矫形大于 15° 时，髂胫束会变得非常紧。由于开放股骨内翻楔形截骨术可增加患肢长度，所以患肢长度缩短是其应用的另一个相对指征。

髁上反向穹顶截骨术适用于大角度矫形，当矫形角度需大于 15° 时，笔者采用髁上反向穹顶截骨术。一般需要使用有角度的接骨钢板来获得稳定的固定，锁定钢板或逆行髓内钉使固定更加容易操作。

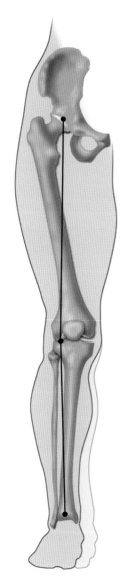

• **图 11.1**　膝外翻通常与股骨外侧髁发育不良和机械轴线向外上偏移有关

闭合性股骨内翻楔形截骨术比其他两种术式愈合得更快，并且在股骨外侧髁的骨软骨缺损需要骨移植时提供自体骨的来源。如果患肢较长，则首选闭合楔形截骨术以平衡肢体长度。截骨术中内固定往往采用90°角接骨板，近年随着内侧锁定支撑板的应用，使截骨矫形更为便捷、精确。

策略

股骨截骨矫形术与胫骨外翻截骨矫形术具有相似的目标。当负重位 X 线片显示关节间隙完整，膝外翻畸形，机械力线穿过外侧间室，或者关节软骨缺损需

要修复，则机械轴线应矫正至中线（图 11.2），从而使关节正常受力。如果存在关节间隙狭窄或大的关节软骨缺损需要修复，矫形的目标是将外侧间室过度矫正 2°，使机械轴线对应于胫骨髁间隆突内侧的顶点。这样，内侧间室过早磨损的可能性较小。计算矫正角度需要拍摄双下肢站立位前后位 X 线片（图 11.3、图11.4）。从股骨头中心至膝关节中心或胫骨髁间隆突内侧，并延长至足部位置。然后从现有的踝关节中心到设计的膝关节机械轴点的连线，此线与设计的膝关节机械轴之间的夹角（锐角）为矫正角度。然后在 X线片上将此矫正角度转换为手术需要撑开或截去的骨皮质宽度，以此规划股骨远端外侧开放性楔形截骨术或在内收肌结节和滑车上方行股骨内侧闭合楔形截骨术的手术方案。该角度还可作为相对于关节面放置骨凿的参考角度（图 11.4）。

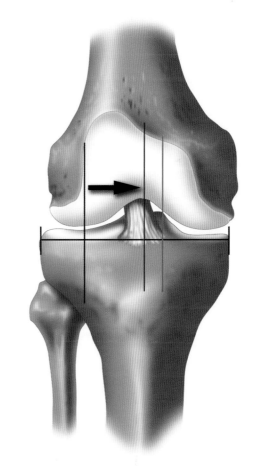

• **图 11.2**　当侧室无关节间隙狭窄，关节软骨正在修复时，理想的机械轴应矫正至膝关节中线（红线）侧室；如果存在骨关节炎或关节间隙变窄，则应过矫正 2° 至胫骨髁间隆突内侧（蓝线）

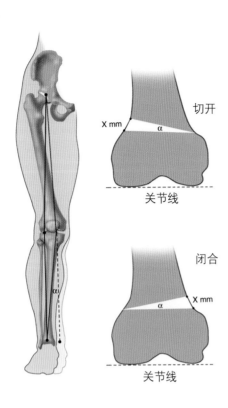

α = 矫正角度

• 图 11.3　股骨截骨术的矫正角度是通过下肢全长 X 线片来测量的。从现有的踝关节中心到设计的膝关节机械轴（图11.2）并返回到设计的踝关节新的中心位置的角度表示角度矫正。截骨平面位于股骨远端干骺端 - 骨干连接处，矫正角度适用于开放或闭合楔形截骨术（x：开放或闭合截骨术的距离测量值，单位：mm）。开放楔形截骨系统通常以毫米为单位的测量尺。闭合楔形截骨系统通常在截骨工具上有角度测量功能，可以精确地测量矫正角度。数字化的 X 射线系统与内置软件，术前可更简单地精准规划截骨方案

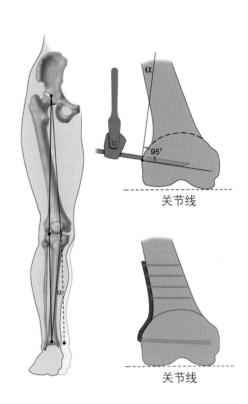

α = 矫正角度

• 图 11.4　矫正角度的计算与图 11.3 相同。股骨内翻反向穹顶截骨术可用 95° 接骨板或者其他角度的锁定接骨板固定。在股骨外侧皮质与 95° 角钢板的交叉位置测量矫正角度。通常，达到 α 角时，三角形钢板沿着骨道入口的平面置入导丝。然后，截骨凿沿着导丝在股骨髁上反向穹顶截骨前穿过。截骨完成后，将 95° 接骨板座凿沿骨凿的通道放置，内翻肢体，直到接骨板部分与股骨外侧皮质齐平。应用铰接压缩装置压缩截骨部位，并通过螺钉钢板固定维持截骨的稳定

开放性股骨内翻楔形截骨术

手术技巧和术后护理

开放性股骨楔形截骨术通常采用膝正中切口（图11.5 典型病例，图 11.6 手术步骤）。暴露至股骨远端外侧，进行关节外手术。股骨远端外侧入路与胫骨结节截骨联合手术时，可以暴露整个股骨远端和膝关节，同时不产生肌肉撕裂。笔者通常使用外侧髌骨旁关节切开术以暴露股骨远端外侧和髌股关节。

保护膝关节后方神经血管结构是截骨术中显露组织的一个关键步骤。通过肌间隙将股外侧肌远端附着处游离 3 cm。屈曲膝关节，可轻松用手指分离股骨后方软组织结构。然后湿海绵包裹的 Hohmann 牵引器置于股骨后面，以保护股动脉及其他神经血管结构。然后，从拟截骨的滑车近端髁上外侧位置置入导丝，穿过股骨，至内侧收肌结节处。然后切开髁上滑膜，骨膜下剥离，保留远端附着在滑车上的肌肉腱膜。在截骨面水平处用亚甲蓝做纵向标记，精准截骨。然后在靠近股骨外侧皮质处折断导丝，完全伸展膝关节，用湿海绵包裹的 Hohmann 牵开器保护后部神经血管结构。笔者通常在膝关节下面股骨近端放置一个衬垫，这样在截骨时，股骨远端不会折断移位。在可透视手术台上，直视和影像指导下，使用摆锯沿着导

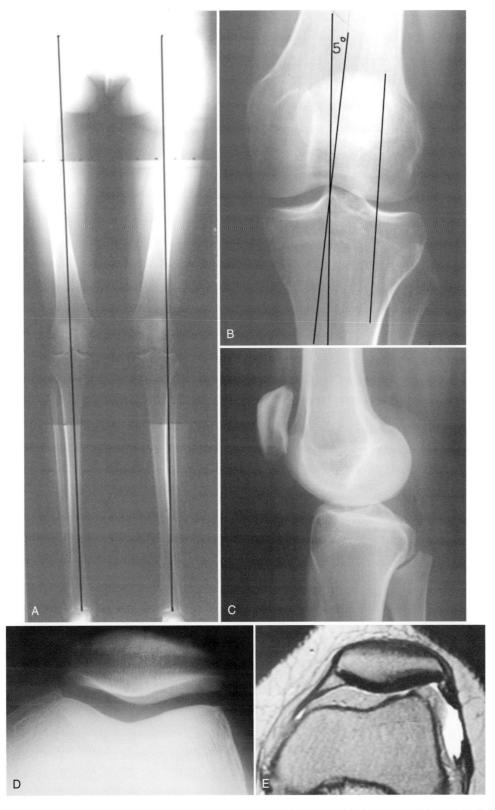

• 图 11.5 （A）女性，23 岁，身高 1.8 米；膝关节前外侧疼痛 9 月余，双下肢等长，左膝外翻，髌股关节对合不良，髌骨半脱位，患肢从完全伸展至屈膝位时，J 征阳性。髌骨压迫试验阳性，轻度捻发音，膝关节外侧压痛，膝关节侧方应力试验、抽屉试验阴性。（B）左膝力线穿过膝关节外侧间室，所以需要进行 5° 的角度矫正才能将轴线归位到胫骨内侧髁间棘。（C，D）侧位 X 线片显示轻度髌骨高位，45° 切位 X 线片上髌骨居中良好，关节面完整。（E）轴向 MRI 扫描显示髌骨和滑车的关节面完整，髌骨外侧半脱位。拟进行股骨内翻截骨术联合胫骨结节前固定（图 11.6），使其关节力线正常化，从而减轻症状

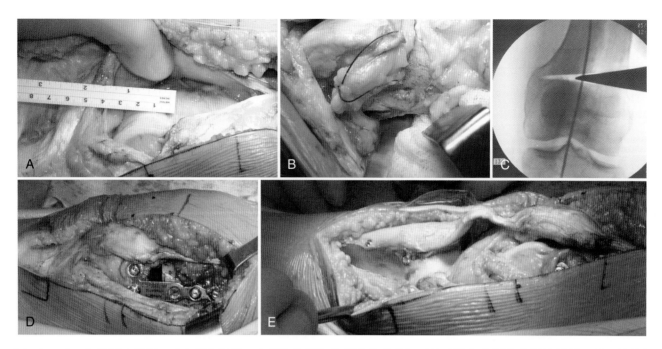

● 图 11.6 （A）取膝中线切口（左侧为尾侧，右侧为头侧）外侧髌旁关节切开显示滑车的侧向磨损并暴露股骨远端外侧。
（B）股骨远端内翻截骨术时，从外侧肌间隙入路行楔形截骨术（闭合楔形截骨术时，股骨远端内侧内收肌结节）。屈膝时，
肌间隙得以从股骨远端外侧释放，可轻松用手指钝性分离股骨后部的脂肪、肌肉及神经血管等结构，至对侧的内收肌结节
处。然后，将小块湿海绵和牵开器直接放置在股骨后方，以保护神经血管结构，使用摆锯进行股骨远端截骨，截骨时膝关
节保持完全伸展，便于助手稳定患肢，这样对膝关节后侧神经血管结构的风险最小，并且可以在前部良好地控制锯片以保
护滑车。（C）楔形骨凿轻轻撞至术前计划的所需开口水平，助手在对侧提供阻挡，并防止突破干骺端内侧铰链。术中使用
导丝从股骨头中心至脚踝中心来确认通过内侧胫骨棘间隆突的所需水平，下肢外观可见居于正中或者轻微内翻。然后，固
定截骨位置并在相应位置植骨。（D）当截骨内固定完成后，通过侧方松解矫正外翻畸形，并评估髌骨运动轨迹，此患者髌
骨向外侧滑移，滑车外侧关节面变薄，有必要行胫骨结节前内侧截骨术以稳定和减轻髌股外侧关节负荷。患者于 2003 年
接受治疗，术中采用髂骨自体骨移植，此后，同种异体松质骨和脱矿骨基质混合物被用作骨移植，在截骨完成后和释放止
血带之前，将同种异体骨混合物放入骨缺损部位；当止血带松开后，骨髓来源的成骨细胞和生长因子渗透到同种异体骨混
合物中，我们发现这和自体骨移植愈合速度相同，我们用这种混合物来代替自体骨移植，减少了手术相关不良事件发生率。
（E）在远端铰链完整的情况下，进行 Fulkerson 截骨术（胫骨结节前内侧截骨术，见第 10 章）。3 颗 3.5 mm 的皮质骨螺钉
固定截骨部位，获得稳定的固定后，第二天开始持续的被动功能锻炼

丝的路径倾斜截骨。在干骺端水平，用骨刀切至近内
侧皮质 1 cm 时，不要完成截断，这样可以形成"青
枝"骨折样开口，而同时不造成完全骨折及移位。根
据术前规划，凿开外侧皮质，当达到所需的开口大小
时，使用从股骨头延伸到足踝距骨中心的 Bovie 线进
行图像评估，以评估所需的机械轴（根据膝关节外侧
结构的松紧程度，尤其是髂胫束的松紧程度，15 mm
的开口通常是开口的最大距离。超过此距离，还应考
虑应用反向穹顶截骨术）。然后将带有所需角度的股
骨板置于股骨远端外侧，远端使用松质骨螺钉、近端
使用皮质骨螺钉固定或直接使用锁定钢板固定。在缺
损部位植骨。笔者更喜欢松质同种异体骨屑和脱钙骨
基质的混合植骨。笔者从 2003 年开始停止使用自体

髂骨植骨，是因为发现混合植骨可达到与自体骨植骨
相同的骨愈合时间，且无相关并发症。然后将髁上滑
膜缝合覆盖植骨块，保持植骨块在关节间隙外。当止
血带松开后，骨髓来源的成骨细胞和生长因子渗透到
同种异体骨混合物中，增强其生物愈合能力。将防粘
连膜（Seprafilm, Genzyme Biosurgery, Cambridge MA,
USA）直接置于滑膜外层以防止术后粘连。负压引流
管放置在软组织包膜中。笔者通常不会完全关闭髌骨
附近的外侧支持带，以避免髌股关节的机械压力增
加。然后进行紧密的皮下闭合。术后使用轻敷料和铰
链膝关节支架结合冷敷治疗。术后口服拜阿司匹林每
次 81 mg，一天 2 次，口服 3 周，以预防深静脉血栓。
术后 3 周采用持续被动运动和接触性负重。术后进行

X 线检查，然后在 3 周、8 周和 12 周分别进行 X 线检查。通常，开放楔形股骨截骨术可在 10~14 周愈合。图 11.7 为术后 6 个月的随访 X 线片。根据影像学结果，从术后 6 周开始可部分负重；在 X 线检查证实股骨完全愈合之前，不允许完全负重。

股骨内翻反向穹顶截骨术

Paley 所描述的股骨远端反向穹顶内翻截骨术，是矫正角度大于 15° 的首选截骨术。截骨术以膝关节中心点周围的旋转圆弧中心（center of rotation of angulation, CORA）为基础。通过在这个中心做一个圆形截骨，调整股骨远端干骺端内侧和外侧的宽度，小腿可以围绕这个枢轴点旋转，而不会明显破坏股骨解剖结构。软组织结构保持平衡，没有过度收紧，未来全膝关节置换术的重建亦不受影响。该手术技术见图 11.8 中的图示，以及图 11.9 中展示的一个临床病例。

闭合股骨内翻楔形截骨术：经典技术

经典闭合股骨楔形截骨术如图 11.10 所示。手术病例如图 11.11 所示，手术过程如图 11.12 所示。采用膝关节前切口，并行内侧关节切开术，暴露股骨远端和关节。分离股骨后部的内收肌结节和股骨髁上的肌间隔。屈曲膝关节，手指钝性分离股骨后侧的神经血管组织，使用小且湿润的海绵包裹的牵开器保护，同时牵开股四头肌，获得更清晰的术野。平行于胫骨股骨的关节面放置导丝，用于放置 90° 偏置钢板凿时参考，用 3 个 4.5 mm 钻头开口钻入，钻头位置保持在关节线以上及髁间切迹以上至少 2.5 cm 处，以避免穿透髁间前后交叉韧带。然后进行凿槽，深度至少为 50~60 mm。

建议在刀片凿进入部位上方至少 2.5 cm 处进行截骨，以便在截骨压缩时有足够的空间，防止刀片凿穿入截骨部位；同时保证外侧皮质完好无损，然后在近端凿除大约 5 mm 宽的骨块。

插入 90° 偏置角钢板并轴向压缩，使近端骨块插入远端骨块，直到角钢板的板片部分贴合股骨近端皮质，然后使用螺钉固定钢板至股骨近端。这样，可将股骨与胫骨轴线共线。机械力线将取决于髋内翻及其代偿程度。根据股骨近端解剖结构，它实际上可能穿过内侧间室的中心或内侧间室的外侧。Gross 所述的

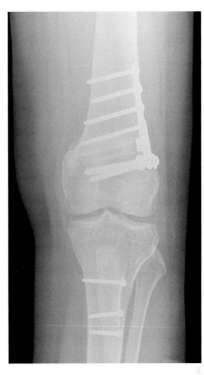

• 图 11.7 术后 6 个月，股骨内翻截骨术和胫骨结节截骨术后的最终影像学表现。患者已无疼痛，在 6 年后的随访中持续功能良好

闭合楔形截骨技术将保持胫股角为 0°。这是因为 90° 角钢板的位置与关节面平行，并且骨折端被压缩至角钢板的板片部分与股骨皮质贴合，所以可以始终保持 0° 的胫股轴。此技术提供了良好的稳定性，是一种简单、可重复的技术。然而，它没有考虑到髋关节的颈干角和股骨近端畸形的情况，因此可能会导致过度内翻矫正，从而导致内侧间室的过早磨损。对于正在接受软骨修复手术的年轻患者来说，这可能是一个更大的问题，因为术中可能需要对轴线进行更精确的角度矫正。而这种技术不允许进行如此精确的角度矫正。如下文将要描述的，对于用张力带钢板固定的闭合楔形截骨术可能需要精确校准的截骨矫正装置，以确保进行精确矫正。

闭合股骨远端内翻楔形截骨术治疗外翻畸形及骨软骨修复

目前，笔者在闭合楔形截骨术中很少使用 90° 角钢板固定。尽管角钢板提供了优异的稳定固定，但如果预置的座凿部分有任何的放置不当，则钢板部分可

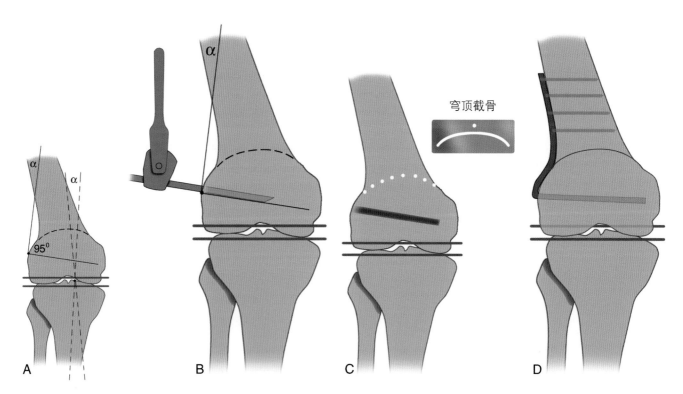

穹顶截骨

A   B   C   D

- **图 11.8** （A）步骤 1：根据图 11.3 计算股骨截骨所需的角度修正值 α 角。我们通常使用 95° 钢板来精确固定反转截骨术，坐骨凿进入股骨远端干骺端是截骨矫正的关键。使用 95° 骨刀，可以沿着刀片入口的路径放置导丝，此时需要注意矫正角 α。它是钢板和外侧骨皮质之间的夹角，截骨时通常可以参考使用金属三角形。（B）步骤 2：然后沿着导丝的路径插入角钢板的座凿，通常的方式是在外部皮质钻孔，并在透视引导下确保沿着导丝路径插入骨凿。（C）步骤 3：然后使用新月形标尺在股骨远端进行多次定位，选择一个与干骺端宽度相匹配的适当的弧形，并将其固定在股骨前侧。使用 2 mm 的钻头沿着弧形从前侧皮质穿到后侧皮质层。使用透光牵开器和湿海绵保护膝关节后方的神经血管组织，将已钻圆孔与 0.25 英寸的窄骨刀相连，通过截骨术移动股骨远端。（D）步骤 4：使用骨刀截骨，利用牵引力和内翻力量轻轻矫正，直到腿伸直。钢板置于之前的凿孔，然后将板片部分贴于股骨外侧皮质，必要时可使用铰接式压缩装置进一步压缩骨质，最后螺钉固定钢板以稳定截骨

能不会平放在股骨内侧皮质，或者截骨术的矫正角度可能会改变，并且股骨外侧皮质可能会断裂。此外，将近端皮质刺入远端干骺端难度较大。目前新型锁定钢板的应用替代了以往的角钢板，而且固定安全、稳定。

由于这些原因，笔者目前使用校准模具，可以按照术前计划进行精确的角度矫正。

通过内侧膝关节切开术或内侧髌旁关节切开术，从股骨远端内侧进行手术。然后，固定装置可以选择预成形的锁定板 [Synthes Tomofix 内侧锁定钢板（Synthes, Solothurn, Switzerland ）]，它是一个倒置的外侧胫骨锁定支撑板，可以完美地贴合股骨远端内侧，或者选择非锁定张力 L 形钢板（图 11.13 ）。

此外，闭合股骨远端内翻楔形截骨术的适应证通常适用于膝外翻合并有外侧骨软骨缺损者。手术目的是进行内翻矫正。手术可以通过同一切口减少外侧平台负荷并进行自体骨移植，而不需要补充自体植骨来源。股骨干骺端骨质量优良，是自体骨移植的良好来源，并不需要其他植骨来源。图11.13所示为典型病例。

总结

股骨远端内翻截骨术可用于膝外翻畸形伴外侧骨关节炎或外翻畸形伴软骨或外侧关节骨软骨修复。下肢全长 X 线片提示畸形位于股骨远端干骺端，关节面有向外上倾斜的趋势。胫距关节的角度通常也是同方向倾斜，这表明可以通过股骨截骨使膝关节和踝关节平行于地面，达到矫正下肢的目的。

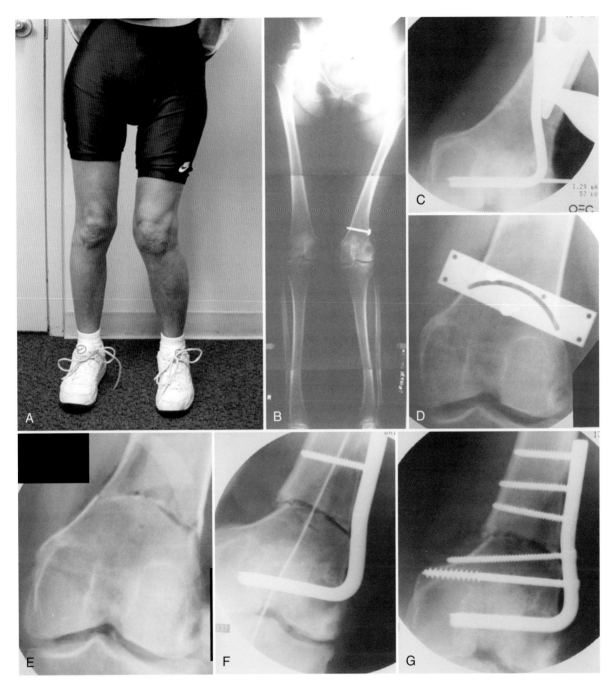

• **图 11.9** （A）患者女性，36 岁，曾行左膝前交叉韧带（ACL）重建术。有轻度先天性疼痛不敏感症，右髋关节炎，左膝外翻畸形。自诉左侧膝关节轻微不适和不稳定。拟行股骨内翻截骨术进行 20° 角矫正，采用髁上反穿顶截骨术。（B）图 11.9A 为下肢全长 X 线片。（C）将导丝置于 95° 钢板的设计路径内，20° 三角形板平行于外侧皮质，提示该截骨术的矫正角度。骨刀沿导丝平面置入股骨远端，提供适当的矫正参考。（D）使用两枚销钉将弧形夹具固定在股骨远端，为截骨术做准备。用 2 mm 钻头从前往后进行穿孔，并用牵开器和湿海绵保护膝后方。（E）用 1/4 英寸的骨凿将钻孔连接，使股骨远端骨块可移动。使用骨凿辅助远端骨块矫正，轻轻牵引远端并在远端骨块上施加内翻力直至肢体接近直线。将刀片置入先前股骨远端骨凿通道内，钢板板片部分与股骨皮质齐平，然后压缩截骨部位以确保远端骨块没有移位或分离，最后螺钉固定钢板。（F）使用从股骨头中心到距骨中心的 Bovie 绳穿过膝关节中心的机械轴在术中作为矫正的参考。（G）术后的 X 线情况

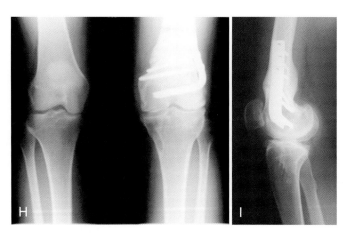

- **图 11.9（续）**（H，I）术后 1 年的愈合情况。正侧位 X 线片可见在截骨部位周围骨痂形成，股骨远端解剖结构未变，不影响后期可能进行的全膝关节置换重建术，而这是股骨内翻反穹顶截骨术的关键优势

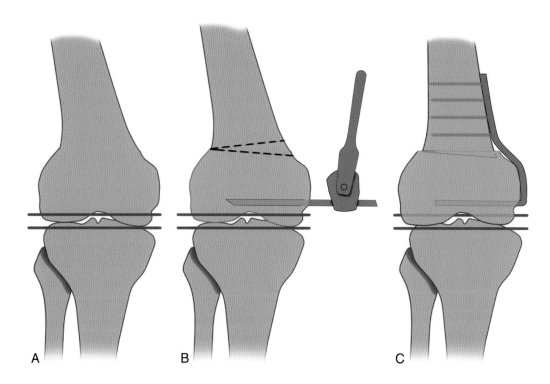

- **图 11.10**（A）步骤 1：采用膝内侧切口，暴露关节线和股骨远端内侧，平行关节线在股骨髁间上方置入一根导丝，作为截骨术中骨凿的导向。（B）由于股骨远端呈梯形，前窄后宽，因此需确保座凿平行于股骨干（前 1/3 髁），然后将座凿平行于导丝插入（图 11.10A），并予以术中透视，座凿深度不宜超过宽度的 2/3，避免座凿在股骨更窄的部位穿过股骨对侧皮质。然后取出股骨远端座凿，在滑车上方行横向楔形截骨术，在相应的顶点进行近端切割，切除骨块内侧皮质间距约 5 mm，移除楔形骨块，截骨的同时保持外侧骨皮质完整。（C）然后将 90° 角钢板的刀片部分插入股骨远端骨块，使股骨近端骨干轴向插入远端骨块的较软的松质骨内，直到角钢板的板片部分与股骨内侧皮质贴合，然后拧入螺钉完成截骨术的固定。注意，关节压迫装置不能用于股骨内侧，因为这会使股动脉离开股骨远端 1/3 处的 Hunter 管处于危险之中。然而，临床中在角钢板装置的压缩和稳定过程中，外侧皮质断裂并不少见。自从有了新型的基于内侧的预成形锁定钢板，通常不推荐使用以往的经典技术，因为轴线矫正不太精确。截骨术可以通过预成形的内侧锁定钢板完成并固定，可以实现精准的矫正

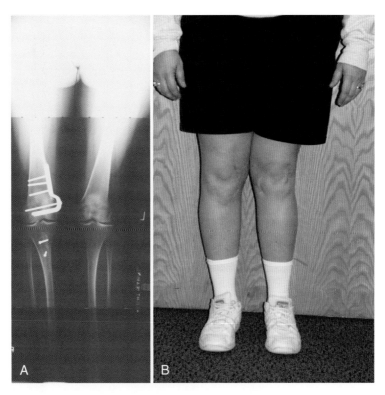

• 图 11.11 （A）患者女性，44 岁，曾因胫股外侧骨关节炎和髌骨外侧骨关节炎而行闭合楔形股骨截骨术和右膝胫骨结节截骨术，图为双下肢全长 X 线片，目前患者左膝外翻畸形，左膝外侧及前侧疼痛。（B）术后 4 年左膝关节有类似症状，她对 4 年前右膝截骨术的效果感到满意，并希望在 48 岁时再对左膝进行截骨术，以解决同样的问题。根据 Alan Gross 描述的技术，使用 90° 偏置角钢板进行经典的闭合楔形股骨截骨术

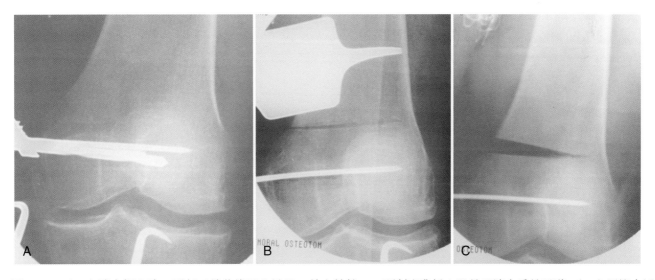

• 图 11.12 （A）膝内侧入路，平行于关节线置入导丝，并电钻扩口，预制座凿插入股骨远端皮质骨通道。（B）用撞击锤沿导丝来回敲击引入座凿，以防止其误入致密的松质骨内。然后移除座凿后进行股骨远端闭合楔形截骨术。直接暴露前侧皮质至外侧皮质，进行可视化横向截骨。取从内侧到外侧穿过髁上滑膜的横向切口，骨膜下向远端滑车和近侧分离，分离约 1 cm，便于截骨完成后，滑膜可重新缝合。膝关节后方神经血管结构用牵引器和湿海绵予以保护。（C）通过徒手技术进行 5 mm 内侧截骨术，到达对侧截骨部位，然后移除楔形骨块

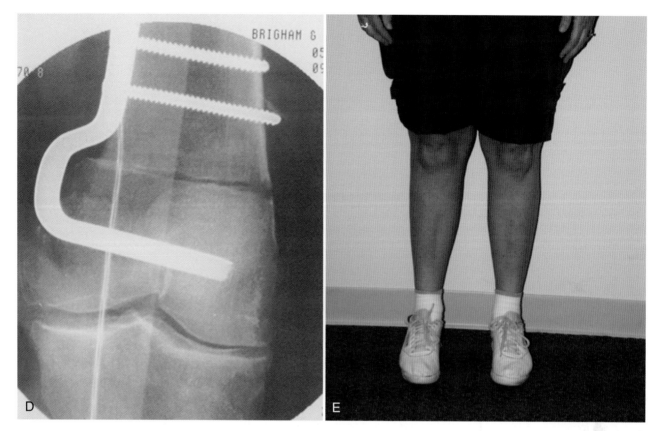

• 图 11.12（续）（D）在进行闭合复位时，根据从股骨内侧皮质测量的所需截骨量选择 90° 角钢板，放置钢板，进行轴向加压，直到钢板板片部分与近端骨块内侧皮质贴合，骨钳固定钢板，然后用 4.5 mm 的螺钉固定。由于闭合截骨以及加压使近端骨干插入到远端骨块中，本病例中股骨外侧皮质骨折，这是常见的并发症。但因为固定较牢固，且固定为刚性装置，而非张力带装置，所以外侧皮质骨折无须特别处理。使用从股骨头中心到踝中心的 Bovie 线在术中透视下检查矫正的机械轴线，在此病例中此线位于内侧关节间室的中心。这种方法通常推荐得较多，经典的闭合楔形截骨术通常使用 90° 角钢板。（E）双膝截骨矫正术后的最终临床表现，只有轻微的内翻，双下肢等长，疼痛有效缓解

机械轴畸形的矫正是指当外侧关节线完整的情况下软骨损伤时，将机械轴调整至膝关节中点；或者当关节间隙丢失或胫股外侧间室有较大的软骨缺损时，需调整至胫骨棘间隆突内侧，不需要过度矫正。

开放股骨楔形截骨术通常用于外侧关节炎或软骨损伤，伴有膝外翻畸形和可能下肢缩短时，矫正角度可高达 15°。当需要将自体骨移植到外侧关节骨间室或患侧较长时，通常使用闭合股骨楔形截骨术。行闭合股骨楔形截骨术的患者，愈合更快，尤其是有既往吸烟史的患者或围绝经期妇女优势更大。踝上反向穹顶截骨术通常用于需要矫正 15°~30° 的畸形，使用 95° 偏心锁定钢板或逆行股骨髓内针固定股骨远端外侧。这是一种非常强大的截骨术，踝上反向穹顶截骨术不改变股骨远端的解剖结构，不会影响未来可能进行的重建手术，如全膝关节置换术，值得推荐。股骨截骨术在技术上比胫骨截骨术更难，但当选择股骨截骨术时按照本章所描述的技术实行，可获得可靠的疗效。

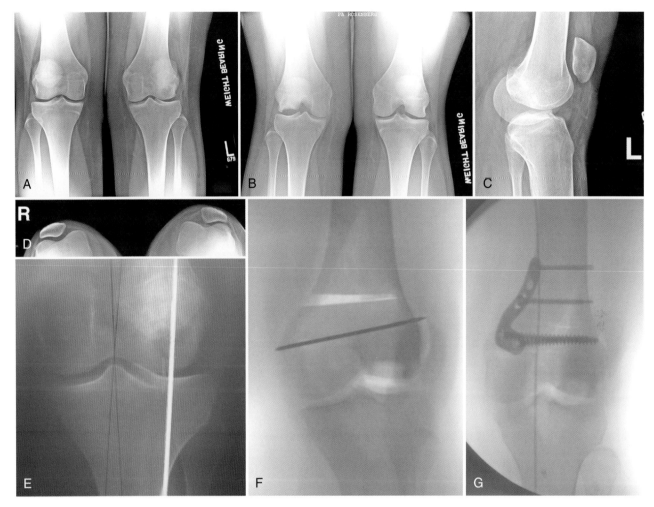

• 图 11.13 使用胫骨外侧锁定支撑板，进行闭合股骨远端楔形截骨术。倒置的胫骨外侧锁定支撑板可与股骨远端内侧完美贴合。患者女性，17 岁，股骨后外侧髁剥脱性骨软骨炎，站立位 AP（A）和 PA（B）X 线片。通过关节镜切除剥脱性骨软骨炎骨块后，股骨外侧髁可见骨质和软骨缺损。左膝的侧位（C）和切线位（D）X 线片显示了股骨外侧髁后部剥脱性骨软骨炎病变和左膝髌骨向外侧偏移。（E）从左膝的全长 X 线片显示机械力线（黄线）穿过股骨外侧髁的中心。如不矫正下肢机械力线，对于剥脱性骨软骨炎病变的任何类型的软骨修复都将存在过早失败的风险（软骨缺损较大，X 线片显示早期关节间隙变窄）；所以有必要进行 8° 的角度矫正。（F）股骨髁上闭合楔形内翻截骨术（矫正 8°），外侧皮质保持完整。（G）截骨术使用胫骨近端外侧 L 形板，术中注意需按照术前规划将矫正机械轴放置在胫骨内侧棘上（使用内侧锁定预成形板，可更精确、更牢固）。然后将截骨术中取出的骨块用于股骨外侧髁骨软骨病变的骨修复

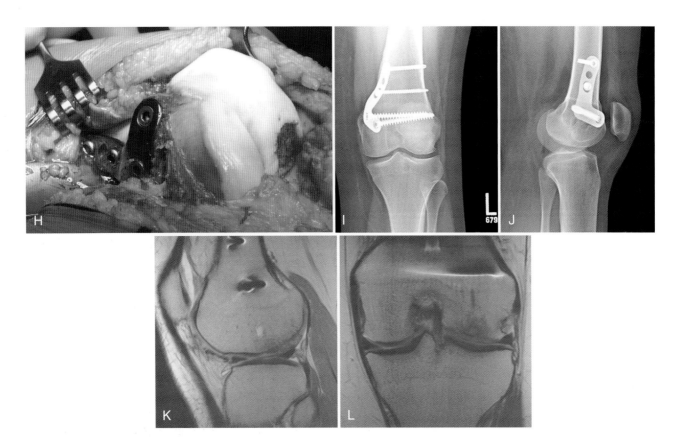

• **图 11.13（续）**（H）术中使用 L 形板用作张力带板，放置在关节内侧，髌周关节切开，然后自体骨移植治疗股骨外侧髁剥脱性骨软骨炎。术中，我们使用自体骨复合基质诱导的自体软骨细胞植入技术来修复骨软骨。（I、J）截骨内固定并软骨修复术后膝关节的正侧位 X 线片。（K、L）该患者的剥脱性骨软骨炎不需要进一步的软骨修复措施。患者在自身骨髓细胞持续性迁移修复和保护性负重康复的影响下，左膝达到纤维软骨表面修复，术前不适症状消失。进行膝关节扫描，显示修复表面并无骨样缺损（矢状和冠状位 MRI 影像）。术后患者无不适症状，已恢复体育运动。在开放重建手术时，进行组织活检，培养关节软骨细胞，以确保纤维软骨表面修复可能失败时二期自体软骨细胞植入（ACI）的需要。然而，术后 4 年患者仍然无症状，无病情加重，故未行进一步 ACI 软骨修复治疗。每年随访临床恢复情况，评估捻发音、肿胀等症状，并通过站立位前后位 X 线片和屈曲位侧位 X 线片检查以评估关节间隙变窄的可能性。如果患者症状或临床表现进一步进展，前两年需行高分辨率 MRI 扫描，必要时可行关节镜检查以确认退化损伤情况并根据需要可用 ACI 或新鲜骨关节同种异体骨进行软骨修复

参考文献

1. Healy WL, Anglen JO, Wasilewski SA, Krackow KA. Distal femoral varus osteotomy. *J Bone Joint Surg Am.* 1988;70(1):102–109.
2. McDermott AG, Finkelstein JA, Farine I, Boynton EL, MacIntosh DL, Gross A. Distal femoral varus osteotomy for valgus deformity of the knee. *J Bone Joint Surg Am.* 1988;70(1):110–116.
3. Paley D. *Principles of Deformity Correction.* Berlin: Springer-Verlag; 2002.
4. Gross AE, Hutchinson CR. Realignment osteotomy of the knee–part 1: distal femoral varus osteotomy for osteoarthritis of the valgus knee. *Oper Tech Sports Med.* 2000;8(2):122–126.

第 12 章
髌股关节错位、胫骨结节截骨术与滑车成形术

引言

　　本章旨在为骨科医生提供一种切实可行的治疗髌股关节疾病的方法。治疗成功的关键在于准确诊断引起疼痛的潜在病因。

　　慢性髌股关节疼痛是一种常见疾病，但其治疗方案仍未明确。"髌骨软化症"常见于膝关节前部疼痛。然而"软骨软化"这一病理术语在医学研究中鲜有报道。

　　疼痛是一种由多因素调控的感觉。明确疼痛局限于髌股关节而非放射痛十分重要，亦需排除局部软组织痛抑或神经病变作为疼痛原因。通过仔细的病史询问和体格检查可明确疼痛来源。患者的情绪可能会改变对疼痛的主观反应。如果有明显的髌股关节力学改变，则需要制订详细的理疗方案进行干预和治疗。

　　许多疾病可导致髌骨与股骨受到异常的作用力，这些疾病包括高位髌骨、滑车发育不良、异常增大的股四头肌或 Q 角、继发性软组织病变、股内侧斜肌肌力减弱或发育不全、合并髌骨外侧支持带挛缩等。而髌股力学异常会继发关节退行性改变或关节面损伤，从而导致急性或慢性髌股关节软骨缺损。

　　因无法明确髌股关节病变人群中具有临床症状而接受医学评估的比例，不同文献之间髌股关节软骨缺损的流行病学数据差异显著。一些研究报道在 11%~20% 的膝关节镜检查中存在严重局灶性软骨缺损。这些软骨缺损有 11%~23% 位于髌骨，6%~15% 位于滑车。一组对无临床症状的 NBA 篮球运动员进行的膝关节 MRI 调查发现：47% 的运动员有关节软骨病变、35% 有髌骨病变以及 25% 有滑车病变。然而仅有约一半的运动员被认定存有严重病变。该调查指出，在将患者的症状归因于软骨缺损之前，需要仔细评估病史，对由骨盆到足部的整个运动链进行仔细的体格检查并做步态分析，同时需对膝关节结构（肌腱、韧带和软组织）进行评估。

病史

髌股关节缺损常表现为膝关节前部疼痛。患者常诉疼痛位于髌后及髌周，偶尔向胫骨放射。滑车缺损时疼痛有时位于腘窝后方。继发性疼痛可能来自于关节积液扩张引起的滑膜或关节囊刺激，或由软骨缺损暴露的软骨下骨超负荷所致。因此，很难将疼痛归因于软骨病理的改变。较大面积的髌股关节缺损可产生咔嚓声或爆裂音、无力感及与活动相关的肿胀。髌股关节肿胀通常会引起疼痛感，并伴有运动和功能丧失，但患者并非均以疼痛为主诉。标准的髌股关节症状也常有报道，如长时间屈膝和上楼梯时疼痛增加。这是因为髌股关节的最大受力发生在屈膝位，而髌骨与滑车之间的咬合出现于屈膝超过 30° 之后（图 12.1A、B）。临床中，约有一半的患者可立即产生相关症状，另一半患者的临床症状为渐进性。软骨损伤最常见病因是运动。髌骨脱位与关节面损伤相关，多达 95% 的患者可见髌骨软骨缺损（图 12.2A、B）。有作者认为，髌骨脱位通常是由于基本的结构性异常包括 Q 角增加和（或）滑车发育不良等引起的。患者来诊时常诉运动时有轻微的扭伤，同时可能有接受较长时间的物理治疗、器械支撑和绷带固定史，或之前有膝关节手术史。

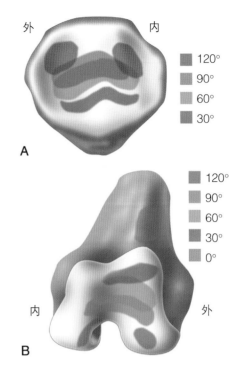

• 图 12.1 （A）不同屈膝角度下的髌骨参与咬合的部分。（B）不同屈膝角度下滑车与髌骨相对应的部分（Modified from Aglietti P, Insall JN, Walker PS, Trent P. A new patella prosthesis. Design and application. Clin Orthop Relat Res. 1975; 107: 175–187.）

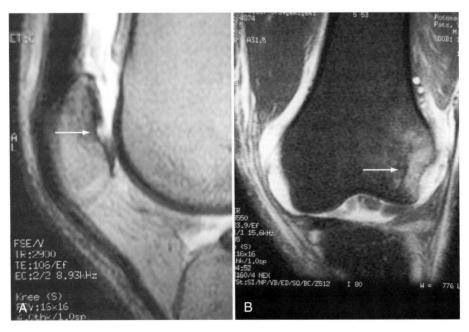

• 图 12.2 （A）矢状面 MRI 显示髌骨脱位后中央全层的关节软骨损失（箭头）。（B）冠状位 MRI，脂肪抑制像，显示在滑车远端髌骨脱位发生的位置存在严重的骨髓水肿（箭头）。这是髌骨脱位后关节损伤模式的典型 MRI 表现

体格检查

患者中尤其是青少年常见股骨前倾增加，下肢外翻畸形，以及步态异常，包括内八字步态或髋外展肌乏力步态。其中，代偿性的步态可观察到髋关节和膝关节的外旋、髋关节外展肌和髂胫束的挛缩。Q角一般用于髌股关节异常的评估（图12.3）。已经有较多不同方法测量Q角的报道，但不同测量者间较高的不一致性使其临床有效性降低。Q角应在膝关节完全伸展和大约30°屈曲下进行评估，因为在某些情况下，伸膝位向外半脱位的髌骨会减小Q角（在测量Q角之前，髌骨应复位在中央沟）。笔者倾向于在检查和测量Q角时，使膝关节完全伸展，在滑车部位复位髌骨，即在膝关节内侧方向压迫髌骨（笔者称之为拇

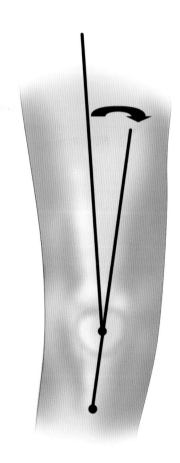

• 图12.3 股四头肌或Q角的示意图。从髂前上棘到髌骨中央极所画的线（髌骨在滑车内完全伸直复位），与从髌骨中央极到胫骨结节处的髌腱插入点所画的线呈一角度。这个角度在男性中平均为14°，女性为17°（From Aglietti P, Insall JN, Cerulli G. Patellar pain and incongruence. I: measurements of incongruence. Clin Orthop Relat Res. 1983; 176: 217–224. ）

指复位法）。嘱患者收缩股四头肌，可以看到髌骨半脱位。无症状患者的Q角在男性为14°，女性为17°。股四头肌萎缩，特别是股内侧肌，是常见的髌股异常症状。近年来，人们更多强调的是核心肌无力，特别是髋关节外展肌、髋关节伸肌和骨盆稳定等相关肌肉。这一组患者肌力的减弱可以通过患者患肢单腿站立来证实。阳性者可导致对侧出现盆腔下降。除骨盆支撑不良外，还可以观察到股骨的动态内旋和活动中肢体外翻位。当出现与活动相关的肿胀，特别是关节积液时，表明病情较为严重。此外，触诊髌骨内侧和外侧支持带可引起疼痛。外侧组织结构常有挛缩（通过尝试扭转髌骨倾斜进行测试），内侧软组织则受损松弛［如髌股内侧韧带（MPFL）的慢性病理性松弛］。髌骨的活动度、倾斜度及半脱位应分别在内、外侧进行评估与量化。正常情况下，髌骨应该能够向内和向外分别"滑动"的距离应该达到其宽度的30%，而不引起患者产生脱位或半脱位的恐惧感。髌骨在滑车上活动时发生卡顿，可提示髌股关节存在较大缺损。膝关节的活动范围通常保持正常，但在急性发作时，可能会被疼痛或大量积液所限制。J征（患者从完全屈膝缓慢地伸直膝关节，一旦髌骨在接近完全伸直时离开滑车槽的限制，髌骨就会向外侧发生半脱位）可能发生在正常患者身上，但在髌骨错位的患者中会有明显的表现，通常意味着功能受损发生在内侧限制结构，包括MPFL。

物理治疗

物理治疗的目标是恢复髌股关节及其周围软组织平衡，包括关节远端的肌肉和关节囊韧带的平衡。康复应包括伸展活动，以恢复股四头肌、腘绳肌和髂胫束的柔韧性，以及髌骨活动度，以优化股四头肌和髌腱周围关节囊结构平衡（如反向倾斜）。在柔韧性恢复后，应该制订强化计划，强调核心近端肌肉组织的训练，包括髋关节外展肌和外旋肌，因为大多数患者既往过多强调接受单一的股四头肌强化锻炼。当强调加强股四头肌肌力时，应该进行闭链活动，如椭圆训练仪、腿部按压和膝关节从完全伸直至不到30°的浅蹲，以避免最大的髌股接触力。应避免开链抗阻股四头肌伸展，防止加重髌股关节疼痛或软骨损伤。当髌骨在膝关节屈曲0°~20°时未与滑车接触时，可进行膝关节小角度开放式的股四头肌伸展活动。步态训练应集中于避免导致功能性股骨前倾的内八字步态。在

整个康复过程中，重要的是通过使用等长和短弧闭链的同心和偏心肌肉强化来保护髌股关节，而这种强化是个体化设计的，以避免特定弧度的疼痛或软骨缺损灶的负载。当症状仅限于某些活动时，如运动员的髌骨麦康奈尔（McConnell）包扎法或髌骨支撑法来集中纠正髌骨错位很有价值，尤其当疼痛局限于特定活动例如体育运动中时。患者应该充分了解麦康奈尔方法，该方法使用绷带来实现无痛康复，使用绷带并非其最终目的。患者应该明白，髌股关节的失衡和由此产生伸膝装置的疼痛可能有其机械原因。因此，维持患者的拉伸和强化训练，以保持自身膝关节正常功能范围内的平衡是极为重要的。若患者可通过物理治疗获得益处，但却时有复发，则需静养、抬高患肢，以及冰敷治疗，同时服用非甾体抗炎药物，直至能够恢复股四头肌训练。当上述保守治疗方案失败时，可寻求手术干预以解决疼痛症状与功能恢复。

影像学表现

有助于确定诊断的有用检查包括标准的 X 线片，包括站立前后位、45° 的后前位片（Rosenberg 视图），侧位和切线位片（Merchant 视图），以及 X 线标准 45° 轴向对线检查。X 线片对任何髌股关节异常均有显像作用，可以在标准的 Merchant 视图上确定关节间隙狭窄或骨关节炎。Merchant 视图是在膝关节屈曲 45° 时的观察，此时髌骨通常在远端滑车中对位良好。当错位发生时，通常是在伸膝时脱位或半脱位的髌骨随着屈膝而向远端同时向内移动以复位。这就是 J 征的临床特点。Dejour 等展示了真正侧位片在评估滑车发育不良和髌骨倾斜方面的优势，而这一点在 Merchant 视图中是无法体现出来。

通过高分辨率的 3.0T MRI 垂直于关节表面轴线进行 1 mm 薄切面采集，以及皮质骨磁性增强技术的改进，关节软骨损伤的评估受到了更多关注。作为 MRI 扫描的间接关节影像，虽然 2006 年初流行在静脉注射钆造影剂，但与肾脏损伤有关并发症的报道使该技术已在临床中停用。目前可用的高分辨率 MRI 很少需要进行关节造影来加强成像的效果。否则将需在 MRI 扫描前直接注射钆剂。尽管评估关节损伤的金标准仍然是关节镜检查，但通过高分辨率 MRI 扫描也能获得灵敏度和特异性 >90% 的结果，或者说通过调控适当的 MRI 垂直机架相对滑车面的倾斜角度，同时配合适当的序列也能够实现上述目标。这是

目前评估关节软骨损伤的首选方法，以确定髌骨关节损伤的部位和大小。

为了准确评估髌骨半脱位，我们应用 CT 技术在腿部完全伸展的情况下进行髌股关节的扫描，先是获取股四头肌放松时的影像状态，然后是肌肉最大限度收缩时的影像状态（图 12.4）。这对确定髌股关节发育不良有很大帮助（图 12.5 和图 12.6）。计算机断层扫描还可以比 Merchant 位图像更精确地评估髌骨和滑车的解剖结构（图 12.7）。当临床诊断有困难时，特别是在肥胖患者中，可以用 CT 扫描来确定半脱位的情况。

关节内造影剂钆的使用有助于显示髌骨或滑车上或两者双侧同时存在的软骨缺损，以及确切的位置和大小。笔者发现髌骨运动不良、关节软骨缺损的位置以及评估滑车发育不良的首选检查方法是进行 CT 关节造影。检查时在膝关节完全伸展的情况下，需先放松股四头肌，然后再收缩（图 12.8）。

此外，通过两张 CT 图像的叠加（一张通过髌股关节，另一张通过胫骨结节），可以计算出胫骨结节到滑车沟（TT-TG）的距离；标记出滑车沟的中心和胫骨结节的中心，并测量两者之间的内外侧距离（图 12.9）。TT-TG 距离 >15 mm 是正常的；数值 >20 mm 的病例则属异常，并应考虑进行胫骨结节截骨术。可以通过使用常规膝关节评估中获得的 MRI 图像来测量 TT-TG 距离（Schoettle 等证明了 CT 和 MRI TT-TG 测量的等效性）和 Caton-Deschamps 法测量髌骨高度（上移、下移、正常），从而在没有额外成本的情况下获得更多的影像学信息。

尽管人们热衷于使用 TT-TG 测距法，但笔者不推荐只使用这种测量参考来确定髌骨轨迹异常。相较

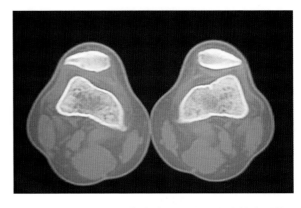

• 图 12.4　CT 扫描显示伸膝并股四头肌收缩状态下的双侧髌骨半脱位

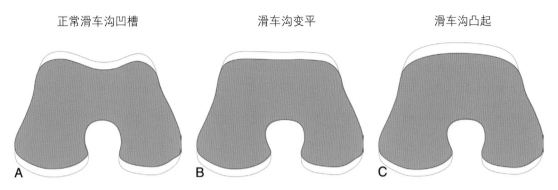

正常滑车沟凹槽　　　　　滑车沟变平　　　　　滑车沟凸起

- **图 12.5** （A）正常滑车的冠状视图，中央有一凹槽。滑车的发育不良可能导致滑车沟变平（B）或凸起（C）。当这种情况在发育过程中发生时，髌股关节与发育不良的滑车形态相匹配，同样存在形态异常

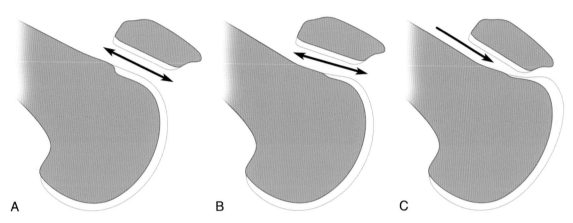

- **图 12.6** 矢状面图中的滑车发育不良可能表现为（A）平滑的入口沟，或（B）一个骨性突起从而使髌骨下极进入一个"减速带"。严重的变化或（C）滑车"刺"（如 Dejour 指出，如果有常见的相关高位髌骨、容易导致半脱位的异常力量和关节软骨过早磨损）（引用 Dejour H, Walch G, Neyret P, Adeleine P. Dysplasia of the femoral trochlea [French]. Rev Chir Orthop Reparatrice Appar Mot. 1990;76(1):45–54.）

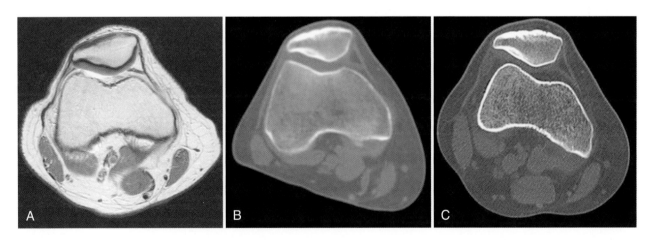

- **图 12.7** （A）采用静脉注射钆的高分辨率 MRI 扫描作为间接关节造影效应。请注意髌骨外侧关节软骨的全层完整性。这位 32 岁的女性自 12 岁起就有软骨软化症的病史。她已经接受了多个疗程的物理治疗、绷带治疗和支具固定治疗。后来她接受了关节镜下髌骨外侧松解术并进一步寻求其他治疗措施。（B）这是髌骨复位良好的 CT 扫描。注意髌骨外侧关节面的软骨下骨增厚，这表明慢性侧位运动不良，软骨下骨过载所致的重塑形作用。（C）患者的股四头肌收缩，下肢处于伸展状态。注意髌骨处于外侧半脱位。患者需要对胫骨结节进行内侧平移，同时进行髌骨外侧支持带松解。（A）中显示的关节软骨是正常的，因此不需要对结节进行前移

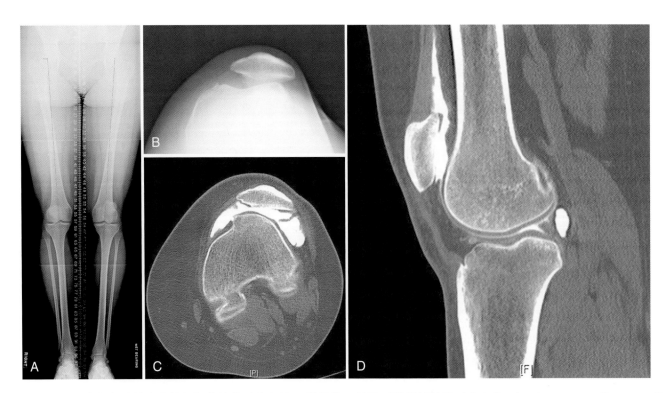

• **图 12.8**   一位患有髌骨疼痛的年轻女性的下肢全长 X 线图像，显示下肢机械轴处于中立位。(B) Merchant 或 Skyline 位 X 线片显示髌骨半脱位，关节面完整。(C) 冠状位关节造影 CT 图，股四头肌收缩，显示髌骨在上外侧发育不良的滑车上时出现半脱位。髌骨中央和外侧面有全层的关节软骨损伤。螺旋 CT 关节造影作为独立的影像诊断方法，是髌股关节病的首选检查手段。可清楚地显示软骨损伤的位置。滑车发育不良清晰可见，该检查可以快速进行，并且可以评估髌骨在股四头肌收缩和放松状态下的位置。这对肥胖患者极有裨益，特别是在临床检查可靠性下降情况下。(D) 矢状面 CT 扫描显示髌骨外侧面除了近端边缘小范围区域之外的软骨完全丢失

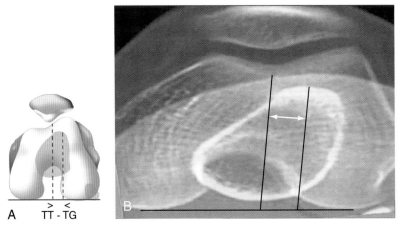

• **图 12.9**   (A) 胫骨结节 - 滑车沟 (TG-TT) 距离示意图。该距离大于 20 mm 是异常的。但该数据未考虑患者的身材大小。(B) TT-TG 距离可以直接从 CT 扫描轴位像中获得，从滑车沟水平和胫骨结节水平重叠的轴向切口处测量

于大体型患者，在小体型患者的膝关节，15 mm 是一个较大的距离，往往可致髌骨的严重半脱位。因此，笔者更倾向于使用临床检查和 CT 关节造影，在膝关节处于伸直位置、放松股四头肌的情况下确定髌骨半脱位，而非单独使用 TT-TG 测距法。

当疼痛提示来源于髌股关节时，在其他检查阴性的情况下，为明确在关节部分的活动有无增加，骨扫描在对可疑病例的评估时有临床效用，但很少使用。

确定病理机制：手术成功的关键

对于有持续的髌骨疼痛和功能障碍的患者，需要明确某些征象之后，方能对髌骨关节疾病采取适当的治疗。上述征象需在采集病史、体格检查、X 线检查、MRI 扫描和 CT 扫描后确定。包括下肢全长力线角度、髌骨倾斜、髌骨半脱位、髌骨关节软骨病灶位置、滑车关节软骨病灶位置、股四头肌角度，还包括：股内斜肌（股四头肌内侧头）发育不全或萎缩、髌骨倾斜和滑车发育不良。一旦准确地确定了这些因素，就可拟定适宜的手术治疗方案。

笔者发现影响治疗方案制订的主要因素包括髌骨倾斜、半脱位和软骨病灶的位置（表 12.1）。

髌骨关节疾病代表了一类不同严重程度的下肢力

线不齐、髌骨半脱位、软骨病或关节病。该治疗方案根据上述检查的表现，依据疾病不同阶段的严重程度采取阶梯式的治疗策略。

笔者假设下肢对线处于中立的机械轴上，此时的相关因素都符合机械轴中立位对线肢体的髌股关节活动轨迹。然而，外翻的膝关节伴髌股关节发育不良和活动轨迹偏外是一种难以解决的变异。该示例如图12.10 所示。

单纯髌骨倾斜：外侧松解

关节镜下侧位松解术是一种被过度使用的手术方法。当髌骨外侧支持带挛缩和髌骨活动受限时，此手术方法对未合并髌骨半脱位的单纯髌骨倾斜治疗效果显著。病变包括早期 Ⅱ 级软骨软化症合并慢性挛缩及非半脱位的髌骨。手术应在关节镜下或开放手术完成，范围从髌骨上外侧到髌腱外下缘。该术式需切断膝关节上外侧和下外侧的动脉，必须游离后电凝或结扎处理。术中不可由上外侧髌骨分离股外侧肌的肌腱部分，因为这可能会出现肌力减弱。任何松动的非全层软骨瓣均应在侧方松解时去除，从而消除引起疼痛的机械因素。

表 12.1	用于髌股关节病例临床治疗方案

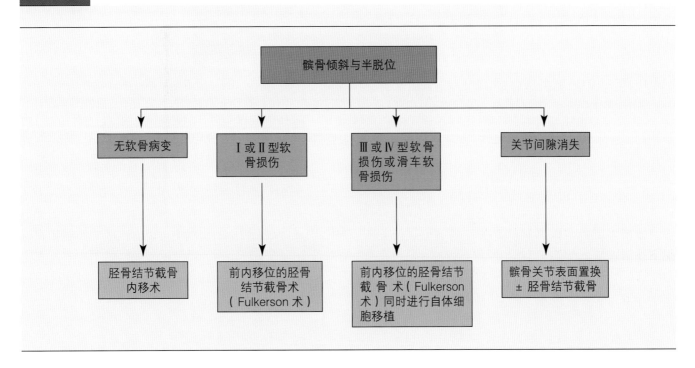

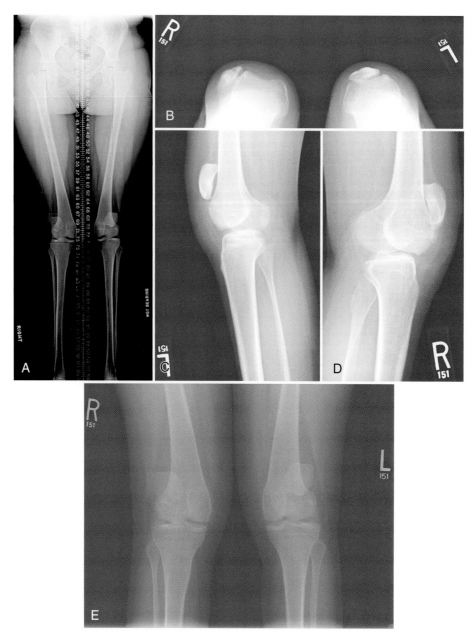

• 图 12.10 （A）一位 19 岁女性的双下肢 X 线图像，她双下肢存在机械性外翻。她从青春期早期就患有膝关节前部不稳定和疼痛。在本例中，外翻力线通常与滑车发育不良、股骨外侧髁发育不良和髌骨不稳定有关。此为不常见的滑车发育不良变异病例，由于合并畸形，导致髌骨不稳，所以较难处理。（B）双侧切线位 X 线片显示右侧髌骨脱位，左侧的髌骨内侧半脱位。（C，D）双侧膝关节的侧位 X 线片显示高位髌骨。（E）双侧前后位 X 线片显示髌骨处于外侧和完好的胫股关节间隙

　　如果半脱位与髌骨倾斜有关，则不可进行关节镜下外侧松解。否则持续的半脱位、机械性超负荷及由此造成的进行性软骨磨损和疼痛将持续存在，导致手术失败，给患者带来不必要的创伤（图 12.11 和图 12.12）。从图 12.7 的病例中可以看出区分倾斜和脱位对诊断的重要性，因为单纯的外侧松解不会有效。相反，单纯的胫骨结节内移同时作外侧松解是可行的，并已在临床应用。

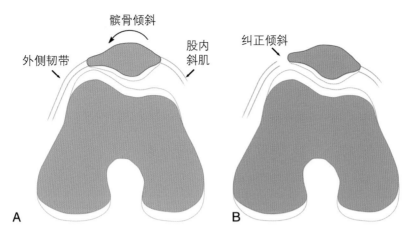

- 图 12.11 （A）单纯髌骨倾斜而不伴脱位是不常见的，系由外侧副韧带紧缩所致，（B）髌骨上极单独向远端外侧松解将保持股外侧肌止点附着于髌骨上极，并可解除髌骨外侧面的负荷。此术式有效但很少需要

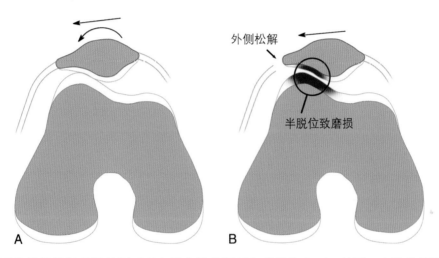

- 图 12.12 临床上更常见的情况是髌骨同时存在侧方髌骨倾斜和半脱位（A）。然而，在这种情况下进行的侧方松解（B）可解决倾斜问题，但无法解决半脱位问题，而且疼痛往往持续存在。这种情况下的侧方松解是手术的禁忌证

髌骨倾斜合并半脱位，伴或不伴软骨病

Fulkerson Ⅰ型和Ⅱ型软骨病：胫骨结节截骨并向前内移位

当髌骨半脱位合并倾斜时，常见的原因包括胫骨结节连带髌腱止点一并偏外、Q 角异常增加、伴有内侧软组织松弛及外侧支持带挛缩。此时软骨病可能已经发展，滑车发育不良可能已存在。

由外偏性胫骨结节合并外侧支持带挛缩引起的异常股四头肌移位需要手术干预与矫正。多年来，有各种形式的胫骨结节截骨术（TTO）和外侧支持带松解术。Fulkerson 前内移（AMZ）TTO 在美国应用普遍（图

12.13），作为 Elmslie-Trillat 手术的一种改进，它可比后者提供更大胆的前移。为了使髌骨位于滑车中，可同时对软组织进行平衡矫正（图 12.14）。这种手术通过胫骨结节的前向与内向平移，使髌骨的外侧面和下极减少负荷。因此需要使内侧面和上极承担负荷。已有临床结果获得满意疗效，特别是在错位的软骨病局限于髌骨外侧小关节突或髌骨下缘时。相反，在髌骨近端或内侧表面存在关节损伤，或中央滑车受累时，其临床结果较差。这导致了关节软骨损伤的分类，分别为：Ⅰ型，髌骨下极的软骨损伤；Ⅱ型，髌骨外侧面的软骨损伤；Ⅲ型，髌骨内侧面的软骨损伤；Ⅳ型，髌骨近端或髌骨周围的软骨损伤（图 12.15）。

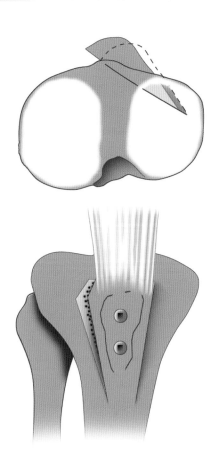

• **图 12.13** Fulkerson 截骨术是 Elmslie-Trillat 手术的一种改良术式。它允许胫骨结节在内侧同时前移，移动情况取决于截骨面从前内向后外的倾斜度。图中展示了此步骤

髌骨倾斜合并半脱位，伴或不伴软骨病

Ⅲ型和Ⅳ型软骨病：AMZ TTO+ACI

对首批 45 名接受 ACI 治疗的髌股关节全层软骨病变患者的临床结局进行回顾研究，发现 70% 的患者认为髌股关节Ⅲ型和Ⅳ型损伤术后有良好的临床结局。随着术者治疗经验的增加，治疗Ⅲ型和Ⅳ型髌骨病变的临床结果也有所改善。包括第一批 45 名患者在内，笔者最近对 130 名涉及髌骨、滑车或髌股两侧的患者进行了调查，发现在患者报告结果中 80% 为良好及优秀，18% 的患者报告一般，只有 3 名患者报告与手术前相同或更差（见第 9 章 ACI）。目前，当单纯的截骨手术（Ⅲ型和Ⅳ型髌骨软骨损伤伴有脱位）不适用且需要保留关节时，ACI 是对髌股关节病变的首选治疗方案。

AMZ TTO（Fulkerson）改良手术

TTO 手术方式很多，可用于治疗一系列髌骨相关问题，包括髌骨复发性不稳定、轨迹不良、非负载软骨缺损和关节病变。最常见的截骨术类型包括一定程度的内侧化和（或）结节前移位，同时保持远端皮质铰链结构的完整性。前、内侧移位的幅度可根据骨的倾斜角度来调整，这是由关节病理学的特点所决定的。通常在关节不稳的情况下，截骨面较为平坦，内移则多于前移。在治疗软骨缺损或关节病变时，截骨术的目的是减压及减少髌股关节受力。因此，要进行斜面更陡峭的截骨，从而使胫骨结节前移多于内移。

在合适的适应证下行 TTO 术可有良好的术后结局。但可能存在一些并发症。在过去，笔者发现患者常常沿截骨内侧边缘存在突出的骨崤，该现象在进行大角度倾斜截骨术后更为常见。通常该区域可有压痛，尤其在膝跪地时。女性患者常诉腿部毛发有剔除困难。一些患者也对截骨术后膝关节的"结节状物"感到不满意。为了减少上述并发症，笔者开发了一种简单且可重复的技术，在进行 TTO 后减少结节前内侧边界的骨突出。这极大减少了与该手术相关的术后并发症的数量。

手术技术

患者采用标准仰卧位，笔者在大转子水平上使用一个侧向支柱，以防止腿部外旋，同时在小腿中部使用一个支柱，以保持膝关节完全伸展，必要时在手术过程中允许大约 90° 的弯曲。在中线稍外侧做一个纵向切口，以便切口不直接在结节上，内固定物也不突出。即使切口裂开也处于肌肉表面而非骨面（图 12.16）。

首先进行关节病理学评估，以确定前移与内侧移动的程度，典型术式是股外侧肌下完全松解联合 TTO。首先制作全层内侧和外侧皮瓣。确定髌腱的外侧缘，并通过关节囊和滑膜进入沿髌骨外侧缘进入关节腔进行全层松解。松解从髂胫束到髌骨外上极的髂胫束止点，股外侧肌后缘确定后将其与滑膜和外侧肌间隔之间进行松解。这使得髌骨可以完全移动，并直接检查滑车与髌骨，同时保持内侧软组织袖的完整性。然后定位软骨病变的区域，并确定胫骨结节的内移和前移程度来减轻受损节段的负荷。利用内侧和外侧皮瓣完整暴露胫骨结节（图 12.17）。通过拉钩从近端到远端将前侧肌间室整体向前抬起，显露胫骨近端

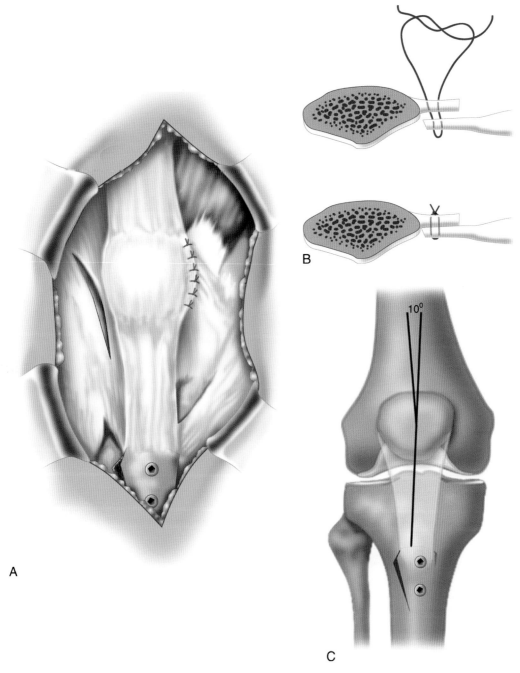

• **图 12.14**　为了使髌骨根据结节的平移方向进行相应的平移，必须进行软组织平衡的矫正。（A）将外侧关节囊和附着于髌骨上缘的髂胫束松解到后外侧肌间隔膜，由股外侧肌下入路进入膝关节。此方法可保留股四头肌的完整性，尤其保留股外侧肌与髌骨上缘的连接。此外，也可由髌骨外侧缘松解髂胫束的外侧边缘，再向后松解滑膜与股骨附着处，以形成松解。在手术结束时，屈膝 90° 进行缝合，通过与髌骨相连的滑膜后侧重新连接 IT 带髌骨附着处的前侧，可有效地关闭外侧关节，此时 IT 带的长度通过滑膜关节囊增厚将达到最大。这是笔者目前首选的技术。（B）在内侧，笔者常行内侧髌骨旁关节切开术，确定 MPFL（内侧髌骨 - 股骨韧带）与内收肌结节的连接处，并将 MPFL 和髌骨囊前移到髌骨支持带下方，使髌骨进一步向前远离滑车，以减轻关节面的负荷。（C）手术完成后，结节通常与胫骨棘共线，术后 Q 角为 0°~10°

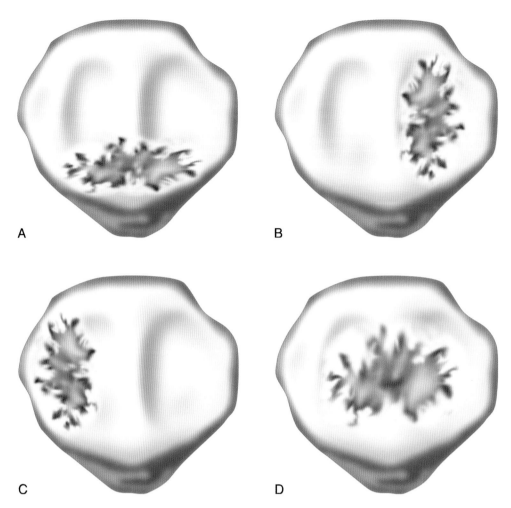

• 图 12.15   髌骨软骨损伤的 Fulkerson 分类。（A）Ⅰ型：髌骨下极的软骨损伤。（B）Ⅱ型：髌骨外侧面的软骨损伤。（C）Ⅲ型：髌骨内侧面的软骨损伤（常与滑车损伤有关）。（D）Ⅳ型：中央全髌骨损伤

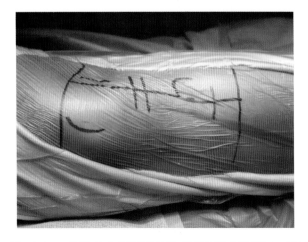

• 图 12.16   从髌骨上极到胫骨结节下缘的皮肤切口。注意切口在髌骨的稍外侧。这保留了切口内侧前部的隐神经皮肤感觉支配功能

后外侧边界。然后在胫骨后面放置一个小的 Hohmann 或 Bennett 拉钩，以便在截骨时保护神经血管结构。

在内侧，同样使用一个拉钩来创建一个大的、全层的骨膜下皮瓣。剥离至浅层 MCL（图 12.18 和图 12.19）。这一步骤是截骨区后续修复的关键。

最后，切开髌后囊，并在髌腱下放置一个甲状腺拉钩，显露结节的近端。

接下来是切骨。首先，在结节的近端进行反向切割，注意保护髌骨肌腱。使用小的矢状锯从髌腱止点内侧缘向外侧进行截骨。之后从外侧进行斜切，以防止截骨向外侧皮质或关节扩展。截骨术在内侧皮质上的位置是由所需的截骨的倾斜度所决定的。较陡峭截骨起始点更靠前、靠近胫骨结节，较平坦的截骨从胫骨近端内侧靠后的位置开始。截骨角度平均 30° 可增至 60°，此时的外侧端止于胫骨后外侧角，从而使陡

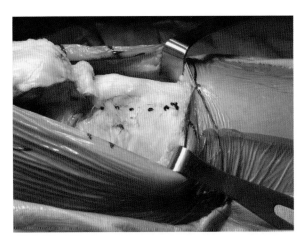

• 图 12.17　形成全层内侧和外侧皮下皮瓣后，胫骨结节完全暴露

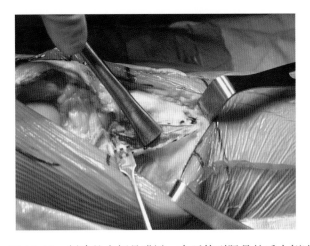

• 图 12.18　创建的内侧骨膜瓣一直延伸到胫骨的后内侧边缘，包括鹅足腱止点和内侧副韧带浅层

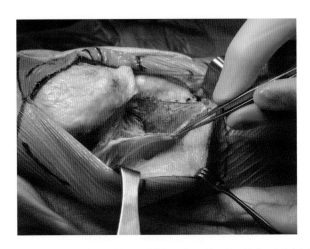

• 图 12.19　创建的内侧骨膜瓣一直延伸到胫骨的后内侧边缘，包括鹅足腱止点和内侧副韧带浅层

峭的胫骨结节前移。可以用记号笔或电灼在内侧皮质上标记截骨线。随着截骨向远端延伸，切口方向变得更平坦，以便保持远端皮质连接。如果需要进行关节内操作，如 ACI，则斜切远端连接，并增加截骨角度，以便在近端抬高整个结节（见第 9 章）。

　　首先，用骨锯沿整个截骨块由内侧穿透皮质骨。之后，确定并标记外侧皮层上的出口点。可以通过使用截骨导板（AMZ Tracker, Depuy, Warsaw, IN）或徒手操作来完成。同样，随着远端截骨的进行，切口的水平应该变得更靠前。一旦标记了外侧皮层，就用一个小的矢状锯对皮层进行打孔操作。最后，通过使用矢状锯连接内侧和外侧的皮质打孔来完成截骨术。截骨应足够深，以便除远端连接外截骨面完全穿过松质骨。同时需要大量冲洗避免高温所致骨坏死从而获得迅速的术后骨愈合。然而，必须注意截骨不能太深，不能穿透后部皮质，否则会导致医源性骨折。当截骨完成后，使用骨刀检查所有角落以确保结节的移动，此时力量不宜过大。

　　一旦可以移动，结节就可转移至所需的位置。调整结节，使髌腱与胫骨前嵴保持直线，并位于后者前方。之后笔者用大的点式复位钳暂时固定结节，以确认没有过度内移结节导致内侧半脱位。在屈膝 90° 并足部旋转中立位的情况下，小结节 - 沟槽的角度应该是一条直线或 0°。用大的点式复位钳固定结节后，用 2 颗 3.5 mm 的全螺纹皮质螺钉固定，使用拉力技术与截骨部位垂直置入。在使用较小的皮质螺钉时没有出现固定丢失及内固定物突起的情况。之后，后皮质具有坚强的前向把持力，会有较好的滑动钉效应和压缩效果。

　　此时通常有一较大的、尖锐的骨块向内侧突出（图 12.20）。可使用小型矢状锯将其垂直切割，使之与胫骨的内侧皮质齐平。然后可将其分割并作为外侧植骨使用。最后，将 Optium DBM（脱矿质骨基质；LifeNet Health, Virginia Beach, VA）沿着截骨部位的内侧边界紧密打压植入（图 12.21）。内侧经骨膜下软组织袖套在移植物上闭合，并修复至结节前侧的骨膜处（图 12.22 和图 12.23）。如果前期游离皮瓣足够多，该操作可在很小张力下完成。整个软组织袖套结构包括内侧副韧带浅层、鹅足腱至胫骨后内侧结构的骨膜组织。作为初始暴露的一部分，通常需进行由外及内的松解（图 12.24）。

　　髌骨内侧支持带内移前置至髌骨内侧极，通过水平褥式缝合，使其置入髌骨内侧支持带下，既增强髌

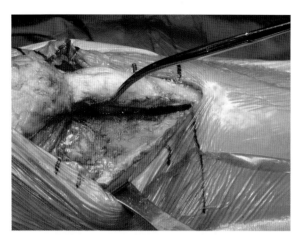

• 图 12.20 截骨术固定后的内侧悬出骨块

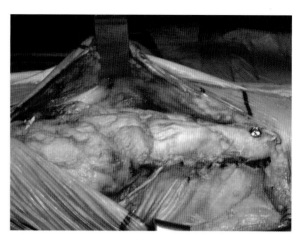

• 图 12.23 脱矿骨移植物固定后，内侧骨膜瓣闭合于活动胫骨结节上髌腱止点内侧缘，需注意避免过度张力

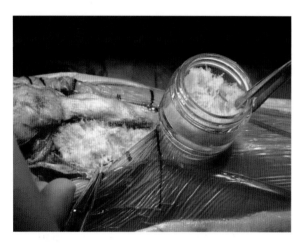

• 图 12.21 内侧骨膜瓣下打压植入脱矿骨基质移植物

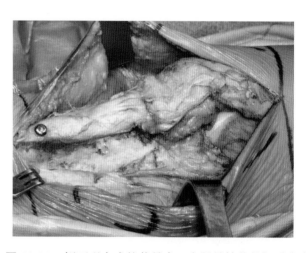

• 图 12.24 侧面观完成的截骨术。在胫骨结节的松质床中添加了脱矿骨基质移植物，这可以减少出血并增强骨结合。请注意，已经进行了全层的外侧股肌松解

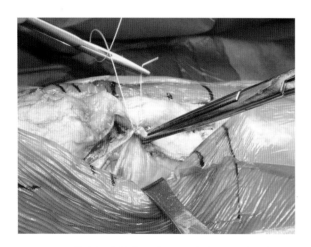

• 图 12.22 脱矿骨移植物固定后，内侧骨膜瓣闭合于活动胫骨结节上髌腱止点内侧缘，需注意避免过度张力

骨稳定又使髌骨前移（图 12.25）。正常情况下，内侧髌韧带髌骨止点位于髌骨内侧极附近。可以较容易地使用 Kocher 钳牵拉内侧滑膜和内收肌结节的 MPFL 止点前方包鞘来找到它，并确定一个包括韧带在内的稳定的缰绳样结构。然后将其前移到髌骨中点。很少需要使用自体组织或异体组织进行内侧髌股韧带的重建。笔者使用了一种"背心 - 底裤"技术，将 MPFL 包鞘袖套在髌骨支持带下进行内侧推进（图 12.26）。这样就可根据需要推进股内斜肌，同时将 MPFL 包鞘袖套作为软组织夹层，进一步抬高髌骨，而不像通常的"翻转"向后压迫髌骨内侧关节面。

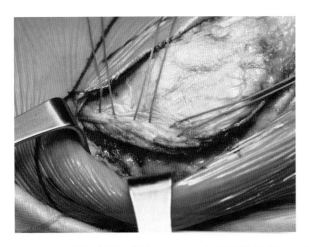

• 图12.25 内侧髌股韧带（MPFL）内侧推进的背心 - 底裤技术。髌股韧带的插入点被推进到髌骨的中央，并被移至髌骨支持带下，以加强髌骨的前向移动。将MPFL推进到该位置，也为髌骨的外移提供了一个稳定的控制。笔者希望在完全伸展时，髌骨在内外侧有大约30%的滑行，这样髌骨关节就不会被过度压迫。在髌骨中部使用水平褥式缝合线，并打结。不使用远端缝线，以避免过度拉紧髌下脂肪垫的软组织包膜

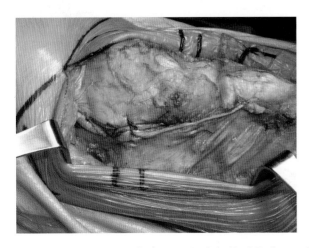

• 图12.26 内侧髌股韧带（MPFL）内侧推进的背心 - 底裤技术。髌股韧带的插入点被推进到髌骨的中央，并被移至髌骨支持带下，以加强髌骨的前向移动。将MPFL推进到该位置，也为髌骨的外移提供了稳定的控制。笔者希望在完全伸展时，髌骨的内外侧有大约30%的滑行，这样髌骨关节就不会被过度压迫。在髌骨中部使用水平褥式缝合线，并打结。不使用远端缝线，以避免过度拉紧髌下脂肪垫的软组织包膜

之后常规关闭切口和术后处理（图12.27）。允许患者在伸直状态下有50%的负重，并立即用铰链式膝关节支架锁定膝关节于伸直状态，使用拐杖。在4~6周内可负重至全身重量。被动运动训练在手术当

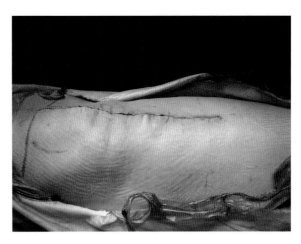

• 图12.27 皮肤闭合情况。注意，由于内侧轮廓已经恢复，故没有较大的结节突出

天开始。在支架固定于伸膝位的情况下进行等距直腿抬高，维持4~6周可出现骨性愈合。术后3周开始不戴支具的静态自行车锻炼。手术后立即开始髌骨活动，这对于预防髌下脂肪垫纤维化和维持正常的髌骨活动至关重要。笔者发现截骨术通常在6~8周后可迅速愈合，并且未发现与此改良技术直接相关的并发症。

TTO是一种相对常见的手术，术后结果有可预测性。该技术与标准描述有细微差别。仔细剥离全层的内侧骨膜囊至胫骨后内侧边界是手术的关键步骤。大多数术式描述的是有限的内侧骨膜下剥离。当只有有限的皮瓣被提起时，在手术结束时很难修复。通常，在内侧有一个突出的骨质边缘。这个区域的皮下组织一般非常薄，该突出的骨质边缘可以被患者看到和感觉到。通过切除突出骨块并修复脱矿骨基质移植物表面的骨膜，胫骨近端轮廓可以恢复得更接近正常。这并不影响患者在恢复稳定性或减少髌骨疼痛方面的效果，且患者对手术的总体满意度非常高。

滑车发育不良

为获得成功的手术结局，对髌股关节轨迹不良的准确评估应包含是否有滑车发育不良。笔者将滑车发育不良的评估认定为评价髌骨不稳的常规项目。然而，手术滑车成形术治疗滑车发育不良是髌骨稳定措施最后考虑的部分，因此笔者通常谨慎地使用该技术。笔者认为最常遇到的情况是继发于股四头肌角度增大的髌骨轨迹偏外。此时，典型的手术方法是首先

进行股外侧肌下关节切开术，以松解紧张的外侧结构。这样可以看到髌骨侧、滑车侧的关节软骨损伤，以及滑车发育不良的情况。然后进行胫骨结节截骨术，以集中解除术中评估受损关节面的负荷。髌骨或滑车的 ACI 是笔者首选的髌股关节软骨修复方法，因其具有较优的手术效果。手术开始之前已将此项措施的必要性进行了交代。之后根据术中需求进行 VMO 前移术以稳定髌骨。若此时滑车发育不良，髌骨可能会持续失稳，例如 VMO 张力轻度偏高可致内侧半脱位，张力不足则致外侧半脱位。因此，手术的最后一项操作是滑车成形术。

　　股骨远端滑车发育不良是一种不常见的发育异常，会导致髌骨不稳定和髌股关节过早退化。它偶尔与股骨外侧髁的发育不良有关，导致外翻畸形，并伴有髌骨不稳（见图 12.10）。滑车发育不良的程度是不同的，可由近端入口部位轻微扁平（见图 12.28）到滑车形成球状凸起导致严重不稳，再到球状凸面的入口部位（见图 12.29）。因为髌骨是一种籽骨，是与滑车协调发育形成的，其常在较大侧切面上呈扁平或凹形，以匹配滑车的形状。与先天性髋关节脱位（DDH）可导致 50~60 岁人群过早患骨关节炎一样，滑车发育不良也通常表现为不稳定，膝关节前部疼痛，诊断为软骨病，以及终末期孤立的髌股关节炎，这在 50~60 岁女性更常见。

　　诊断时需要注意可能出现由滑车发育不良继发的复发性髌骨不稳定。如果患者有复发性不稳定，侧位 X 线检查会显示突出的近端桶状样滑车，如 Dejour 指出的"交叉征"及滑车骨赘。其提出的发育不良描述和分类已发表，见表 12.2。图 12.30 展示了其所描述的形态学类型，与表 12.2 中的放射学表现对应。同时 CT 扫描可以提供最准确的诊断，但 MRI 扫描也有影像价值。

　　患者有多次失败手术史，包括近端软组织平衡髌骨及远端结节转移，以及临床进一步出现不稳定症状（图 12.31）。一旦诊断确定为继发于滑车发育不良的失稳，就必须进行手术重建。滑车发育不良及滑车形状异常（如扁平或凸出）时，其近端和中央常形成较多的软骨。此时可形成类似减速带的形状，在屈曲时髌骨离开中央沟。髌骨的入轨切除和重塑近端入口点是滑膜嵌入滑车成形术的目标（图 12.32）。这使得髌骨 - 股骨关节保持一致，因为它不会扭曲任何一个关节的形状。软组织滑膜滑车成形术的手术矫正可以获得很好的效果。图 12.33 显示了用于图 12.32 中案例

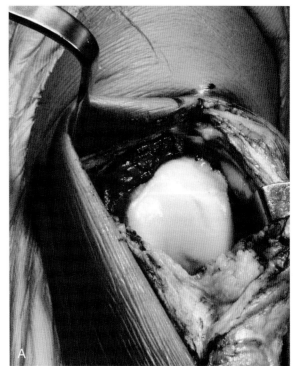

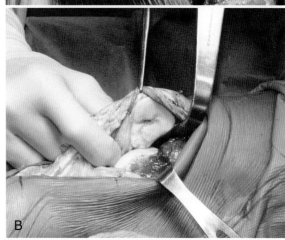

• 图 12.28　（A）从下方看滑车中度发育不良，上外侧隆起。（B）髌骨中央、下极严重损伤，继发于慢性不稳定和对位不良

的技术。第 15 章中给出了 Peterson 开发和描述的另一个嵌入式滑车成形术的例子。

　　1915 年，Albee 首次描述了滑车骨骼重建术。此术涉及外侧滑车截骨术，需从胫骨近端提取自体骨块进行抬高操作，同时用骨钉固定。通过外侧入路，成功稳定髌骨；然而，由于髌骨外侧关节面的接触应力增加，故易发生骨关节病变。

　　Dejour 描述了滑车的骨性轮廓成形术，其他术者亦成功实施了该项技术。该术式（图 12.34）为开放的

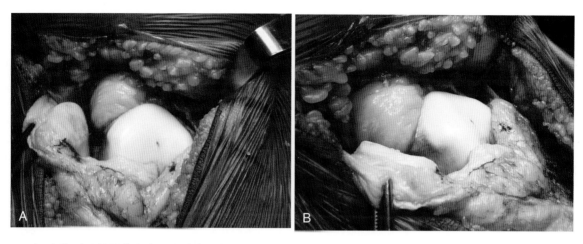

• **图 12.29** （A）较严重的滑车发育不良病例。值得注意的是，从下极观，滑车的近端进入点（Dejour 描述的"滑车骨赘"）明显呈球状，形成不良。（B）与（A）为同一患者，从侧面观察，注意到滑车的前骨赘相对于前股骨皮质突出。如果存在相关的高位髌骨，则会导致严重的不稳定，因为髌骨的下极没有与滑车沟槽接合。如果存在早期接触，不稳定性则可缓解

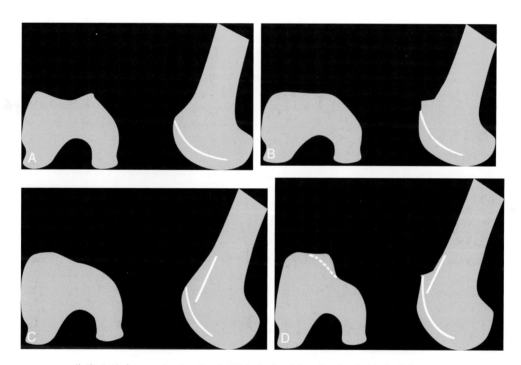

• **图 12.30** Henri Dejour 分类（见表 12.2）。（A）A 级滑车发育不良。（B）B 级滑车发育不良。（C）C 级滑车发育不良。（D）D 级滑车发育不良

表 12.2 Henri Dejour 滑车发育不良等级、影像学和 CT 表现

等级	常规 X 线	计算机断层扫描（CT）
A	交叉征	滑车形态存在
B	滑车上骨赘交叉征	平滑或凸性滑车
C	交叉征	滑车面不对称
D	滑车上骨赘交叉征	滑车面不对称

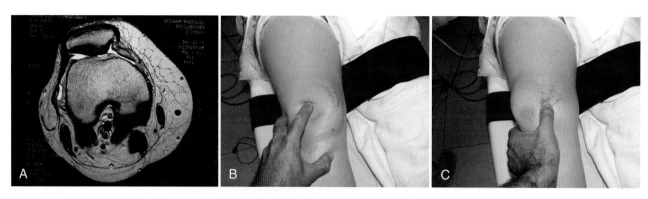

• 图 12.31 （A）一名年轻女性的 CT 轴位扫描图像，该女性既往接受过近、远端重构手术，但由于持续复发性的髌骨不稳定而未成功。MRI 扫描显示近端滑车沟变平。（B、C）与（A）同一患者，注意明显的髌骨内侧和外侧不稳定

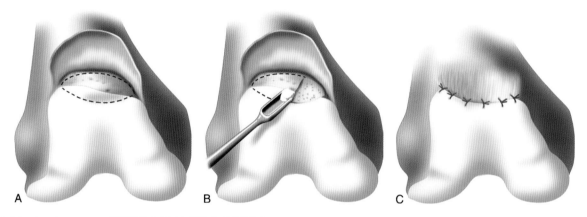

• 图 12.32 （A）Peterson 滑膜潜入滑车成形术的图示（as described in Peterson L, Karrlson J, Brittberg M. Patellar instability with recurrent dislocation due to patellofemoral dysplasia. Results after surgical treatment. Bull Hosp Jt Dis Orthop Inst. 1988; 48: 130-139.）。滑膜从滑车附着物的近端反折。与滑车相连的髌骨下极水平面的中央近端 1~1.5 cm 的软骨和骨与髁间切迹被相继移除，使得髌骨下极进入滑车。其向股骨前皮质凹陷。（B）滑车近端中央软骨和骨去除图，髌骨最初不稳定发生在滑车近端，此时未发现中央前沟。（C）通过关节面推进和缝合的滑膜示意图，使得髌骨进入滑车的入口位置保持型合匹配和光滑

关节切开术，从滑车近端附着处切除滑膜，从而在滑车入口部位暴露股骨远端。测量从关节面以下所需要的切骨深度，使用磨钻在滑车近端关节面以下磨除骨质。随后切开中央沟，用顶棒打压填塞滑车内、外侧关节面形成中央沟，使用门形钉、可吸收螺钉或埋头钉固定滑车的骨软骨关节面。可能发生的并发症包括滑车延迟愈合或不愈合、软骨溶解、关节纤维化、因髌骨关节改变而引起的持续疼痛，或继发于关节形合度欠佳而发展为髌股关节软骨病。

笔者特别关注的是关节的形合不良，为此，笔者采用了 Lars Peterson 所描述的技术，即滑膜嵌入推进技术。

在过去的 10 年里，学者普遍认为股骨沟形状是髌骨不稳定的重要因素。因此，有术者引入外科手段加深中央沟的术式。其适应证、技术、康复以及对术后结局的评估仍在系统地搜集和探索。然而，术后仍发现髌骨不稳复发，必然引起了对滑车发育不良作用的质疑。

髌骨倾斜合并半脱位：影像学关节间隙丧失，带或不带 TTO 的髌股关节置换、使用髌股关节假体的成形术

当影像学检查发现存在关节间隙塌陷时，通过 Merchant 或 Skyline 位 X 线片可以看到，用 ACI 修复软骨已不可能。如果存在进行性的髌骨软骨损失，则

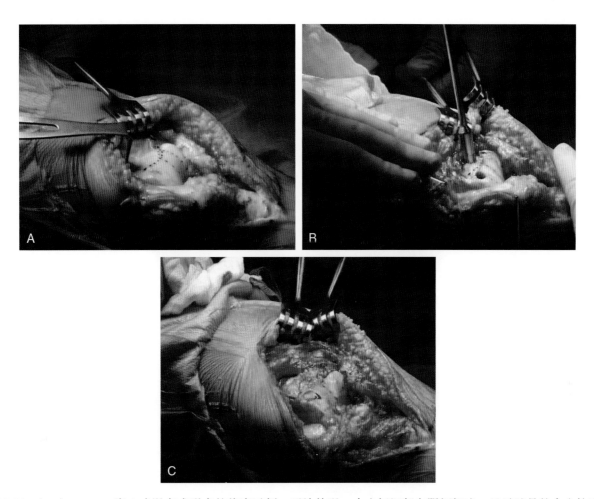

• **图 12.33** （A）Peterson 嵌入式滑车成形术的临床示例：开放外观，中央标记朝向髁间切迹，显示髌骨的中央轨迹。近端横向曲线的标记代表以远端滑车运动轨迹为中心的需移除的软骨和骨。（B）从废弃软骨和骨的区域获取供体骨软骨塞。供体骨软骨塞比受体大 1 mm，以确保可按压进入受体部位，需注意外侧滑车有空余。（C）滑膜推进到剩余的近端软骨和骨后，关节的最终外观。关闭膝关节，并向内侧推进股内侧斜肌。术后 1 年，患者无症状，没有复发的髌骨不稳定，无膝关节前部疼痛。对侧膝关节开放性近、远端复位手术失败，需接受开放性膝关节成形术以确保稳定性。临床常见类似双侧疾病

不可进行单纯的截骨术。该手术依靠完整的全层软骨边缘来维持关节间隙，从而使生长中的软骨修复组织可以填补缺损。如果内侧或近端软骨缺失，胫骨结节截骨并前、内侧平移术是无效的。在这种情况下，笔者发现，对于年龄太小而不能进行全膝关节置换术的中年患者，髌股关节假体可以缓解疼痛，改善功能，并可保留骨量。最初，临床中使用定制的滑车嵌入式金属假体和标准的聚乙烯髌骨"纽扣"。进行标准的内侧髌骨旁关节切开术，并采用标准的髌骨复位术。滑车假体只有 3 mm 厚且只需去除非常少量的骨与软骨（图 12.35）。如果存在胫骨 - 股骨的软骨退化，转为全膝关节置换也十分便捷，髌股关节置换对重建手术并无不利影响，同时在日常生活、活动中，可以

起到缓解疼痛的作用。目前已有几家公司现货供应的植入物。

总结

髌股关节疾病是膝关节重建外科医生所面临的最棘手的问题之一。当保守治疗无法缓解疼痛和改善功能时，就必须进行仔细的术前评估，明确引起不稳定和（或）退行性过程的潜在病理力学因素是治疗成功的前提。这些因素包括肢体对线情况、髌骨病理力学改变、高位髌骨、股四头肌角度增大、滑车发育不良、继发性软组织不平衡以及髌骨和滑车的局部软骨病变。

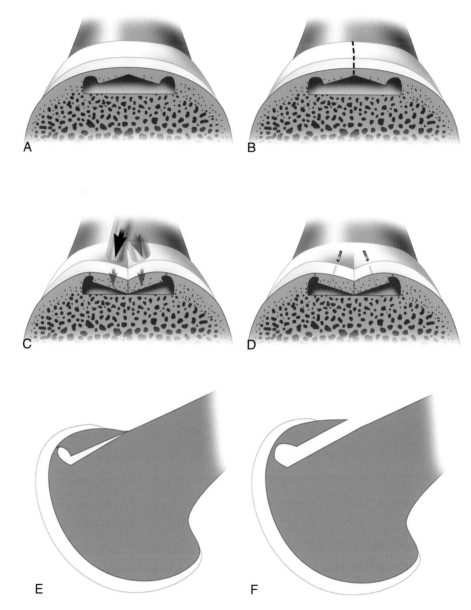

• **图 12.34** Dejour 滑车成形术的步骤。（A）通过抬高和移动滑膜的近端，暴露股骨前部皮质，使其保持完整。使用测量距离的微型钻，在关节软骨后方的一个固定距离处切除骨。沿着股骨滑车切迹，向远端以及水平进行磨钻，使得股骨滑车变薄（E，F）。（B）在骨质被最大限度削薄的地方通过骨刀进行穿破。（C）用骨钳修整内侧和外侧的滑车面，以形成中央沟。（D）常规使用门形钉固定骨，但现在使用的是金属埋头钉或可吸收生物螺钉。之后将滑膜移至关节软骨边缘，并将其重新缝合，以保持软组织囊在关节表面，关节表面与股骨前部皮质表面平齐。（E，F）软骨下骨的横向和远端示意图。在内侧和外侧滑车面被压迫时，整个关节面发生重塑变形，在矢状面与股骨前皮质相接

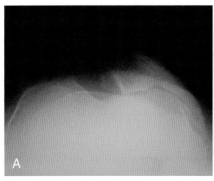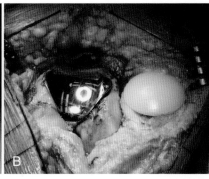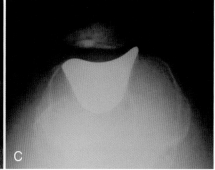

• 图 12.35 （A）X 线片显示关节间隙消失。（B）髌骨股骨假体表面置换的术中观，使用来自现有膝关节系统的标准髌骨和定制设计的嵌入金属植入物，厚度为 3 mm。（C）X 线片显示髌股假体术后外观

本章介绍了处理上述因素及继发性退行性病变的方法、术式。虽然最近流行使用自体肌腱或异体肌腱进行 MPFL 重建，但笔者发现，自体的 MPFL 几乎总是能够找到并与内收肌结节相连，必要时可将其前移固定。在未明确其他背景因素的情况下重建 MPFL 通常会导致持续的不稳定与疼痛。当完善全面的手术评估后，在终末期髌股关节 OA 伴有关节间隙塌陷的情况下，进行如髌骨外侧松解术、胫骨前内侧结节截骨并前内移位术、MPFL 前移术、软组织平衡术、滑车成形术、ACI、单室髌股关节假体重建等手术，将会更好地缓解髌股关节疼痛，同时将极大改善年轻患者的功能。

参考文献

1. Aroen A, Loken S, Heir S, et al. Articular cartilage lesions in 993 consecutive knee arthroscopies. *Am J Sports Med.* 2004;32:211–215.

2. Curl WW, Krome J, Gordon ES, et al. Cartilage injuries: a review of 31,516 knee arthroscopies. *Arthroscopy.* 1997;13:456–460.

3. Hjelle K, Solheim E, Strand T, et al. Articular cartilage defects in 1,000 knee arthroscopies. *Arthroscopy.* 2002;18:730–734.

4. Kaplan LD, Schurhoff MR, Selesnick H, et al. Magnetic resonance imaging of the knee in asymptomatic professional basketball players. *Arthroscopy.* 2005;21:557–561.

5. Nomura E, Inoue M, Kurimura M. Chondral and osteochondral injuries associated with acute patellar dislocation. *Arthroscopy.* 2003;19:717–721.

6. France L, Nester C. Effect of errors in the identification of anatomical landmarks on the accuracy of Q angle values. *Clin Biomech (Bristol, Avon).* 2001;16:710–713.

7. Greene C, Edwards TB, Wade MR, et al. Reliability of the quadriceps angle measurement. *Am J Knee Surg.* 2001;14:97–103.

8. Aglietti P, Insall JN, Cerulli G. Patellar pain and incongruence. I: measurements of incongruence. *Clin Orthop Relat Res.* 1983;176:217–224.

9. Dejour H, Walch G, Nove-Josserand L, et al. Factors of patellar instability: an anatomic radiographic study. *Knee Surg Sports Traumatol Arthrosc.* 1994;2:19–26.

10. Winalski C, Aliabadi P, Wright R, et al. Enhancement of joint fluid with intravenously administered gadopentetate dimeglumine: technique, rationale, and implications. *Radiology.* 1993;187:179–185.

11. Alparslan L, Winalski C, Boutin R, et al. Postoperative magnetic resonance imaging of articular cartilage repair. *Semin Musculoskelet Radiol.* 2001;5:345–363.

12. Beaconsfield T, Pintore E, Maffulli N, Petri GJ. Radiological measurements in patellofemoral disorders. A review. *Clin Orthop Relat Res.* 1994;308:18–28.

13. Schoettle PB, Zanetti M, Seifert B, Pfirrmann CWA, Fucentese SF, Romero J The tibial tuberosity–trochlear groove distance; a comparative study between CT and MRI scanning. Knee. 2006;13:26–31.

14. Caton J, Deschamps G, Chambat P, et al. Patella infera. Apropos of 128 cases [French]. *Rev Chir Orthop Reparatrice Appar Mot.* 1982;68:317–325.

15. Fulkerson JP. Anteromedialization of the tibial tuberosity for patellofemoral malalignment. *Clin Orthop Relat Res.* 1983,177:176–181.

16. Trillat A, Dejour H, Couette A. Diagnosis and treatment of recurrent dislocations of the patella [French]. *Rev Chir Orthop Reparatrice Appar Mot.* 1964;50(Nov-Dec):813–824.

17. Pidoriano AJ, Weinstein RN, Buuck DA, et al. Correlation of patellar articular lesions with results from anteromedial tibial tubercle transfer. *Am J Sports Med.* 1997;25:533–537.

18. Minas T, Bryant T. The role of autologous chondrocyte implantation in the patellofemoral joint. *Clin Orthop Relat Res.* 2005:436:30–39.

19. Fulkerson JP. Patellofemoral pain disorders: evaluation and management. *J Am Acad Orthop Surg.* 1994;2:124–132.

20. Gomoll AH, Minas T, Farr J, et al. Treatment of chondral defects in the patellofemoral joint. *J Knee Surg.* 2006;19:285–295.

21. Cox J. An evaluation of the Elmslie-Trillat procedure for management of patellar dislocations and subluxations: a preliminary report. *Am J Sports Med.* 1976;4(2):72–77. Mar-Apr.

22. Barber F, McGarry J. Elmslie-Trillat procedure for the treatment of recurrent patellar instability. *Arthroscopy.* 2008;24(1):77–81.

23. Bellemans J, Cauwenberghs F, Brys P, et al. Fracture of the proximal tibia after Fulkerson anteromedial tibial tubercle transfer. A report of four cases. *Am J Sports Med*. 1998;26(2):300–302. Mar-Apr.

24. Stetson W, Friedman M, Fulkerson J, et al. Fracture of the proximal tibia with immediate weightbearing after a Fulkerson osteotomy. *Am J Sports Med*. 1997;25(4):570–574. Jul-Aug.

25. Masri B, Kim W, Pagnano M. Mini-subvastus approach for minimally invasive total knee replacement. *Tech Knee Surg*. 2007;6(2):124–130.

26. Minas T, Peterson L. Advanced techniques in autologous chondrocyte transplantation. *Clin Sports Med*. 1999;18:13–44, v-vi.

27. Dejour H, Walch G, Neyret P, Adeleine P. Dysplasia of the femoral trochlea [French]. *Rev Chir Orthop Reparatrice Appar Mot*. 1990;76(1):45–54.

28. Peterson L, Karrlson J, Brittberg M. Patellar instability with recurrent dislocation due to patellofemoral dysplasia. Results after surgical treatment. *Bull Hosp Jt Dis Orthop Inst*. 1988;48:130–139.

29. Albee F. The bone graft wedge in the treatment for habitual dislocation of the patella. *Med Rec*. 1915;88:257–259.

30. Dejour H, Walch G, Nayret P, Adeleine P, Dysplasia of the femoral trochlea [French]. *Rev Chir Orthop Reparatrice Appar Mot*. 1990;76(1):45–54.

31. von Knoch F, Böhm T, Bürgi M, et al. Trochleaplasty for recurrent patellar dislocation in association with trochlear dysplasia: a 4- to 14-year follow-up study. *J Bone Joint Surg Br*. 2006;88-B:1331–1335.

32. Verdonk R, Jansegers E, Stuyts B. Trochleoplasty in dysplastic knee trochlea. *Knee Surg Sports Traumatol Arthrosc*. 2005;13:529–533.

33. Schottle P, Fucentese S, Pfirrmann C, et al. Trochleaplasty for patellar instability due to trochlear dysplasia. *Acta Orthop Scand*. 2005;76:693–698.

34. Donell ST. Deepening trochleoplasty for distal femoral dysplasia in patellar instability: thick osteochondral flap technique. *Tech Knee Surg*. 2008;7:19–26.

第 13 章

自体骨移植治疗剥脱性骨软骨炎、缺血性坏死和骨软骨缺损

引言

膝部骨软骨损伤的处理是骨科医生遇到的最大难题之一。尽管新鲜骨软骨组织的同种异体移植看似为首选的治疗方法，其仍存在自身的问题。难以获得合适的大小匹配，且仅在世界上的部分地区可行，25%~30% 的病例术后 2 年内发生移植物的吸收和塌陷。因此，若骨软骨损伤的病灶为包容性，笔者首选的治疗方案为自体骨移植（autologous bone graft，ABG）或 ABG 联合细胞，即基质诱导的软骨细胞移植（matrix-induced autologous chondrocyte implantation，MACI）三明治技术。在缺乏 MACI 条件的地区，单独采用 ABG 仍是高度有效的，但其耐久性相对较弱。对于小病灶的骨软骨深损伤，松质骨 ABG 无疑为一种合理的首选治疗方案。对于关节软骨外周非包容性软骨损伤，不适用自体骨移植的损伤，或软骨手术失败后，如失败的 ACI 术后，笔者保留对采用新鲜的同种异体骨软骨移植的意见。

剥脱性骨软骨炎

剥脱性骨软骨炎（osteochondritis dissecans，OCD）的治疗策略经历了从超过 150 年前推荐的外科手术切除到自体骨软骨移植（osteochondral autogenous transplants，OATS）的多次变革。

该病罕见于 10 岁以下及 50 岁以上年龄段人群。据报告，男女发病率比为 2∶1 至 3∶1，约 33% 累及双侧。约 3/4 的患者损伤累及股骨内侧髁，其中 3/4 的病灶累及股骨内侧髁的外侧（髁间）部分。曾有文献记载具有显著遗传倾向的家族案例，同时亦有证据显示该病无显著的家族遗传倾向。

反复微创伤与胫骨髁撞击，无明确创伤史的应力性骨折，以及血管损伤等多种病因学解释曾被提出。然而，关于股骨末端血管的研究显示髓内松质骨含有丰富的血管丛，因此该病因较不可信，且对手术标本的组织学评估显示病灶中有具备活力的骨和软骨，而非单纯缺损。

分类及治疗

由于治疗及预后需依据疾病发展阶段而制订不同的治疗方案，诊断时须根据病程分为青少年型与成人型。然而，获得一致支持的观点是，清除从承重股骨髁部分离的 OCD 碎片的治疗方法疗效不佳。据 Linden 报告，经平均 33 年的临床及影像学随访后，48 例初发于骨骺闭合后（即成人型）的患者中 38 例出现膝关节病的临床症状及影像学特征。Linden 指出，"症状及 X 线影像学征象上的膝关节病发生频率

升高，并随时间上升至接近 100%"（图 13.1）。

此外，有几例发生深入病灶原位的囊性变，使得骨愈合即使在青少年型中也变得尤其困难（图 13.2）。

不推荐采用清除碎片并通过钻孔促进纤维软骨修复的疗法，因为修复的组织耐用时间短，且易发生失效。

优化的治疗方案是针对评估 OCD 碎片稳定性并实现愈合（obtaining union）的疗法。对碎片较稳定的青少年型患者可予石膏固定，或原位骨瓣，酌情选择是否进行开放手术或关节镜下自体骨移植进行加固。该疗法为成人型的首选治疗方法（图 13.3）。对不稳定的 OCD 病灶，经 CT 扫描评估骨性附着面后利用刮除术、自体骨移植、钻孔使缺损部位血管化、坚固内固定等方法将其以延迟愈合的标准 AO 原则固定于下层骨床，可达到最佳效果。

当伴有空洞缺损或碎片化病变的 OCD 治疗失败时，可供选择的疗法有自体软骨细胞移植、自体骨软骨移植、异体骨软骨移植。ACI 对年轻患者具有移植物为自体组织的优势，并具有大面积重建表面同时避免自体骨软骨移植所引起的供区并发症的潜力。当病灶中心深度小于 6~8 mm 时，单独应用 ACI 可对大多数病灶有效（见第 9 章）。

当病灶下方发生囊性变（如图 13.2），或病灶侧壁接近垂直且深度大于 8~10 mm，或可能经历钻孔、磨蚀或微骨折后慢性损害导致严重硬化，更安全的处理是清除底部不健康的组织，并对缺损处予以骨移植。骨移植技术与牙科用汞合金的准备过程类似，详见图 13.4。

在缺损需要骨移植的情况下，分期骨移植联合后期 ACI（6~9 个月后）是一种选择。当缺损面积较大（>8~10 cm²）时，更可能有必要行 2 期 ACI（图 13.5）。

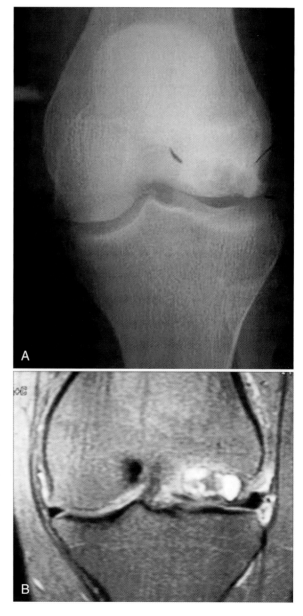

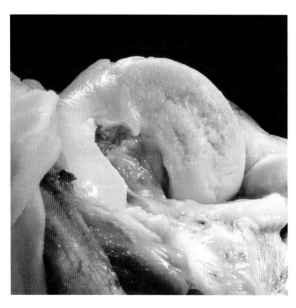

• 图 13.1　44 岁男性，具有典型的剥脱性骨软骨炎病变表现，手术清理游离碎片后

• 图 13.2　（A）18 岁女性，患有股骨外侧髁剥脱性骨软骨炎，未经手术治疗的正位 X 线影像。X 线片及 MRI（B）均可见囊性退行性变

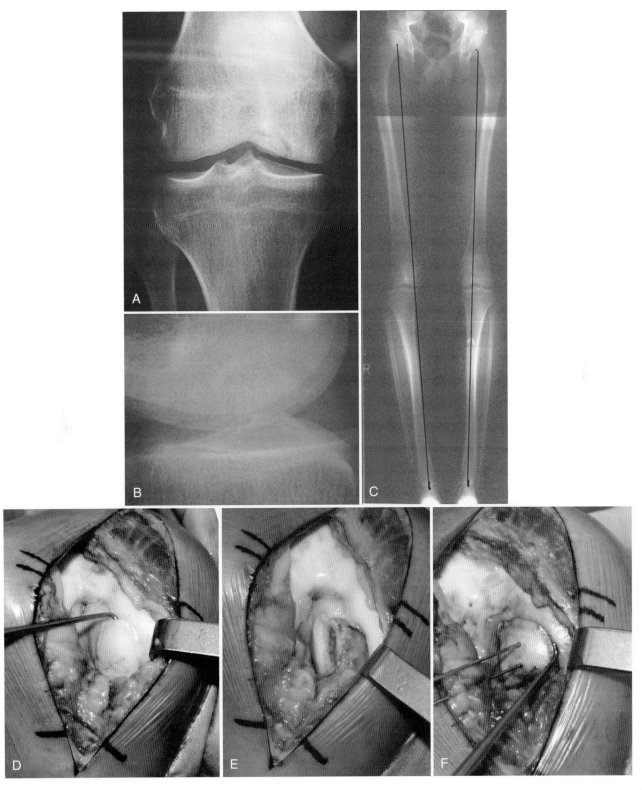

• 图13.3 21岁男性，大学曲棍球运动员，患有不稳定伴有疼痛的股骨内侧髁骨软骨炎（OCD），关节镜下可吸收钉固定效果不佳。患者有持续黏滞感、肿胀、疼痛、跛行的症状。治疗方案包括切开复位内固定，切除缺损基底部及碎片下表面的纤维组织，对软骨下骨组织钻孔以促进碎片内血管生成，自体植骨，依照骨折不愈合的传统治疗原则予内固定加固，后期拆除内固定。（A）正位X线片显示内侧典型OCD病灶，可见一大块骨性碎片。（B）侧位X线片。（C）双下肢全长X线片显示膝关节内翻，力线偏向内侧。（D）原位不愈合碎片的大体表现，伴有关节软骨表面开裂。（E）碎片的血供来源于朝向髁间窝的后交叉韧带滑膜，这样可以保证碎片的稳定性，避免脱落。注意缺损基底部的慢性改变。碎片表面覆盖有纤维组织，底部有硬化骨。（F）去除表面纤维组织及硬化骨后，由于碎片易下陷，为复原其正确的解剖位置，取胫骨上段骨行自体骨移植，使用空心螺钉导丝检查复位情况后螺钉固定

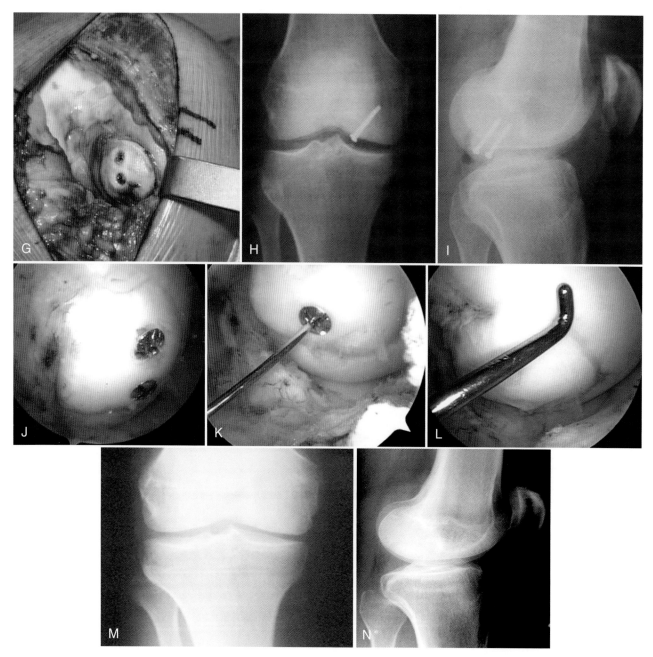

• 图 13.3（续）（G）刮骨植骨后空心螺钉固定，解剖复位。为防止磨损胫骨表面，螺钉头埋于关节面下。（H）术后正位
X 线片显示解剖复位良好。（I）术后侧位 X 线片。（J）术后 8 周，允许负重前，关节镜下取出金属件。（K）导丝使得空心
螺钉便于拆除。（L）仔细探查片段以评估移植物匹配度和稳定性。术后允许完全负重，继续限制活动 4 个月，以实现稳固
的愈合和骨重建。术后 1 年正位（M）及侧位（N）X 线片显示碎片愈合坚固。这位患者回到了下一赛季校队级别的曲棍
球比赛中，7 年随访中未出现症状

当缺损面积较小（2~3 cm²）时，ABG 更有可能成功，然而，注意下肢力线是至关重要的（图 13.6）。这在 ACI 三明治技术问世前的约 20 年前是首选的疗法，由于与 ABG 相比 ACI 卓越的临床成效与存活率，情况已不同于前。笔者认为对平均表面积 7 cm²，深度 ＞1 cm 的大缺损，ACI 三明治技术是最佳的一线治疗方案。临床结果表明，ACI 三明治技术与单独 ABG 相比，10 年存活率分别为 87% 和 45%。

对于少数 ACI 三明治技术失败的病例，新鲜骨软骨的同种异体移植仍是优于膝关节单髁置换术的最后选择。笔者支持同种异体骨软骨移植作为 OCD 治疗中的补救措施而非首选疗法，而异体移植失败后如何进行生物学上的挽救是一个难题。

缺血性坏死

通常将膝关节骨坏死分为自发性骨坏死与继发性骨坏死两类。自发性骨坏死多见于年龄 55 岁以上患者，多为单侧单发。继发性骨坏死可继发于糖皮质激素治疗、肾病、系统性疾病、气压伤等，多见于较年轻的患者，双侧多室常见。两种类型的骨坏死若不进行干预，其自然转归均为关节炎。

据 Mont 等描述，病变的影像学演变过程分为四个阶段。在第一阶段，膝关节影像学表现正常。在第二阶段，正常边界下可见骨硬化或囊性变病灶。第三阶段可见软骨下坏死，第四阶段出现关节间隙狭窄。

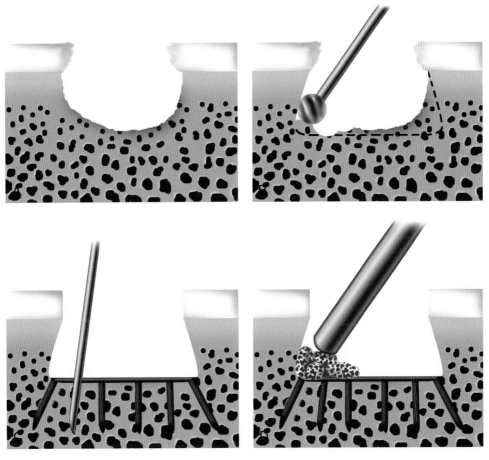

• **图 13.4**　骨软骨损伤的自体骨移植技术。（A）适宜植骨的病变包括侧壁陡峭的缺损、软骨下囊肿以及骨髓刺激技术失败继发的软骨下硬化骨等。（B）缺损准备与牙科汞合金的准备方法类似。通常使用直径 5mm 的高速磨钻，挖除软骨下硬化的骨组织，露出健康的松质骨。破坏软骨边缘，使缺损深部的面积大于开口，以便在缺损充分准备后容纳细碎的海绵骨。（C）在缺损底部钻孔以促进移植骨的血管生成。（D）自周围向中心嵌入自体松质骨碎片，向上至与软骨下骨表面平齐。供骨多取自胫骨近端骺端，使用直径为 10 mm 的骨软骨移植物获取装置（OATS, Arthrex, Naples, FL），使用同种异体骨作替代物回填（首选尸体松质骨片）

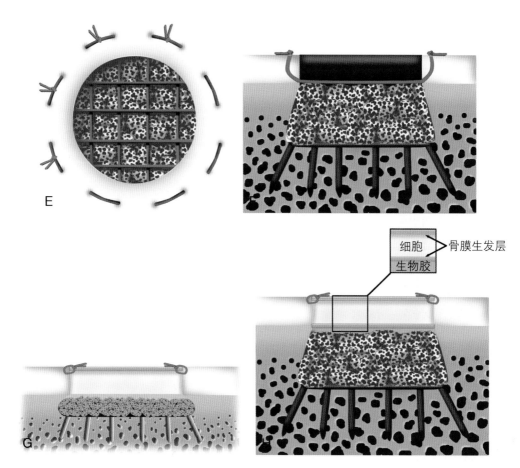

骨膜生发层

细胞
生物胶

- **图 13.4（续）**（E）为确保骨碎片保持原位，使用 5.0 或 6.0 可吸收 Vicryl 缝线在关节面进行缝合。只有在偶尔需考虑骨移植物稳定性时才需要这样做。（F）完全伸直膝关节，使骨移植区域被对侧胫骨表面进一步包容，松开止血带。将膝关节静置 3~5 分钟，使骨髓成分在骨移植物内渗透至关节表面，与微骨折技术类似形成"超级凝块"。关节不冲洗，以免干扰"超级凝块"。如放置引流管，则放置在远离治疗后的缺损处。这种骨髓来源的血块有利于骨移植物重建纤维软骨表面（见图 H）。（G）作为选择，骨移植物和血块可用骨膜或合成的 Ⅰ~Ⅲ 型胶原保护。（H）自体骨移植联合三明治技术自体软骨细胞移植。当使用骨膜时，两层形成层彼此面对，细胞被注入并"夹"在它们之间（见第 9 章）

对第一至第三阶段的病变，髓芯减压术、关节镜下清理术、胫骨高位截骨术均有成功的疗效。第四阶段多合并严重的临床症状，对此，有文献推荐行膝关节单髁置换术或全膝关节成形术。

孤立于股骨内侧髁的特发性骨坏死被发现常见于膝内翻的中年男性患者。对 Ficat Ⅲ 期或 Ⅳ 期疾病的治疗可采用膝关节截骨矫形术联合坏死部位自体骨移植。截骨矫形术通常是近端闭合楔形外翻截骨术，为切除病变内侧骨软骨后的自体移植提供骨源（图13.7）。继发于类固醇激素使用的骨坏死多累及整个股骨远端的更广范围，笔者发现在这些情况下，吸收和塌陷的范围更加弥散，不适用局部自体骨移植，而自体骨软骨移植更为有效。

临床疗效 —— 案例系列：深部骨软骨损伤的治疗技术

本研究是一项前瞻性的非随机试验，受试对象为 10 例大面积 OCD 缺损（组 1）与 4 例膝关节缺血性坏死（avascular necrosis, AVN）（组 2）共 14 例患者，予切除坏死骨组织或硬化病灶（首次提出于 2002 年加拿大多伦多 ICRS 大会）后行自体骨移植。如需矫正伴有内侧关节间隙狭窄的髌骨位置不正或内翻畸形，则同时行髌股关节和股胫关节的整复手术。如自体骨移植物不稳定，使用缝合技术或骨膜进行固定。第 1 组 10 例 OCD 患者中的 4 例、第 2 组 4 例患者中

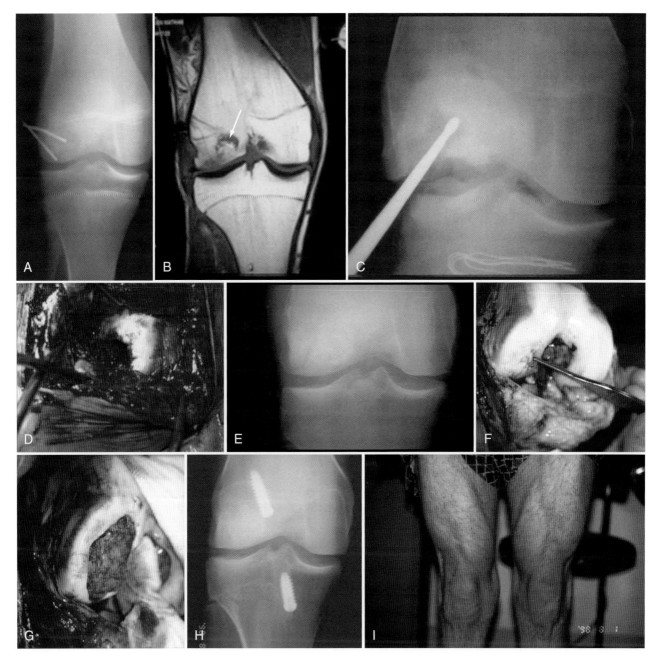

• **图 13.5** 17 岁男孩，患有慢性股骨外侧髁剥脱性骨软骨炎，切开复位内固定和清创术失败，现伴有囊性变和前交叉韧带（ACL）功能不全。他表现为严重的腿部萎缩、积液和外侧为主的疼痛，需要双拐辅助行走。（A）正位 X 线片显示切开复位内固定术失败。（B）MRI 显示股骨外侧髁软骨下一较大囊肿。（C）术中正位 X 线片，显示囊腔已完全去除。（D）刮除术后开放式外侧关节切开术中照片，取同侧髂骨进行自体骨移植（1995 年完成）。目前 ABG 骨源取自胫骨近端单入口皮质切开术，利用骨软骨移植物获取装置取样，胫骨将用冻干的尸体松质骨片回填。（E）术后 9 个月复查正位 X 线片显示股骨外侧髁恢复良好。（F）术中见股骨外侧髁表面附着纤维组织，髁突的一部分未被纤维组织修复，仍为裸露骨。（G）彻底清理纤维修复组织后，ACI 术后。（H）ACI 至股骨外侧髁前交叉韧带自体骨 - 肌腱 - 骨移植髌韧带重建及挤压螺钉固定后的术后正位 X 线片。（I）术后 2 年后的临床表现。重建术后肌张力显著改善，右大腿萎缩减轻。14 年后患者仍无症状，功能维持在较高水平

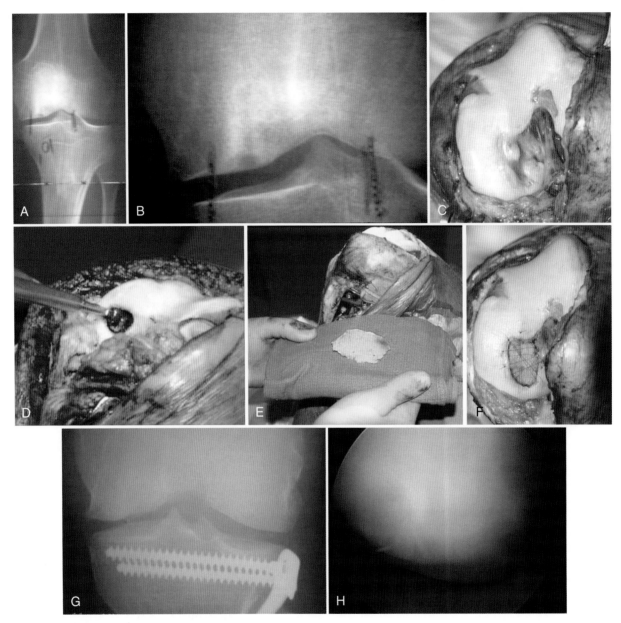

• 图 13.6　23 岁男性，关节镜下去除股骨内侧髁疏松碎片后，患有慢性左内侧关节疼痛。患者膝内翻对位不良，并伴有内侧间室疼痛。接受闭合楔形外翻截骨术和股骨内侧髁自体骨移植治疗，长期临床效果较好。（A）正位片显示股骨髁内侧剥脱性骨软骨炎空洞缺损。需要进行 10° 的矫正，将机械轴线纠正至胫骨外侧棘上。（B）X 线片显示股骨内侧髁囊性病变。（C）股骨内侧髁与髁间切迹后交叉韧带相邻部位空洞缺损的外观。（D）用高速磨钻对股骨内侧髁硬化和囊性病灶进行彻底清创，以整合缺损病灶，便于进行自体骨移植及股骨内侧髁缺损的修复。（E）行 10° 矫正楔形胫骨外翻截骨术。图示闭合（closing）楔形截骨术切除的松质骨和用于截骨术的外侧 L 形钢板。该骨被磨碎并用于填补已用高速磨钻充分准备至股骨内侧髁的缺损。（F）松质骨碎片被压入股骨内侧髁，直到与软骨下骨平面齐平。用可吸收的 Vicryl 缝线做鱼网状表面加固，以防止骨移植物脱落。完全伸展膝关节，松开止血带，骨髓凝块充满移植物表面。根据骨髓刺激技术的康复方案，术后持续被动运动及保护性负重 6 周，使纤维软骨修复股骨内侧髁表面。（G）截骨矫形术后完全愈合后，关节间隙维持下的负重位正位 X 线片。（H）1 年后复查关节镜，显示股骨内侧髁表面修复组织附着良好，患者已完全无症状，未要求后续进一步治疗。12 年后，纤维软骨修复组织仍然保持稳定未破损。术后密切监测是否出现关节摩擦音或关节内积液，以及立位 X 线片关节间隙状况，以保证良好的临床效果。若出现任何症状，将进行高分辨率 MRI 扫描，评估股骨内侧髁表面修复组织的状态及二期自体软骨细胞植入修复的可能性

的 1 例于自体骨移植术后 6~12 个月出现症状，并接受了进一步的 ACI 治疗。

第 1 组损伤平均面积为 6.6 cm²（范围 2~12 cm²），平均深度 1.5cm（范围 0.8~3.0 cm），平均术前及术后股胫角分别为外翻 3.5°、6.5°、8°，10 例患者中 5 例行胫骨高位截骨术（high tibial valgus osteotomy, HTO）。第 2 组损伤平均面积为 6.7 cm²（范围 6~8.8 cm²），平均深度 1.1 cm（范围 1~1.5 cm）。平均术前及术后股胫角分别为内翻 2.3°、外翻 8°，4 例均行 HTO。AVN 组术前均有膝内翻，其矫治对手术的成功至关重要。

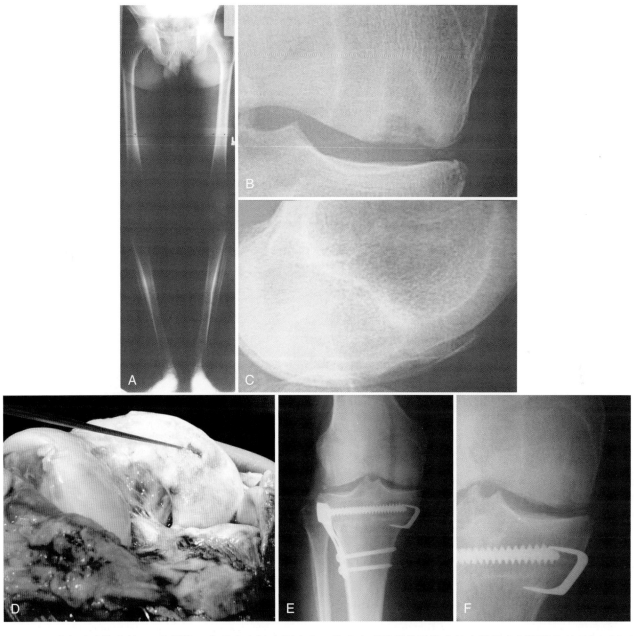

• 图 13.7 平素运动较多的 54 岁男性，表现为右膝内侧疼痛。临床表现及影像学检查符合股骨内侧髁特发性骨坏死表现。曾接受闭合楔形胫骨外翻截骨术和股骨内侧髁自体植骨术（见图 11.6）。在术后 10 余年的最近随访中仍无症状，无须辅助。（A）双下肢全长 X 线片显示双侧膝内翻，右侧较左侧严重。（B）正位 X 线片显示吸收囊肿形成，股骨内侧髁变平。（C）侧位 X 线片显示囊肿形成，股骨内侧髁变平。（D）术中所见，进行根治性清创和自体股骨内侧髁植骨刮除术前，膝关节神经钩落入股骨内侧髁的吸收性空腔。（E）术后正位 X 线片显示膝关节对位不良已纠正，股骨内侧髁的骨量恢复。（F）术后 1 年，立位正位 X 线片显示股骨内侧髁复位，关节间隙保留

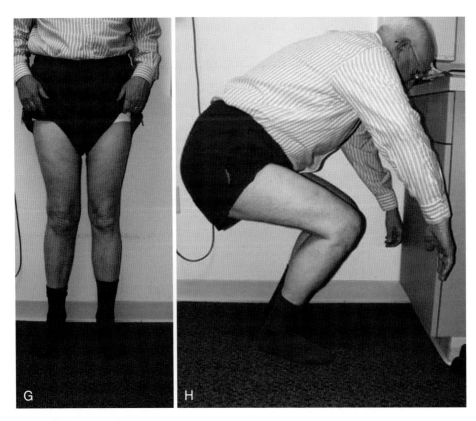

• 图 13.7（续）（G）术后 10 年临床表现。正面对齐见右下肢轻度机械外翻，在外观上患者可以接受。（H）侧位表现，下蹲和下跪时活动范围良好。患者未出现其他症状

结果

4 年随访显示，自体骨移植对 10 例 OCD 组患者中的 6 例有效。其余 4 例出现反复负重时疼痛、黏滞感及进行性肿胀，需行二期 ACI。ACI 术时，自体骨移植物表面的修复组织为纤维性，凝胶状，质地软。自体骨移植修复软骨下骨后，ACI 产生了良好的疼痛缓解效果。

其余 6 位患者每 2 年复查 X 线片与 MRI，以无创评估组织修复状况。这些患者始终未出现症状，MRI 显示修复稳固。

AVN 组 4 例患者中 3 例自体骨移植 +HTO 效果良好，无需进一步 ACI。第 4 例患者虽然术后 9 个月内相对无症状，由于他希望保持高水平的身体活动，在 47 岁时要求第二阶段 ACI，并进行了手术。在开放 ACI 时，自体骨移植的修复组织质量相当好。移植骨表面完全覆盖白色纤维软骨组织。切除修复组织后行 ACI，术后 20 年未出现症状。令人惊讶的是，其余 3 例接受自体骨移植 + 截骨术的患者也均未出现症状。

基于笔者早期对大片骨软骨缺损（两组均约 7 cm²）植骨的研究结果，推荐对于年轻的 OCD 患者，如果术者熟练，可采用 ACI 单阶段三明治技术进行植骨。或者，较为保守的方法是单独行骨移植术，通过临床查体，复查 X 线片及 MRI 密切随访，评估修复组织的状况后再考虑是否行 ACI。损伤面积平均为 7 cm²，因此，在此年轻活跃人群中，纤维软骨破裂的可能性较高。

这组男性特发性膝内翻缺血性坏死的病例中，截骨矫形术纠正力线联合自体骨移植治疗 Ⅲ 期或 Ⅳ 期骨坏死病变的临床效果良好，是推荐的首选疗法。

长期随访结果随后发表，以下为其概要。

笔者比较了接受 ACI 三明治技术联合自体骨移植（ABG）的患者（n= 24）与过去单独接受 ABG 治疗的配对患者队列（n = 13）的临床疗效和移植物存活率。两组缺损平均直径分别为 6.9 ± 3.5 cm²、7.1 ± 3.5 cm²，平均深度 ABG 组为 1.2 ± 0.4 cm，ACI 三明治组为 1.1 ± 0.3 cm。在整个研究过程中，ACI 全层三明治队

列在临床疗效和满意度评分上持续显现更大的改善。影像学研究及生存分析结果与临床结果相符。如图13.8所示，ACI 三明治组术后 5 年和 10 年的生存率均为 87%，显著高于 ABG 组（术后 5 年 54%，10 年 45%）。ABG 组 8 例、ACI 三明治组 3 例共 11 例患者被认为临床治疗失败。3 例 ACI 失败的患者随后接受了关节镜软骨成形术，使其症状得以缓解。8 例 ABG 失败的患者中 5 例接受 ACI 翻修手术；1 例患者再次接受 ACI 治疗后，术后 6.2 年接受单间室膝关节置换术；1 例患者 ACI 术后 15 年接受全膝关节置换术；1 例患者术后 8.3 年接受同种异体骨移植，随后进行了 ABG+ACI 翻修治疗。临床结果与生存分析结果表明，ACI 三明治组治疗效果优于 ABG 组。

结论

骨软骨的损伤病变类型包括 OCD、骨软骨囊肿以及缺血性坏死等。对于碎片不稳定的成人型 OCD 患者，为实现碎片的血运重建和愈合，切开复位内固定和自体骨移植是最佳的治疗方法。

如固定术失败或碎片自发碎裂产生空洞缺损，推荐 CT 关节造影评估损伤状况。不伴软骨下骨囊肿、病变典型、缺损相对较浅（中心最深 6~8 mm）时，推荐单独采用 ACI。若缺损边缘陡峭，反复手术后软

骨下骨增厚硬化，或软骨下骨深部存在囊肿时，则首选软骨和骨移植结合 ACI 三明治技术。另一种方法是仅做自体骨移植，这种方法的康复策略同单纯骨髓刺激技术，目前已被证实是一种安全、有效的骨软骨修复技术。自体骨移植的手术技术可行时，采用局部骨移植，骨缺损的准备与牙科汞合金相似。然而，表面组织的修复情况难以预测，需要进一步监测，并考虑二期 ACI 的可能性。

当骨缺损继发于特发性缺血性坏死时，通常多见于中年男性，常伴有内翻膝。采用与自体骨移植相同的手术技术，将坏死的骨碎片进行闭合楔形外翻截骨，在 Ficat III 期和 IV 期疾病中常取得良好的效果。

继发性缺血性坏死通常有多个坏死节段，更适合采用同种异体骨软骨移植或全膝关节置换术治疗。

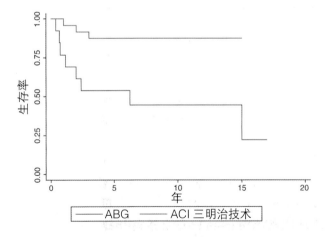

• 图 13.8　自体软骨细胞植入（ACI）三明治技术与自体骨移植（ABG）的 10~15 年生存率比较，在术后 15 年其比值大于 2 倍（From Minas T, Ogura T, Headrick J, Bryant T. Autologous chondrocyte implantation "sandwich" technique compared with autologous bone grafting for deep osteochondral lesions in the knee. Am J Sports Med. 2018;46(2):322–332. ）

参考文献

1. Pare A. *Ouevres Completes*. Vol.3. Paris: J.B. Balliere; 1840-1841:32.
2. Yamashita F, Sakakida K, Suzu F, Takai S. The transplantation of an autogeneic osteochondral fragment for osteochondritis dissecans of the knee. *Clin Orthop*. 1985;201:43–50.
3. Muller W. Osteochondrosis dissecans. In: Hastings DE, editor. *Progress in Orthopedic Surgery*. Vol. 3. Berlin: Springer Verlag; 1978:135.
4. Outerbridge HK, Outerbridge AR, Outerbridge RE. The use of a lateral patellar autologous graft for the repair of a large osteochondral defect in the knee. *J Bone Joint Surg Am*. 1995;77-A (1):65–72.
5. Linden B. The incidence of osteochondritis dissecans of the femur. *Acta Orthop Scand*. 1976;47:664–667.
6. Pappas AM. Osteochondritis dissecans. *Clin Orthop*. 1981;158:59–69.
7. Nagura S. The so-called osteochondritis dissecans of König. *Clin Orthop*. 1960;18:100–122.
8. Green WT, Banks HH. Osteochondritis dissecans in children. *J Bone Joint Surg Am*. Jan. 1953;35-A:26–47.
9. Mubarick SJ, Carrol NC. Familial osteochondritis dissecans of the knee. *Clin Orthop*. 1979;140:131–136.
10. Petrie PWR. Aetiology of osteochondritis dissecans. Failure to establish a familial background. *J Bone Joint Surg Br*. 1977;59-B(3): 366–367.
11. Fairbank HA. Osteo-chondritis dissecans. *Br J Surg*. 1933;21:67–82.
12. Cahill BR, Berg BC. 99m-Technetium phosphate compound joint scintigraphy in the management of juvenile osteochondritis dissecans of the femoral condyles. *Am J Sports Med*. 1983;11(5):329–335.
13. Enneking WF, ed. *Clinical Musculo-Skeletal Pathology*. 3rd ed. Gainesville, FL: University of Florida Press; 1990:166.
14. Rogers WM, Gladstone H. Vascular foramina and arterial supply of the distal end of the femur. *J Bone Joint Surg Am*. Oct. 1950;32-A:867–874.

15. Chiroff RT, Cooke III CP. Osteochondritis dissecans: a histologic and microradiographic analyses of surgically excised lesions. *J Trauma*. 1975;15:689–696.

16. Cahill BR. Osteochondritis dissecans of the knee: treatment of juvenile and adult forms. *J Am Acad Orthop Surg*. 1995;3:237–247.

17. Cahill BR, Phillips MR, Navarro R. The results of conservative management of osteochondritis dissecans using joint scintigraphy: a prospective study. *Am J Sports Med*. 1989; 17:601–606.

18. Almgard LE, Wikstad I. Late results of surgery for osteochondritis dissecans of the knee joint. *Acta Chir Scand*. 1964;127:588–596.

19. Cahill B. Treatment of juvenile osteochondritis dissecans and osteochondritis dissecans of the knee. *Clin Sports Med*. 1985;4:367–384.

20. Green JP. Osteochondritis dissecans of the knee. *J Bone Joint Surg Br*. 1966;48-B(1):82–91.

21. Hughston JC, Hergenroeder PT, Courtenay BG. Osteochondritis dissecans of the femoral condyles. *J Bone Joint Surg Am*. 1984;66-A: 1340–1348.

22. Linden B. Osteochondritis dissecans of the femoral condyles. A long-term follow-up study. *J Bone Joint Surg Am*. 1977;59-A: 769–776.

23. Landells JW. The reactions of injured human articular cartilage. *J Bone Joint Surg Br*. 1957;39-B(3):548–562.

24. Mitchell N, Shepard N. The resurfacing of adult rabbit articular cartilage by multiple perforations through the subchondral bone. *J Bone Joint Surg Am*. 1976;58-A:230–233.

25. DePalma AF, McKeever CD, Subin DK. Process of repair of articular cartilage demonstrated by histology and autoradiography with tritiated thymidine. *Clin Orthop*. 1966;48:229–242.

26. Peterson L, Minas T, Britterg M, et al. Two- to nine-year outcome after autologous chondrocyte transplantation of the knee. *Clin Orthop*. 2000;374:212–234.

27. Minas T, Ogura T, Headrick J, Bryant T. Autologous chondrocyte implantation "sandwich" technique compared with autologous bone grafting for deep osteochondral lesions in the knee. *Am J Sports Med*. 2018;46(2):322–332.

28. Aglietti P, Insall JN, Buzzi R, Deschamps D. Idiopathic osteonecrosis of the knee: aetiology, prognosis and treatment. *J Bone Joint Surg Br*. 1983;65:588–597.

29. Ahlbäck S, Bauer GCH, Bohne WH. Spontaneous osteonecrosis of the knee. *Arthritis Rheum*. 1968;11:705–733.

30. Mont MA, Baumgarten KM, Rifai A, Bluemke DA, Jones LC, Hungerford DS. Atraumatic osteonecrosis of the knee. *J Bone Joint Surg Am*. 2000;82:1279–1290.

31. Muheim G, Bohne WH. Prognosis in spontaneous osteonecrosis of the knee. *J Bone Joint Surg Br*. 1970;52:605–612.

32. Koshino T. The treatment of spontaneous osteonecrosis of the knee by high tibial osteotomy with and without bone-grafting or drilling of the lesion. *J Bone Joint Surg Am*. 1982;64:47–58.

第14章

同种异体半月板移植术

引言

半月板组织的丢失会使膝关节生物力学性能发生明显改变，尤其在膝关节外侧间室，在半月板完全切除后接触应力可增加200%~300%。随后会出现关节间隙超负荷综合征，表现为关节负重时疼痛和反复的积液产生。由于继发性骨性关节炎是一个可预测的终点，这导致骨科医生在进行不可避免地半月板次全切除或全切除手术的情况下，提高了对半月板移植的认识。在经过严格筛选的患者中，同种异体半月板移植可以提供给患者膝关节更好的生物力学和功能恢复，同时具备良好的止痛效果。

目前同种异体半月板移植技术包括骨栓和骨桥技术，以及根据不同的专用器械组合衍生出的其他术式。不管使用哪种技术，目前的大多数移植物都选择骨固定，而不是依靠半月板根部软组织在胫骨平台的长入。

本章对切开手术和关节镜下同种异体半月板移植技术进行探讨。

适应证

同种异体半月板移植患者理想的适应证包括既往有半月板全切或次全切除病史，术后出现不规律的间歇痛。之后受累间室出现负重疼痛，并且反复出现关节积液。同时患侧关节面尚无全层软骨缺损，韧带稳定，关节对位、对线良好。如果不能满足上述条件，则需要对这些合并症同时或分阶段处理。部分有关半月板移植和软骨修复同时进行的报告显示，其预后与单独的半月板移植术相当。因此，可修复的局部软骨缺损不应被视为手术禁忌证。

禁忌证包括弥漫性关节炎改变和与晚期股骨髁和胫骨扁平、炎症性关节炎病史或显著肥胖相关的显著关节间隙狭窄。

术前评估

术前影像学评估包括负重正位（AP）X线片、负重屈曲45°正位片、非负重45°屈曲侧位片、髌股关节轴位片和下肢全长片来评估关节情况。此外，我们常规进行磁共振成像来评估关节合并症，如韧带或软骨损伤。

同种异体半月板移植物的三维形状具有个体化差异；因此，它们必须符合每个患者的尺寸和需求。采用正位和侧位片进行术前测量，在关节线上方皮肤水平放置比例尺。依据放大倍率，在正位片上测量从同侧胫骨嵴边缘到胫骨平台边缘的半月板宽度。外侧半月板移植物长度的计算方法是将胫骨平台前后径（侧位 X 线片测量得到）乘以 0.7，内侧则乘以 0.8（图 14.1）。

手术技巧

专用器械

根据术者的惯常操作，借助半月板异体移植工作台来对半月板根部附着部位的骨块或骨栓塑形，并在胫骨上准备相应的锚定区域。器械供应商将提供修复半月板所需要的专用器械，例如专用套管和双臂缝合器。

移植物准备

移植物应在手术开始前准备好（例如，在患者被给予麻醉时），以减少手术时长和止血带使用时间。

根据所使用的特定套件，准备骨桥或骨栓并预穿缝合线。我们所推崇的技术是在半月板后角放置张力缝线（图 14.2），以帮助减少股骨髁下的半月板面积。可以通过骨桥 / 骨栓和半月板根部周围放置额外的缝合线，以加强移植物固定。在移植物准备好后，再使用脉冲冲洗洗去残留骨髓成分。

体位

患者在手术台上取仰卧位，大腿系止血带。为了便于由内向外的半月板缝合，膝关节的后内侧或后外

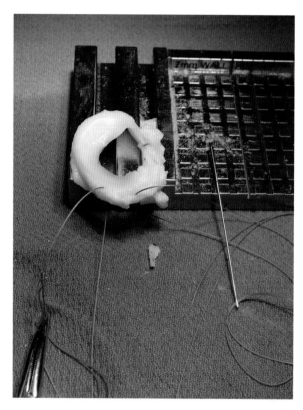

• 图 14.2　半月板移植物准备。从供体的胫骨平台制作了骨桥，并在半月板后角预制两条拉线，以帮助复位和固定

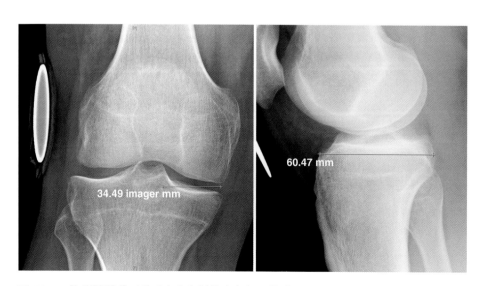

• 图 14.1　依据膝关节正位（左）和侧位（右）X 线片，测量胫骨内侧平台的宽度和长度

侧必须可以提供操作空间。同时，使用大腿支架并将床脚放低（小腿下垂）通常对于关节镜操作有所帮助。若采取切开手术，可以使用侧柱和脚垫进行辅助。

手术解剖

髌骨、髌腱、胫骨平台和腓骨头是常用的手术定位标志。同时，在手术过程中也存在一些易损伤的区域，包括腓神经、腘肌腱和外侧副韧带，后内侧入路有损伤隐静脉和神经的风险，损伤后有可能导致神经瘤从而出现疼痛。同时，在半月板修复过程中建立胫骨隧道和开槽过程也可能损伤腘神经血管束。

手术入路

关节镜下手术时采用标准的内侧和外侧入路以及两个辅助切口：前髌腱入路将半月板置入关节，采用导针定位，与半月板前、后根附着点一致，长度从髌骨下极延伸至胫骨结节，切开时应注意与髌腱纤维走行保持一致，以避免髌腱撕裂；操作时为了更好地观察根部和移植物的植入和锚定，可以切除前根附着体前面的脂肪垫。在由内向外修复半月板过程中，可以采用辅助后内侧或后外侧入路。

对于切开手术，通常内侧半月板移植用内侧髌旁纵切口，外侧半月板移植用外侧髌旁纵切口。在切口内侧，牵起一个全厚筋膜皮瓣，以便通过下方半膜肌、腓肠肌内侧头后上方和关节囊前方之间形成的三角形间隙进入关节囊内侧。在外侧，首先在膝关节外侧周围牵起一块全层筋膜皮瓣（图 14.3A）。髂胫束（iliotibial band, ITB）覆盖在被膜上，它与其纤维分开，或者髂胫束的髌骨部分被离断，使髂胫束可以随着膝关节的屈曲而向后滑动。髂胫束和关节囊之间的间隙被分开到可以缝合（图 14.3B）。该间隙向后穿过嵌入在包膜组织中的外侧副韧带。股二头肌下侧和腓肠肌后外侧头之间的间隙用以提供进入后关节囊的通道。对于以上两种入路，术者应能够触及后交叉韧带胫骨附着区和腘肌腱。在这个间隙内放置一个刮匙，可以保护胫后神经血管束（图 14.3C）。

前关节入路操作通过在髌腱内侧缘或外侧缘切开关节囊并横断髌前脂肪垫。在切口内放置撑开器，将髌腱移向另一个间室。将半月板前根部分切开，通过胫骨近端组织骨膜下剥离，将附着有半月板前角的全层筋膜皮瓣绕膝关节长轴向中线内侧或外侧牵起。在内侧间室，该筋膜皮瓣包括内侧副韧带浅层和深层；外侧间室则包括在 Gerdy 结节上的髂胫束附着点。为了充分显露术野可以在股骨内侧或外侧髁周围放置另一个撑开器（图 14.3D）。

清除残存病变半月板

接下来需要切除病变半月板残存部分来为移植物准备一个血管化的附着面。然而为了减少出现半月板挤压的风险，有研究认为在半月板 - 关节囊交界处留下一个薄层的半月板组织壳（图 14.4）比单纯的包膜

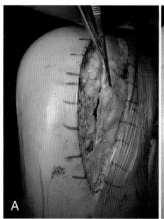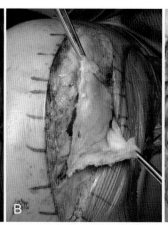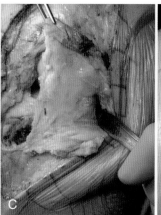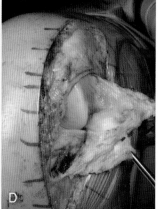

• **图 14.3** 切开术中外侧半月板移植的术野显露。（A）两个钳子夹住关节囊和髂胫束牵起全层筋膜皮瓣。（B）显露髂胫束（反折部分）和被膜之间的间隙。（C）腓肠肌外侧头与股二头肌下之间的间隙已经形成，并放置了一个刮匙以保护胫后神经血管束。（D）胫骨近端外侧组织骨膜下剥离，显露股骨外侧髁，可显示 Gerdy 结节上的包膜和髂胫束

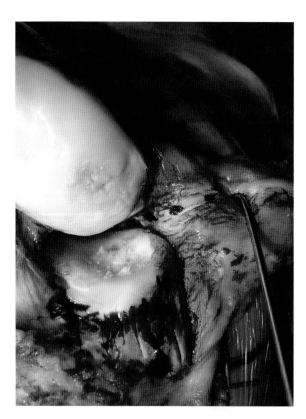

• 图 14.4　残存病变半月板切除完成，保留半月板 - 关节囊交界处（点）较坚韧的组织

可以提供更多的支持力。在进行此操作时，应保留半月板根部，因为它们是下一步移植物放置的重要解剖学定位标志。

胫骨端准备

根据所使用的器械，在胫骨平台上准备一个用于半月板根部固定的隧道。之后在前交叉韧带或后交叉韧带纤维的最下侧进行下切迹成形术并切除部分软组织，可以帮助显露后根附着点。在连接两个根附着点的直线上（图 14.5A），清除胫骨平台上的软骨（图 14.5B），并用器械建立隧道（图 14.5C）。然后通过胫骨导针，在前角、后角分别创建一个隧道，用于后期固定移植物（图 14.6）。

移植物放置和固定

通过专用空心针和带线缝合针使预置在半月板移植物后角和半月板交界处的拉线穿过关节囊的相应位

置（图 14.7）。如果固定缝线被放置在半月板根部，那么它们将在根部穿过胫骨隧道。在拉紧缝线的同时将骨桥推入骨槽使移植物放置到位，当半月板置入股骨髁下方时（图 14.8），应给予内翻、外翻应力并屈曲、伸展膝关节，以评估各角度下的稳定性。

移植物的固定方法包括依靠半月板根部附着体的骨性固定和半月板 - 关节囊交界处的软组织固定。借助器械可以构建楔形、锁孔形的胫骨骨槽，使骨桥稳固地嵌合。如果未配备这些器械，则需要用缝线或界面螺钉进行固定。将位于根部并穿过胫骨隧道的缝线绑在胫骨内侧的骨桥上进行固定，或者可以用界面螺钉将移植物的骨桥固定在骨槽中，或者在切开术中，用高强度不可吸收缝线直接固定在胫骨平台上。

关节镜下采用标准的半月板修复技术将半月板周围修复到关节囊内，后角由内向外缝合和应用全 - 内（all-inside）技术，前角由外向内缝合。对于切开术式，后角是用由内向外的缝合方法来固定的。用高强度不可吸收缝线对半月板体部和前角进行修复，所有缝线在末端打结之前，依次从后向前穿过包膜、半月板和胫骨平台（图 14.9）。这不仅修复了半月板 - 关节囊之间的连接，而且还将先前打开的关节囊固定回胫骨近端。如有必要，内侧副韧带和 ITB 可另外用缝线锚定。

术后限制患者下地负重 2 周，随后依据患者耐受程度开始部分负重。佩戴膝关节支具辅助行走 6 周，此阶段屈膝训练以 90° 为限，持续 2 周，然后根据患者耐受情况渐进。如果在半月板移植过程中联合其他手术，如自体软骨细胞移植或截骨矫形，则应选取最保守的术后康复方案，通常将限制负重延长 6~8 周。对于单纯同种异体半月板移植，被动功能锻炼可以持续 3 周，对于后续软骨修复治疗，可以持续 6 周。

总结

当前同种异体半月板移植术在重新恢复关节生物力学方面，虽然达不到完全恢复正常，但术后患者表示疼痛明显缓解，并且多数能够获得更高的活动水平，总体上是卓有成效的。尽管已经限制了患者活动量并且避免膝关节旋转研磨以降低再次受伤的风险，但是长期随访结果仍显示术后膝关节发生了退行性改变，这可能是由于当前技术的缺陷和移植物与受体之间尺寸不匹配所导致的半月板挤压造成的。

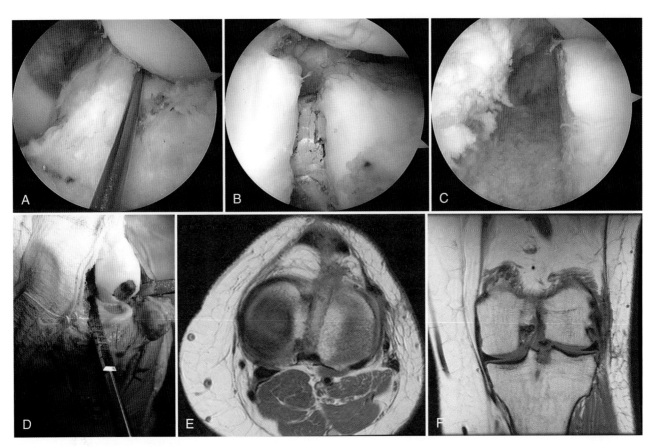

• **图14.5** 胫骨隧道构建。(A)通过腰穿针连接前、后根附着点。(B)用电灼刀头去除覆盖的软骨。(C)在胫骨平台上开槽。(D)在进行同种异体半月板移植时，使用专用圆凿建立胫骨隧道。(E)关节镜下术后轴位磁共振成像显示胫骨隧道的角度和手术后脂肪垫的变化。(F)术后冠状面磁共振成像显示胫骨隧道的位置

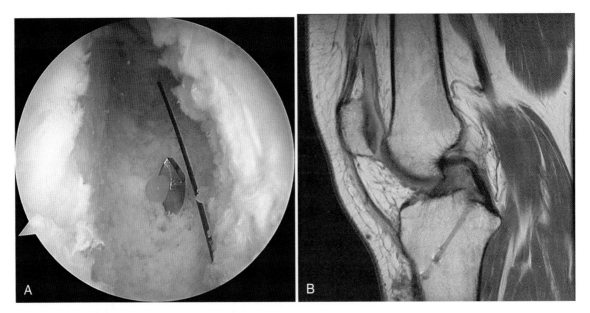

• **图14.6** 通过经骨隧道缝合固定骨桥。(A)关节镜下胫骨槽前视图。已经在槽的后部钻了一个隧道，并放置了用于重建前交叉韧带的胫骨钉（尖端可见），导向器钻入骨槽前方。(B)术后矢状面磁共振成像显示斜骨隧道用于缝合固定骨桥后侧。另外，前胫骨隧道在此平面上不可视

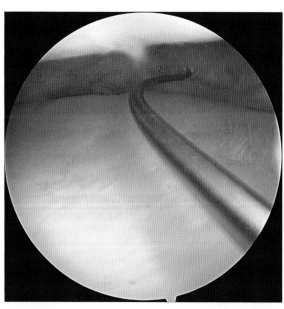

• 图 14.7 关节镜下可见镍钛合金缝线穿过关节囊

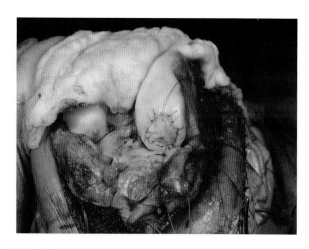

• 图 14.9 切开术下同种异体半月板移植联合股骨外侧髁、胫骨平台自体软骨细胞植入，同时进行胫骨结节截骨术。半月板用高强度不可吸收缝线绑定在胫骨平台上，并通过关节囊和半月板穿入额外的缝线来修复半月板 - 关节囊交界处

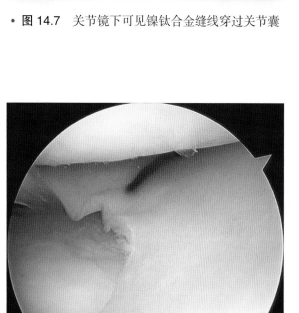

• 图 14.8 股骨髁下的半月板已经向外周拉伸。半月板体和后角的交界处已被标记出来，辅助移植物的定位

参考文献

1. Alford W, Cole BJ. The indications and technique for meniscal transplant. *Orthop Clin North Am*. 2005;36:469–484.

2. Cameron JC, Saha S. Meniscal allograft transplantation for unicompartmental arthritis of the knee. *Clin Orthop Relat Res*. 1997;337:164–171.

3. Cole BJ, Rodeo S, Carter T. Allograft meniscus transplantation: indications, techniques, results. *J Bone Joint Surg Am*. 2002;84A:1236–1250.

4. Cole BJ, Dennis MG, Lee SJ, et al. Prospective evaluation of allograft meniscus transplantation: a minimum 2-year follow-up. *Am J Sports Med*. 2006;34(6):919–927.

5. Carter TR. Meniscal allograft transplantation. *Sports Med Arthrosc Rev*. 1999;7:51–62.

6. Rue JP, Yanke AB, Busam ML, McNickle AG, Cole BJ. Prospective evaluation of concurrent meniscus transplantation and articular cartilage repair: minimum 2-year follow-up. *Am J Sports Med*. 2008;36(9):1770–1778.

7. Farr J, Rawal A, Marberry KM. Concomitant meniscal allograft transplantation and autologous chondrocyte implantation: minimum 2-year follow-up. *Am J Sports Med*. 2007;35(9): 1459–1466.

第15章

针对复杂软骨修复病例的手术技巧

住院医生和临床研究人员经常问到笔者：有没有一本非常好的专业书，让自己能够学习到股内侧肌下入路技术以及在更复杂的保留关节重建手术中可以使用的技巧。因此，笔者增加了这一章详细介绍股内侧肌下入路技术，以及利用几个复杂的临床案例来讲解在更极端的情况下保留关节的原则和技术。笔者在临床实践中的一个重大改进是围手术期疼痛管理，这能够让笔者在最少的住院时间内治疗这些复杂的病例，同时减少患者不适感、提高满意度，而患者更好的初始体验能够获得更快的恢复。

另一项关于自体软骨细胞移植技术（autologous chondrocyte implantation, ACI）的重要改进，是从骨膜到胶原再到基质诱导 ACI（MACI）技术的代际变化，使外科医生更容易掌握这项技术，对患者的创伤更小，我相信临床效果也会随之改善。笔者将骨膜 ACI（pACI）、胶原 ACI（cACI）、MACI 分别称为第 1 代、第 2 代和第 3 代技术，这三代技术可能仍被应用在世界不同地区。此外，为了获得更全面的掌握，本章还纳入了同种异体软骨移植技术，包括新鲜幼年同种异体微粒软骨移植和新鲜大块同种异体骨软骨移植。

病例 1　膝关节股内侧肌下入路：手术技术

引言

最近，在骨科手术中一直强调微创和保留肌肉的策略。膝关节股内侧肌下入路是传统入路的一种替代方法，传统入路需要切开部分股四头肌以完成大范围的关节切开术。笔者发现当伸膝装置的软组织活动性良好，并仔细地采用本节所述的手术技术时，股内侧肌下入路技术对于保膝手术和假体植入非常有效。

后面内容是膝关节股内侧肌下入路手术技术的逐步讲解。与任何手术一样，患者选择对成功至关重要，并非所有患者都适合这个入路。然而，对于符合纳入标准的患者，笔者认为这种方法比传统方法有显著的好处，包括术后疼痛更轻，术后早期康复更容易、更快。但该入路的长期效果尚不清楚。

手术技术

只要条件允许，笔者都会采用股内侧肌下入路；然而，部分患者更适用标准内侧髌旁入路。适合股内侧肌下入路的患者必须有相对可移动的皮下组织，以便为入路显露创造一个"移动窗口"。软组织的活动性可以在术前临床访视期间进行评估，但最终决定是在手术当天患者接受麻醉后做出的。肥胖、挛缩和畸形是相对禁忌证；然而，随着经验积累，适应证可以扩大。由于瘢痕组织形成和组织层面消失，翻修手术通常是禁忌的。

患者取仰卧位。笔者通常在患者大腿止血带水平处使用一根侧柱、床面放置一个横柱支撑脚，使膝关节能够保持90°屈曲。依据术中处理的病损位置，皮肤切口可以沿中线或中线稍偏内侧。切口的长度取决于潜在的病损范围。常规切开从髌骨的上极延伸到胫骨结节的下方（图 15.1A）。锐性切开皮下组织直至支持带组织。仔细止血后，锐性剥离形成内侧和外侧全层皮瓣（图 15.1B）。较大的全层皮瓣很重要，这样伸肌装置才能在皮下组织深方移动。

显露股内侧斜肌（VMO）在髌骨的远端止点（图 15.1C）。锐性剥开 VMO 的筋膜，注意不要损伤肌纤维（图 15.1D）。向后剥离筋膜到 VMO 在内侧肌间隔的止点处，以显露 VMO 的整个远端范围（图 15.1E）。手指放进 VMO 下缘的下方进行钝性分离，然后向近端和外侧牵拉 VMO，同时保持其与髌骨的连接。这时将 Z 形拉钩放进股骨和 VMO 之间，以维持牵拉 VMO（图 15.1F）。

在 VMO 髌骨止点水平处缝合两针 1 号 Vicryl 缝线，以作标记（图 15.1G）。然后，紧靠 VMO 远端斜行切开关节囊，范围是从后方的肌间隔水平开始，平行于肌肉下缘向外侧延伸至髌骨内缘。在缝线标记之间切开，最后作为关闭切口的缝合参考。在髌骨内缘，关节切口向远端延伸，注意保留髌骨附着的组织袖带，以便最后闭合切口（图 15.1H）。

关节切口穿过关节面，平行于髌腱内缘向远端延伸。如果进行生物干预，应注意避免损伤内侧半月板的前角。如有必要，可以切开髌下囊和脂肪垫，以扩大手术显露区域。

接下来处理髌上囊，从内侧到外侧完全剥离股四头肌腱下表面附着的滑膜（图 15.1I），使股四头肌与股骨髁上前方滑膜完全分离，这是能够充分移动伸膝装置的关键操作。然后，髌骨可以半脱位到外侧沟。最初显露形成的大范围的全层的外侧皮下皮瓣，正好创建一个容纳髌骨半脱位的口袋。将 90° Hohman 或 Z 形拉钩放置在股四头肌腱髌骨止点水平的外侧沟中，以挡住股四头肌，持续牵开髌骨。屈膝 90°，可使整个关节充分显露，以进行相应的操作（图 15.1J）。术后进行标准的切口闭合（图 15.1K）。因为不需要修复肌肉，闭合非常简单。

讨论

1929 年，Erkes 首次在德语文章中描述了股内侧肌下入路。Hoffman 在 1991 年重新提出一个改良版。此后，人们将其描述为"迷你"切口的股内侧肌下入路。目前文献中有多篇报道描述了该入路行全膝关节置换术的结果。尽管有学者担心该入路会影响置换假体位置的准确性，但许多研究表明，与更传统的入路相比，股内侧肌下入路恢复更快，疼痛评分更好，失血更少，膝关节短期活动范围更好。最近，Schroer 等发表了 600 例通过股内侧肌下入路进行的初次全膝关节置换术的结果。完成了一个平均 28 个月的短期随访，并选取 150 例标准髌旁内侧入路行全膝关节置换术为对照组。总体结果显示股内侧肌下入路组有 11 例（1.8%）因主要并发症需行二次手术，对照组有 6 例（4.0%），主要和次要并发症的发生率与手术技术无关。股内侧肌下入路组的主要并发症发生率与手术经验有关；每增加 50 次手术，并发症发生率降低 16%。术后 1 年，股内侧肌下入路组的平均屈膝角度为 125°，对照组为 114°。股内侧肌下入路组的平均手术时间最初较长，但随着经验的增加而减少。因此，最后 400 例股内侧肌下入路手术的平均手术时间少于对照组。值得注意的是，作者指出研究中 99% 的全膝关节置换术是通过股内侧肌下入路完成的，且 91% 的患者为超重，11% 的患者达到了病态肥胖。笔者发现，股内侧肌下入路可以提供良好的术中显露，术后还能更快地促进膝关节康复。与任何手术一样，股内侧肌下入路也需要一条明确的学习曲线。笔者的技术和选取的适应证随着时间和经验也在改变。笔者不再

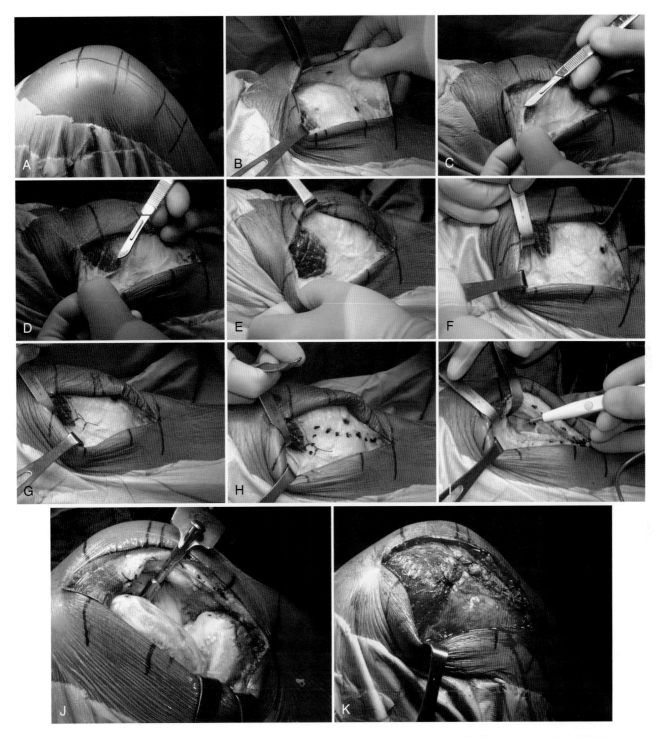

- **图 15.1** （A）从髌骨上极至胫骨结节的典型皮肤切口。（B）分离出内侧和外侧全层皮瓣。（C）显露股内侧斜肌（VMO）止点。（D）分离 VMO 筋膜。（E）完全显露 VMO 远端止点。（F）在远端 VMO 下方放置 Z 形拉钩。注：保护 VMO 髌骨止点的完整。（G）缝线标记 VMO 髌骨止点远端范围。（H）预先画出内侧关节切开的切口线。（I）由内侧向外侧分离起自股骨延续至股四头肌下表面的滑膜组织。上方拉钩放在滑膜组织浅层，下方拉钩位于关节内滑膜的深方，这样能清晰显露必须分离的滑膜组织，以调节伸肌装置的活动度并显露关节。（J）显露关节面。本病例正在进行内侧单间室关节置换术。在全膝关节置换术中，我们通常在髌腱止点处置入克氏针，以防止髌骨撕脱影响视野。（K）关节切开术的标准切口闭合。VMO 组织完好无损

单纯地追求较小的皮肤切口长度，而更多的是仔细剥离出覆盖内外侧的大皮瓣以非创伤性的方式形成肌肉活动度。除了全膝和内侧单髁置换术外，笔者已经应用股内侧肌下入路治疗其他关节内病变，以软骨缺损为主。通过这个入路可以很容易地进行自体软骨细胞移植和同种异体骨软骨移植等手术。

病例2　围手术期疼痛管理

围手术期疼痛管理对于患者早期获得舒适和满意以及术后活动范围顺利恢复和避免关节僵硬至关重要。如前几章所述，应选择没有成瘾行为的患者。在手术前让患者戒掉麻醉剂、酒精或烟草非常重要。

手术时，术前口服 650 mg 酚麻美敏（泰诺）和 200 mg 塞来昔布（西乐葆）有助于术前超前镇痛，静脉滴注地塞米松和氨甲环酸能够控制出血。在手术开始时，笔者选择静脉滴注 6 mg 地塞米松、1 g 氨甲环酸（TXA）和抗生素。手术结束时，麻醉师再给 1 g 的氨甲环酸。（当然，既往深静脉血栓、肺栓塞或卒中是 TXA 的禁忌证。）

在切口闭合之前，笔者会采用关节囊局部浸润，自 2010 年以来一直安全有效地在所有开放式膝关节手术应用此方法，这样就不需要下肢局部阻滞。麻醉上，笔者更喜欢采用全静脉麻醉为主、最少吸入麻醉剂的全身麻醉。患者会很快、舒适地醒来，疼痛也很小，尤其是在局部浸润后。

局部浸润的药物由药房配制并标上患者姓名，然后送到手术室使用，包括 80 mcg 可乐定、0.5 mg 肾上腺素、30 mg 酮咯酸、49.25 ml 0.5% 罗哌卡因，最后与生理盐水混合成 100 ml 溶液。

使用 30 ml 或 60 ml 大注射器和 18 号或 22 号的腰穿针，注射浸润所有对疼痛敏感的区域。这包括股骨、胫骨、股四头肌、皮下组织周围的骨膜和滑膜，特别是隐神经向膝关节前方穿出的内侧肌间隔部位。局部注射时，首先回抽以确保药物不会注射到血管中，尤其是隐神经附近。另一个需要注意的问题是，注射罗哌卡因可能会引起术后神经麻痹，因此外侧注射时要远离腓总神经。笔者发现这种局部浸润在术后 24~72 小时内能极大地缓解疼痛，之后通过口服止痛药很容易控制术后疼痛。

此外，在膝关节周围包裹轻薄敷料后进行连续冰敷治疗，并坚持居家使用，可帮助缓解肿胀和疼痛。

病例3　胶原 ACI（cACI）联合胫骨高位 – 胫骨结节截骨术（HTO–TTO）治疗多发软骨缺损的关节补救性病例

该病例为一名 33 岁的职业治疗师，主诉近几年左膝疼痛、反复积液和摩擦感。既往曾行左膝内侧半月板切除术和软骨成形术。无法完成的活动包括徒步旅行、瑜伽和伦巴。患者下肢全长 X 线片显示机械轴线通过胫骨平台内侧的中心，提示内翻畸形。内侧关节间隙变窄（图 15.2A~E）。

ACI（自体培养软骨细胞）手术采用了 4 小瓶 Carticel（Genzyme, Cambridge, MA, USA）和 Bio-Gide 膜（Geistlich Industries, Wolhusen, Switzerland），分别对股骨内侧髁前（40 mm×20 mm）、后（25 mm×15 mm），胫骨内侧平台（25 mm×15 mm），股骨外侧髁（15 mm×15 mm），滑车（30 mm×20 mm）5 处软骨缺损进行修复，并联合胫骨开放楔形截骨术和胫骨结节前内移位截骨术（图 15.2F~H）。

术后 4 年，负重前后位 X 线片示内侧关节间隙恢复（图 15.2I、J）。术后 6 年，患者的 KOOS 评分为 96.4（术前为 61.3），VAS 评分为 2（术前为 6）（图 15.2K），改良辛辛那提评分为 10（术前为 5）。患者主诉膝关节功能完全恢复，不适感降至最低，并已恢复休闲活动，包括徒步旅行、瑜伽，甚至体育运动，并可在无痛下工作。

病例4　MACI 联合 HTO–TTO 治疗慢性髌股关节病变

一位 51 岁的前体操运动员因右膝髌股外侧对位不良而出现慢性膝前疼痛和髌前摩擦感。

下肢全长 X 线片显示膝内翻（机械轴位于胫骨内侧棘的下坡上）。此外，髌骨轴位和膝关节侧位 X 线片显示髌股外侧关节面有早期变窄的现象（图 15.3A~D）。然而，关节的整个软骨间隙保留较好。关节镜检查显示髌股关节两侧均有全层软骨损伤，内侧胫骨平台出现浅表软骨裂纹（图 15.3E~G）。

由于患者有外侧髌股关节的慢性损伤和内侧胫骨平台软骨早期龟裂，以及轻微的内翻畸形，笔者认为除了进行右膝髌骨和滑车 MACI 手术外，还需要胫骨外翻截骨术和胫骨结节截骨术恢复正常力线。患者希望保留自己的膝关节、避免使用假体（图 15.3H~M）。

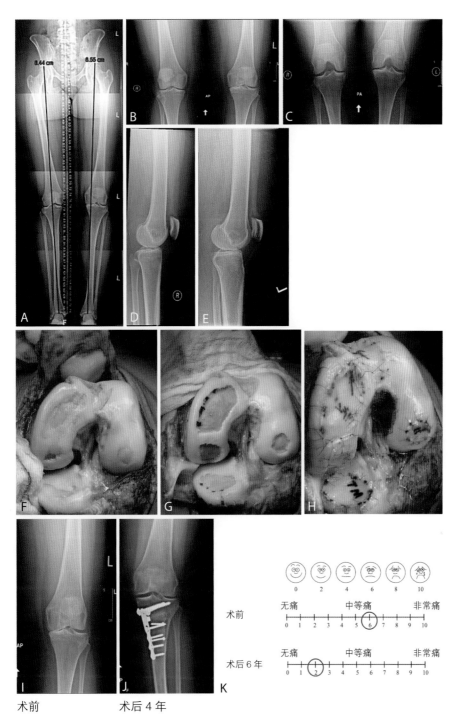

• **图 15.2**（A）下肢全长 X 线片显示负重轴通过内侧间室中心。（B）站立前后位 X 线片显示内侧间室前方关节间隙缺失。（C）站立后前位 X 线片显示内侧间室后方关节间隙保留良好。（D、E）双膝髌股关节间隙良好。（F）在股骨内侧髁、内侧胫骨平台、股骨外侧髁和滑车上均有较大的关节缺损。胫骨结节截骨术翻转髌骨并切除内侧半月板有利于视野显露。（G）对所有关节软骨病灶进行彻底清创，直至恢复到稳定完整的全层软骨。蓝点代表利用电钻和钢丝钻孔的位置，用于固定胶原膜和软骨细胞。用持针器将 P3 号三角针瓣直后穿骨道缝合。（H）显微缝合固定 c-ACI 的最终形态，用纤维蛋白胶封闭，再注射自体培养的软骨细胞填补缺损。然后在接近完全伸膝位将内侧半月板复位到半月板间韧带，并用 1 号 Vicryl 缝线经干骺端骨皮质缝合半月板前角。然后将胫骨结节重新定位到髌骨轨迹中心，由前至后用两颗拉力螺钉固定，然后将内侧髌股韧带重新缝合到髌骨中线，并松解外侧支持带。术后活动包括术后早期手法活动髌骨和连续被动运动。6 周内轻负重，在内侧间室支具保护下逐步负重至第 10 周完全负重。由于股骨外侧髁存在缺损，下肢力学对线没有被过度矫正到外侧间室，仅复位至中线。（I）术前站立前后位 X 线片显示内侧间室前方关节间隙丧失，并伴有骨对骨的改变。（J）术后 4 年负重 X 线片显示内侧间室完全恢复。这张完全负重前后位 X 线片显示了机械轴矫正到中线，由于股骨外侧髁移植修复没有矫正至外侧间室。（K）术前、术后 VAS 评分改变

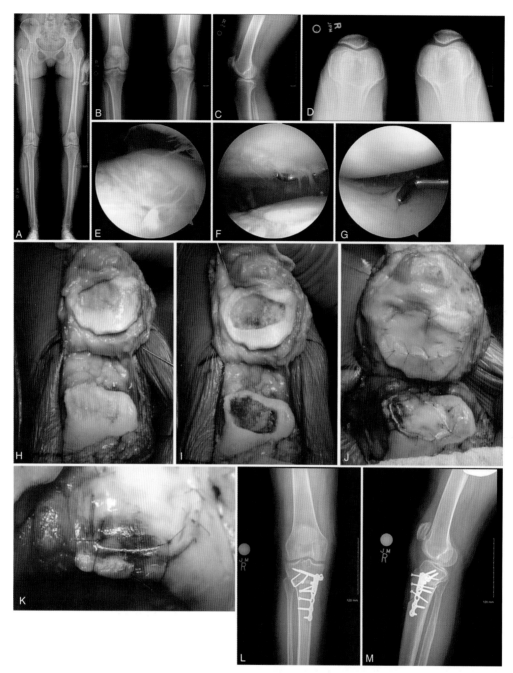

• 图 15.3 （A）下肢全长 X 线片显示机械轴穿过胫骨平台内侧棘的下坡，提示轻度内翻畸形。（B）膝关节站立前后位 X 线片显示胫股关节间隙保留。（C）右膝侧位 X 线片显示髌股关节间隙缺失，滑车轻度发育不良。（D）髌骨轴位 X 线片显示双膝髌股关节外侧间隙对称性出现早期变窄。（E）关节镜检查可见滑车中央关节软骨缺损，内部可见填充组织（除缺损灶周边和外侧部分）。（F）髌骨外侧关节面关节软骨缺损。（G）内侧胫骨平台出现关节软骨 2 级的早期裂纹，股骨髁关节面和内侧半月板完整。需要注意下肢全长 X 线片显示轻度内翻畸形，此图显示了内侧间室负荷过重的客观证据——平台软骨有龟裂，而胫股外侧间室完好无损。（H）胫骨结节截骨翻转技术显露髌股关节。注意慢性硬化的关节面已裸露下层骨面，周围可见骨赘形成（接下来进行胫骨近端外翻截骨术）。（I）首先使用环形刮匙和 15 号刀片对受损的关节软骨进行非常仔细的彻底清创，直至健康的关节软骨，保存周围骨赘。裸露的骨面突出且硬化，用一个直径为 6 mm 的高速球钻加深，以形成一个包容良好的缺损区，促使基质诱导自体软骨细胞移植（MACI）膜可以从底部向表面生长，可以在持续的湿性环境下，利用湿海绵保护新生软组织不受磨削产生骨屑的影响。（J）用纤维蛋白胶将 MACI 膜细胞层面与软骨下骨黏合，并用 6-0 Vicryl 缝线二次固定，以防止膜移位。未封闭的滑车外侧可以利用骨赘将膜固定到软骨下骨上，使用标记的迷你钢丝钻创建跨骨隧道并标记骨道进出孔。用持针器将 3 号三角针掰直，并穿过骨道固定 MACI 膜。对于髌骨表面远端包容性差的膜，可以利用髌骨边缘周围的滑膜边缘作为膜的缝合锚点。通过这种方式，可以固定包容性差的缺损，加深缺损使组织生长到表面。（K）通过经骨钻孔固定于滑车外侧骨赘上的特写。（L）力线矫正术前后位 X 线片显示胫骨矫正至机械轴中心。（M）侧位 X 线片显示胫骨结节复位固定

病例5 MACI 三明治技术治疗微骨折术后失败的滑车软骨缺损

一名39岁男子打排球跳起落地时，屈膝位下落致左膝受伤。诊断为滑车软骨损伤，进行了微骨折治疗。微骨折手术未能减轻他的症状。他是一名电信技术员，尽管接受了手术，持续性膝关节疼痛（6/10级）和复发性积液导致他无法攀爬电信塔。

MRI 显示全层滑车软骨缺损，伴有关节内骨赘形成和软骨下骨骨髓水肿（图 15.4A、B）。这些发现均在关节镜下得到证实（图 15.4E、F）。髌骨轴位和膝关节侧位 X 线片显示髌股关节间隙保持完整（图15.4C、D）。

在微骨折治疗失败后，采用 MACI 三明治技术治疗滑车软骨缺损（图 15.4G~I）。同时进行胫骨结节截骨术以减轻大面积损伤区的负重（图 15.4J~L）。

病例6 ACI 联合软骨修复技术治疗优秀运动员终末期髌股关节骨性关节炎

一名42岁优秀女运动员，近1年膝前疼痛迅速恶化，并伴有反复积液。疼痛限制了日常生活活动，如爬楼梯、在不平的地面上行走，并阻止她参加任何运动或下肢负重训练。她寻求一个可能的外科解决方案，以使她能够舒适地参与日常生活活动，并有可能重返竞技游泳比赛。

患者既往进行了左膝关节镜清理，清除了游离的关节碎片，但髌股关节症状改善甚微。接受了关节腔穿刺抽积液并注射类固醇药物以及富含血浆蛋白制剂（PRP），但没有任何改善。

临床检查显示，她的健康状况似乎看起来比她的实际年龄（42岁）要年轻。左大腿肌肉组织萎缩。左膝关节有大量关节积液和一个腘窝囊肿，导致左膝屈曲受限。股四头肌角度（Q 角）增大。由于大量积液，膝关节无法触诊。韧带检查正常。

正侧位和髌骨轴位 X 线片（图 15.5A~C）显示左膝髌股关节面有侵蚀性变化，胫股关节间隙完整。完全伸膝位进行 CT 扫描，对比股四头肌放松（图15.5D）与收缩（图 15.5E）两种状态，显示髌股关节半脱位，髌骨正中嵴和外侧面软骨下骨囊肿，髌股关

节外侧的关节间隙完全丧失，胫骨结节 - 胫骨沟距离（TT-TG）为 19 mm。左膝关节镜评估显示完整的胫股关节，内外侧半月板部分切除表现，髌骨关节软骨损伤进展，仅剩下正中嵴的一部分关节软骨，整个滑车外侧关节面几乎完全丧失关节软骨。关节镜检查时进行组织切取以备关节软骨细胞培养。

为了从生物学角度重建该患者左膝受损的髌股关节表面，可选择胫骨结节截骨术，联合匹配新鲜同种异体骨软骨移植或 ACI 技术修复髌骨和滑车。然而，在使用 ACI 治疗时，需要处理软骨下骨囊肿、硬化的软骨下骨表面以及几乎完全裸露的髌骨关节面。选择 ACI 是因为它是对关节表面进行初步处理，如果该方法失败，还可以用新鲜的同种异体骨软骨移植进行翻修治疗。

手术包括股外侧肌下关节切开术，探查受损的关节表面。评估髌骨受损的关节面及活动轨迹，并可以进行胫骨结节截骨术，调整伸膝装置的运动轨迹。截骨术采用近端横向切口，长度 6 cm，远端倾斜切口，向前内移位使髌骨外侧关节面中心化并解除压力。此时整个伸膝装置可以向近端和内侧翻转。这可以极好地显露髌股关节，而不需要脱位股四头肌伸膝装置。肉眼可见髌骨内侧面及上极仅剩很小的软骨边（图15.5F、G）。滑车外侧面在中线近端存在中央侵蚀性全层软骨缺损（图 15.5H）。滑车和髌骨的软骨损伤均进行了彻底的清创术，用高速磨钻清除髌骨上的所有软骨下骨囊肿，并试图保留薄的关节软骨边缘，与周围缝接。硬化的软骨下骨也用高速磨钻打薄加深。切开髌骨周围的滑膜并能向外周反折 5 mm，以帮助缝合锚定覆盖移植表面的膜（图 15.5I）。用高速磨钻去除软骨下囊肿区域，用截骨部位取出的胫骨近端松质骨进行植骨。从滑车沟远端边界移植一块 10 mm 骨软骨块到骨缺损区域的中央，以保证中线在损伤的中央（图 15.5J）。从滑车外侧沟的远端边界获取 10 mm 骨软骨移植物，利用 TruFit 塞进行回填（Smith & Nephew, Andover, MA）（图 15.5K）。然后用 Ⅰ ~ Ⅲ型胶原膜（Bio-Gide）重新修复髌骨表面。膜周边用 60 Vicryl 线进行显微缝合，恢复髌骨的 V 形关节面，注意将其锚定在骨软骨移植物上居中固定（图 15.5L、M）。然后将 5000 万个自体关节软骨细胞注射到细胞膜下并密封。胫骨结节截骨术将髌股关节的力线重新定位在中央，用两根骨折加压螺钉

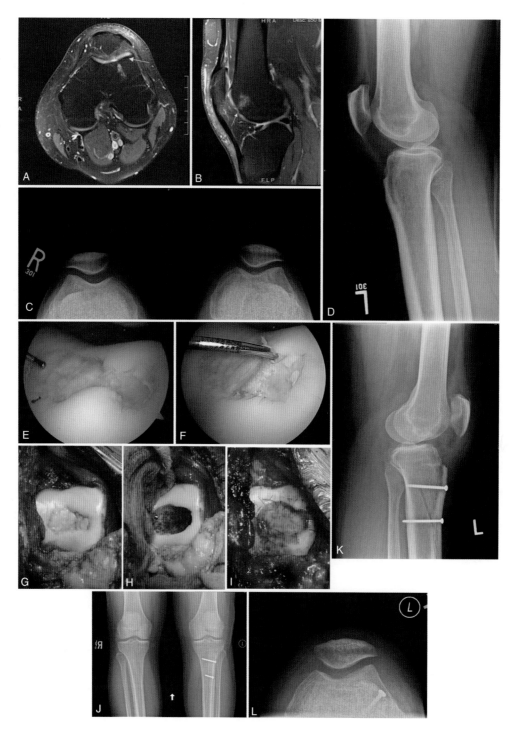

• **图 15.4** （A）脂肪抑制 MRI 轴位片显示软骨缺损病灶内骨赘增厚，周围骨髓水肿。（B）脂肪抑制 MRI 矢状位片显示全层软骨缺损、病变内骨赘形成和软骨下骨髓水肿。（C）髌骨轴位片与（D）膝关节侧位 X 线片显示髌股关节间隙保存良好，适合软骨修复和保膝手术。（E 和 F）微骨折前的关节镜图像显示病灶内骨赘形成，并突出于关节面，表面有一层纤维组织薄膜。（G）在彻底清创滑车骨缺损之前，可以清楚地观察到病变内骨赘形成，并形成一层薄薄的纤维膜，滑车骨缺损填充完全，但超出了大部分表面。（H）首先用 15 号刀片和环形刮匙彻底清创缺损区，直至周围正常的全层软骨。环形刮匙用于切除病变内骨赘表面的所有纤维组织。周围的软组织用湿海绵保护。使用直径为 6 mm 的高速磨钻清理病变内骨赘，直到健康的软骨下骨，深度达到相邻软骨下骨的水平或略低。（I）三明治技术是在软骨下骨的基底上涂上纤维蛋白胶，MACI 含细胞的层面朝外，光滑层朝向软骨下骨。然后松开止血带，用探钩压在浸入生理盐水的 MACI 膜上，轻微施加压力防止膜脱落。小心移除探钩，第一层 MACI 膜已固定在干燥的软骨下骨面上。将少量纤维蛋白胶涂在第一层膜的表面，然后第一层膜上粘第二层膜，使细胞夹在两层膜的光滑面之间。边缘用 6-0 Vicryl 间断缝线和纤维蛋白胶固定。通过这种方式，底层松质骨中的骨髓源性细胞与终末分化的自体培养软骨细胞分离，以便获得均匀的修复组织，且避免将骨成分或纤维成分混合到修复组织中。（J~L）正位、侧位和髌骨轴位 X 线片显示胫骨结节位置良好，髌骨居中

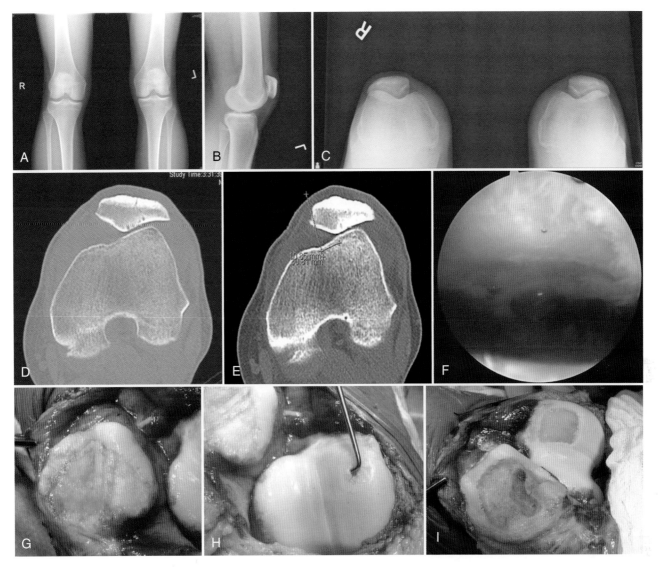

• **图 15.5** （A）前后位 X 线片。（B）侧位 X 线片显示髌骨软骨下骨侵蚀性改变。（C）髌骨轴位 X 线片显示左髌骨软骨下骨改变，伴倾斜和半脱位。（D）股四头肌松弛状态下 CT 扫描显示髌骨正中嵴外侧面软骨下骨囊肿伴外侧关节面间隙丧失。（E）股四头肌收缩状态下 CT 扫描显示髌骨外侧进一步半脱位。（F）关节镜下髌骨表现为几乎整个髌骨软骨丢失，其下骨显露。（G）切开可见残留了一部分髌骨正中嵴，关节面和正中嵴软骨完全丧失。（H）探钩指示滑车外侧关节面整体变薄和破裂，骨质裸露，关节软骨破坏。（I）对髌骨和滑车损伤的关节软骨进行彻底清创，并用高速磨钻去除软骨下骨囊肿

固定（图 15.5N、O）。

　　术后采用缓和的康复计划，强调髌骨向近端、远端、内侧和外侧的活动，以防止术后粘连，下肢股四头肌、腘绳肌和臀肌张力和功能康复，可获得良好的早期功能恢复。恢复无痛生活质量的日常活动目标，并追求进一步的运动能力。

　　患者恢复到精英竞技游泳水平，10 年后仍保持无症状，髌股关节间隙保存良好。

病例 7　一例患有膝外翻的年轻运动员外侧半月板切除术后连锁破坏的软骨修复

　　一名 16 岁女性踢足球时左膝遭受了外侧半月板撕裂。她接受了关节镜检查，并次全切除了半月板。在外侧半月板次全切术后的 12~18 个月内，她出现左膝关节反复积液，以外侧为主的关节疼痛，不能参

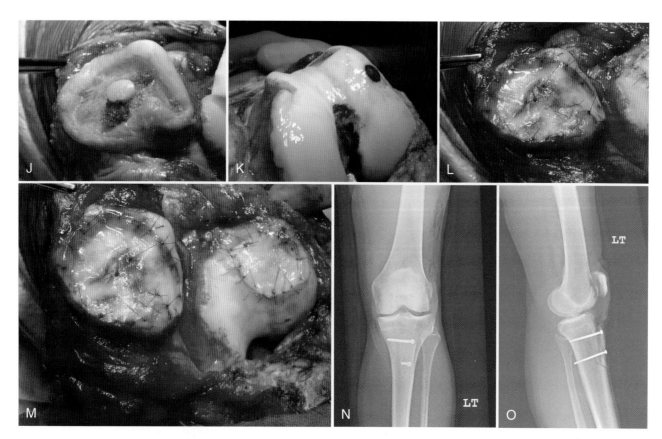

• 图 15.5（续）（J）在髌骨正中嵴区域进行骨软骨移植，以恢复部分髌骨关节面。（K）TruFit 获取滑车沟外侧面远端的骨软骨块，用作回填修复髌骨的移植物。（L）自体软骨细胞移植（ACI）后的髌骨外观。（M）ACI 后髌骨和滑车的外观。（N）胫骨结节截骨术后前后位 X 线片。（O）胫骨结节截骨术后侧位 X 线片

加运动以及日常生活活动受限。

她进行了第二次关节镜检查，显示整个股骨外侧髁和外侧胫骨平台的负重面软骨缺损。行组织活检以备 ACI。之后，建议她进行左膝重建术。

下肢全长 X 线片显示，她的机械轴落至左膝外侧间室（图 15.6A）。站立前后位 X 线片（图 15.6B）显示她在 17 岁这个年龄左膝外侧间室的关节间隙已经丢失了 50%。髌骨轴位 X 线片（图 15.6C）显示左膝髌骨倾斜和半脱位。侧位 X 线片显示髌骨高度正常（图 15.6D）。

重建手术计划包括胫骨结节前内移位固定，使伸膝装置中心化，并采用股外侧肌下入路显露股骨外侧远端和胫股外侧关节表面（图 15.6E）。在对股骨远端和胫骨外侧平台的受损关节软骨进行彻底清创后（图 15.6F），制备一个骨槽，准备进行同种异体外侧半月

板移植。外侧半月板在操作台上准备，采用 0 号爱惜邦线缝合外侧半月板的后角（图 15.6G），用于牵拉外侧同种异体半月板移植物穿过已经仔细分离开的后方关节囊。首先对 ACI 移植物进行显微缝合并准备（图 15.6H），然后引入外侧同种异体半月板移植物并修复（图 15.6I），最后进行股骨远端开放楔形内翻截骨，以矫正膝外翻（图 15.6J、K）。胫骨结节截骨术最终在手术结束时重新进行中央定位并固定（图 15.6L）。

术后，患者在前 6 周内经历了持续的被动运动、减少负重和等长股四头肌收缩。佩戴外侧间室不受力的定制支具进行负重，依据胫股外侧间室的疼痛调整以获得舒适感。术后 6 周允许使用固定自行车，直腿抬高等距练习股四头肌。术后 10 周时脱拐。

支具佩戴 6 个月，其间患者无疼痛并恢复正常生活活动，术后 9~12 个月逐渐恢复无对抗运动。

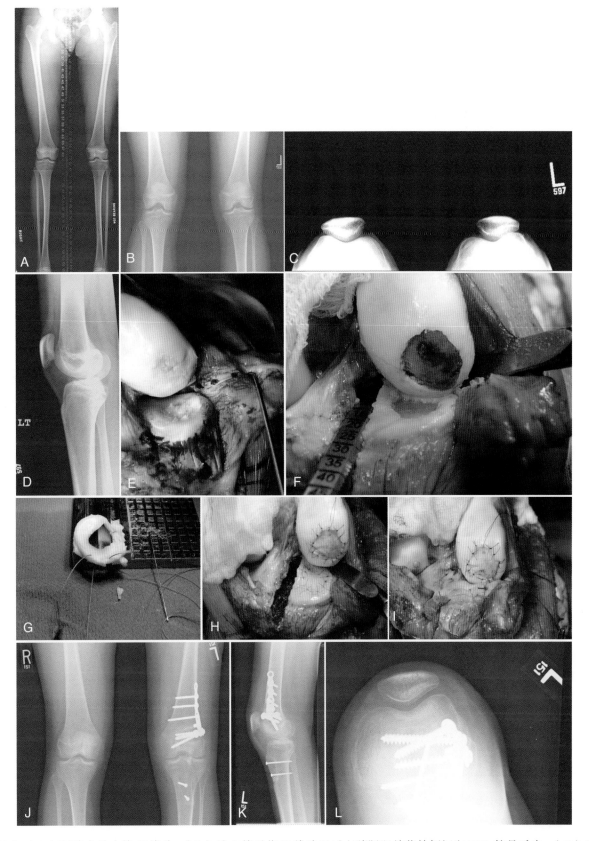

- 图 15.6　（A）下肢全长力线 X 线片。（B）站立前后位 X 线片显示左膝胫股关节外侧间室 50% 软骨丢失。（C）髌骨轴位 X 线片显示左侧髌骨向外侧倾斜和半脱位。（D）侧位 X 线片。（E）外侧胫骨平台和股骨外侧髁中央的 3~4 级软骨缺损。（F）对胫股外侧间室受损关节软骨表面进行彻底清创，并准备外侧同种异体半月板移植物固定的骨槽。（G）在操作台上准备外侧同种异体半月板移植物，缝合外侧半月板后角。（H）自体软骨细胞植入术移植物缝合就位。（I）外侧同种异体半月板移植物引入外侧间室。（J）股骨截骨术合并胫骨结节截骨术后左膝正位 X 线片。（K）侧位 X 线片。（L）髌骨轴位 X 线片

病例 8 骨生物移植物（OBI）填塞治疗失败后 ACI 节段三明治软骨修复技术

一名 23 岁女性患者因前交叉韧带（ACL）断裂伴股骨内侧髁关节软骨损伤行同种异体骨 - 髌腱 - 骨重建 ACL 及 TruFit OBI 填充（Smith & Nephew）重建股骨内侧髁。术后她的膝关节内侧持续疼痛、积液和前方疼痛。她再次接受关节镜检查，手术医生注意到滑车和股骨外侧髁较大的软骨缺损，并获取软骨准备 ACI。然后她被转诊接受最终治疗。

临床检查显示右下肢力线居中对齐，右膝有大量积液，并出现跛行步态。韧带检查显示稳定，轻度髌骨研磨征，内侧关节线压痛。

站立正位 X 线片显示股骨外侧髁病灶内有一个骨赘形成，胫股关节间隙良好（图 15.7A）。侧位 X 线片（图 15.7B）显示胫骨后倾增加，既往前交叉韧带重建保留了关节大体结构完整。髌骨轴位 X 线片显示保存良好的关节间隙（图 15.7C）。

ACI 手术切开时显示股骨外侧髁病灶内一个大的骨赘，一个大的滑车缺损，可以看到 TruFit 填充股骨内侧髁的位置，但没有与周围的软骨整合（图 15.7D）。TruFit 填充物很容易用镊子拔出，没有整合或愈合的迹象（图 15.7E）。用骨钻取出器从股骨干骺端的近端获取自体骨，填充股骨内侧髁的骨缺损。自体松质骨移植物塑形后，填补股骨内侧髁的骨缺损（图 15.7F）。用胶原膜覆盖（图 15.7G），其他缺损区彻底清除，松开止血带（图 15.7H）。将 ACI 移植物常规显微缝合在缺损上（图 15.7I）。患者接受了滑车及股骨髁负重区 ACI 治疗的标准康复。术后 6 个月的 MRI 扫描（图 15.7J）显示轻微的骨髓水肿，骨移植与先前 TruFit 填充的骨缺损结合良好，软骨修复塑形良好。术后 3 年，患者无症状。

病例 9 自体骨软骨移植填塞失败后进行 ACI 髌骨软骨补救修复

一名 42 岁男性因顽固性膝关节疼痛接受双侧分期胫骨结节截骨术。由于症状恶化在左膝还从滑车外侧移植骨软骨块到髌骨进行了软骨修复。患者表现为严重的双侧膝关节前部疼痛，左侧严重，不能工作。如果可能的话，他希望进行生物保膝治疗。

体格检查结果符合一名 42 岁超重男子的应有表

现。他走路时双下肢呈现避痛僵直步态。触诊左膝髌股关节严重到可听见摩擦声，有大量积液；右膝轻中等可触及的磨髌征。可见双侧膝前中线切口。双膝浅层软组织保持健康。

站立前后位 X 线片（图 15.8A）显示胫股关节间隙良好，双膝轻度内翻。可见双侧胫骨结节抬高，左侧使用合成骨替代物进行抬高（图 15.8B）。髌骨轴位 X 线片显示髌股关节间隙保存完好（图 15.8C）。CT 关节造影进一步显示髌骨关节面（图 15.8D）、外侧滑车关节面（图 15.8E）丧失和股骨内侧髁软骨表面变薄（图 15.8F）。

切开行 ACI 手术时，清晰看到 3 个骨软骨移植中 2 个软骨帽已经脱落（图 15.8G），彻底清创后只有一个保持完整，以便用于进一步重建（图 15.8H）。然后进行髌骨 ACI 移植，整合骨软骨移植物（图 15.8I）。滑车外侧供体部位的填充组织较差（图 15.8J）。彻底清创后（图 15.8K），滑车和股骨内侧髁供体部位可进行常规 ACI 移植（图 15.8L）。

术后康复是根据髌骨 ACI 的术后常规进行的，重点关注髌骨活动、股四头肌张力以及功能恢复，患者临床结果良好。

本病例显示了从滑车外侧面近端取骨软骨移植时供体部位的并发症。当使用这种高接触区域时，髌股摩擦音和疼痛较常见。自体骨软骨移植到髌骨是一个相对的禁忌证。移植物的吸收和塌陷在髌骨中很常见，因为供体的软骨表面厚度只有 2~3 mm，而通常在髌骨表面软骨是 5~7 mm。这种不匹配导致供体骨软骨柱突出骨质的血供较差，将出现缓慢的替代吸收和塌陷。

病例 10 胫骨结节截骨术、滑车成形术和青少年新鲜保存的可塑形同种异体移植物修复髌骨软骨

一名 27 岁女性表现为严重的双侧膝前疼痛，右膝更严重。她接受了双侧胫骨结节矫正截骨术和近端软组织矫正。但她仍有双侧膝关节髌骨不稳定和严重的膝前疼痛。

临床检查符合一个健康的 27 岁女性，走路时膝关节较为僵硬，环绕步态。她对临床查体表现非常恐惧。她能够自己伸屈膝关节并伴有双侧 J 征，右侧髌股摩擦音更明显，有严重的不稳定感，害怕脱位，尤其是右侧。她自诉手术并没有帮助她缓解不稳或疼痛。

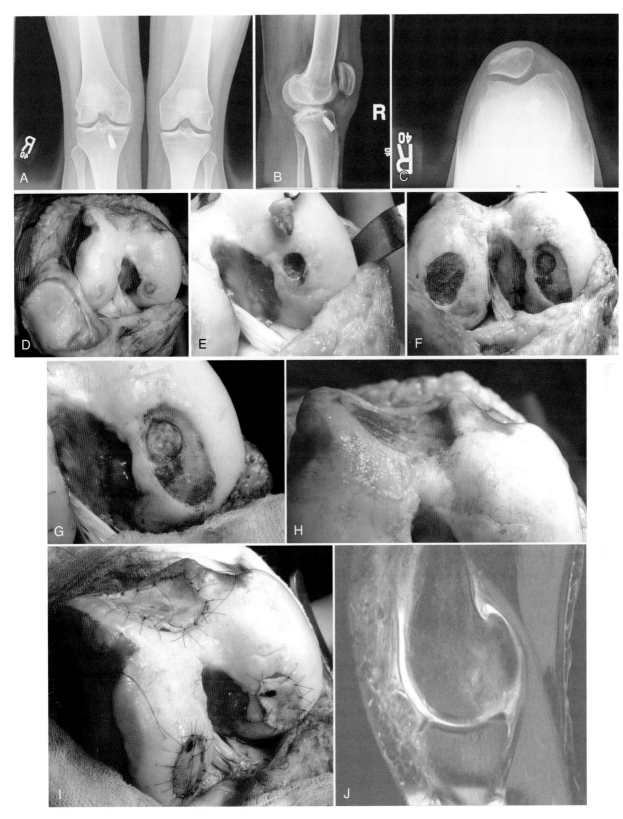

• **图15.7** （A）正位X线片显示股骨外侧髁病灶内骨赘形成，胫股关节间隙良好。（B）侧位X线片。（C）髌骨轴位X线片。
（D）髌旁内侧关节切开术，见股骨外侧髁病灶内骨赘形成，滑车大面积缺损，股骨内侧髁可见TruFit填塞，周围软骨变薄。
（E）TruFit填塞很容易用镊子取出，与周围未整合。（F）切开、彻底清创后膝关节表现。切除股骨外侧髁病灶内骨赘。自
体骨移植到股骨内侧髁TruFit填塞的部位。（G）股骨内侧髁前期TruFit填塞失败的区域用自体骨移植修复，并用胶原膜覆
盖。（H）滑车缺损。（I）自体软骨细胞移植进准备好的缺损区。（J）术后6个月的矢状面脂肪抑制磁共振成像显示股骨内
侧髁表面有自体骨移植生长和表面软骨修复

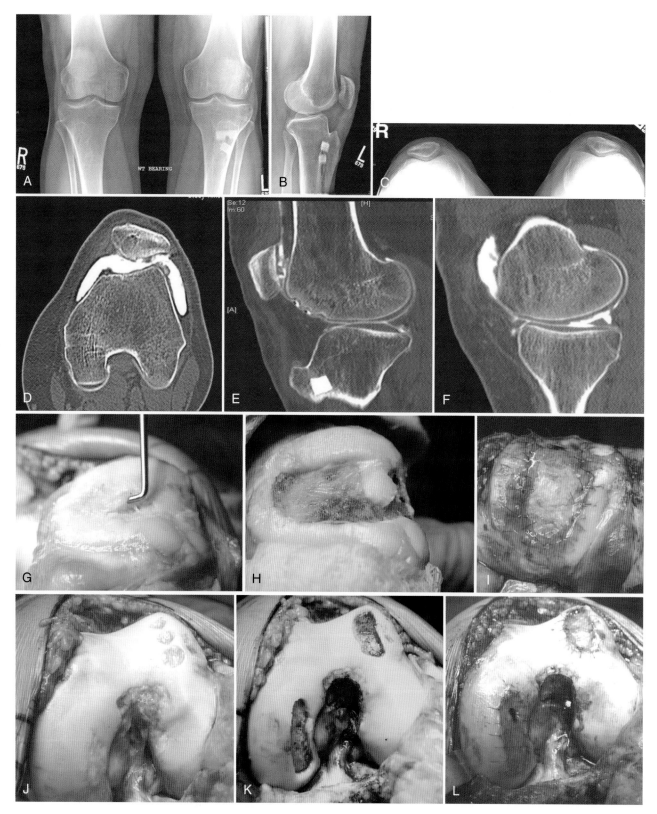

• 图 15.8 （A）前后位 X 线片。（B）侧位片显示合成替代骨抬高了左膝胫骨结节。（C）髌骨轴位 X 线片显示完整的髌股关节间隙。（D）计算机断层扫描（CT）轴位片。（E）供体部位 CT 关节造影矢状位片。（F）股骨内侧髁 CT 矢状位片。（G）髌骨外侧面骨软骨移植修复失败。（H）彻底清创髌骨，三个骨软骨移植物中只有一个完整保留在髌骨上。（I）髌骨自体软骨细胞植入术（ACI）。（J）滑车外侧及股骨内侧髁供体部位修复组织填充不完全，达到 3 级缺损。（K）滑车外侧和股骨内侧髁供体部位彻底清创，为 ACI 做准备。（L）股骨内侧髁和滑车外侧面 ACI

术前 CT 关节造影（未应用图片显示）显示髌骨半脱位、几乎整个髌骨软骨丢失和滑车发育不良。基于 CT 关节造影显示严重的发育不良，我们讨论了滑车成形术、胫骨结节截骨术、周围软组织修复术以及用青少年来源的同种异体碎块修复软骨的可能性。患者表示同意。

选择内侧入路切开关节，可见髌骨严重侵蚀性改变（图 15.9A）和滑车发育不良（图 15.9B）。按照 ACI 彻底清创髌骨，青少年同种异体软骨碎块（DeNovo NT, Zimmer, ISTO Technologies）铺在缺损的底部，并用纤维蛋白胶与胶原膜密封，然后按照 ACI 技术将移植物显微缝合在滑车边缘和周围滑膜组织上（图 15.9C）。进行胫骨结节截骨术，将胫骨结节向中央移位至胫骨棘下方后，仍然存在髌骨不稳定，笔者认为有必要进行滑车成形术，以使髌骨能够处于中立位，从而不发生向内或向外半脱位。无菌标记笔标记滑车中心（图 15.9D、E），切除滑车最近端部分的软骨和骨，朝向股骨前方骨皮质呈波浪状成形，详见第 12 章滑车成形术。然后将滑膜向前推进，并通过关节面进行缝合。胫骨结节截骨术、髌骨软骨修复、滑膜推进滑车成形术的最终表现见图 15.9F。然后闭合伤口，通过关节活动度使内、外侧支持带保持平衡。

康复包括持续被动运动、髌骨活动、等长股四头肌收缩、渐进负重和功能锻炼，如前面第 9 章所述的髌骨 ACI。术后 X 线片见图 15.9G、H。

本病例显示了存在滑车发育不良的情况下，当使用标准技术来稳定髌股运动轨迹不良时所遇到的困难。患者继往史具有代表性：复发性髌骨不稳定保守治疗无效，然后近端和远端截骨矫形手术失败。在这种情况下，滑车发育不良应被认为是复发性不稳定的主要原因，见图 15.10。

病例 11　一级足球运动员大块同种异体骨软骨移植失败后的节段三明治 ACI 治疗技术

密歇根州立大学一名 22 岁的校级足球运动员，右膝发生了几次交锁，关节内侧明显疼痛。右膝内侧间室关节损伤，并接受了手术修复，包括 OATS 手术，随后又接受了一次失败的微骨折手术，最后是同种异体骨软骨移植修复股骨内侧髁。由于持续的内侧疼痛，他接受了再次关节镜检查，显示内侧髁同种异体

移植物周围以及滑车和股骨外侧髁的病灶进展。为给 ACI 进行了取软骨手术。全长力线 X 线片显示机械轴居中。由于滑车缺损较大，需要进行结节截骨术来降低滑车负荷和其他部位移植。

切开行 ACI 时，可以看到同种异体骨软骨移植物的软骨帽已经完全分层，并且不稳定。股骨内侧髁同种异体骨软骨移植物周围的关节损伤也有进展。股骨外侧髁中央软骨起泡，软骨下骨完整。滑车有 IV 级损伤的变化。髌骨运动轨迹略偏外（图 15.10A~J）。

采用 Fulkerson 截骨术将髌骨向前翻转。在胫骨结节截骨时，采用从胫骨近端获取自体骨移植物进行节段三明治技术。然后用同种异体松质骨片填充供体部位。

将前期修复失败的同种异体骨软骨移植物用高速钻完全移除，直至显露健康的软骨下骨，然后用从胫骨近端取出的自体骨进行移植。在股骨内侧髁进行节段三明治 c-ACI 技术，对滑车和股骨外侧髁进行标准胶原 ACI 技术。

1 年后进行了关节镜检查（图 15.10K~N），以清除 Hoffa 脂肪垫中的一些轻度粘连，但更重要的是评估移植手术效果，以确定是否可以重新参加比赛。值得注意的是移植物填充的质量都很好。10 年后，他仍无复发症状。

病例 12　同种异体骨软骨移植物治疗双膝多发性缺血性坏死

一名 31 岁女性因长期使用泼尼松治疗溃疡性结肠炎导致晚期双膝缺血性坏死，双侧膝关节明显疼痛。双侧膝关节 MRI 扫描显示多间室软骨疾病，伴有大的高级别软骨病变，并伴有邻近的软骨下骨髓水肿和骨囊性病变。图 15.11A 和图 15.11B 突出了患者右膝的这些表现。

在右膝关节开放性手术后，滑车关节面塌陷，特别是外侧正中嵴。滑车内侧面保持完整。股骨外侧髁的关节面稳定、健康。然而，股骨内侧髁已经完全塌陷，软骨表面不稳定。首先用压塞（移植栓）技术实现两个位置移植栓的稳定性（图 15.11C）。不需要固定。手术后，患者在前 6 周内获得了良好的疼痛缓解。6 个月后，我们继续进行了她的右膝重建手术。

患者左膝骨软骨损伤面积较大（图 15.11D）。关节切开后可见股骨内侧髁变平，Ficat 3 期塌陷。滑车外侧面和股骨外侧髁负重区有裂隙和软化。所有三个

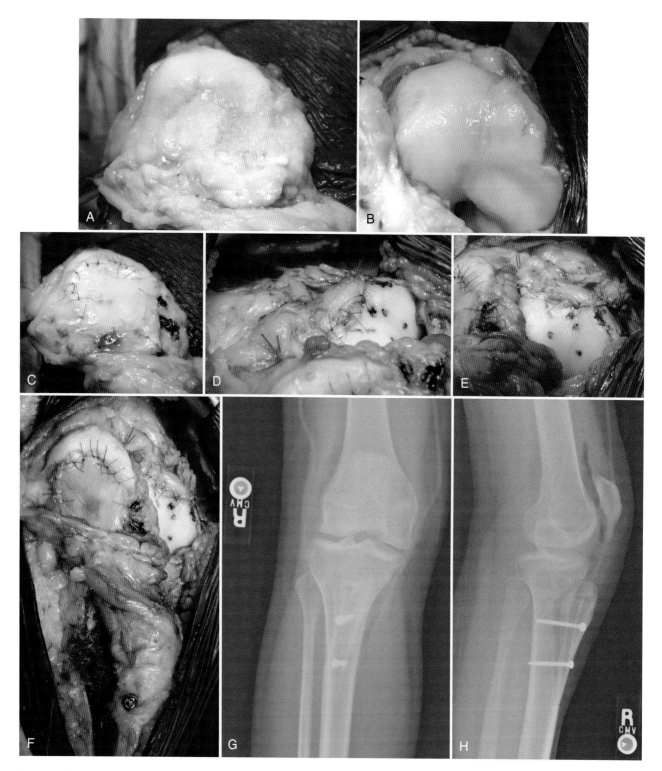

• 图 15.9 （A）髌骨关节损伤的切开表现。（B）滑车发育不良表现。（C）联合胶原覆盖膜与青少年同种异体软骨（DeNovo NT，Zimmer，ISTO Technologies）修复软骨。（D）滑膜推进滑车成形术的侧面观。（E）滑膜推进滑车成形术的正面观。（F）重建的最终正面观，包括翻修胫骨结节截骨术、髌骨外侧松解、髌骨软骨修复、滑膜推进滑车成形术和股内侧斜肌下移术。（G）前后位 X 线片。（H）侧位 X 线片

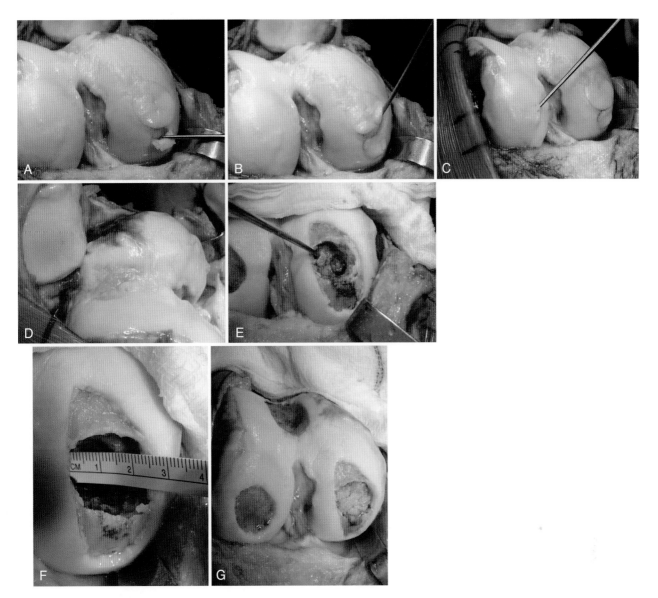

• 图 15.10 （A）术中探查后部较小的同种异体骨软骨移植物显示软骨脱离。（B）前方较大的同种异体移植物有同样的失败表现。（C）探钩指示股骨外侧髁软骨分层。（D）滑车一个较大的 4 级软骨缺损，软骨下骨暴露。（E）对所有受损和分层的关节软骨进行彻底清创后股骨的外观。注意在股骨内侧髁上的两个同种异体骨软骨移植区域中心没有出血。（F）在生理盐水浸润下用高速磨钻逐步完成骨清创，直到健康的软骨下骨，可见一个非常大的缺损，面积约 2 cm×2 cm，深度 2 cm。（G）彻底清创后用胫骨近端获取的自体骨移植填充缺损的膝关节表现

区域的 MRI 扫描均证实有 AVN 的潜在证据。然后对这三个区域进行彻底的清创和扩张，直至显露出出血的健康骨质。

　　所有 4 个移植栓都被精确测量到 1 mm 以内，以便在手术台上能够准确地在远端股骨供体上获取移植栓填充进骨槽内（图 15.11E）。采用倒置技术对股骨内侧髁进行多点同种异体骨软骨移植术。根据髁间窝精测量移植栓在受体的位置，并利用滑车沟来确保表面轮廓准确。然后获取所有 4 个移植栓，测量深度，然后将其压入受体骨槽，使关节表面平齐（图 15.11F）。考虑到缺损较大，所有 4 个移植栓也足够大，我们使用了空心的 Acutrak 无头螺钉来固定（图 15.11F）。稳定固定后，关节可以立即进行活动。

　　同种异体骨软骨移植已被证明是解决年轻活跃患者疼痛和活动问题的极佳的临床方案。她自述疼痛明显缓解，并继续增加她的活动水平。

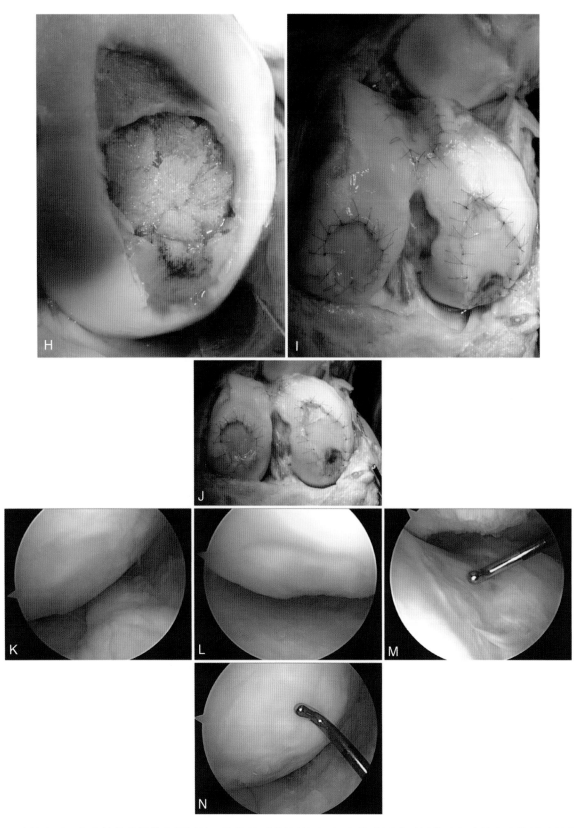

- **图 15.10（续）**（H）自体骨移植物与周围的正常软骨下骨的特写。（I）将胶原膜用纤维蛋白胶粘在自体骨移植物上，并在松开止血带的时候压在其上。（J）然后将第二层膜显微缝合到周围的全层软骨缺损处，用纤维蛋白胶密封，然后在两层膜形成的腔内注满自体培养软骨细胞，完成三明治技术，因其中只有一部分进行植骨，因此称为联合骨移植的节段三明治技术。（K~M）膝关节移植后不同角度的最终外观。将胫骨结节重新定位以减少滑车缺损的负荷，并进行 MPFL 内侧紧缩、外侧支持带松解术。采用股骨髁和滑车减轻负重的膝关节康复。（N）股骨内侧髁三明治技术术后镜检

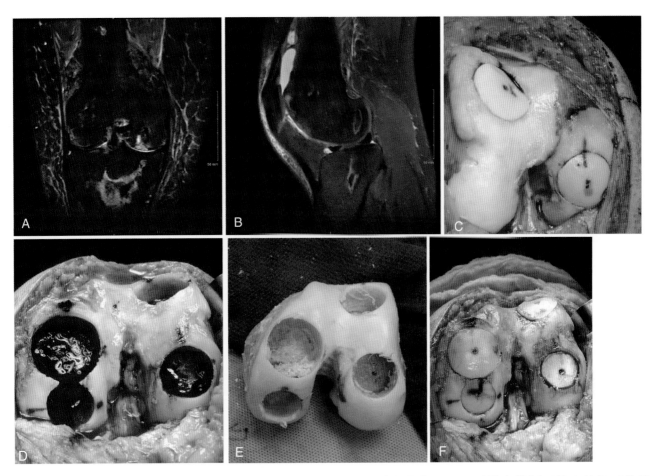

• **图15.11** （A）右膝冠状位MRI显示股骨内侧髁塌陷。（B）右膝矢状位MRI显示滑车外侧面缺血性坏死信号。（C）右膝关节股骨内侧髁和滑车外侧面同种异体骨软骨移植的最终结果。（D）用探针检查和触诊后，测量软骨缺损后清除骨软骨骨槽，每个骨槽深度约为10 mm。（E）新鲜匹配的同种异体股骨远端骨软骨移植物。（F）同种异体骨软骨移植物经压塞和螺钉固定后的最终结果

总结

这些病例展示旨在帮助外科医生处理临床实践中偶尔可能遇到的更复杂情况。全膝关节置换术虽然对低需求患者来说是一个很好的选择，但在年轻活跃的患者中充满了争议，满意度低于50%，而生物重建患者的满意度为90%。坚持评估背景因素、细致的手术操作以及患者术后护理随访的原则，能够为大多数患者带来良好的临床结果。笔者希望通过前面展示的病例有助于提醒外科医生保留关节的可能性。

参考文献

1. Endres NK, Minas T. Medial subvastus approach: surgical technique. *Harvard Orthopedic Journal*. 2010;10:62–65.

2. Masri BA, Kim WY, Pagnano M. Mini-subvastus approach for minimally invasive total knee replacement. *Tech Knee Surg*. 2007;6(2):124–130.

3. Hofmann AA, Plaster RL, Murdock LE. Subvastus (Southern) approach for primary total knee arthroplasty. *Clinical Orthopaedics & Related Research*. 1991(269):70–77.

4. Pagnano MW, Meneghini RM. Minimally invasive total knee arthroplasty with an optimized subvastus approach. *Journal of Arthroplasty*. 2006;21(4 Suppl 1):22–26.

5. Sporer SM. The minimally invasive subvastus approach for primary total knee arthroplasty. *The Journal of Knee Surgery*. 2006;19(1):58–62.

6. Aglietti P, Baldini A, Sensi L. Quadriceps-sparing versus mini-subvastus approach in total knee arthroplasty. *Clinical Orthopaedics & Related Research*. 2006;452:106–111.

7. Berth A, Urbach D, Neumann W, Awiszus F. Strength and voluntary activation of quadriceps femoris muscle in total knee arthroplasty with midvastus and subvastus approaches. *Journal of Arthroplasty*. 2007;22(1):83–88.

8. Boerger TO, Aglietti P, Mondanelli N, Sensi L. Mini-subvastus versus medial parapatellar approach in total knee arthroplasty.

Clinical Orthopaedics & Related Research. 2005;440:82–87.

9. Chang CH, Chen KH, Yang RS, Liu TK. Muscle torques in total knee arthroplasty with subvastus and parapatellar approaches. *Clinical Orthopaedics & Related Research.* 2002;398:189–195.

10. Dalury DF, Dennis DA. Mini-incision total knee arthroplasty can increase risk of component malalignment. *Clinical Orthopaedics & Related Research.* 2005;440:77–81.

11. Roysam GS, Oakley MJ. Subvastus approach for total knee arthroplasty: a prospective, randomized, and observer-blinded trial. *Journal of Arthroplasty.* 2001;16(4):454–457.

12. Weinhardt C, Barisic M, Bergmann EG, Heller KD. Early results of subvastus versus medial parapatellar approach in primary total knee arthroplasty. *Archives of Orthopaedic & Trauma Surgery.* 2004;124(6):401–403.

13. Schroer WC, Diesfeld PJ, Reedy ME, LeMarr AR. Evaluation of complications associated with six hundred mini-subvastus total knee arthroplasties. *Journal of Bone & Joint Surgery - American.* 2007;Volume. 89(Suppl 3):76–81.

第16章

最新技术进展

引言

在世界范围内，医生和研究者正在开发新的生物学技术，对现有技术进行加强和改进，为软骨修复提供新的技术选择和保障可行的软骨结构性修复。

笔者联系了世界各地的几家公司，请他们分享他们的核心技术、临床前研究进展、临床试验结果和上市后随访结果。下面的内容虽然不是完整的，但是仍可以通过展示部分样本实例提示患者有可能受益于哪些新技术。

这些技术可大致分为使用凝胶或支架骨髓增强刺激技术；使用细碎的自体软骨或异体软骨移植；使用不同生物材料的支架预培养软骨细胞，将软骨细胞植入到损伤部位的第二代自体软骨细胞植入（ACI）技术以及已经在组织学和临床初步应用的第三代组织工程软骨技术。

骨髓增强刺激技术

BST-CarGel
背景介绍

BST-CarGel（BioSyntech, 加拿大）是一种用于软骨修复的新型医疗器械，它的开发是为了改善骨髓刺激技术的临床结果，同时保留低成本和通过关节镜即可完成的固有特点。传统的骨髓刺激技术会出现凝血块收缩和从病变表面脱落的现象。BST-CarGel 的设计是通过在自体新鲜全血中分离出一种具有可溶性和黏性的壳聚糖支架来稳定软骨病变中的血块。壳聚糖是一种阳离子线性多糖的甲壳类动物外壳的结构成分，主要由聚葡糖胺组成，由甲壳素的脱乙酰基转化而成。通过将壳聚糖溶解在甘油磷酸盐水溶液中，BST-CarGel 以独特的方式获得液体壳聚糖溶液，具有生理 pH 值和渗透压、内在的细胞相容性和生物可降解性。当与血液混合时（BST-CarGel 与血液的比例为1∶3），这种黏稠的混合物可以很容易地作用于通过骨髓刺激（微裂缝、钻孔）制备的软骨病变，它允许正常的血块形成，同时加强血块物理性质并抑制血块回缩。此外，壳聚糖的阳离子性质增加了混合物对软骨病变的黏附性，确保凝血块停留时间更长。这种在骨髓钻孔上方维持关键血液成分的作用会激活组织修复过程，而壳聚糖本身带来了刺激伤口修复的内在能力。表 16.1 总结了 BST-CarGel 的主要作用方式，这种方法被称为支架诱导的再生医学，BST-CarGel 为软骨修复提供原位软骨诱导。

表 16.1	BST-CarGel 的主要作用方式
用于自然软骨修复的物理生物材料支架	
稳定血凝块	
阻碍血块回缩，提供一个空间用于填充的临时基质	
在血块和软骨病变之间产生黏性结合 为后续修复过程提供结构框架	

非临床研究（动物模型）

BST-CarGel 的疗效和基本作用机制在一些动物研究中得到了检验。应用骨骼发育成熟（8~15 个月）的兔子模型，使用手术制备的双侧股骨滑车缺损模型，并与钻孔的对照组进行比较，阐明了 BST-CarGel 的早期修复作用和机制。表 16.2 总结了 BST-CarGel 介导的软骨修复的关键发现。

表 16.2	BST-CarGel 稳定血凝块的作用（软骨修复的作用机制）
大约 1 个月后，壳聚糖通过中性粒细胞吞噬作用被清除	
骨髓基质细胞向病变部位有趋化作用	
软骨下骨的血管化暂时性增加	
软骨下骨的孔隙率、重塑和血管化程度提高	
近 1 个月时从修复组织中诱导出软骨分化基因	
由软骨下骨产生的透明软骨修复质量提高	
软骨下骨的修复质量提高	
修复软骨在病变内的整合得到改善	
与单纯钻孔的软骨进行了比较（$n=49$）	

在另一项针对成年羊（3~6 岁）的大型研究中，对手术造模制备的 1 cm 股骨髁和股骨滑车软骨缺损进行修复，测量 6 个月后 BST-CarGel 修复组织的数量和质量，并与单纯的微骨折缺损进行了比较。表 16.3 总结了 BST-CarGel 治疗软骨缺损的效果。图 16.1 显示了用 BST-CarGel 治疗的羊股骨髁病变的最佳修复案例。修复 6 个月后，观察到一个相对成熟的关节软骨，包含表层、过渡层和辐射层，并有修复产生的标记。

表 16.3	BST-CarGel 稳定血凝块的作用（应用于绵羊模型的治疗）

CarGel 血凝块与骨和软骨的黏附力增强，修复组织的体积增大

改善了修复组织的透明软骨性状

修复组织的 GAG 和胶原蛋白含量增加

软骨下囊肿形成的发生率降低

没有特定的治疗安全问题

所有的比较都是与只做微骨折的对照组进行的。BST-CarGel（$n = 8$），仅微骨折（$n = 6$）

总的来说，有统计学数据显示，与微骨折/微钻孔对照组相比，应用 BST-CarGel 修复组中组织的体积和透明软骨比例都有所增加。观察到的软骨修复部位类似于内生软骨过程，这是影响软骨组织修复的关键因素。值得注意的是，BST-CarGel 介导的修复的具体机制（见表 16.2 和表 16.3）与软骨损伤的物种或所应用的骨髓刺激技术无关。

临床研究经验

2003 年和 2004 年，根据加拿大卫生部对医疗器械的特别准入计划，有 33 名受试者接受了 BST-CarGel 的治疗（每个案例均为同意性使用，不视为临床试验）。接受治疗的患者包括创伤性和退行性病变以及其他病症。病变面积的大小 0.5~12 cm² 不等，（平均 4.3 cm²）。在 16 个病例中，针对胫骨软骨病变（对吻性）进行了清创和微骨折治疗。其中有 1 例剥脱性骨软骨炎和 1 例软骨下囊肿；同时进行了 2 例前交叉韧带重建。22 名患者应用关节镜，11 名患者应用小切口（图 16.2）。物理治疗和随访是标准化的，同时要求患者在物理治疗师的指导下进行 6 周的非负重运动和早期被动运动范围训练（例如非连续的被动运动训练）。西安大略省麦克马斯特（WOMAC）骨关节炎指数问卷在术前进行，并在术后 3 个月、6 个月和 12 个月后再次进行调查。WOMAC 的疼痛、僵硬和功能评分比术前的基线评分有了很大的改善，而因

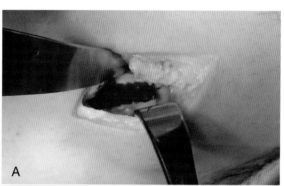

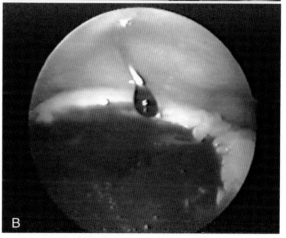

• 图 16.2 （A）BST-CarGel 开放性手术技术应用一个小型切口手术，以方便观察病变并置入 BST-CarGel。使用注射器，将 BST-CarGel/血液混合物有控制地滴在所有的骨髓通道孔上，然后注入整个病变部位，注意不要过度填充。（B）当在关节镜视野内可以观察到整个病变时，进行关节镜下植入 BST-CarGel。在应用 BST-CarGel 之前，关节和病变部位要充分吸出融合液和血液，在病变部位形成一个"干的"区域。植入针垂直于病变的中心位置，将 BST-CarGel/血液混合物以滴注方式植入，确保不过度填充。两种方法（A 和 B）都需要 15 分钟的凝固期，然后关闭切口

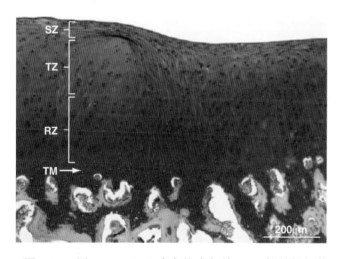

• 图 16.1 用 BST-CarGel 治疗的成年羊 1 cm 软骨缺损修复的最佳案例。6 个月后，观察到均匀的软骨重现。该区块的 Safranin O/fast green 染色切片显示了相对成熟的关节软骨，包含表层（SZ）、过渡层（TZ）和辐射层（RZ），在积极重塑的骨床上方可见一个重新建立的标记（TM）

为没有对照组，患者的人口统计学和病变类型也很广泛，因此无法对结果进行过度解释。

2005 年，BioSyntech 在加拿大和欧洲启动了一项多中心随机 1 级临床试验，用以比较 BST-CarGel 治疗与微骨折修复膝关节股骨髁上的 3 级或 4 级关节软骨病变。该研究的主要结局指标为在 12 个月通过定量磁共振成像（MRI）(T2 像）：延迟钆增强的软骨磁共振成像 [dGEM-RIC] 序列测量修复组织体积和质量以及显微镜下活检（如有）。次要结局指标评估了临床效益 [视觉模拟量表（VAS）、WOMAC、SF-36] 和安全性。该试验招募了 80 名患者，对根据国际软骨修复协会（ICRS）组织学评分系统评估组织级别为 Ⅰ 级和 Ⅱ 级的 22 个可用组织进行了活检（13 名 BST-CarGel 治疗和 9 名微骨折患者）以用来中期组织学分析，提供了统计学上的重要证据，即 BST-CarGel 与微骨折相比改善了修复组织的质量和数量。ICRS Ⅱ 总体评分（吸收了评分系统中列出的所有参数，对产生的组织修复进行总体评估），以及在活检的细胞形态、细胞活力和表层区形态等单个参数上都具有显著性差异（$P < 0.05$）。外科医生在活检时对软骨修复的大体评分，包括病变的填充程度、组织表面特征以及与周围组织的整合，也有统计学意义。对所有 80 名患者进行 12 个月的随访后的全面研究分析显示，与单纯的微骨折治疗相比，使用 BST-CarGel 的微骨折修复组织的数量和质量都有统计学意义上的改善。术后 5 年也观察到类似的结果，BST-CarGel+ 微骨折组的总体失败率较低。BST-CarGel 在许多国家获得了监管批准，其中包括澳大利亚、加拿大和大多数欧洲国家。

支架

MaioRegen

由于缺乏血液支持和淋巴及神经系统的支持，关节软骨自我修复的内在能力较差，因此开发有效的关节软骨和软骨下骨再生的疗法是骨科手术治疗的重要目标。软骨损伤后，修复组织显示的组织学和机械性能低于原生组织，这导致关节本身的功能受损。人们提出了许多治疗方案，但还没有达到最佳的长期解决方案，尤其是对于深层软骨和骨软骨缺损。

MaioRegen（Faenza，意大利）新型复合骨软骨整体支架是一个多层结构，再现了在骨软骨间室中固有的力学梯度。MaioRegen 由马肌腱衍生的 Ⅰ 型胶原蛋白组成，其上半部分模拟软骨层，下半部分由 Ⅰ 型胶原蛋白和富含镁的非晶态羟基磷灰石（Mg-HA）混合而成，模拟软骨下骨质（图 16.3）。由于其在化学、生物和结构组成方面与原生骨软骨高度相似，该支架被定义为仿生装置，能够被受体组织识别为自身成分。根据 EN ISO 10993-1 欧洲 Ⅲ 类医疗设备的规定，进行了毒理学分析，显示其具有高度的生物相容性和耐受性。

一个体内随机对照研究评估了 MaioRegen 在羊骨软骨重建模型中的安全性和有效性。在每只实验动物的右膝的内侧或外侧髁上制造骨软骨缺损（$n=8$）。然后，动物被随机分成三个治疗组。研究的目的是证明单独使用 MaioRegen（A 组）与在细胞工程支架上培养软骨细胞（B 组）之间具有实质性的等效性（就有效性而言），同时设立未做任何处理的对照组（C 组）。所有组别都没有观察到不良事件，证明该装置有可靠的生物相容性。在术后 6 个月，动物被安乐死，大体和组织学研究显示 MaioRegen 被完全吸收。治疗组新形成的组织融合良好，而对照组的缺损处仍有明显的空隙。采用 Fortier 评分（$0 \sim 15$ 分），单独的支架（2.63 ± 0.71）和细胞工程支架（4.00 ± 0.53）之间的平均得分没有统计学差异，而两组与对照组（12.88 ± 0.95）相比都有统计学差异（$P < 0.05$）。组织学评估显示，新形成的组织结构良好，其特点是软骨细胞在上部具有规律的方向。在两个治疗组中，组织在软骨或软骨下骨水平分化良好，而在对照组中纤维组织增生明显（图 16.4）。

关于支架引导组织再生过程的假设是，手术刮除后来自软骨下骨骨髓中的间充质细胞和干细胞能够在支架内迁移并完全定植，然后根据局部的物理化学梯度成分沿着成软骨或成骨路线分化。因此，MaioRegen 本身促进了骨软骨结构最深部分的成骨细胞分化和骨质再生，同时恢复了中间结构交界部分的再生和上半部分的透明软骨形成（软骨分化）。经过前期的临床和毒理学研究，设计了一个由 30 名患者组成的前瞻性非对照临床试验，并得到机构审查委员会的批准，以调查 MaioRegen 的疗效和安全性。纳入研究的标准是年龄在 $15 \sim 60$ 岁之间，创伤、创伤后或退行性膝关节骨软骨缺损（Outerbridge 分类 Ⅲ 级和 Ⅳ 级）的患者，面积为 $1 \sim 9 \ cm^2$。暴露关节后，对缺损处进行刮除清创，通过简单的压合将支架植入，不用缝合或手术胶固定（图 16.5），术后 30 天通过 MRI 评估 MaioRegen 的早期稳定性，发现既没有从植入部

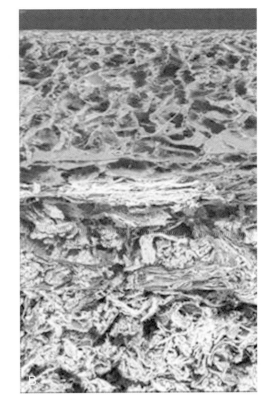

• **图16.3**（A）MaioRegen 骨软骨支架。MaioRegen 内部结构的扫描电子显微照片。（B）软骨层（100% 的 I 型胶原）；过渡层（60% 的 I 型胶原，40% 的 Mg-HA）；骨层（30% 的 I 型胶原，70% 的 Mg-HA）

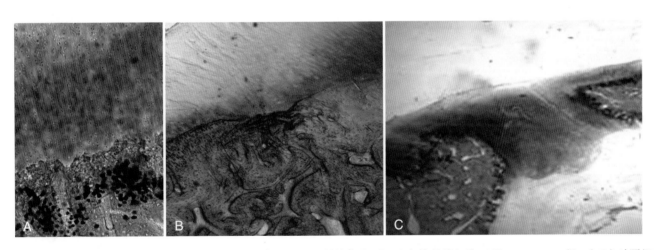

• **图16.4**（A）单独的 MaioRegen 组（苏木精 - 伊红 / 吐温绿染色）。（B）自体软骨细胞工程 MaioRegen 组。（C）对照组

位迁移，也没有分层现象。在安全性方面，研究者对患者进行了监测，观察是否有任何不良事件发生。大多数报告的事件被认为与手术有关，而不是与所应用的器械有关，而且大多数发生在术后早期。此外，通过术后 6 个月和 12 个月的 MRI 临床评估，应用 MRI MOCART 评分系统评估了再生骨软骨组织的质量和与受体组织的整合情况。通过应用 ICRS 评分以及 Kujala 和 Tegner 评分，进一步评估了关节功能恢复、患者生活质量的改善以及恢复正常的体育活动情况。统计数据结果表明，在每次随访中，外科医生和患者的评价都是积极的结果。对每个观察指标的结果在 6 个月和 12 个月的手术后得分与手术前得分进行

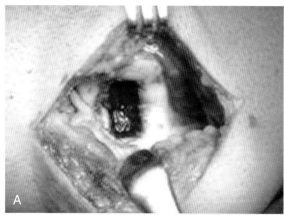

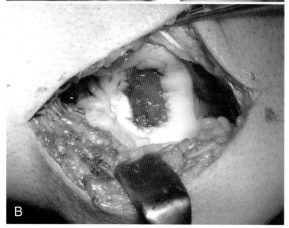

• 图 16.5 （A）骨软骨（OC）缺损刮除。（B）用 MaioRegen 填充 OC 缺损

比较，在统计学上有显著差异（$P < 0.05$）。在研究计划中，研究变量在术前和术后的改善被确定为成功指标。因为研究中的改善被报告为积极的，它们被认为是研究成功的标志。此外，与 6 个月相比，所有被评估的参数在 12 个月后都有明显改善，证实了随着时间的延长该支架能够取得良好的进展和提高患者的生活质量。MaioRegen 可被视为严重骨软骨病变的潜在创新手术治疗方法；然而，需要更长时间的随访来充分验证这种一步到位的无细胞解决方案。

Chondro-Gide

Chondro-Gide（Wolhusen, 瑞士）是一款获得 CE 认证的产品，用于覆盖采用 ACI 或骨髓刺激技术［自体基质诱导软骨生成（AMIC）］治疗的关节软骨缺损。

Chondro-Gide 的制造过程包括几个步骤，最后通过组装实现由紧凑面和多孔面组成的独特双层设计（图 16.6）。在无菌条件下的标准化流程以及严格的质量控制保证了高质量的生产。Chondro-Gide 由猪 I 型和 III 型胶原蛋白组成，胶原蛋白酶、明胶酶和蛋白酶负责将 Chondro-Gide 分解成寡肽，最后变成单一氨基酸。

紧凑面由光滑的、能够容纳细胞的表面组成，用以防止细胞、软骨细胞和间充质干细胞扩散到关节腔内，并保护它们免受机械应力的影响。多孔面由松散的胶原纤维组成，支持细胞的浸润和黏附。纤维的排列提供了高抗拉强度和抗撕裂性。

根据国际标准进行的生物相容性安全测试证明，在生产过程中，所有可能引起局部或全身不良反应的元素都被去除，基质的免疫性被降到最低。

Chondro-Gide 基质的可选尺寸为 20 mm × 30 mm、30 mm × 40 mm，40 mm × 50 mm。

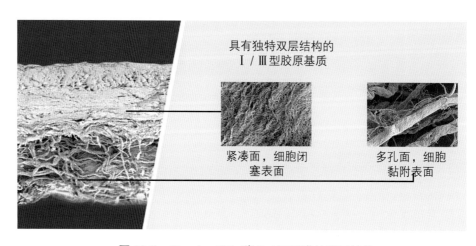

具有独特双层结构的
I / III 型胶原基质

紧凑面，细胞闭塞表面

多孔面，细胞黏附表面

• 图 16.6 Chondro-Gide 猪 I / III 型膜的双层结构

自体软骨细胞植入术

Chondro-Gide 用于 ACI 的临床前试验结果

绵羊动物模型和临床前培养条件研究已经证实了猪来源的胶原膜可以成功地用于关节软骨损伤修复，且无免疫排斥反应。

Chondro-Gide 用于 ACI 的临床结果

在一些临床 ACI 研究中证实了 Chondro-Gide 能够产生与骨膜相同的临床效果，且不会出现过度增殖现象。此外，该技术容易操作，在一定程度上减少了手术时间，并且可以在显微镜下进行手术。

自体基质诱导软骨生成（AMIC）

AMIC 作为一种增强型微骨折技术，将微骨折与胶原蛋白 I / III 基质 Chondro-Gide 相结合，已经成为一种公认的软骨修复技术。评估这种新的治疗方案的研究正在进行中。

Behrens 等的一项初步研究表明，与 ACI 相比，AMIC 的成本明显降低，而且在一次手术中就可以立即进行软骨修复。相比 ACI 的组织修复改善还未被观察到。

AMIC 的临床前试验结果

临床前动物试验证实，骨髓块得以吸附固定，且组织能够实现修复。

AMIC 的临床结果

许多关于股骨髁修复的早期研究都显示较为理想临床结果。

AMIC 登记中心

2007 年初，Geistlich 团队成功地推出了 AMIC 在线登记中心数据库，旨在为全世界的外科医生提供了一个收集和分享 AMIC 数据的简易平台。数据输入是标准化的，简单而迅速。患者的评估基于 Lysholm 膝关节评分、VAS 疼痛量表，以及磁共振测试（MRT）分析。所有的数据都可以很容易地导出，并以图表的形式显示出来。到 2008 年 10 月，179 名患者（67 名女性和 112 名男性，年龄 14~64 岁，平均 36.8 岁）在膝关节内侧或外侧髁（62%）、髌骨（29%）和（或）股骨滑车（9%）有局灶性软骨缺损（Outerbridge II ~ IV 级），他们接受了 AMIC 手术，并被纳入 AMIC 注册。

2 年随访结果（ $n = 57$ ）显示，根据 Lysholm 评分，膝关节功能从平均 50 分提高到 85 分，疼痛从 6.7 分减少到 2.0 分（VAS）。3 年后（ $n = 28$ ），Lysholm 评分的平均值从 56.6 分提高到 87.0 分。VAS 疼痛评分从 6.2 分减至 2.3 分。AMIC 技术使膝关节功能有了相当大的提高，75% 的人报告有良好到优秀的效果，10% 的人报告说有满意的效果，而且疼痛有明显的减轻。

Kensey Nash 公司软骨修复装置

Kensey Nash 公司（Exton, PA）的软骨修复装置（cartilage repair device, CRD）旨在解决目前软骨修复手术中的许多问题。他们通过大量的临床前研究和开发生产了一种用于软骨修复的生物可吸收、无细胞的双相支架。该技术使用的植入物设计包含两个阶段，每个阶段都是专门为促进组织学上固有的关节软骨和软骨下骨组织的生长而设计的。

植入物描述

Kensey Nash CRD 是一种多孔双相支架，由 I 型胶原蛋白、β- 磷酸三钙（β-TCP）和聚乳酸（PLA）组成，这三种生物材料在骨科的应用历史悠久。该植入物（图 16.7）相互连接的多孔性使细胞和生物液体可在整个植入物中移动。植入物的软骨部分由 I 型胶原蛋白配方组成。胶原蛋白为修复软骨组织提供了一个可塑的、具有生物相容性的支架，可与周围的关节表面相吻合。该植入物的软骨下骨相包含 80% 的 β-TCP 和 20% 的 PLA。陶瓷为 CRD 植入物的软骨下部分提供骨形成元素，同时为天然骨矿化提供必要的钙和磷离子来源。聚乳酸支架为该区域提供生物力学支持和三维结构，并最终通过 Krebs 循环分解为天然的机体代谢物。该植入物有不同直径的规格，并装在一个植入工具中，以方便植入物的水化和关节镜下放置。

临床前研究

Kensey Nash 进行了一项山羊研究，评估了 CRD 治疗 38 只努比亚山羊的股骨内侧髁 6 mm × 6 mm 的软骨缺损。选择在 6 个月、12 个月和 18 个月时间点（图 16.8）使用组织学、生物力学测试、免疫组织化学、MRI、大体评价和 X 线片等评价方法。研究显示到 6 个月时，CRD 处理的缺损显示出快速修复的进程并持续到造模后 12 个月和 18 个月。每个时间点的修复组织都呈透明状，II 型胶原蛋白染色呈阳性，生

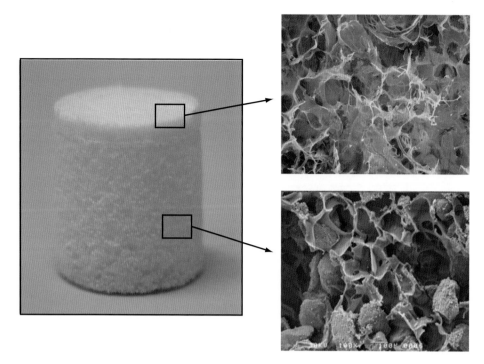

• 图 16.7   Kensey Nash 软骨修复装置植入物是一种两部分、可吸收的支架，用于修复关节软骨和软骨下骨缺损。软骨区（顶部）由 I 型胶原蛋白组成，软骨下骨区（底部）为 β- 磷酸三钙悬浮在聚乳酸晶格中，右图为扫描电子显微照片（放大率 100×）

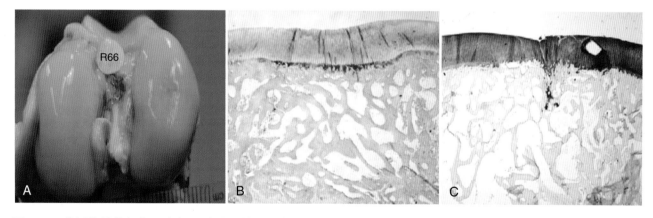

• 图 16.8   使用软骨修复装置治疗 12 个月山羊后腿膝关节。（A）大体上，缺损被很好地填充，表面光滑。（B）组织学上，Safranin O 染色显示修复组织内存在蛋白多糖。（C）修复组织对 II 型胶原蛋白的染色也呈强阳性

物力学上类似于健康的关节软骨。修复组织不仅与宿主软骨，而且与宿主骨显示出了良好的整合。

Kensey Nash 还研究了 CRD 对于修复 12 匹马的滑车外侧嵴上的 10 mm × 10 mm 骨软骨缺损的疗效（图 16.9）。这一研究为期 2 年，在此期间在干预后的 4 个月和 12 个月的时间点进行关节镜检查。关节镜检查使用改良的 ICRS 系统对安全性和有效性进行评分。在处死实验动物时，使用组织学、生物力学测试、免疫组化、MRI、大体评估和 X 线片等检测手段以评估修复效果，并与微骨折组对照。4 个月时的中期关节镜检查显示，在安全评分方面与微骨折术相当，在疗效评分方面比微骨折术有明显改善。这些研究正被用来支持一项研究设备豁免申请，以开始在美国进行 CRD 的临床研究。Kensey Nash 正在寻求 CRD 在美国和欧洲的监管批准。

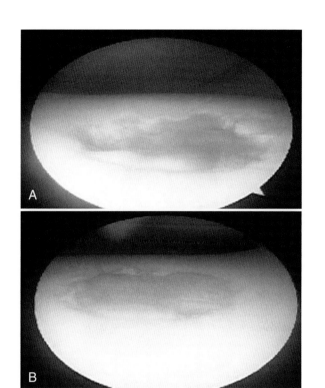

• 图 16.9 在马的外侧滑车嵴，微骨折对照组（A）和用 Kensey Nash 软骨修复装置（CRD）治疗软骨缺损（B）的 4 个月中期关节镜图像。使用改良国际软骨修复协会（ICRS）评分系统，CRD 治疗组在疗效方面明显高于微骨折术，在安全性方面与微骨折术相当

用于软骨修复的 TRUFIT CB

TRUFIT CB 的属性

TRUFIT CB 支架（Andover, MA）是一种适用于小型软骨或骨髓病变的软骨修复方案。它有预制的直径 5~11 mm 不等的圆柱形塞子，这种合成的可吸收支架有两个部分来模仿骨软骨愈合的关键部分。每个部分都被设计为最接近邻近软骨和骨的物理和

机械特性（图 16.10）。TRUFIT CB 由聚合移植物制成，这是一种多孔材料，由 85：15 的（d l-lactide-co-glycolide）共聚物、聚乙二醇（PGA）纤维、硫酸钙和微量的表面活性剂组成。Slivka 等研究表明，PGA 增强纤维改善了支架的早期结构完整性，为细胞迁移和组织修复提供了一个机械稳定的环境。骨部分中的硫酸钙释放钙离子，已知可增强骨传导性，而上方部分是可塑的，允许植入后与相邻的关节面形成轮廓。在手术过程中，用 TRUKOR 器械进行清创，形成均匀的圆形缺损。使用预装的植入装置，将植入物压入缺损部位。由于 TRUFIT CB 支架是亲水的，含有营养物质、蛋白质的血液和骨髓等液体很容易被吸入孔隙。TRUFIT 的作用是作为微骨折的支架，以维持软骨下骨和骨髓细胞的血液供应，其 70% 的孔隙率和相互连接的孔隙促进了整个支架的细胞浸润，并为组织修复提供了一个稳定的机械环境。TRUFIT CB 目前在欧洲、加拿大和澳大利亚销售，但在美国及其地区没有销售。

使用羊的骨软骨模型的临床前研究

在一项评估 18 个月后 TRUFIT CB 植入物在骨软骨缺损中的软骨修复的绵羊动物模型研究中，在骨骼成熟的羊的股骨内侧髁上创造了一个单侧圆形（5.1 mm × 5 mm）骨软骨缺损。用 TRUFIT CB（5.3 mm × 5 mm；n = 6）修复缺损，并压入该部位，对照组中（n = 3）不予以干预。术后 18 个月评估了软骨修复的结果。没有一只羊出现任何跛行，并恢复了完全的运动范围。TRUFIT CB 组的所有动物的内侧髁没有任何异常。到 18 个月时，TRUFIT CB 的材料已被吸收，缺损部位被修复组织填充。所有 TRUFIT CB 标本的软骨修复都很明显。修复的软骨与邻近的组织很好地结合在一起，具有相似的厚度和轮廓

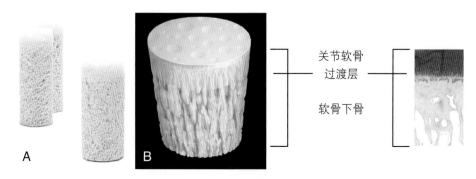

关节软骨
过渡层
软骨下骨

• 图 16.10 （A）TRUFIT CB 支架。（B）TRUFIT CB 在骨软骨愈合中关节软骨、过渡层和软骨下骨

（图 16.11）。Safranin O 染色显示 TRUFIT CB 修复的软骨有高度的细胞化组织，其蛋白多糖的染色强度与邻近的透明软骨相同。TRUFIT CB 修复的中层和深层的胶原组织形态与正常软骨相似（图 16.12）。相反，对照组中的修复软骨比正常软骨组织薄，相邻的软骨有退化的迹象，包括蛋白多糖的损失（见图 16.11）。用 TRUFIT CB 修复的缺损软骨下骨部分由骨替代，其骨量与未处理的对侧对照组在统计学上相似（分别为 66.4% 和 63.0%）。在修复过程中观察到新的骨生

长区域，有活跃的骨细胞、增加的细胞层和板层结构，表明软骨下骨重塑正在进行，预计随着时间的推移将继续完全重塑为成熟骨。

临床病例系列

Spalding 小组报告了 24 名患者（平均年龄 34 岁，范围 19~50 岁）的结果，对使用 TRUFIT CB 植入物治疗膝关节软骨或骨软骨病变进行了 12~36 个月的随访。其中共有 13 次初次手术和 11 次翻修手术［微骨折 7 例，骨软骨移植 1 例，基质诱导自体软骨细胞植入（MACI）1 例，固定失败的骨软骨炎 2 例］。平均病变大小为 1.8 cm²，其中 14 例在股骨内侧髁，4 例在股骨外侧髁，6 例在滑车外侧或中央。修复过程中最多使用了 4 个植入物。手术后，在负重股骨髁表面进行修复的患者在 2 周内允许部分负重，4 周内允许完全负重。

与术前相比，Lysholm 评分、国际膝关节文献委员会（IKDC）评分和膝关节损伤与骨关节炎结果评分（KOOS）在 12 个月时有统计学意义上的改善（$P < 0.001$）（图 16.13）。当允许恢复运动时，活动水平和平均 Tegner 活动评分（$P=0.05$，见图 16.4）在 12 个月后得到改善。MRI 显示新的关节面厚度保持不变，植入物逐渐分化，骨质部分获得重塑（图 16.14）。软骨下骨的形成也被证实。5 名患者接受了二次关节镜检查，结果显示，尽管 TRUFIT CB 保持柔软达 8 个月或更长时间，但可以看到良好的缺损填充和与周围软骨的整合。在一个整合缓慢的患者中，耐心和坚持不懈的康复治疗使症状完全得到解决，并恢复到半职业足球运动水平。

用 TRUFIT CB 治疗膝关节软骨或骨软骨病变后，该系列中最活跃的患者恢复了半职业的运动；其余的患者在 12 个月内恢复到以前的活动水平，至今没有出现恶化。这一批患者在术后 12 个月时表现出与微骨折相当的效果。KOOS（见图 16.13）的改善与 Saris 对接受微骨折的患者术后 12 个月的报告相似［KOOS 疼痛、症状、日常生活活动（ADL）和生活质量（QOL）的平均得分分别比基线增加 11、12 和 16 分］。TRUFIT CB 的其他优点包括它是一种"现成的产品"，避免了与骨移植相关的供体部位并发症以及其手术的简便性。本系列病例的结果表明，TRUFIT CB 为处理小面积（直径 <2 cm）的软骨或骨软骨损伤提供了一步到位的解决方案，特别是对于需要快速康复和高水平活动的患者。

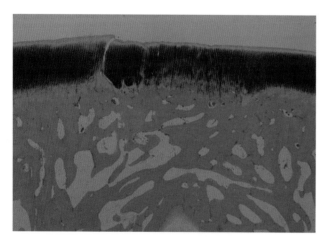

• 图 16.11　经 TRUFIT CB 处理的缺损和空的骨软骨缺损的 Safranin O 染色的切片

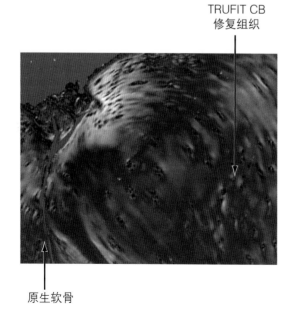

TRUFIT CB
修复组织

原生软骨

• 图 16.12　18 个月时 TRUFIT CB 修复组织的偏振光照片（苏木精-伊红染色，放大率100×）。胶原蛋白是有组织的，类似于正常软骨的组织

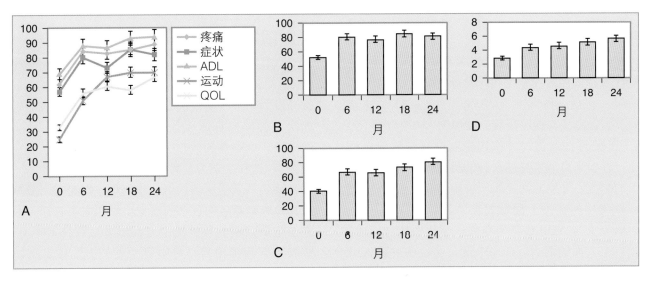

• **图 16.13** （A）膝关节损伤和骨关节炎结果评分（KOOS）。（B）Lysholm 评分；（C）国际膝关节文献委员会（IKDC）评分；（D）Tegner 活动水平评分。KOOS 疼痛、症状、日常生活活动（ADL）、运动和生活质量（QOL）的平均得分在 12 个月内分别比基线增加了 21、16、18、42 和 28 分（所有 $P < 0.004$）

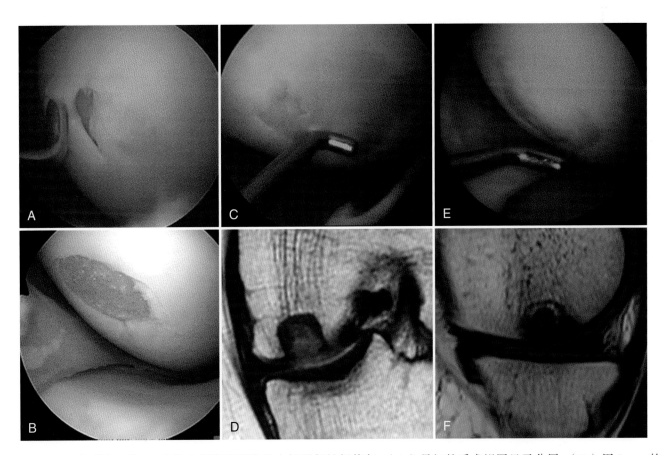

• **图 16.14** 本列中一位 37 岁的患者接受了股骨内侧髁部缺损修复。（A）最初的手术视图显示分层。（B）用 9 mm 的 TRUFIT CB 植入物修复。（C）术后 8 个月时的二次关节镜检查显示修复的柔软区域。（D）术后 8 个月时的 MRI。（E）术后 3 年时关节镜检查显示关节面光滑。（F）MRI 显示软骨下层的重建和关节软骨的良好整合

Agili-C

Agili-C（CartiHeal Ltd.，以色列）是另一种软骨修复技术，旨在治疗软骨和骨软骨缺损，并取得良好的效果。它是一种无细胞的碳酸钙（$CaCO_3$）支架，在关节表面浸渍有透明质酸。碳酸钙-透明质酸（Ar-HA）支架旨在通过两种作用机制恢复骨软骨单位。①通过募集来自局部骨髓水肿的祖细胞促进软骨下骨组织的修复；②刺激间充质干细胞和软骨细胞迁移到浅层软骨层，在关节面形成新的软骨，临床前和组织学研究支持 Agili-C 支架在促进类透明软骨形成和软骨再生方面的潜力。CartiHeal 公司目前对其 Agili-C Ⅲ期多中心、2∶1 随机临床试验进行的中期分析显示了积极的结果，试验成功的预测概率大于 95%。目前入组已经结束，我们现在等待最终研究结果的公布。Agili-C 植入物是一种具有吸引力的基于支架的一步法治疗骨软骨缺损的策略。

细碎软骨

用于软骨再生的一期自体手术

在治疗局灶性软骨缺损方面，已经探索了一期和两期的手术疗法来修复关节软骨。一期技术包括骨髓刺激（如微骨折）和骨软骨自体移植及异体移植；两期技术包括 ACI 和 MACI。每种疗法在适用的缺损大小和位置、患者年龄和修复组织的长期耐久性方面都有各自优势和局限性。虽然以 ACI 为基础的治疗方法已显示出良好的临床效果，但对多次手术暴露和体外细胞扩增的要求会影响康复时间、手术/麻醉风险和医疗费用。因此，人们正在研究一些新兴技术，以改进现有的一期疗法或实现基于软骨细胞的一期植入。

软骨自体移植植入系统（CAIS）

软骨自体移植植入系统（cartilage autograft implantation system, CAIS）（DePuy Mitek, Raynham, MA）已被开发为一种一期疗法，由植入在生物可吸收支架上的机械破碎的自体软骨组成（注：CAIS 是一种研究性设备，受联邦和地方法规的限制，只能用于研究性用途）。这种一期方法使用一个定制的取软骨器，将来自膝关节未受影响的低负重区域（髁间窝、滑车沟或其他轻微承重部位）的宿主组织切成小碎片，以促进细胞从致密的软骨垫中生长出来（图 16.15A）。这些软骨碎片被覆盖在可吸收的支架上，该支架提供了结构性整合性质和明确的三维结构，以支持细胞在修复部位的生长、增殖和基质沉积。CAIS 支架是一种合成的复合基质，由聚己内酯-聚乙二醇聚合物泡沫和聚二氧六环酮网片组成。使用定制的分散装置将软骨碎片均匀地分布在支架表面，随后涂上一层纤维蛋白密封剂，以促进植入和固定期间的碎片保留（图 16.15B）。在对软骨病变进行清创至健康边缘后，将植入物切割成合适大小（图 16.15C），并使用生物可吸收的聚二氧六环酮钉将其固定在修复部位（图 16.15D 和图 16.16）。在人体膝关节上对这种基于钉子的固定进行循环测试（1 赫兹 10 000 次循环），证明了其牢固的支架固定，没有发现邻近软骨或半月板的磨损。

体外研究表明，在组织碎化和播种后，软骨细胞的活力以及细胞向 CAIS 支架呈时间依赖性生长。在皮下植入模型中，通过番红 O 染色显示，来自磨碎软骨的生长细胞比培养扩增的软骨细胞表现出更突出的新生软骨组织的形成。这些研究表明，磨碎的软骨碎片是一个可行的软骨细胞库，能够生长并形成软骨修复组织。

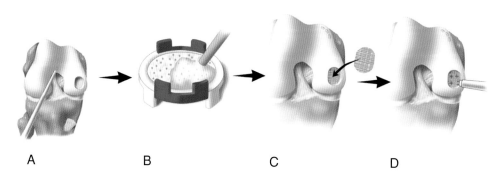

| A | B | C | D |

• 图 16.15　软骨自体移植植入系统手术技术步骤，包括收获供体软骨（A）、使用纤维蛋白密封剂分散和固定软骨碎片（B）、确定植入物的大小（C），以及用生物可吸收钉固定（D）

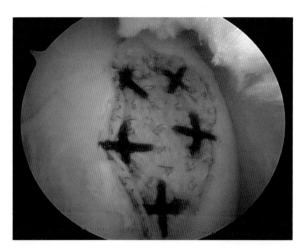

• 图 16.16 软骨自体移植植入系统植入物使用生物可吸收针的粘贴情况

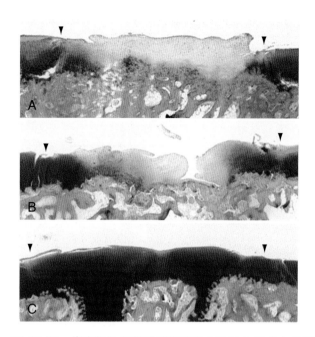

• 图 16.17 代表性的组织学显微照片（番红 O 染色）显示山羊模型在术后 6 个月时的软骨缺损修复：空缺（A），仅有支架（B），以及有软骨组织碎片的支架（C）

采用一期技术的大型动物软骨修复模型显示出番红 O 染色阳性和透明状的组织修复，早在手术后 6 个月就与软骨和软骨下骨结合得很好。与使用碎片化软骨处理的病变相比，空缺或仅使用支架处理的病变通常导致修复组织的质量和染色强度较差（图 16.17）。此外，一项为期 12 个月的马研究结果表明，这种一步法与改良的 ACI 技术相比，CAIS 的方法可能提供类似或更好的愈合进展和类透明软骨的组织修复。在北美和欧洲则是进行了临床研究用以评估 CAIS 的安全性和有效性。

总之，CAIS 是一种一期的软骨再生疗法，与其他基于细胞的技术相比，可能具有一些实际的优势。软骨碎片为修复部位提供了直接的原始自体软骨细胞来源，而不是在骨髓刺激程序中产生的异质骨髓细胞群。植入的软骨细胞随后在体内生长和增殖，从而减少了两步 ACI 技术所需的时间、成本和多个程序。因为它们没有暴露在与体外扩增相关的环境创伤中，植入软骨的软骨细胞可能比培养扩增的细胞保持更强的软骨表型。CAIS 是一种很有前途的一线软骨再生疗法，可在一次手术中治疗局灶性软骨缺损。

Denovo 自然组织移植

DeNovo 自然组织（natural tissue, NT）移植（Zimmer, MO）是由从青少年人群中捐赠的膝关节回收的微粒软骨组织组成（图 16.18），此过程中没有进行任何生物操作或化学处理。组织片被包装在一个无菌容器中，里面充满专有的营养介质。软骨片被植入到关节软骨缺损中，使用黏合剂进行移植固定。在一

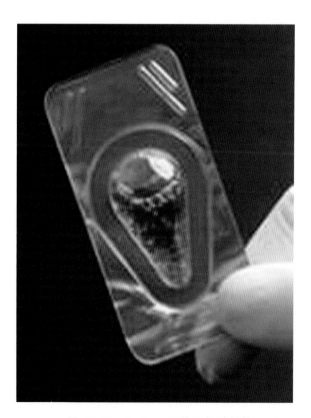

• 图 16.18 DeNovo 天然组织移植物

项马的研究中，将幼年软骨片植入马膝关节的软骨缺损，没有观察到异种移植引起的炎症／免疫排斥反应（D. Frisbie，未发表的数据）。根据《公共卫生服务法》（PHS）第 361 条，DeNovo NT 移植物被认为是人类组织，因此与许多其他异体移植物产品（如新鲜骨软骨异体移植物和骨 - 肌腱 - 骨异体移植物）一样，只受 21 CFR 1271 的监管。自 2007 年 5 月以来，该产品已被植入 300 多名患者的不同部位（膝、踝、肩、髋、肘和蹈趾），以修复软骨缺损。接受 DeNovo NT 移植治疗的患者的早期临床数据令人欣慰。有报道称 2 年多前植入 DeNovo NT 移植的患者具有十分良好的临床结果。

第二代基于细胞的 ACI 治疗

基质诱导的自体软骨细胞移植（MACI）

背景介绍

基质诱导的自体软骨细胞移植（matrix-induced autologous chondrocyte implantation，MACI）是第二代 ACI 疗法，用于修复全层软骨缺损。MACI 由 Verigen 公司开发，后来被 Genzyme Biosurgery 公司（Cambridge，MA）收购，旨在改善第一代 ACI-Cartice（培养的 ACI）所带来的手术复杂性和侵袭性问题。对于 Carticel 来说，细胞以液体悬浮的形式植入缺损处，并应用从近端胫骨收获的自体骨膜覆盖。从手术操作来讲，MACI 是一种更方便的方法，其中细胞被植入附着或播种在纯化的猪可生物降解的 I／Ⅲ 型胶原膜的表面（图 16.19）。MACI 通常用纤维蛋白密封剂固定在缺损处，如果认为有必要进行补充固定，则使用缝合线（图 16.20）。患者不需要再做第二次切口来固定骨膜，也不需要做大的关节切口来满足骨膜固定的需要。关节镜下进行 MACI 已经有报道。

制造工艺

对于 MACI，软骨细胞是用酶法从软骨活检中分离出来的，在单层细胞培养中扩增，并播种在可吸收的纯化 I／Ⅲ 胶原膜上。当细胞在单层细胞培养中生长时，它们会发生分化；也就是说，它们会改变其表型并下调软骨基质基因的表达。为了确保最终产品中细胞的正确表达和表型，MACI 植入物使用专有的检测方法对细胞的有效性和活力进行了表征，这些检测方法是为满足监管准入而设计的。MACI 还进行了广泛的质量控制测试，包括细菌、支原体和内毒素测试。

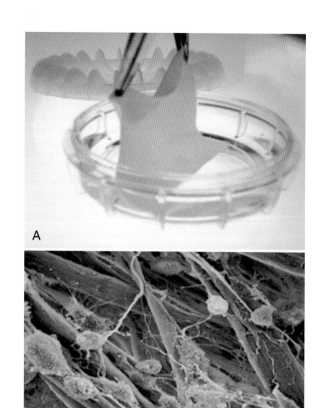

● 图 16.19 （A）基质诱导的自体软骨细胞植入（MACI）。用自体培养的软骨细胞预先接种于 I／Ⅲ 型胶原膜并进行培养，然后就可以进行手术植入。（B）自体软骨细胞播种的 MACI 的扫描电镜照片

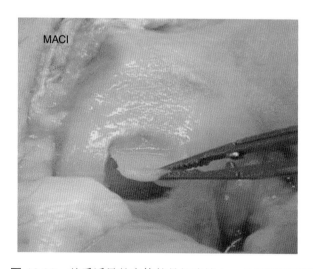

● 图 16.20　基质诱导的自体软骨细胞植入，且用纤维素胶固定的股骨髁

商业可用性

自 1998 年以来，MACI 已在几个欧洲成员国和澳大利亚进行商业销售。根据欧盟治疗药品法规，2012 年 12 月后 MACI 的商业化需要得到欧洲药品管理局（EMEA）的正式批准。为了应对这一规定，Genzyme 正在进行一项名为 SUMMIT（MACI 与微骨折治疗的优越性）的Ⅲ期前瞻性随机开放设计平行分组的多中心研究，以证明 MACI 与关节镜微骨折治疗股骨髁（包括股骨滑车）对称性关节软骨缺损的优越性。SUMMIT 的终点包括患者报告的疼痛和功能评估、MR 评估和组织学评估。MACI 目前还没有在美国上市。

临床结果

一些研究结果表明，在早期随访（2 年）时，治疗后患者的疼痛和功能障碍明显减少。虽然长期随访数据较少，但有两项研究的结果表明，从基线到 5 年的随访都有明显的改善。虽然没有发表 ACI 和 MACI 的比较研究，但有报道称这两个方案的良好 / 优秀结果的比率相当。用 MACI 治疗后，70%~89% 的患者报告有良好 / 优秀的效果。总的来说，MRI、组织学和关节镜（大体）对修复组织的评估结果表明，用 MACI 治疗可以产生类透明软骨的修复组织（图 16.21），完全填补缺损，与周围软骨能够进行很好的整合，ICRS 评分为Ⅰ / Ⅱ级。一些研究报告称，MACI 修复组织为纤维软骨，未能完全整合或填充缺损，这些发现可能是由于将客观评估仅局限于有术后

并发症的患者，而不是整个研究中具有代表性的患者样本所造成的偏倚所致。据报道，与 MACI 手术相关的术后并发症的发生率很低（0%~6.3%）。报道的术后并发症包括组织肥大、部分移植物脱落、感染和后续手术。报道的治疗失败（定义为移植体脱落或骨对骨磨损）的发生率也很低（范围为 0%~6.3%）。

Hyalograft C 自体移植
临床前研究结果

Hyalograft C 自体移植（Abano Terme, Italy）是第二代 ACI 产品。它是由生长在三维透明质酸基支架上的自体软骨细胞组成的移植物。该支架是由 HYAFF 11（一种透明质酸苄酯聚合物）组成的聚合物。

软骨细胞可以很容易地从小的活体组织中分离出来，并在体外扩增；然而，当行二维培养时，它们往往会失去其特征表型，即Ⅱ型胶原和 aggrecan 的表达。体外研究证实，使用三维支架有利于维持分化的表型。研究清楚地表明，Hyalograft C 支架不仅允许软骨细胞附着，而且还提供足够的支撑，允许分化的软骨细胞表型的表达。此外，还进行了一项体外研究，分析了人类关节软骨细胞在 Hyalograft C 上的生长和分化行为，结果显示，Hyalograft C 在体外模型中的结构、生化成分和机械行为都得到了证实。与猪胶原蛋白支架和明胶凝胶基质相比，Hyalograft C 支架对促进人关节软骨细胞生长和分化行为的效果更好，主要体现在对细胞表型和分化指数（以胶原蛋白Ⅱ / Ⅰ 比率计算）的电子显微镜评估上，该指数在观察期间约为 1 且稳定，而在胶原和明胶支架中该指数仅为 10^{-3}。只有 Hyalograft C 支架能够形成相对大量的类软骨细胞，表明基质的性质极大地影响了去分化的软骨细胞的分化行为。

在 Hyalograft C 支架上培养扩增人软骨细胞，然后皮下植入裸鼠中长达 3 个月，证实这种支架可为软骨形成提供充分支持。检查显示形成了类透明软骨。此外，一项动物模型研究证实，使用 Hyalograft C 的软骨细胞移植可以诱导损伤关节软骨的再生。在小型和大型动物模型中也进行了非临床试验，以评估 Hyalograft C 自体移植的生物相容性和可行性。

基于非临床研究结果，Hyalograft C 自体移植在临床上被评估用于治疗全厚关节软骨缺损。

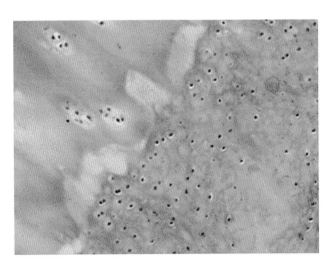

• **图 16.21** 通过基质诱导的自体软骨细胞植入，整合原生软骨和再生软骨（出现类透明软骨）

临床开发

自从 Hyalograft C 自体移植进入临床实践以来，

已经有超过4800名患者接受了这种技术的治疗。在这些患者中，有230人在研究者发起的临床研究中接受了评估，超过900名患者的结果已在发表的文献中报告。

从试验性临床研究中获得的初步临床经验表明，Hyalograft C自体移植的耐受性良好。研究还表明，该手术技术比ACI简单得多（图16.22），因为该产品的形状可以适配病变部位，并且可以通过微创关节切开术来应用，不需要骨膜瓣，因此大大减少了手术时间和并发症发生率。

2001年，一位意大利学者发起了一项多中心观察性研究，对200多名连续患者（平均年龄37.4岁，平均病变大小3.7 cm²）进行了Hyalograft C自体移植治疗，并前瞻性地随访了5年，至今已有4年的随访数据。植入平均4年后（n = 179），86%的患者在膝关节症状和功能方面有明显的改善。术后平均

IKDC主观评分为78.6分，而术前平均IKDC为39.9分（$P < 0.0001$），反映了高水平的功能和体育活动以及症状减轻情况。经过临床医生的检查，根据客观的IKDC评分，95.7%的膝关节被评为正常和接近正常。健康相关质量（EuroQol EQ-5D）得到了明显的改善（86.4%，$P < 0.0001$），特别是在疼痛和运动能力方面，超出了与年龄和性别匹配的对照人群中所观察到的改善。

2009年，Kon等报告了一项为期5年的前瞻性比较非随机研究。在他们的研究中，用Hyalograft自体移植治疗的患者的临床结果与微骨折技术进行了比较。80名依从性较好的患者（平均年龄为29.8岁）、Ⅲ~Ⅳ级的股骨髁或滑车软骨病变（平均缺损大小为2.4 cm²）被纳入研究，并采用关节镜下Hyalograft C自体移植（40名患者）（图16.23）或微骨折（40名患者）技术治疗。与微骨折组相比，Hyalograft C自体移

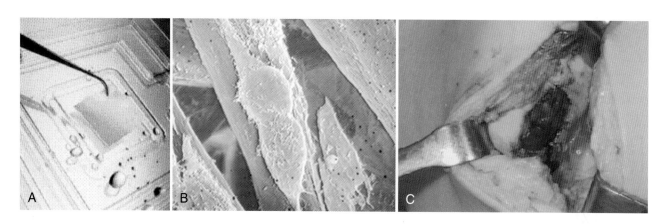

• 图16.22 （A）Hyalograft C.膜上种有培养的自体软骨细胞，准备手术植入。（B）软骨细胞附着在透明质酸基支架上的扫描显微镜照片。（C）用纤维蛋白胶固定Hyalograft C的关节小切口

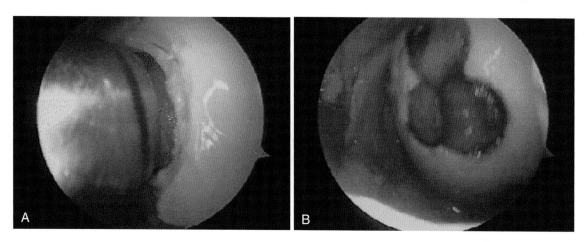

• 图16.23 （A）在无水环境下，在关节镜下以马赛克的方式植入Hyalograft C。在生理盐水环境下，使用特殊尺寸和导引器械对软骨缺损进行清创处理。（B）用Hyalograft C在关节镜下进行镶嵌式软骨缺损修复后的影像

植组有更多以前接受过手术的患者（47.5% *vs*. 25%，*P* < 0.05），创伤性软骨病变较少（45% *vs*. 67.5%，*P* < 0.05）。

从术前到 5 年随访时，两组的所有临床评分都有统计学意义上的改善（*P* < 0.001）。在微骨折组，IKDC 客观评分从术前的 2.5% 正常和接近正常的膝关节增加到 5 年随访时的 75%，主观评分从术前的 41.1 分增加到 5 年随访时的 70.2 分。在使用 Hyalograft 自体移植治疗的组别中，IKDC 客观评分从术前的 15% 正常和接近正常增加到 5 年后的 90%，主观评分从术前的 40.5 分增加到 5 年后的 80.2 分。对比两组患者，在 5 年的随访中，以客观（*P* < 0.001）和主观（*P* = 0.003）IKDC 评分评估的临床结果，发现接受关节镜下 Hyalograft C 自体移植治疗的一组更好。此外，在 2～5 年的随访中，Hyalograft C 自体移植治疗的患者恢复体育活动的情况没有减少，而微骨折治疗组的体育活动则有所减少。

这些发现证实了 Hyalograft C 自体移植在治疗大面积关节软骨缺损方面的临床优势和持久性。

自 Hyalograft C 自体移植用于临床实践以来，在 Hyalograft C 自体移植植入 5～33 个月（平均 14.1 个月）后，从同意的患者身上共采集了 70 个活检组织，既用于纯粹的调查，也用于诊断目的（例如为了明确部分患者仍有症状的原因）。数据表示随访时间较长的活检显示透明软骨的百分比较高（*P* = 0.0042）。通过分析第三次活检，证实了软骨随时间推移而成熟的证据。透明组织存在于所有第三次活检的标本中（从植入到检查的平均时间为 30.6 个月），但在同一患者的第二次活检中（从植入到检查的平均时间为 13.6 个月）则没有。综上所述，这些数据表明，Hyalograft C 自体移植后，实现了软骨重塑，与软骨下骨质形成整合，并有明显的透明软骨成熟的证据。使用 Hyalograft C 自体移植的软骨成熟的证据也在使用高分辨率 MRI 技术的研究中被报道，这证实了植入后的稳定性，并分析了缺损填充的体内动力学。

其他临床报告再次证实了在膝关节和踝关节的观察结果。表 16.1 总结了 Hyalograft C 自体移植在膝关节使用的一些临床研究结果。

接受治疗的人群在年龄、病变病因、病变大小和严重程度方面是一致的，与第一代 ACI 患者的人口统计学非常相似。接受 Hyalograft C 自体移植治疗的患者是相对年轻、活跃、临床上具有挑战性的人群，平均而言，他们因中至大面积软骨缺损而出现严重疼痛和功能障碍。

2～5 年的随访数据表明，在 Hyalograft C 自体移植治疗后，疼痛和活动能力的改善是持久的，患者已经恢复了受伤前的活动水平。

这些研究结果支持用细胞疗法来治疗创伤性原因或骨软骨炎引起的大面积、剥脱性关节软骨病变。

综上所述，现有的长期临床证据证实在 Hyalograft C 自体移植治疗后，疼痛和活动能力的改善是持久的，患者已恢复到受伤前的活动水平，这表明 Hyalograft C 自体移植是一种安全和有效的软骨替代品，适用于所提出的适应证。

CartiCelect

简介

根据欧洲先进治疗药物产品的监管规则的标准，

| 表 16.1 | 在膝关节使用 Hyalograft C 自体移植的临床研究 |

	Marcacci (2006)[99]	Marlovits and Nehrer (2004)[101]	Kon et al. (2009)[103]	Ferruzzi et al. (2008)[102]	Nehrer (2008)[105]	Marlovits et al. (2006)[100]	Gobbi et al. (2009)[104]
样本量	206	24	40	50	53	13	32
平均年龄（岁）	37.4	32.4	29.8	31	32	34	30.5
缺损大小（cm²）	3.7	5.98	2.4	5.9	4.4	5.3	4.7
Outerbridge 分级	III ～ IV	III ～ IV	III ～ IV	III ～ IV	III ～ IV	III ～ IV	III ～ IV
先前手术（%）	45.6	87.5	47.5	—	77.8	—	59.4
先前治疗失败（%）	33	29.1	20		32		31.9
2 年随访时患者改善（%）	86	70.8	90	77	84.6	81.6	90.7

ChondroCelect（Leuven，比利时）是一种特征化的细胞治疗产品，是在严格质控下可持续性进行体外扩增自体软骨细胞的产品。

为了培养出具有产生稳定软骨的最佳潜力的细胞，关键是细胞培养过程不能使细胞失去其软骨表型。最大限度地保持其培养前的表型和高质量的软骨形成能力是产品开发的关键因素。

Dell' Accio 等进行的初步研究被用作开发 ChondroCelect 和 ChondroCelect 评分的基础，该评分在每个细胞批次发布前被用作质量衡量标准。

转化研究背景

Dell'Accio 等在（免疫抑制）裸鼠中测试了不同的间充质细胞群（包括前体细胞、软骨细胞、原始细胞、干细胞）形成稳定软骨的能力。这项研究造就了一个体内模型的发展：异位软骨形成试验（ectopic cartilage formation assay, ECFA）。该试验测试了细胞群在体内环境中形成软骨植入物的效力和能力。它现在被用作 ChondroCelect 研究和开发过程中的基础实验之一。ECFA 效力测试由以下步骤组成（图 16.24）：
- 细胞被注射到裸鼠的大腿上。让细胞在这个异位部位生长 3~4 周。
- 取出在注射部位形成的组织进行组织学检查，包括使用甲苯胺蓝和番红 O 染色进行评分。

在这个模型中，细胞形成软骨的内在能力是在一个严格的、非软骨的环境中测试的，因此，它提供了一个直接衡量细胞再生透明软骨能力的相关生物特性。这是通过评估软骨形成的一些主要特征来实现的，如细胞外基质（ECM）的沉积导致组织的形成，无血管入侵，以及无病理性矿化。

通过这些初步的实验获得了以下的见解：
- 识别保留其在体内形成软骨能力（表型）的细胞群，以及那些没有潜力或已经失去这种能力的细胞群（为 ChondroCelect 评分奠定了基础）。
- 开发一种细胞培养过程，目的是保留细胞中的软骨细胞表型（ChondroCelect 前体过程）。

完善预测能力：ChondroCelect 评分的发展

虽然 ECFA 是一种强大的检测方法，可以证明细胞群再生稳定软骨的能力，但它作为常规生产环境中的质量测试并不实用。我们需要一种更快、细胞消耗更少且能够很好地应用于体外实验的检测方法。

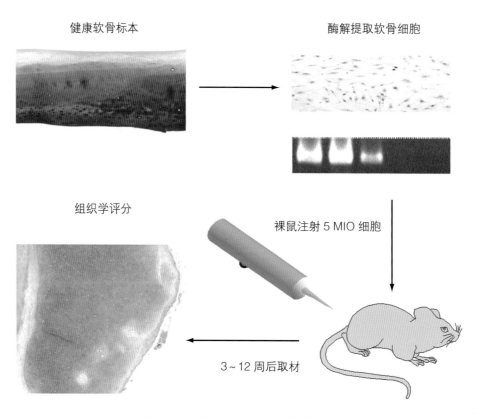

健康软骨标本　　　　酶解提取软骨细胞

组织学评分　　　　裸鼠注射 5 MIO 细胞

3~12 周后取材

• **图 16.24**　异位裸鼠试验中的效力测试

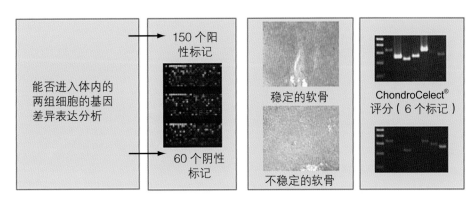

• 图 16.25 代用标志物检测的发展

为了开发一种体外检测方法，在 ECFA 中测试的相同细胞群在比较微阵列分析中进行了分析（图 16.25）。该试验研究了大量基因的表达，目的是确定与软骨形成有关的阳性和阴性标记。通过这种检测方法可以确定 150 个阳性标记（在 ECFA 中产生软骨细胞中高度表达的基因，在没有能力形成软骨的细胞中无表达或表达很低的基因）和 60 个阴性标记（在没有能力形成软骨的细胞中表达很高的基因）。

在这 210 个标记物中，根据它们在 ECFA 中生成软骨组织的能力，选择了 6 个标记物（4 个阳性，2 个阴性）。这些标志物构成了 ChondroCelect 评分的基础。

为了确定该分数在软骨形成中的预测阈值，在该分数和 ECFA 组织学分数的结果之间需要建立关联。组织学评分是基于软骨细胞 ECM 染色的亮度。

当进行细胞的体外检测和观察细胞在 ECFA 植入物中形成软骨的体内能力之间的结果时，发现 ECFA 分数和组织学分数之间具有明显的相关性。

在常规生产中，可以用逆转录聚合酶链式反应（RT-PCR）方法测量这六个标记物的标记基因表达情况。每个单独的标记物都可以根据其在检测中的整体表达水平进行评分。这些单独的分数结合起来就得到了 ChondroCelect 的分数。

开发 ChondroCelect 制造工艺

第二个主要的发展动力是在 ChondroCelect 制备工艺中促进和推动产品的升级与分化。每个软骨缺损的填充需要 100 万个细胞 /cm²，而且必须从原始活检的组织中培养。问题是，在常规的细胞培养过程中，有充分的证据表明细胞会逐渐去分化。为了改进这个过程，影响细胞培养过程的因素以受控的方式进行了

改变。鉴定从每一批次中获得的扩增细胞在体内产生软骨的能力。测试的目的是确定在细胞培养过程中哪些因素会影响细胞保持其软骨细胞表型的能力。

ChondroCelect 工艺在培养过程中严格控制不同的因素，支持软骨细胞的增殖，同时防止这些细胞过度分化。

每个患者手术结束后，都会对修复潜能进行测量，以验证培养的细胞是否保留了生长软骨的能力。通过使用这种受控一致的培养过程，可获得最佳质量的产品。

大型动物模型中的概念证明

为了评估该过程的有效性，我们在一个大型动物模型中开始了一项预实验。该实验比较了按照 ChondroCelect 工艺培养的自体山羊细胞和成纤维细胞。

通过 ChondroCelect 培养方法获得的稳定的软骨细胞在 10 周时显示出对缺损的良好填充。相比之下，去分化的成纤维细胞只在缺损边缘行有限的填充，在缺损中心几乎没有填充。

因此，通过 ChondroCelect 工艺培养的细胞具有更高的整体改良 O'Driscoll 评分（MODS）和更高的整合评分，而在 10 周时的评分只比阴性对照的成纤维细胞组略好。此外，通过 ChondroCelect 工艺培养的细胞对缺损进行了高质量的整体填充，并与周围组织进行了良好的整合。

进一步的研究表明，通过 ChondroCelect 工艺培养的细胞能够吸收并重新形成钙化层，并向环境发出信号募集周围组织的细胞（图 16.26）。这使得 ChondroCelect 工艺培养的细胞能更好地填充缺损，并在基底和外侧整合方面表现出色。

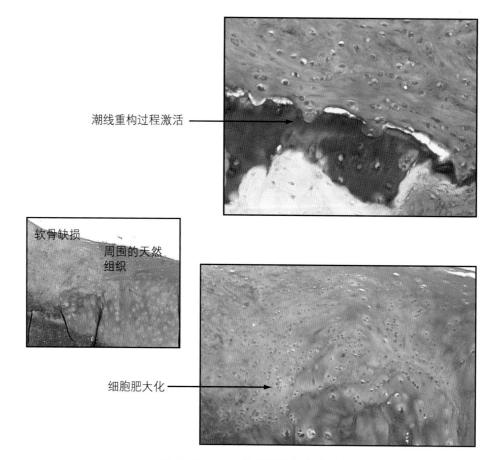

潮线重构过程激活

软骨缺损
周围的天然组织

细胞肥大化

• **图 16.26** 在山羊中的作用方式研究

相反，去分化的细胞没有表现出任何钙化层的重建或对周围细胞的信号传导能力。

这个实验证实了最初的理论，即形成软骨需要可分化的细胞。除了成纤维细胞阴性的对照组外，专用的去分化能力的细胞也没有产生良好的软骨植入。

临床发展：TIGACTO1 研究

TIGACTO1 研究的目的是评估 ChondroCelect（CC）与微骨折（MF）在修复有症状的股骨髁全层软骨缺损中的有效性和安全性。

在一项前瞻性、多中心、随机对照试验中，对股骨髁的Ⅲ级至Ⅳ级无症状软骨缺损患者进行了 CC（$n=51$）与 MF（$n=61$）的比较。在第一年时，由对治疗分组不了解的组织病理学家使用计算机组织形态学和整体组织学评估评分（ICRS Ⅱ 评分的第 1 项）来评估结构修复。根据组织形态学（$P = 0.003$）和整体组织学评估得分（$P = 0.010$），CC 在 1 年后的结构修复效果优于 MF（图 16.27）。与软骨细胞表型和组织结构有关的结构性修复方面，CC 也具有一定的优势。

与基线相比，CC 组与 MF 组相比，36 个月时总体 KOOS 的平均改善程度更高（分别为 21.65 ± 3.05 vs. 15.27 ± 3.07）。

当应用混合线性模型分析时，统计学上显示，在 36 个月时，CC 组与 MF 组相比，在整体 KOOS 以及 5 个 KOOS 子域中的 4 个（ADL、疼痛、症状/僵硬、QOL）的基线变化方面，有明显更大的改善。

术后 36 个月时发现在本研究中存在手术失败的患者，即意味着需要重新进行治疗，这样的病例在 CC 组中有 2 例，在 MF 组中有 7 例（图 16.28）。

在症状出现后 3 年内接受治疗的患者比在症状出现后 3 年以上接受治疗的患者有更好的临床结果（以 KOOS 的总分衡量）（并与 MF 相比）。

在 12 个月、24 个月和 36 个月时进行 MRI 扫描，并使用软骨修复组织的磁共振观察（MOCART）评分和 9 个附加项目进行评估。

通过磁共振成像显示两个治疗组之间的部分参数（如缺损的填充）是基本一致的。然而，在 36 个月时，MF 组比 CC 组有更多的患者报告有软骨下骨反应和

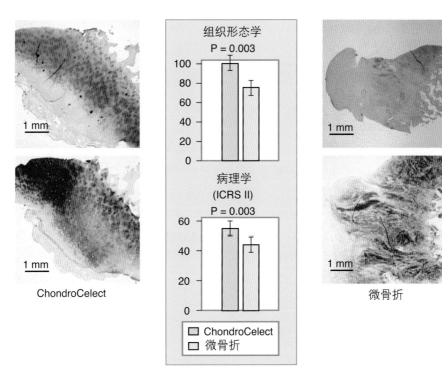

• 图 16.27 12 个月后优异的结构修复

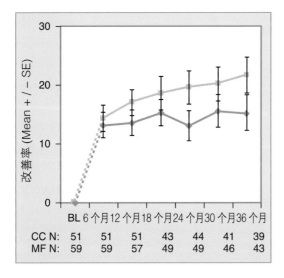

KOOS	P 值 **
整体 *	0.018
疼痛	0.028
症状	0.020
活动（ADL）	0.035
运动	0.200
生活质量	0.041

纵向分析：治疗 36 个月后
（混合性模型）

治疗失败
（再手术）
CC:2　MF:7
* ：除运动以外的 KOOS 评分
** ：组间 KOOS 评分改善率

• 图 16.28 36 个月时优异的临床结果。KOOS，膝关节损伤和骨关节炎结果评分

软骨下骨板的信号升高，这导致软骨的"覆盖"层变薄，这可能是 MF 后失败的潜在原因。

ChondroCelect 目前正在接受欧盟市场授权的监管审查。它还没有被批准在美国使用。

CaReS 软骨再生系统

CaReS 软骨再生系统（Esslingen, Germany）是一种微创方法，用于治疗膝关节的大面积软骨缺损。CaReS 是一种易于应用的软骨移植，使用的是患者自身的软骨细胞和从大鼠尾部胶原蛋白中提取的生物纯化的 I 型胶原蛋白基质。

在软骨再生系统中，分离的自体培养的软骨细胞（原代细胞）被嵌入纯化的 I 型胶原基质中，该基质在室温下 25 分钟内凝固。然后将该构建体培养 8~13

天，然后植入。细胞数量指的是健康软骨环境中的细胞数量，而细胞在适宜的三维基质环境之外只存活几个小时（图 16.29）。移植体的大小和厚度在制造过程中是可变的，并可在手术中用所提供的切割工具确定大小（图 16.30A～C）。由于不需要显微缝合覆盖物来固定移植体，所以手术时间大大缩短。最后，移植体用标准的纤维蛋白胶固定。

移植体由 Arthro Kinetics 在广泛的全面质量管理体系（QMS）下制造。制造基于制药法［德国药品法 Arzneimittelgesetz（AMG）］和国际上确立的良好生产规范（GMP）进行。

手术的主要治疗目标是 Outerbridge Ⅲ 级或 Ⅳ 级软骨缺损，尺寸为 2.5～10 cm^2。为了使移植物在其植入床内保持稳定，周围的软骨必须完整且健康。最多允许有两个缺损。禁忌证包括关节僵硬、韧带不稳定、感染性疾病，以及尚未解决的其他因素，如膝外翻或内翻。

BioCart Ⅱ

局部关节软骨病变的最佳修复需要将具有生理活性的软骨细胞植入到生物相容性的自建支架中。这样的综合产品应该可以使原始的软骨基质沉积，复制本身组织的结构和功能。一种新的方法是将生长因子驱动的软骨祖细胞结合起来，这些软骨祖细胞不增殖，但在一个三维的纤维蛋白 - 海藻酸钠糖支架中快速产生软骨基质，从而成功地修复全层软骨缺损。

成熟的关节软骨主要由软骨细胞组成，它们之间被厚而密集的基质（ECM）隔开；因此，它的自我修复能力非常有限。软骨细胞的功能主要通过特定的细胞与基质的相互作用来调节，这种相互作用由整合素和非整合素受体以及对机械敏感的离子通道来调节，对生理透明软骨的表达和沉积有直接影响。

在组织培养中，细胞会扩大，但它们的增殖经常伴随着去分化，即它们的"软骨细胞"表型消失了，它们在重新植入时产生高质量 ECM 的能力也受到影响。因此，尽管取得了开创性的成功，但作为组织再生的目标，生理性透明软骨的再生并没有可重复地实现。

植入的最佳支架首先应该是高度多孔性和渗透性的，有利于均匀的细胞播种、细胞附着以及营养物质和指导性分子的扩散。其次，它应该有能力支持软骨基质的沉积，直到细胞产生足够的 ECM；最后，它应该是可生物降解的，允许用软骨替换支架。

BioCart Ⅱ（ProChon Biotech, Ness Ziona, Israel）使用生长因子引导的自体软骨细胞在纤维蛋白 - 透明

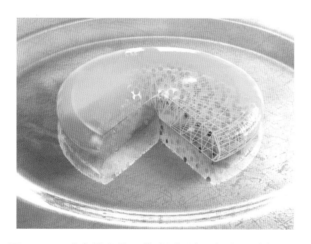

• 图 16.29 准备植入的三维胶原蛋白 - 凝胶基质中的细胞悬浮液示意图

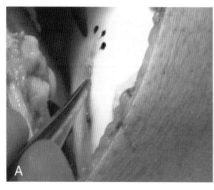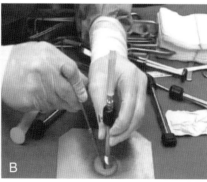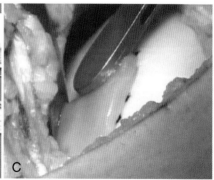

• 图 16.30 （A）勾勒软骨缺损，进行清创。（B）在后台根据缺损精确地切割软骨再生系统移植体。（C）在软骨再生系统移植体被精确切割到缺损大小后，用纤维蛋白密封剂将其粘在软骨床上。保持压力长达 5 分钟，以使胶原蛋白凝胶植入物与缺损处成形，并变得安全

质酸基质中，用于增强病灶性关节软骨修复。在设计 BioCart Ⅱ 时，使用了原代人类软骨细胞的体外扩增条件，包括在培养物中补充自体血清和重组成纤维细胞生长因子 2（rFGF2v），以促进细胞的快速扩增，同时保留其软骨潜能。用 rFGF2v 培养 10 天的软骨细胞的数量是没有生长因子培养物的 10 倍，最重要的是，在大量培养物中，可以产生广泛的、高度不同的、类似软骨的结构（图 16.31A）。随后，这些细胞在一个由人血浆衍生的纤维蛋白和透明尿酸组成的三维支架中播种。

纤维蛋白是天然合成的基质，人体组织通过它而发生愈合。然而，与纤维蛋白凝块环境明显不同的是，这种特别设计的支架不是为了支持软骨细胞增殖，而是为嵌入的软骨细胞提供了恰当的微环境，以促进其表达成熟的软骨细胞表型和 ECM 的沉积。

该支架是一个高度多孔的结构（图 16.31B），允许细胞均匀分布（图 16.31C）。其结构是独特的，因为它结合了抗拉、抗交联的纤维蛋白纤维和夹层纤维蛋白原透明质酸水凝胶的黏弹性能。这种独特的复合材料提供了足够的机械弹性，以支持细胞的附着并可抗机械负荷，并提供了高度传导性的微环境，以支持细胞的存活和基质形成。事实上，静态机械测试表明，在细胞播种几天后，由于 ECM 的沉积，拉伸强度急剧增加，使植入物机械性能得以提升。其机械性能允许其在植入过程中被处理和切割成规定的形状。

迄今为止，BioCart Ⅱ 的临床应用已经扩展到近 100 例。大多数接受 BioCart Ⅱ 的患者在大多数临床参数方面都有明显的改善，与磁共振的放射学证据有很好的一致性。此外，在大多数植入病例中，经过 1 年和 2 年的随访，缺损得到完全填补。最有趣的是，依从性好的人和运动员的恢复成功率非常高，这可能是支持分化的环境与 BioCart Ⅱ 支架的机械传导功能独特结合的结果，BioCart Ⅱ 支架可以对这些患者在强化和高度规范的康复计划中施加的机械刺激作出反应。

试图重现正常软骨生成过程中发生的分化是需要野心的。然而，了解并成功实施一些关键的必要信号，可以引导细胞沿着生理性的分化路线前进，从而极大地提高衍生组织的质量和临床结果。

CARTIPATCH
第二代自体软骨细胞移植技术

TBF 组织工程公司（Mions, France）开发了 CARTIPATCH，这是一种自体软骨细胞移植技术，包含以下三个标准设计的生物材料：①能够在三维环境中获得分化的细胞；②易于处理和植入；③有可能使移植的软骨细胞演变成骨软骨的功能组织。

琼脂糖和海藻酸盐的组合是根据其安全性和性能选择的。它们都是非动物来源的，在适当纯化时显示出很高的生物相容性，并且可以进行蒸汽消毒。一旦与细胞悬液混合，凝胶可以被塑造成复杂形状的植入物（在 37℃），在不对细胞造成压力的条件下，在大约 25℃ 时凝固。通过快速凝胶化可以获得均匀的细胞分布。水凝胶的多孔性允许培养基均匀分布，确保了良好的细胞存活率。海藻酸盐提供了基质的弹性，提高了生产和手术过程中的处理难度。由于该植入物在植入后对细胞没有孔隙，因此该生物材料可以保护软骨细胞不受免疫原性细胞的影响，并允许细胞通过蛋白质的合成而成熟。该水凝胶在欧洲获得了专利（1355981），在美国已经提交了专利（2004-0047912）。

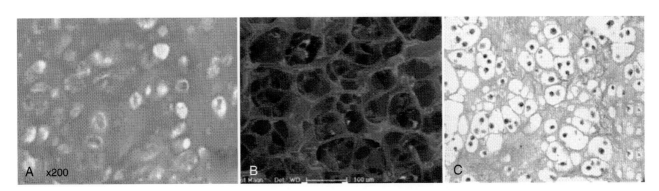

● 图 16.31 （A）用 FGF2v 体外培养的软骨细胞的标准质量颗粒培养，显示在培养期间形成的软骨结构。（B）BioCart 支架的扫描电子显微照片显示了基质的多孔结构。（C）装有细胞的支架的横截面，用苏木精 - 伊红染色，显示细胞分布在支架的整个孔隙中

目前已经开发了专门的器械，在开放膝关节手术过程中，将一个或几个预成型的植入物压装在清创的病变部位。可以使用一个或几个不同直径的圆柱形植入物，底部为锥形，以获得对病灶的充分覆盖（图16.32）。CARTIPATCH 手术过程简单、可重复、精确，可以在 1 小时内完成。

CARTIPATCH 的软骨细胞活力和分布在体外得到了验证。培养 14 天后，使用实时定量 PCR 和免疫染色技术评估了细胞的效力和功能。实时定量 PCR 显示，扩展阶段与培养阶段相比，Ⅱ型和Ⅰ型胶原蛋白之间的比率有积极的演变。免疫染色显示，包括在基质中 50% 以上的软骨细胞被标记为Ⅱ型胶原蛋白和蛋白聚糖阳性。

通过对植入羊股骨髁的琼脂糖凝胶进行体内验证的研究以制订手术程序并评估生物相容性。6 个月后，观察到透明软骨修复。关于最终凝胶形状的体内安全性和有效性研究正在进行中，包括在 11 只羊身上植入股骨髁和滑车的缺损部位，最长随访为 12 个月。6 个月后获得的初步结果显示，软骨修复效果良好。

CARTIPATCH Ⅱ 期前瞻性多中心临床研究（由 TBF 赞助，主要研究者 Philippe Neyret，里昂大学，2002 年 1 月 9 日至 2006 年 1 月 6 日）招募了 20 名患者，经过 2 年的随访，于 2006 年完成。评估包括临床、放射学、关节镜和组织学参数，可以证明以下情况：① CARTIPATCH 技术的手术可行性高；②不存在严重的不良事件；③出现令人鼓舞的临床结果：1 年和 2 年时 IKDC 的平均主观评分有明显改善（经 t 检验 $P < 0.001$）（分别为 +39 和 +41）；④通过 MRI 测量的平均缺损大小明显减少，从术前的 2.7 cm^2 减少到最后随访时的 0.4 cm^2（通过 t 检验，$P < 0.001$）。⑤在 13 名进行活检患者中，有 8 名观察到明显的透明软骨的重建，13 名患者中有 3 名观察到透明软骨与纤维软骨混合的重建；⑥观察到软骨和骨软骨的重建。

两项独立的Ⅲ期临床多中心研究将 CARTIPATCH 与马赛克成形术或微骨折术相结合，目前正在进行中。

第三代细胞治疗技术

NeoCart 系统

理念

NeoCart 自体软骨细胞移植技术（Histogenics Corporation, Waltham, MA）用于病变关节软骨的修复。NeoCart 系统涵盖细胞生物学、材料学和组织工程学的理念，在体外培养具有新生透明软骨特征的再生组织，也就是说，NeoCart 移植物在植入病变部位时，会自发分泌产生细胞外基质（ECM）。与此同时，细胞增殖并且和周围组织相互迁移和长入。通过模拟关节中的生理和生化环境，软骨细胞的表型和分泌 ECM 的能力得以保留。

Neocart 植入物是通过将自体软骨细胞种植到蜂窝状多孔Ⅰ型胶原蛋白支架中而制备的，营养物质可

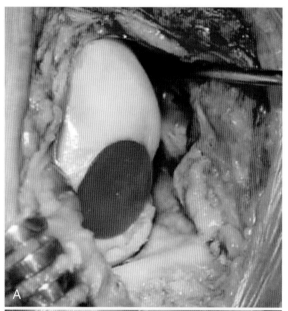

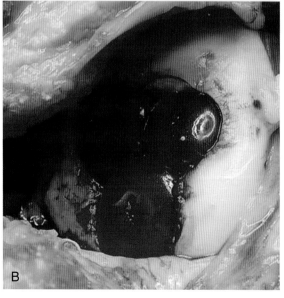

• 图 16.32 （A）CARTIPATCH 植入：单个植入物。（B）CARTIPATCH 植入：镶嵌模式

以通过支架的孔隙在整个支架中进行扩散。该移植物被放置在一个组织处理器中，该处理器通过调节静水压力和氧分压，以模拟关节内原生关节软骨中软骨细胞所承受的生理应力。这一过程产生新生软骨，软骨细胞均匀分布其中，并具有含有硫酸化糖胺多糖和Ⅱ型胶原的 ECM。植入这种新生软骨组织将加速病变部位的修复，并使该组织继续分化为透明软骨。

如何固定移植物且不损伤邻近组织和深层骨组织是一个令人关注的问题，这也促使人们研究当前技术（例如缝合）的替代方法。在 NeoCart 系统中，固定是通过　种生物胶黏合剂来完成的，这种生物胶黏合剂强度高、可生物降解、具有生物相容性，并且使用方便。这种黏合剂由甲基化胶原蛋白和聚乙二醇（polyethylene glycols, PEGs）组成，这两者会聚合产生一种透明的黏性溶液，可以有效地将植入物黏合在病变部位，同时这种黏合剂比纤维蛋白胶水强一个数量级，并且无刺激性。

操作流程

NeoCart 在关节镜下获得非承重区软骨，使用胶原酶将其消化后分离出软骨细胞。一旦细胞在培养皿中达到既定的扩增量，就将它们转移到 NeoCart Ⅰ型胶原蛋白支架上，并在静水压力和低氧条件下放置于组织处理器中，以促进 ECM 的产生（图 16.33）。

软骨取出活检术后 6~8 周，能形成直径约 3 cm、厚 2 mm 的 NeoCart 植入物，然后被送回外科医生处进行关节微创手术植入。清除损伤处的所有受损组织，小心地去除钙化的软骨层，以避免软骨下板的穿透和骨质渗血（如果穿透骨板或者渗血，将导致和微骨折技术混杂或者影响黏合效果）。修剪病变部位的组织，用模板将 NeoCart 切割成合适的尺寸。在植入物置入之前，在病变部位涂上一层薄薄的专用生物黏合剂 CT3，然后在 NeoCart 的顶部覆盖邻近的软骨，以此来固定 NeoCart。

临床前动物实验研究

在猪软骨缺损的模型中，NeoCart 植入物是由从对侧膝关节取出的自体软骨细胞制成的，并按上述方法培养，使用生物黏合剂固定于 4 mm 的缺损部位。在植入后的 3 个月和 6 个月，NeoCart 植入物显示出了良好的生物相容性，没有炎症或其他不良反应。6 个月后对缺损区进行组织学评估发现，缺损区的软骨细胞在新生基质中呈层状排列，自体移植物与邻近软骨和软骨下骨结合良好。NeoCart 植入物中的软骨细胞持续产生 ECM，到 6 个月时，基本相当于自体组织（图 16.34）。

临床试验

Ⅰ期临床试验招募了 10 名患者，并报告了 8 名患者长达 24 个月的随访结果。10 例植入手术中的前

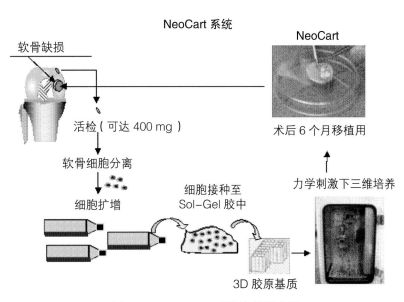

• 图 16.33　NeoCart 系统流程示意图

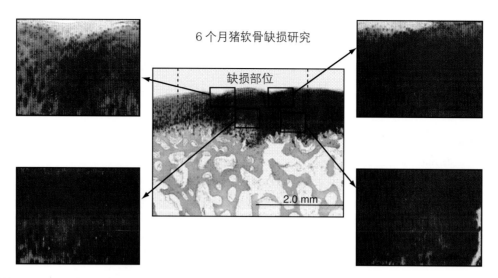

6 个月猪软骨缺损研究

缺损部位

2.0 mm

• **图 16.34** 移植 NeoCart 6 个月后的猪软骨缺损区组织学切片（酚红 O 染色）的显微照片。NeoCart 植入物已与宿主组织整合，其硫酸化糖胺多糖（sulfated glycosaminoglycan, S-GAG）含量和软骨细胞组织与宿主相似

2 例没有成功，可能是使用了缝线辅助黏合对移植物及周围组织造成了破坏，因此所有后续的手术均没有进行缝线辅助，术中膝关节限制在完全伸直位下关闭切口，术后佩戴支具。

康复计划与微骨折和 ACI 术后康复计划类似，包括术后 10 天左右移除支具，之后的 6 周内，每天使用连续被动运动仪约 6 个小时。根据上述方案，术后最初 6 周不允许关节负重，随后开始正常负重。

使用 VAS 疼痛量表和 IKDC 主观评分以及测量活动范围来评估预后。在术后 6 周和 12 周、术后 6 个月和 12 个月以及此后每年进行临床评估。作为次要评估方案，以术后 12 周、术后 6 个月和 12 个月以及此后每年的 MRI 来评估软骨修复质量。

目前尚未发生与 NeoCart 植入物有关的严重不良事件，植入物在病变部位保持稳定。在 NeoCart 植入 3 个月后，对一名患者进行了第二次关节镜检查，结果显示缺损部位填充均匀，与邻近软骨结合良好（图 16.35）。到 12 个月时，所有患者的疼痛评分（平均 0.9 ± 1.5 分）较基线水平（平均 3.3 ± 2.8 分）有所降低。24 个月时，疼痛评分仍显著低于基线水平，8 名患者中有 7 名患者的 IKDC 评分从基线时的 57 ± 25 分增长到 76 ± 17 分。

MRI 复查结果显示，8 例患者中有 7 例术后 1 年时完成了缺损部位的填充，并改善了与相邻软骨的整合，8 名受试者中的 6 名在术后 2 年时完成了缺损部位的填充。T2 加权图像也被用来评估胶原基质的含

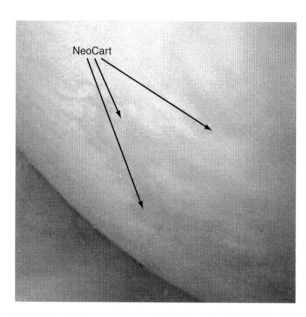

NeoCart

• **图 16.35** 植入 NeoCart 3 个月后，对一位 I 期患者进行的二次关节镜检查。注意到整个病变部位有了良好的整合和组织填充

量和组织，即当垂直于磁场时，正常软骨具有层状外观或分层现象。24 个月时，8 名患者中有 4 名患者的 T2 值的分层现象与邻近软骨相似（图 16.36）。

这些令人欣喜的实验结果也启动了一项有 30 名患者参加的前瞻性随机 II 期试验，该试验将 NeoCart 与微骨折术进行了比较（2 : 1）。虽然患者登记和治疗已经完成，但 12 个月的数据仍在收集和整理中。

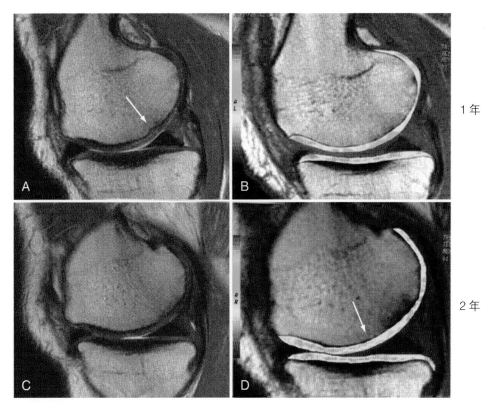

1 年

2 年

• **图 16.36** 植入 NeoCart 后 1 年（A、B）和 2 年（C、D）的矢状位磁共振图像。快速自旋回波序列（A、C）显示填充良好以及信号强度逐渐降低。相应的 T2 加权图像（B、D）显示术后 2 年有部分分层或分层的渐进式矩阵组织

该试验的早期结果表明，NeoCart 植入物的趋势与 I 期试验中的趋势相似。

NeoCart 系统提供了一种有良好生物相容性的新生软骨植入物，该植入物在病变部位处可以保持稳定，并且随着植入物内自体软骨细胞不断分泌特定 ECM，使植入物可以在原位增殖、分化。

DeNovo 组织工程移植物

DeNovo 组织工程（engineered tissue, ET）移植物（ISTO Technologies, 美国）是一种用人类幼年软骨细胞培育的三维关节软骨组织（图 16.37）。Denovo ET 移植物目前正在美国进行 I / II 期临床试验。在通过第三阶段的临床试验后，将向美国食品和药物管理局提交生物产品许可申请以批准该产品的商业化。用于

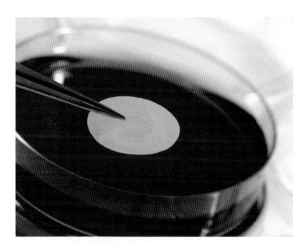

• **图 16.37** DeNovo 移植物可以使用镊子夹取并裁剪成不同的形状填充软骨缺损，必要时使用纤维蛋白胶用于黏固

生产 DeNovo ET 移植的原代软骨细胞是通过对捐赠的幼年软骨进行胶原酶消化获得的，但不使用胎儿软骨组织。然后采用专门的细胞扩增技术来增加细胞的数量。这些扩增的细胞随后采用专业的工艺进行培养，以产生可用于移植的植入物。这一过程使用一种无血清培养基而且不需要支架，由此产生的组织可以用镊子夹取，并裁剪成所需的尺寸，最后用纤维蛋白黏合剂将移植物固定于软骨缺损处以填补缺损。

总结

软骨修复领域正在迅速发展，许多新技术简化了操作流程、减轻了术后康复的艰巨并显示出良好的临床效果。它们可以对现有技术进行改进，并具有其独特性，可以填补现有治疗领域的空白。

对一项技术进行性价比评估是十分困难的工作，可能涉及采用正面比较、随机、盲法、多中心临床试验等一系列方法。事实证明，过去那种获得同质化的受伤人群、手术方式和数量等数据的方法是有问题的。

软骨修复的前景是光明的，现在我们能够去治疗和解决一个困扰了几个世纪的"棘手问题"。

参考文献

1. Kumar M, Muzzarelli R, Muzzarelli C, et al. Chitosan Chemistry and Pharmaceutical Perspectives. *Chem Rev.* 2004;104:6017–6084.

2. Hunter W. On the structure and diseases of articulating cartilage. *Phil Trans R Soc Lond B Biol Sci.* 1743;9:267.

3. Chenite A, Chaput C, Wang D, et al. Novel injectable neutral solutions of chitosan form biodegradable gels in situ. *Biomaterials.* 2000;21:2155–2161.

4. Mattioli-Belmonte M, Muzzarelli B, Muzzarelli R. Chitin and chitosan in wound healing and other biomedical applications. *Carbohydrate Eur.* 1997;14(6):30–36.

5. Shive M, Hoemann C, Restrepo A, et al. BST-CarGel: In situ chondroinduction for cartilage repair. *Oper Tech Orthop.* 2006;16(4):271–278.

6. Chevrier A, Hoemann C, Sun J, et al. Chitosan-glycerol phosphate/blood implants increase cell recruitment, transient vascularization and subchondral bone remodeling in drilled cartilage defects. *Osteoarthr Cartil.* 2007;15(3):316–327.

7. Hoemann CD, Sun J, McKee MD, et al. Chitosan-glycerol phosphate/blood implants elicit hyaline cartilage repair integrated with porous subchondral bone in microdrilled rabbit defects. *Osteoarthr Cartil.* 2007;15(1):78–89.

8. Hoemann C, Hurtig M, Rossomacha E, et al. In situ chitosan-glycerol phosphate/blood implants significantly improve hyaline cartilage repair in ovine microfracture defects. *J Bone Joint Surg Am.* 2005;87(12):2671–2686.

9. Bellamy N, Buchanan W, Goldsmith C, et al. Validation study of WOMAC: a health status instrument for measuring clinically important patient relevant outcomes to antirheumatic drug therapy in patients with osteoarthritis of the hip or knee. *J Rheumatol.* 1988;15(12):1833–1840.

10. Mainil-Varlet P, Aigner T, Brittberg M, et al. Histological assessment of cartilage repair: a report by the Histology Endpoint Committee of the International Cartilage Repair Society (ICRS). *J Bone Joint Surg Am.* 2003;85-A:45–57.

11. Stanish WD, McCormack R, Forriol F, et al. Novel scaffold-based BST-CarGel® treatment results in superior cartilage repair compared with microfracture in a randomized controlled trial. *J Bone Joint Surg Am.* 2013;95:1640–1650.

12. Shive MS, Stanish WD, McCormack R, et al. BST-CarGel® treatment maintains cartilage repair superiority over microfracture at 5 years in a multicenter randomized controlled trial. *Cartilage.* 2015;6(2):62–72.

13. Tampieri A, Sandri M, Landi E, et al. Biomimetic hybrid composites to repair osteo-chondral lesions. *Key Eng Mater.* 2008;361–363:927–930.

14. Tampieri A, Sandri M, Landi E, et al. Design of graded biomimetic osteo-chondral composite scaffolds. *Biomaterials.* 2008;29:3539–3546.

15. Kon E, Delcogliano M, Filardo G, et al. Orderly osteochondral regeneration in a sheep model using a novel nano-composite multilayered biomaterial. *J Orthop Res.* 2010;28:116–124.

16. Fortier L, Mohammed H, Lust G, et al. Insulin-like growth factor-I enhances cell based repair of articular cartilage. *J Bone Joint Surg Br.* 2002;84(2):276–288.

17. Kon E, Delcogliano M, Filardo G, et al. Novel nano-composite multi-layered biomaterial for osteo-chondral regeneration: early stability evaluation. *Injury.* 2010;41(7):693–701.

18. Kon E, Delcogliano M, Filardo G, Altadonna G, Marcacci M. Novel nano-composite multi-layered biomaterial for the treatment of multifocal degenerative cartilage lesions. *Knee Surg Sports Traumatol Arthrosc.* 2009;17(11):1312–1315.

19. Russlies M, Behrens P, Ehlers EM, et al. Periosteum stimulates subchondral bone densification in autologous chondrocyte transplantation in a sheep model. *Cell Tissue Res.* 2005;319:133–142.

20. Fuss M, Ehlers EM, Russlies M, Rohwedel J, Behrens P. Characteristics of human chondrocytes, osteoblasts and fibroblasts seeded onto a type I/III collagen sponge under different culture conditions. A light, scanning and transmission electron microscopy study. *Ann Anat.* 2000;182:303–310.

21. Gille J, Meisner U, Ehlers EM, et al. Migration pattern, morphology and viability of cells suspended in or sealed with fibrin glue: a histomorphologic study. *Tissue Cell.* 2005;37:339–348.

22. Russlies M, Behrens P, Wünsch L, Gille J, Ehlers EM. A cell-seeded biocomposite for cartilage repair. *Ann Anat.* 2002;184:317–323.

23. Russlies M, Rüther P, Köller W, Stomberg P, Behrens P. Biomechanical properties of cartilage repair tissue after different cartilage repair procedures in sheep. *Z Orthop Ihre Grenzgeb.* 2003;141:465–471.

24. Scherer K, Schünke M, Sellckau R, Hassenpflug J, Kurz B. The influence of oxygen and hydrostatic pressure on articular chondrocytes and adherent bone marrow cells in vitro. *Biorheology.* 2004;41:323–333.

25. Steinwachs M, Kreuz PC. Autologous chondrocyte implantation in chondral defects of the knee with a type I/III collagen membrane: a prospective study with a 3-year follow-up. *Arthroscopy.* 2007;23:381–387.

26. Niemeyer P, Kreuz PC, Steinwachs M, et al. Technical note: the "double eye" technique as a modification of autologous chondrocyte implantation for the treatment of retropatellar cartilage defects. *Knee Surg Sports Traumatol Arthrosc*. 2007;15:1461–1468.

27. Haddo O, Mahroof S, Higgs D, et al. The use of Chondro-Gide membrane in autologous chondrocyte implantation. *Knee*. 2004;11:51–55.

28. Steinwachs M, Kreuz PC. *Clinical Results of Autologous Chondrocyte Transplantation Using a Collagen Membrane, in Cartilage Surgery and Future Perspectives*. Berlin: Springer Verlag; 2003:37–47.

29. Bentley G, Biant LC, Carrington RW, et al. A prospective, randomised comparison of autologous chondrocyte implantation versus mosaicplasty for osteochondral defects in the knee. *J Bone Joint Surg Br*. 2003;85:223–230.

30. Briggs TW, Mahroof S, David LA, et al. Histological evaluation of chondral defects after autologous chondrocyte implantation of the knee. *J Bone Joint Surg Am*. 2003;85:1077–1083.

31. Steinwachs M. New technique for cell-seeded collagen matrix-supported autologous chondrocyte transplantation. *Arthroscopy*. 2009;25:208–211.

32. Niemeyer P, Pestka J, Kreuz M, et al. Characteristic complications after autologous chondrocyte implantation for cartilage defects of the knee joint. *Am J Sports Med*. 2008;36:2091–2099.

33. Behrens P. Matrixgekoppelte mikrofrakturierung. *Arthroskopie*. 2005;18:193–197.

34. Kramer J, Bohrnsen F, Lindner U, et al. In vivo matrix-guided human mesenchymal stem cells. *Cell Mol Life Sci*. 2006;63:616–626.

35. Steck E, Fischer J, Lorenz H, et al. Mesenchymal stem cell differentiation in an experimental cartilage defect: restriction of hypertrophy to bone-close neocartilage. *Stem Cells Dev*. 2009;18:969–978.

36. Kusano T, Jacobi R, Jakob P. AMIC: Treatment of chondral and osteochondral defects of the knee. *Leading Opin Orthop*. 2007;20:2109–2115.

37. Wendler NO, et al. Ein neues Therapiekonzept zur Knorpeldefektbehandlung. *Med Rev*. 2006;7:2.

38. Wendler NO, et al. *Autologous Matrix-Induced Chondrogenesis (AMIC) mid-term results* Universitätsklinikum Schleswig-Holstein: 2008.

39. Anders S, et al. Autologous matrix induced chondrogenesis (AMIC) for focal chondral defects of the knee—first results. *EFFORT 2007* Florence, Italy, 2007.

40. Steinwachs MR, Guggi T, Kreuz PC. Marrow stimulation techniques. *Injury*. 2008;39(suppl 1):S26–S31.

41. Valderrabano V, et al. The AMIC technique: new option for osteochondral defects of the Talus. *Leading Opin*. 2008;04/2008:34–36.

42. Cameron H. Tricalcium phosphate as a bone graft substitute. *Contemp Orthop*. 1992;25:506–508.

43. Vaccaro A. The role of the osteoconductive scaffold in synthetic bone graft. *Orthopedics*. 2002;25(5):571–578.

44. Bostman O. Biodegradable bone repair materials: synthetic polymers and ceramics. *J Bone Joint Surg Br*. 1991;73:148–153.

45. Hollinger J, Battistone G. Biodegradable bone repair materials: Synthetic polymers and ceramics. *Clin Orthop Relat Res*. 1986;(207):290–305.

46. Ahern BJ, Engiles J, Underwood C, et al. *Single site osteochondral resurfacing – an in vivo caprine study*. Paper presented at: International Cartilage Repair Society 2009 Meeting; Miami, FL: May 26, 2009.

47. McCarrel TM, Pownder S, Gilbert S, et al. Two-year evaluation of osteochondral repair with a novel biphasic graft saturated in bone marrow in an equine model. *Cartilage*. 2017;8(4):406–416.

48. Slivka M, Leatherbury N, Kieswetter K, et al. Porous, resorbable, fiber-reinforced scaffolds tailored for articular cartilage repair. *Tissue Eng*. 2001;7(6):767–780.

49. Gao C, Gao J, You X, et al. Fabrication of calcium sulphate/PLLA composite for bone repair. *J Biomed Mater Res A*. 2005;73(2):244–253.

50. Pecora G, De Leonardis D, Ibrahim N, et al. The use of calcium sulphate in the surgical treatment of a "through and through" periradicular lesion. *Int Endod J*. 2001;34(2):189–197.

51. Advanced Biomaterials Group., 2009. *Cartilage/bone repair using TRUFIT CB implants* Smith & Nephew Endoscopy: Andover, MA Technical white paper

52. Spalding T. TRUFIT CB plugs for articular cartilage repair in the knee: early experience and important considerations Presentation at the 28th Annual Meeting of the Arthroscopy Association of North. America, 2009.

53. Carmont M, Carey-Smith R, Saithna A, et al. Delayed incorporation of TRUFIT plug: perseverance is recommended. *Arthroscopy*. 2009;25:810–814.

54. Saris D, Vanlauwe J, Victor J, et al. Characterized chondrocyte implantation results in better structural repair when treating symptomatic cartilage defects of the knee in a randomized controlled trial versus microfracture. *Am J Sports Med*. 2008;36(2):236–246.

55. Kon E, Robinson D, Verdonk P, et al. A novel aragonite-based scaffold for osteochondral regeneration: early experience on human implants and technical developments. *Injury*. 2016 Dec;47(Suppl 6):S27–S32.

56. Kon E, Filardo G, Shani J, et al. Osteochondral regeneration with a novel aragonite-hyaluronate biphasic scaffold: up to 12-month follow-up study in a goat model. *Journal of Orthopaedic Surgery and Research*. 2015;10:81. https://doi.org/10.1186/s13018-015-0211-y.

57. CartiHeal Announces Positive Interim Analysis Results of Agili-C™ IDE Study. 2019, December 10. https://www.cartiheal.com/news/cartiheal-announces-positive-interim-analysis-results-of-agili-c-ide-study/

58. Zheng N, Lu Y, Boock R, Conrad B, Binette F. Retention of scaffold with staple fixation for cartilage repair during cyclic motion of human cadaveric knees. *J Musculoskelet Res*. 2008;11(4):151–159.

59. Lu Y, Dhanaraj S, Wang Z, et al. Minced cartilage without cell culture serves as an effective intraoperative cell source for cartilage repair. *J Orthop Res*. 2006;24:1261–1270.

60. Frisbie DD, Lu Y, Kawcak CE, et al. In vivo evaluation of autologous cartilage fragment-loaded scaffolds implanted into equine articular defects and compared with autologous chondrocyte implantation. *Am J Sports Med*. 2009;37(1):71–80.

61. J. Farr, 2009 *DeNovo NT Natural Tissue Graft* 8th World Congress of International Cartilage Repair Society. Miami, FL: May 26

62. Abelow S, Guillen P, Ramos T. Arthroscopic technique for matrix-induced autologous chondrocyte implantation for the treatment of large chondral defects in the knee and ankle. *Oper Tech Orthop*. 2006;16:257–261.

63. Ebert JR, Robertson WB, Woodhouse J, et al. Clinical and magnetic resonance imaging–based outcomes to 5 years after matrix-induced autologous chondrocyte implantation to address articular cartilage defects in the knee. *Am J Sports Med*. 2011;39(4):753–763.

64. Behrens P, Bitter T, Kurz B, et al. Matrix-associated autologous chondrocyte transplantation/implantation (MACT/MACI)-5-year follow-up. *Knee*. 2006;13:194–202.

65. Bartlett W, Gooding C, Carrington R, et al. Autologous chondrocyte implantation at the knee using a bilayer collagen membrane with bone graft. A preliminary report. *J Bone Joint Surg Br*. 2005;87:330–332.

66. Bartlett W, Flanagan A, Gooding C, et al. Autologous chondrocyte implantation versus matrix-induced autologous chondrocyte implantation for osteochondral defects of the knee: a prospective, randomised study. *J Bone Joint Surg Br*. 2005;87:640–645.

67. Amin A, Bartlett W, Gooding C, et al. The use of autologous chondrocyte implantation following and combined with anterior cruciate ligament reconstruction. *Int Orthop*. 2006;30:48–53.

68. Cherubino P, Grassi F, Bulgheroni P, Ronga M. Autologous chondrocyte implantation using a bilayer collagen membrane: a preliminary report. *J Orthop Surg (Hong Kong)*. 2003;11:10–15.

69. Ronga M, Grassi F, Bulgheroni P. Arthroscopic autologous chondrocyte implantation for the treatment of a chondral defect in the tibial plateau of the knee. *Arthroscopy*. 2004;20:79–84.

70. Ronga M, Grassi F, Montoli C, et al. Treatment of deep cartilage defects of the ankle with matrix-induced autologous chondrocyte implantation (MACI). *Foot Ankle Surg*. 2005;11:29–33.

71. Bachmann G, Basad E, Lommel D, et al. MRI in the follow-up after MACI(R) or microfracture [German]. *Radiologe*. 2004;44:773–782.

72. Marlovits S, Striessnig G, Kutscha-Lissberg F, et al. Early postoperative adherence of matrix-induced autologous chondrocyte implantation for the treatment of full-thickness cartilage defects of the femoral condyle. *Knee Surg Sports Traumatol Arthrosc*. 2005;13:451–457.

73. D'Anchise R, Manta N, Prospero E, et al. Autologous implantation of chondrocytes on a solid collagen scaffold: clinical and histological outcomes after two years of follow-up. *J Orthop Traumatol*. 2005;6:36–43.

74. Marcacci M, Kon E, Zaffagnini S, et al. New cell-based technologies in bone and cartilage tissue engineering. II. Cartilage regeneration. *Chir Organi Mov*. 2003;88:42–47.

75. Marcacci M, Zaffagnini S, Kon E, et al. Second generation ACI technique. *Am Acad Orthop Surg*. 2003;6:49–58.

76. Campoccia D, Doherty P, Radice M, et al. Semisynthetic resorbable materials from hyaluronan esterification. *Biomaterials*. 1998;19(23):2101–2127.

77. Benya P, Shaffer J. Dedifferentiated chondrocytes reexpress the differentiated collagen phenotype when cultured in agarose gels. *Cell*. 1982;30:215–224.

78. Grigolo B, Lisignoli G, Piacentini A, et al. Evidence for redifferentiation of human chondrocytes grown on a hyaluronan-based biomaterial (HYAFFs11): molecular, immunohistochemical and ultrastructural analysis. *Biomaterials*. 2002;22(4):1187–1195.

79. Grigolo B, Roseti L, Fiorini M, et al. Cathepsin B as a soluble marker to monitor the phenotypic stability of engineered cartilage. *Biomaterials*. 2003:1751–1757.

80. Tognana E, Chen F, Padera R, et al. Adjacent tissues (cartilage, bone) affect the functional integration of engineered calf cartilage in vitro. *Osteoarthr Cartil*. 2005;13(2):129–138.

81. Schlegel W, Nürnberger S, Hombauer M, et al. Scaffold-dependent differentiation of human articular chondrocytes. *Int J Mol Med*. 2008;22(5):691–699.

82. Aigner J, Tegeler J, Hutzler P, et al. Cartilage tissue engineering with novel nonwoven structured biomaterial based on hyaluronic acid benzyl ester. *J Biomed Mater Res (Part A)*. 1998;42(2):172–181.

83. Grigolo B, Roseti L, Fiorini M, et al. Transplantation of chondrocytes seeded on a hyaluronan derivative (hyaff-11) into cartilage defects in rabbits. *Biomaterials*. 2001;22:2417–2424.

84. Solchaga L, Dennis J, Goldberg V, et al. Hyaluronic acid-based polymers as cell carriers for tissue-engineered repair of bone and cartilage. *J Orthop Res*. 1999;17(2):205–213.

85. Solchaga L, Yoo J, Lundberg M, et al. Hyaluronan-based polymers in the treatment of osteochondral defects. *J Orthop Res*. 2000;18(5):773–780.

86. Solchaga L, Temenoff J, Gao J, et al. Repair of osteochondral defects with hyaluronan- and polyester-based scaffolds. *Osteoarthr Cartil*. 2005;13(4):297–309.

87. Buma report, data on file 1999, internal Fidia files

88. Busetto report, data on file 2001, internal Fidia files

89. Pavesio A, Abatangelo G, Borrione A, et al. Hyaluronan-based scaffolds (Hyalograft C) in the treatment of knee cartilage defects: preliminary clinical findings. *Novartis Found Symp*. 2003;249:203–217.

90. Marcacci M, Berruto M, Brocchetta D, et al. Articular cartilage engineering with Hyalograft C: 3-year clinical results. *Clin Orthop Relat Res*. 2005;(435):96–105.

91. Kon E, Gobbi A, Filardo G, et al. Arthroscopic second-generation autologous chondrocyte implantation compared with microfracture for chondral lesions of the knee: prospective nonrandomized study at 5 years. *Am J Sports Med*. 2009;37:33–41.

92. Hollander A, Dickinson S, Sims T, et al. Maturation of tissue engineered cartilage implanted in injured and osteoarthritic human knees. *Tissue Eng*. 2006;12(7):1787–1798.

93. Brun P, Dickinson S, Zavan B, et al. Characteristics of repair tissue in second-look and third-look biopsies from patients treated with engineered cartilage: relationship to symptomatology and time after implantation. *Arthritis Res Ther*. 2008;10:R132.

94. Trattnig S, Pinker K, Krestan C, et al. Matrix-based autologous chondrocyte implantation for cartilage repair with Hyalograft C: two-year follow-up by magnetic resonance imaging. *Eur J Radiol*. 2006;57(1):9–15.

95. Marlovits S, Striessnig G, Resinger C, et al. Definition of pertinent parameters for the evaluation of articular cartilage repair tissue with high-resolution magnetic resonance imaging. *Eur J Radiol*. 2004;52(3):310–319.

96. Marlovits S, Singer P, Zeller P, et al. Magnetic resonance observation of cartilage repair tissue (MOCART) for the evaluation of autologous chondrocyte transplantation: determination of interobserver variability and correlation to clinical outcome after 2 years. *Eur J Radiol*. 2006;57(1):16–23.

97. Giannini S, Buda R, Vannini F, et al. Arthroscopic autologous chondrocyte implantation in osteochondral lesions of the talus: surgical technique and results. *Am J Sports Med*. 2008;36(5):873–880.

98. Marcacci M, Berruto M, Brocchetta D, et al. Articular cartilage engineering with Hyalograft C: 3-year clinical results. *Clin Orthop Relat Res*. 2005;435:96–105.

99. Marcacci report, data on file, 2006

100. Marlovits S, Zeller P, Singer P, et al. Cartilage repair: generations of autologous chondrocyte transplantation. *Eur J Radiol*. 2006;57:24–31.

101. Marlovits and Nehrer report, data on file, 2004

102. Ferruzzi A, Buda R, Faldini C, et al. Autologous chondrocyte implantation in the knee joint: open compared with arthroscopic technique. Comparison at a minimum follow-up of five years. *J Bone Joint Surg Am*. 2008;90(4):90–101.

103. Kon E, Gobbi A, Filardo G, et al. Arthroscopic second-generation autologous chondrocyte implantation compared with microfracture for chondral lesions of the knee: prospective nonrandomized study at 5 years. *Am J Sports Med*. 2009;39(10):33–41.

104. Gobbi A, Kon E, Berruto M, et al. Patellofemoral full-thickness chondral defects treated with second-generation autologous chondrocyte implantation: results at 5 years' follow-up. *Am J Sports Med*. 2009;37(6):1083–1092.

105. Dell'Accio F, De Bari C, Luyten F. Molecular markers predictive of the capacity of expanded human articular chondrocytes to form stable cartilage in vivo. *Arthritis Rheum*. 2001;44:1608–1619.

106. Dell'Accio F, De Bari C, Luyten F. Microenvironment and phenotypic stability specify tissue formation by human articular cartilage-derived cells in vivo. *Exp Cell Res*. 2003;287:16–27.

107. Nehrer S, Chiari C, Domayer S, et al. Results of chondrocyte implantation with a fibrin-hyaluronan matrix: a preliminary study. *Clin Orthop Relat Res*. 2008;466:1849–1855.

108. Domayer SE, Welsch GH, Nehrer S, et al. T2 mapping and dGEMRIC after autologous chondrocyte implantation with a fibrin-based scaffold in the knee: Preliminary results. *Eur J Radiol*. 2010;73:636–642.

109. Rahfoth B, Weisser J, Sternkopf F, et al. Transplantation of allograft chondrocytes embedded in agarose gel into cartilage defects of rabbits. *Osteoarthr Cartil*. 1998;6:50–65.

110. De Vos P, De Haan BJ, Wolters GH, et al. Improved biocompatibility but limited graft survival after purification of alginate for microencapsulation of pancreatic islets. *Diabetologia*. 1997;40:262–270.

111. Wong M. Alginates in tissue engineering. *Methods Mol Biol*. 2004;238:77–86.

112. Hutmacher DW, Ng KW, Kaps C, et al. Elastic cartilage engineering using novel scaffold architectures in combination with a biomimetic cell carrier. *Biomaterials*. 2003;24:4445–4458.

113. Selmi TA, Verdonk P, Barnouin L, Neyret P. Surgical technique: autologous chondrocyte transplantation in combination with an alginate-agarose based hydrogel. *Tech Knee Surg*. 2007;6:253–258.

114. Selmi TA, Barnouin L, Bussiere C, Neyret P. CARTIPATCH. In: Zanasi S, Brittberg M, Marcacci M, eds. Basic Science, Clinical Repair and Reconstruction of Articular Cartilage Defects: Current Status and Prospects. Bologna, Italy: Timeo; 2006;431–438.

115. Selmi TA, Verdonk P, Chambat P, et al. Autologous chondrocyte implantation in a novel alginate-agarose hydrogel: outcome at 2 years. *J Bone Joint Surg Br*. 2008;90:597–604.

116. Mizuno S, Tateishi T, Ushida T, et al. Hydrostatic fluid pressure enhances matrix synthesis and accumulation by bovine chondrocytes in three-dimensional culture. *J Cell Physiol*. 2002;193:319–327.

117. Mizuno S, Glowacki J. Low oxygen tension enhances chondroinduction by demineralized bone matrix in human dermal fibroblasts in vitro. *Cells Tissues Organs*. 2005;180:151–158.

118. Glowacki J, Mizuno S. Collagen scaffolds for tissue engineering. *Biopolymers*. 2008;89:338–344.

119. Smith R, Rusk S, Ellison B, et al. In vitro stimulation of articular chondrocyte mRNA and extracellular matrix synthesis by hydrostatic pressure. *J Orthop Res*. 1996;14:53–60.

120. Smith RL, Lin J, Trindade MC, et al. Time-dependent effects of intermittent hydrostatic pressure on articular chondrocyte type II collagen and aggrecan mRNA expression. *J Rehabil Res Dev*. 2000;37:53–61.

121. Ikenoue T, Trindade MC, Lee M, et al. Mechanoregulation of human articular chondrocyte aggrecan and type II collagen expression by intermittent hydrostatic pressure in vitro. *J Orthop Res*. 2003;21:110–116.

122. Smith RL, Carter D, Schurman D. Pressure and shear differentially alter human articular chondrocyte metabolism: a review. *Clin Orthop Relat Res*. 2004;427:S89S95.

123. Wernike E, Li Z, Alini M, et al. Effect of reduced oxygen tension and long-term mechanical stimulation on chondrocyte-polymer constructs. *Cell Tissue Res*. 2008;331:473–483.

124. Kawanishi M, Oura A, Furukawa K, et al. Redifferentiation of dedifferentiated bovine articular chondrocytes enhanced by cyclic hydrostatic pressure under a gas-controlled system. *Tissue Eng*. 2007;13:957–964.

125. Domm C, Schünke M, Steinhagen J, et al. Influence of various alginate brands on the redifferentiation of dedifferentiated bovine articular chondrocytes in alginate bead culture under high and low oxygen tension. *Tissue Eng*. 2004;10(11–12):1796–1805.

126. Kurz B, Domm C, Jin M, et al. Tissue engineering of articular cartilage under the influence of collagen I/III membranes and low oxygen tension. *Tissue Eng*. 2004;10(7–8):1277–1286.

127. Williams 3rd RJ, Harnly HW. Microfracture: indications, technique, and results. *Instr Course Lect*. 2007;56:419–428.

128. Mithoefer K, Williams 3rd RJ, Warren RF, et al. Chondral resurfacing of articular cartilage defects in the knee with the microfracture technique. Surgical technique. *J Bone Joint Surg Am*. 2006;88(suppl 1 Pt 2):294–304.

129. Reinold MM, Wilk KE, Macrina LC, et al. Current concepts in the rehabilitation following articular cartilage repair procedures in the knee. *J Orthop Sports Phys Ther*. 2006;36(10):774–794.

130. Mithoefer K, Williams 3rd R, Warren R, et al. The microfracture technique for the treatment of articular cartilage lesions in the knee. A prospective cohort study. *J Bone Joint Surg Am*. 2005;87:1911–1920.

131. Steadman JR, Rodkey WG, Briggs KK. Microfracture to treat full-thickness chondral defects: surgical technique, rehabilitation, and outcomes. *J Knee Surg*. 2002;15:170–176.

132. Steadman JR, Rodkey WG, Rodrigo JJ. Microfracture: surgical technique and rehabilitation to treat chondral defects. *Clin Orthop Relat Res*. 2001;391(suppl) S362S369.

133. Potter HG, Foo LF. Magnetic resonance imaging of articular cartilage: trauma, degeneration, and repair. *Am J Sports Med*. 2006;34:661–677.